Stefan Schädler
# Gleichgewichtsstörungen und Schwindel

Stefan Schädler

# Gleichgewichtsstörungen und Schwindel

## Grundlagen – Untersuchung – Therapie

Kapitel 3 unter Mitarbeit von Jürg Hauswirth
Kapitel 8 unter Mitarbeit von Dr. med. Marcel Gärtner
Kapitel 14 und 15 von Dr. Leonard Fuhry

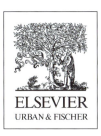
ELSEVIER
URBAN & FISCHER

URBAN & FISCHER  München

**Zuschriften an:**

Elsevier GmbH, Urban & Fischer Verlag, Hackerbrücke 6, 80335 München
E-Mail physiotherapie@elsevier.de

**Wichtiger Hinweis für den Benutzer**

Die Erkenntnisse in der Physiotherapie und Medizin unterliegen laufendem Wandel durch Forschung und klinische Erfahrungen. Herausgeber und Autoren dieses Werkes haben große Sorgfalt darauf verwendet, dass die in diesem Werk gemachten therapeutischen Angaben (insbesondere hinsichtlich Indikation, Dosierung und unerwünschter Wirkungen) dem derzeitigen Wissensstand entsprechen. Das entbindet den Nutzer dieses Werkes aber nicht von der Verpflichtung, anhand weiterer schriftlicher Informationsquellen zu überprüfen, ob die dort gemachten Angaben von denen in diesem Werk abweichen und seine Verordnung in eigener Verantwortung zu treffen.

**Für die Vollständigkeit und Auswahl der aufgeführten Medikamente übernimmt der Verlag keine Gewähr.**
Geschützte Warennamen (Warenzeichen) werden in der Regel besonders kenntlich gemacht (®). Aus dem Fehlen eines solchen Hinweises kann jedoch nicht automatisch geschlossen werden, dass es sich um einen freien Warennamen handelt.

**Bibliografische Information der Deutschen Nationalbibliothek**
Die Deutsche Nationalbibliothek verzeichnet diese Publikation in der Deutschen Nationalbibliografie; detaillierte bibliografische Daten sind im Internet über http://www.d-nb.de/ abrufbar.

Um den Textfluss nicht zu stören, wurde bei Patienten und Berufsbezeichnungen die grammatikalisch maskuline Form gewählt. Selbstverständlich sind in diesen Fällen immer Frauen und Männer gemeint.

Planung: Elisa Imbery, Rainer Simader
Lektorat und Projektmanagement: Sabine Hennhöfer
Redaktion: Michaela Mohr, Michael Kraft, mimo-booxx|textwerk, Augsburg
Satz: abavo GmbH, Buchloe/Deutschland; TnQ, Chennai/Indien
Druck und Bindung: Printer Trento, Trento, Italien
Umschlaggestaltung: SpieszDesign, Neu-Ulm
Titelfotografie: Daniel Bühler

ISBN Print    978-3-437-45147-8
ISBN e-Book   978-3-437-18780-3

Aktuelle Informationen finden Sie im Internet unter **www.elsevier.de** und **www.elsevier.com**.

# Geleitwort

Schwindel und Gleichgewichtsstörungen sind im klinischen Alltag häufig geklagte Beschwerden und Symptome, vor allem im vorgerückten Alter. Nur wenige ärztlich oder therapeutisch tätige Personen fühlen sich kompetent, solche Schwierigkeiten zu behandeln. In den meisten Fällen wird es Klinikern jedoch gelingen, durch eine gründliche Anamnese und körperliche Untersuchung die Ursache der Probleme zu eruieren und eine diagnostische Einordnung vorzunehmen. Darauf aufbauend lassen sich die meisten Schwindelformen erfolgreich behandeln, sodass zumindest eine Besserung der Symptomatik, wenn auch nicht immer eine vollständige Restitution, erreicht werden kann. Physiotherapeutischen Behandlungsmethoden kommt dabei eine zentrale Bedeutung zu.

Das Buch ist in erster Linie an klinisch tätige Therapeutinnen und Therapeuten gerichtet und dementsprechend praktisch und übersichtlich aufgebaut. Es beginnt mit einer Darstellung der pathophysiologischen, anatomischen und epidemiologischen Grundlagen von Schwindel und Gleichgewichtsstörungen in Verbindung mit klinischer Untersuchung und Befunden. Die folgenden Kapitel sind den verschiedenen Formen von Symptomen und Funktionsstörungen gewidmet, wobei jeweils in systematischer Weise die Grundlagen, typischen klinischen Befunde und empfohlene Behandlungsmethoden diskutiert werden.

Dieser übersichtliche Aufbau erleichtert es Lesern, sich rasch und doch gründlich zu informieren. Es leistet daher einen wertvollen Beitrag in der diagnostischen Einordnung und Behandlung dieser Beschwerden. Diesem außerordentlich praktischen und nützlichen Buch ist eine breite Leserschaft zu wünschen.

Thierry Ettlin
Rheinfelden, März 2016

# Dank

Ohne die Unterstützung durch meine Familie wäre diese Arbeit nicht möglich gewesen. Vielen herzlichen Dank!

Ganz besonders danke ich Adrian Pfeffer. Mit seinem kritischen Gegenlesen hat er mich immer wieder aufgefordert, meine Gedanken und Texte zu hinterfragen, zu begründen und zu verbessern. Mit seinen Kommentaren trägt er maßgeblich zur Verständlichkeit und Qualität der Inhalte und Texte bei.

Der Reha Rheinfelden danke ich besonders für die vielseitige Unterstützung dieser Arbeit durch das Besorgen von Studien, durch Gegenlesen, den Raum für Fotos usw. sowie die idealen Bedingungen zur Entwicklung und Durchführung der Schwindelkurse. Der Aufbau des Schwindelteams ist beispielhaft und vorbildlich. Barbara Schiel-Plahcinski, Katja Oswald und Doris Felber vom Schwindelteam leisteten durch ihr kritisches Gegenlesen, aber auch durch ihre Inputs in den letzten Jahren unserer Zusammenarbeit einen wichtigen und wertvollen Anteil. Vielen herzlichen Dank für die Unterstützung! Vielen Dank an Barbara Schiel-Plahcinski für die Zusammenarbeit beim der Erstellung der Fotos.

Allen Kolleginnen und Kollegen, die mich durch Inputs bzw. Gegenlesen unterstützten oder mir bei Fragen weiterhalfen, danke ich ganz herzlich. Besonders danke ich Eveline Coulaxides für das rasche Korrekturlesen und die motivierenden Feedbacks.

Dem Spital SRO AG danke ich für die Unterstützung und die Möglichkeiten, neue Erkenntnisse in die Praxis umzusetzen, Instrumente zu entwickeln und einzuführen – eine ideale Basis für Innovationen und Weiterentwicklungen der Physiotherapie.

Dem Fotografen Daniel Bühler gebührt ein Dank für seine engagierte Mitarbeit bei der Erstellung der tollen Bilder. Brigitte Jost hat mit ihren einzigartigen Zeichnungen einen wichtigen Beitrag zur praxisorientierten Umsetzung des Trainings geleistet – herzlichen Dank!

Dieses Buch soll vor allem Betroffenen zu einer rascheren Genesung verhelfen. Dazu haben nicht zuletzt die Patienten selbst mit ihren Inputs oder ihren Fallbeispielen beigetragen, aus denen ich für künftige Behandlungen lernen konnte. Ihnen gebührt ein besonderer Dank.

Stefan Schädler
Burgdorf, Mai 2016

# Glossar

**Ageotrop**
Von der Erde weg, zum Himmel hin gerichtet

**Agoraphobie**
Angst oder Unwohlsein an bestimmten Orten

**Akrophobie**
Höhenangst

**Area**
Hirnregion, Hirnareal

**Balance Evaluation System Test (BESTest und Mini-BESTest)**
Zusammenstellung aus verschiedenen Gleichgewichtsassessments mit 36 Aufgaben (maximal 108 Punkte = normale Funktion); Mini-BEST-Test ist eine Kurzversion mit 14 Aufgaben (maximal 28 Punkte = normale Funktion).

**Berg Balance Scale (BBS)**
Test für Gleichgewicht mit 14 Aufgaben, Skala von 0–56 Punkten (56 = normales Gleichgewicht)

**Clinical Test for Sensory Interaction in Balance (CTSIB)**
Test der Organisation der sensorischen Systeme für Gleichgewicht in 6 verschiedenen Positionen, Skala von 6–24 Punkten (6 = normales Gleichgewicht)

**Cover-Text**
Abdecktest zum Nachweis von horizontalen oder vertikalen Achsenfehlstellungen der Augen

**Dizziness Handycap Inventory (DHI)**
Fragebogen zu Schwindel und Gleichgewichtsproblemen, Skala von 0–100 Punkten (100 = maximale Ausprägung von Schwindel und Auswirkungen), Fragen zu schwindelauslösenden Bewegungen (P), Alltagsaktivitäten (F) und Emotionen (E)

**Dynamic Gait Index (DGI)**
Test für Gleichgewicht im Gehen mit motorischen Zusatzaufgaben, 8 Aufgaben, Skala von 0 24 Punkten (24 = normales Gleichgewicht beim Gehen)

**Fovea**
Bereich des schärfsten Sehens im Zentrum der Netzhaut

**Functional Gait Assessment (FGA)**
Test für Gleichgewicht im Gehen mit motorischen Zusatzaufgaben, 10 Aufgaben, Skala von 0–30 Punkten (30 = normales Gleichgewicht beim Gehen)

**Gain**
Verhältnis der tatsächlichen zur optimalen Bewegung des Auges. Verstärkungsfaktor, definiert als der Quotient aus tatsächlicher und optimaler Reizantwort. Ein Gain von 1 ist somit optimal, wird aber im okulomotorischen System nur selten erreicht.

**Geotrop**
Zum Boden (Erde) hin gerichtet

**Head Repositioning Accuracy Tests (HRA)**
HRA testet, wie genau jemand die neutrale Kopfposition nach einer aktiven Bewegung wieder erkennen bzw. einstellen kann.

**Joint Position Error (JPE)**
JPE testet, wie genau jemand die neutrale Kopfposition nach einer passiven Bewegung erkennen bzw. wieder einstellen kann.

**Korrektive Reaktionen**
Korrektive Reaktionen: Veränderungen des Körperschwerpunkts werden durch Muskelaktivierungen so ausgeglichen, dass das Lot des KSP immer innerhalb der Unterstützungsfläche bleibt.

**Motor Imagery**
Bewegungsvorstellung

**Oszillopsien**
Scheinbewegungen der Umwelt: Durch Augenbewegungsstörungen hervorgerufene Fehlwahrnehmung, bei der ruhende Gegenstände scheinbar wackeln.

**Protektive Reaktionen**
Protektive Reaktionen: Das Lot des Körperschwerpunkts gelangt über den Rand der Unterstützungsfläche hinaus. Eine Veränderung der USTF ist durch eine protektive Reaktion (z. B. Schutzschritt) oder Arme (z. B. Halten) notwendig.

**Retina**
Netzhaut

**Retinal slip**
Fehlersignal, Verschiebung des Sehobjekts auf der Netzhaut

**Sakkadische Intrusionen**
Unwillkürliche schnelle Augenbewegungen, die in physiologische Augenbewegungen eingebettet sind.

**Skew Deviation**
Vertikale Divergenz (Verschiebung), ein Auge steht höher als das andere.

**Smooth-Pursuit-Neck-Torsion-Test (SPNT)**
Langsame Blickfolge in Kopfrotation: Befunde der langsamen Blickfolge in Neutralstellung werden verglichen mit den Befunden der langsamen Blickfolge in 45°-Kopfrotation.

**Stabilitätsfläche**
Die Stabilitätsfläche ist die durchschnittliche Position des Druckzentrums während Gewichtsverlagerungen nach links, rechts, vorn und hinten.

**Somatoforme Störung**
Wiederholte Darbietung körperlicher Symptome, die nicht oder nicht ausreichend durch organische Ursachen begründbar sind.

**Stabilitätsindex**
Der Stabilitätsindex berechnet sich aus der Stabilitätsfläche bezogen auf die Unterstützungsfläche.

**Stabilizer**
Air Pressure Biofeedback, luftgefüllte Druckzelle mit Manometer

**Unterstützungsfläche**
Die Unterstützungsfläche ist die kleinste Fläche, die die Kontaktstellen aktivierter Körperabschnitte mit der Unterlage einschließt.

**Vertigo Symptom Scale (VSS)**
Fragebogen zu verschiedenen Schwindelsymptomen, Skala von 0–136 (136 = maximale Ausprägung/Symptome). VSSver = vestibuläre Subskala, VSSanx = somatische Angstskala

**Visual error signal**
Fehlersignal („retinal slip") des Bildes auf der Netzhaut

# Abkürzungsverzeichnis

| | | | |
|---|---|---|---|
| AICA | A. cerebelli anterior inferior | MRT | Magnetresonanztomografie, gleichbedeutend mit MRI und Kernspintomografie |
| aAPAs | Begleitende APAs | MSS | Morse-Sturz-Skala |
| APAs | Antizipatorische posturale Adjustments | N. | Nervus |
| BBA | Brunel Balance Assessment | Ncl. | Nucleus |
| BBS | Berg Balance Scale | NDI | Neck Disability Index |
| BESS | Balance Error Scoring System | NRS | Numerische Rating-Skala |
| BG | Bogengang | OKN | Optokinetischer Nystagmus |
| BPLS | Benigner paroxysmaler Lagerungsschwindel | OKR | Optokinetischer Reflex |
| BPPV | Benign Paroxysmal Positioning Vertigo, gleichbedeutend mit BPLS | OT | Okuläre Torsion |
| | | OTR | Ocular Tilt Reaction |
| BWS | Brustwirbelsäule | oVEMP | Okuläre vestibulär evozierte myogene Potenziale |
| CAD | Cervical arterial dysfunction | PAIVMs | Passive Accessory Intervertebral Movements |
| CCFT | Cranio Cervical Flexion Test | PAN | Periodisch alternierender Nystagmus |
| CDP | Computerisierte dynamische Posturografie | pAPAs | Vorbereitende APAs |
| CMT1A | Charcot-Marie-Tooth-Erkrankung Typ 1A | pBPLS | Benigner paroxysmaler Lagerungsschwindel des posterioren Bogengangs |
| CMT2 | Charcot-Marie-Tooth-Erkrankung Typ 2 | | |
| COG | Centre of Gravity | PBU | Pressure-Biofeedback-Unit |
| COM | Centre of Mass | PET | Positronenemissionstomografie |
| COR | Zerviko-okulärer Reflex | PICA | A. cerebelli inferior posterior |
| CT | Computertomografie | PJMs | Passive Joint Mobilisations |
| CTSIB | Clinical Test for Sensory Interaction in Balance | POMA | Performance Oriented Mobility Assessment |
| cVEMP | Zervikale vestibulär evozierte myogene Potenziale | PPIVMs | Passive Physiological Intervertebral Movements |
| DGI | Dynamic Gait Index | PPV | Phobic Postural Vertigo |
| DHI | Dizziness Handycap Inventory | PT | Physiotherapeut |
| DHT | Dix-Hallpike-Test | RALP | Rechter anteriorer und linker posteriorer Bogengang |
| DN | Diabetische Neuropathie | RCT | Randomisierte kontrollierte Studie |
| EMG | Elektromyografie | riMLF | Rostraler interstitieller Nucleus des MLF |
| FAI | Schnell adaptierende (Fast Adapting) Rezeptoren Typ I | RL | Rückenlage |
| FAII | Schnell adaptierende (Fast Adapting) Rezeptoren Typ II | SAI | Langsam adaptierende Rezeptoren Typ I |
| FES-I | Falls Efficacy Scale | SAII | Langsam adaptierende Rezeptoren Typ II |
| FIM | Functional Independence Measure | SFT | Standing Feedback Trainer |
| FNT | Finger-Nase-Test | SNAGs | Sustained Natural Apophyseal Glides |
| cMRT | Kraniale MRT | SOT | Sensory Organisation Test |
| fMRI | Functional Magnet Resonance Imaging | SPNT | Smooth Pursuit Neck Torsion |
| fMRT | Funktionelle Magnetresonanztomografie, gleichbedeutend mit fMRI | SSA | Subjective Straight Ahead |
| | | ST | Schellong-Test |
| FR | Functional Reach | SVA | Subjective Visual Straight Ahead |
| HADS | Hospital Anxiety and Depression Scale | SVP | Subjektive posturale Vertikale |
| hBPLS | Benigner Paroxysmaler Lagerungsschwindel des horizontalen Bogenganges | SVV | Subjektive visuelle Vertikale |
| | | TCT | Trunk Control Test |
| HIT | Head Impulse Test, gleichbedeutend mit KIT | TIS | Trunk Impairment Scale |
| HRA | Head Repositioning Accuracy | TUG | Timed Up and Go |
| HWS | Halswirbelsäule | USTF | Unterstützungsfläche |
| ICARS | International Cooperative Ataxia Rating Scale | VAS | Visuelle Analogskala |
| INC | Nucleus interstitialis Cajal | VBI | Vertebrobasiläre Insuffizienz |
| INO | Internukleäre Ophthalmoplegie | VEMP | Vestibulär evozierte myogene Potenziale |
| JPE | Joint Position Error (Relokationstest) | VOG | Videookulografie |
| KIT | Kopfimpulstest | VOR | Vestibulo-okulärer Reflex |
| KSP | Körperschwerpunkt | VPT | Vibration Perception Threshold |
| LARP | Linker anteriorer und rechter posteriorer Bogengang | VR | Vestibuläre Rehabilitation |
| LOS | Limits of Stability | VSS | Vertigo Symptom Scale |
| LWS | Lendenwirbelsäule | WAD | Whiplash Associated Disorders (Schleudertrauma) |
| MLF | Fasciculus longitudinalis medialis | ZNS | Zentrales Nervensystem |
| MRI | Magnet Resonance Imaging | | |

# Abbildungsnachweis

Der Verweis auf die jeweilige Abbildungsquelle befindet sich bei den Abbildungen im Werk am Ende des Legendentextes in eckigen Klammern.

**Abbildungen ohne Legenden:**

Die Fotos wurden von Daniel Bühler, Gockhausen, Schweiz aufgenommen mit zwei Ausnahmen: Die Fotos auf den Seiten 87 und 234 stammen vom Autor, Stefan Schädler.

Die Strichzeichnungen hat Brigitte Jost, Thunstetten, Schweiz erstellt.

Abbildungsquellen

E402     Drake R.L. et al.: Gray's Anatomy for Students, Elsevier/Churchill-Livingstone, 1st ed., 2005

F860–001 Horak, F.B., Laschner, L.M.: Central programming of postural movements: Adaptions to altered support-surface configurations. J Neurophys, Vol 55, Issue 6, June 1986

F861–001 Andrade L.R. et al.: Immunogold TEM of otoconin 90 and otolin – relevance to mineralization of otconia, and pathogenesis of benign positional vertigo. Hearing Research, Vol 292, Issue 1–2, p 14–25, Oct 2012

G447     Fahn et al.: Principles and Practice of Movement Disorders, Elsevier/Saunders, 2nd ed., 2011

G449     Smelser N.J., Baltes P.B.: International Encyclopedia of the Social and Behavioral Sciences. Elsevier Sciences, 2001

L106     Henriette Rintelen, Velbert

L107     Michael Budowick

L112     Mary Anna Barrat-Dimes

L126     Dr. Katja Dalkowski, Erlangen

L231     Stefan Dangl, München

S007–23 Sobotta, Atlas der Anatomie des Menschen, Elsevier/Urban & Fischer, 23. Aufl., 2010

# Inhaltsverzeichnis

# Einleitung

Die Untersuchung und Behandlung von Gleichgewichtsproblemen ist integraler Bestandteil physiotherapeutischer Behandlungen, insbesondere im Bereich der Neurologie und Geriatrie. In der stationären und ambulanten Neurorehabilitation ist die Verbesserung der posturalen Kontrolle ein zentraler Bestandteil. Mit der Zunahme von älteren Patienten in der hausärztlichen und physiotherapeutischen Praxis steigt die Behandlung von Gleichgewichtsproblemen auch im Rahmen der Sturzprävention. Eine häufige Nebendiagnose ist der Schwindel. Die Behandlung von Schwindel in der Physiotherapie ist bekannt, beispielsweise als vestibuläre Rehabilitation, stellte bisher aber eher ein Randgebiet dar. Erst in den letzten Jahren nahm die Bedeutung der Untersuchung und Therapie des Schwindels in der Physiotherapie zu. Patienten mit Schwindel werden zunehmend an spezialisierte Therapeuten verwiesen.

## 1.1 Zielgruppe

Das Buch richtet sich an Therapeuten und ist deshalb nicht primär auf Diagnostik ausgerichtet, sondern orientiert sich an Symptomen und Funktionsstörungen der Patienten. Aufgrund der Komplexität von Gleichgewicht und Schwindel, der gegenseitigen Beeinflussung der Systeme und der Therapieorientierung ist das Buch in Symptom- und Funktionsgruppen eingeteilt und nicht in Krankheitsbilder. Dieses problemorientierte Vorgehen hat sich in der Praxis sehr bewährt.

**Symptom-/Funktionsgruppen:**
- Gleichgewichtsstörungen
- Benigner paroxysmaler Lagerungsschwindel
- Okulomotorische Dysfunktionen
- Zentral- oder periphervestibuläre Dysfunktion
- Reduzierte Somatosensorik/Wahrnehmung
- Visuelle Abhängigkeit
- Zervikogener Schwindel
- Orthostase/Herz-/Gefäßsystem
- Dosierung von Aktivität und Pausen im Alltag
- Emotionale Beteiligung
- Multifaktorieller Schwindel

Das Buch versteht sich als Praxishandbuch, das als Nachschlagewerk bei der klinischen Arbeit und dem Clinical Reasoning unterstützen soll.

## 1.2 Aufbau des Buches

Das praxisorientierte Kernstück des Buches beinhaltet die Anamnese, Untersuchung und Behandlung jeder Symptom- und Funktionsgruppe. Diese sind eingebettet in den theoretischen Hintergrund (Epidemiologie, Physiologie/Pathophysiologie) und die Evidenz (Effektivität von Behandlungen). Zur Veranschaulichung und für den Praxisbezug wird jedes Kapitel von einem Fallbeispiel eingeleitet. Am Ende hilft die Lernzielkontrolle beim Rekapitulieren.

Jedes Kapitel ist folgendermaßen aufgebaut:
- Fallbeispiel
- Theoretischer Hintergrund
- Anamnese
- Untersuchung
- Behandlung
- Evidenz
- Lernzielkontrolle
- Literatur

Auf der Webseite (www.schwindeltherapie.ch) sind weitere Fallbeispiele zu den einzelnen Kapiteln zu finden. Zudem sind Testformulare, Befundbogen, Übungsprogramme, Links, vertiefende Literatur, Abbildungen vorhanden.

Als Grundlage beginnt das Buch mit dem Kapitel zu Gleichgewichtsproblemen, anschließend folgt ein Einführungskapitel zum Thema Schwindel. Danach werden die einzelnen Symptom- und Funktionsgruppen behandelt.

Am Ende folgt noch ein fachlicher Teil mit:
- Red Flags
- Krankheitsbildern
- Nystagmusformen
- Glossar
- Abkürzungs- und Stichwortverzeichnis

Das Kapitel Red Flags ist sehr wichtig und sollte im Zweifelsfall konsultiert werden. Erscheint ein Patient mit einem neuen unklaren Schwindel, der gemäß Red Flags dringend weiterer diagnostischer Abklärungen bedarf, muss der Patient unbedingt an einen Facharzt verwiesen werden.

## 1.3 Abbildungen

Viele Körperfunktionen, die Gleichgewicht und Schwindel beeinflussen, sind hochautomatisiert. Der spezifische Reiz muss somit häufig und regelmäßig erfolgen, um eine Besserung zu erreichen. Gleichgewichtsprobleme und Schwindel lassen sich deshalb durch regelmäßiges tägliches Training sehr gut verbessern. Dies setzt aktive Mitarbeit und Eigentraining der Betroffenen voraus.

Die Übungen und Trainings, die der Patient selbst durchführen kann, werden hier durch Comics dargestellt. Alle Tests, Untersuchungen und Maßnahmen, die durch Therapeuten angewendet werden, wurden fotografiert.

## 1.4 Recherchen

Die Recherchen zum theoretischen Hintergrund und Evidenz erfolgten in der Datenbank PubMed, Pedro und in Google Scholar. Zudem dienten Literaturlisten von Artikeln, Studien und Büchern als Grundlage. Die Inhalte erheben keinen Anspruch auf Vollständigkeit. Es handelt sich nicht um einen systematischen Review. Die Qualität der Studien wurde kursorisch beurteilt. Sie sollen die nötigen Grundlagen für die therapeutische Tätigkeit liefern. Anregungen und Ergänzungen sind willkommen!

Als Grundlage für die Tests und Assessments dient die Arbeit der AG Assessments der Interessengemeinschaft Physiotherapie in der Rehabilitation (IGPTR). In drei Fachgebieten (Neurologie, Bewegungsapparat, Kardiologie/Pneumologie) wurden rund 200 Tests/Assessments nach deren Gütekriterien (Reliabilität, Validität, Responsivität, Praktikabilität etc.) untersucht und beschrieben. Für jedes Assessment werden Empfehlungen zur Anwendung in Diagnostik/Befund, Ergebnis/Verlauf und Prognose gemacht. In diesem Buch wird auf die Darstellung dieser Gütekriterien verzichtet und auf die entsprechende Literatur verwiesen.

# KAPITEL

# 1 Gleichgewichtsstörungen

_____ **Fallbeispiel** _____

Eine 83-jährige Patientin wird nach einer Neuritis vestibularis links zur Physiotherapie verwiesen. Sie berichtet über Unsicherheit und Gleichgewichtprobleme beim Gehen draußen und um Hindernisse herum sowie ein Ziehen nach rechts. Im DHI gibt sie 54 von 100 Punkten an. Im DGI erreicht sie 13 von 24 Punkten. Sie hat vor allem Probleme beim Gehen mit Kopfbewegungen, um Hindernisse herum (mehrere Instruktionen nötig) und zeigt einen Hinkmechanismus. Das Resultat des CTSIB zeigt ein unklares Muster (1 | 2 | 2 | 2–3 | 4 | 4), wobei die Positionen 5 und 6 nur wenige Sekunden gehalten werden können. Bei Kopfrotation (1-mal) und Flexion/Extension (1-mal) zeigt sich das typische vestibuläre Muster mit abnehmender Schwindeldauer und subjektiver Unsicherheit. Stehtests und der Romberg-Test sind positiv mit einer Falltendenz nach rechts und die Fußstrategie ist ebenfalls auffällig. Der Vibrationssinn ist reduziert, wobei die Angaben nicht einheitlich sind (2–5/8).

In der Therapie werden dosierte Kopfbewegungen (Rotation 1-mal) im Stand zur vestibulären Rehabilitation (VR) durchgeführt, die zu einer Verbesserung im Romberg-Test führen. VR und Fußschaukel werden als Heimübung instruiert. Eine somatosensorische Stimulation durch Abklopfen der Beine zeigt eine Verbesserung im Romberg-Test, eine Fußsohlenstimulation verstärkt hingegen das Schwanken im Romberg-Test. In der 2. Sitzung tritt bei Kopfrotation kein Schwindel mehr auf. Die VR wird durch eine enge Spur im Stehen oder beim Gehen gesteigert.

In der 4. Behandlung berichtet die Patientin über einen Schwindel beim Aufstehen nach längerem Sitzen, der sich anders anfühlt als die bisher bekannte Unsicherheit. Durch eine kreislauffördernde Gymnastik vor dem Aufstehen tritt dieser nicht mehr auf. In den okulomotorischen Tests fallen Abweichungen in der langsamen Blickfolge auf. Die anderen Tests sind unauffällig. Nach einer Detonisierung des Nackens (M. trapezius descendens) ist die langsame Blickfolge wesentlich zielgerichteter. Als Heimübung erhält die Patientin okulomotorische Übungen.

Nun berichtet sie über eine allgemeine Schwäche, die sich bei Krafttests der unteren Extremitäten bestätigt. Eine Kräftigung der Plantarflexoren wird als Heimübung erklärt und ein Krafttraining der Beine auf der Beinpresse durchgeführt. Später zeigt sich bei ihr nur noch Unsicherheit beim Gehen draußen um Hindernisse herum, besonders wenn diese an einem anderen Ort stehen. Dabei stürzt sie einmal. Sie wird in Übungen zum Abbau visueller Abhängigkeit instruiert, die sie unter Aufsicht ihres Ehemannes zu Hause durchführt. In der Therapie werden das Erreichen von Zielen mit geschlossenen Augen zur Verbesserung der Raumorientierung sowie Gangvariationen und ein Hindernisparcours trainiert. Dabei fällt eine Hyperlordose mit einem Defizit der ventralen Rumpfmuskulatur auf, das mit gezielten Übungen behandelt wird. Die Behandlung wird nach 9 Sitzungen mit einem DHI von 18 Punkten und einem DGI von 20 Punkten abgeschlossen. Der CTSIB zeigte nur noch bei Position 5 und 6 eine deutliche Auffälligkeit (1 |1 |1 | 1 |4 |4).

# 1.1 Physiologie/Pathophysiologie

## 1.1.1 Einleitung

Dieses Kapitel befasst sich mit Gleichgewicht im Allgemeinen und bildet die Grundlage für die Untersuchung und Behandlung von Problemen mit Gleichgewicht und Schwindel. Die Zahl an wissenschaftlichen Arbeiten ist immens, daher kann hier kein Anspruch auf Vollständigkeit erhoben werden. Es werden vor allem Hintergrundinformationen angeführt, die für die klinische Arbeit relevant sind. Die Auswahl der Assessments orientiert sich hauptsächlich an den in der Schweiz am häufigsten verwendeten oder bekannten Tests. Auch die Behandlungsansätze stellen eine Auswahl an oft angewandten Maßnahmen dar. Bei zahlreichen Informationen, Tests und Maßnahmen wird auf die nachfolgenden Kapitel verwiesen, für weitergehende Informationen auf die aktuellen Standardwerke (1).

## 1.1.2 Definitionen

### Haltungskontrolle und Gleichgewicht

> **DEFINITION**
> Posturale Kontrolle (Haltungskontrolle) beinhaltet die Kontrolle des Körpers im Raum zur Gewährleistung von Stabilität und Orientierung (1).
> Gleichgewicht bezeichnet die Fähigkeit, den Körperschwerpunkt über einer Unterstützungsfläche in einer gegebenen sensorischen Umgebung zu kontrollieren (2).

Posturale Orientierung ist die relative Positionierung der Körperteile in Bezug zueinander und zur Umwelt. Beim posturalen Equilibrium sind hingegen alle auf den Körper wirkenden Kräfte ausbalanciert, sodass der Körper in der gewünschten Position und Orientierung bleibt (statisches Equilibrium) oder sich auf kontrollierte Art bewegt (dynamisches Equilibrium) (3).

Ragnarsdottir (4) meint, dass die Begriffe „Gleichgewicht", „Equilibrium" und „posturale Kontrolle" als Synonyme für das gleiche Konzept von Mechanismen verwendet werden, bei denen der menschliche Körper einen Sturz oder Gleichgewichtsverlust verhindert.

### Unterstützungsfläche

> **DEFINITION**
> Die Unterstützungsfläche (USTF) ist die kleinste Fläche, die die Kontaktstellen aktivierter Körperabschnitte mit der Unterlage einschließt (5).
> Als unterstützte Fläche wird die Fläche angesehen, die der Körper tatsächlich berührt (6).

Die USTF ist die gesamte Fläche inklusive der Umrahmung, mit der der Körper den Boden bzw. die Umwelt berührt (➤ Abb. 1.1). Verwendet jemand ein Hilfsmittel aktiv (durch Gewichtsübernahme), vergrößert sich die USTF entsprechend (c). Dies gilt auch, wenn sich jemand beispielsweise auf einem Tisch oder an einer Wand abstützt. Die Fläche ist bei ganz eng zusammenstehenden Füßen und im Tandemstand (d) zwar genau gleich groß, im Tandemstand jedoch schmaler und fordert daher die Gleichgewichtsfähigkeiten in der Frontalebene.

> **DEFINITION**
> Der Körperschwerpunkt (KSP) wird als ein Punkt definiert, der in der Mitte der gesamten Körpermasse liegt, die vom gewichteten Durchschnitt des KSP jedes Körpersegments bestimmt wird (1).

Der KSP ist der Mittelpunkt aller Massen des Körpers. Im Stand liegt er etwas unterhalb des Bauchnabels im Beckenbereich. Im Sitz befindet er sich höher, im unteren Bereich des Brustbeins im Brustkorbraum.

Bei intaktem Gleichgewicht im Stehen und bei Tätigkeiten im Stand ist das Lot des KSP immer innerhalb der USTF (➤ Abb. 1.2). Bei Aufzeichnungen mit der Posturografie im ruhigen Stand wird die Verschiebung bzw. das Lot des Körperschwerpunkts dargestellt (➤ Kap. 1.3.1).

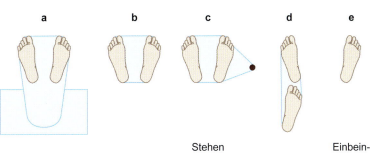

**Abb. 1.1** Die Unterstützungsfläche in den verschiedenen Positionen [L231]

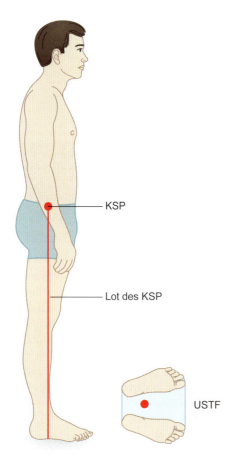

**Abb. 1.2** Das Lot des Körperschwerpunkts [L231]

## Stabilitätsgrenze

Die Grenzen beschreiben einen konischen Zylinder über den Füßen. Die Maximalgrenzen liegen bei (2):

- 8° nach vorn
- 4° nach hinten
- 8° zur Seite

Sowohl Position als auch Geschwindigkeit der Verschiebung des KSP haben einen Einfluss auf die Stabilitätsgrenze (8). Sie

## Korrektive und protektive Reaktionen

Reaktionen zur Erhaltung des Gleichgewichts können in korrektive und protektive unterteilt werden (7). Solange sich das Lot des KSP innerhalb der USTF befindet, bleiben das Gleichgewicht und die USTF erhalten. Bei einer Verlagerung des KSP kommt es zu beobachtbaren **korrektiven Reaktionen** des Körpers, die durch die Haltungsmuskulatur und die Beine ausgelöst werden. Die Reaktionen der Haltungsmuskeln sind nicht immer beobachtbar.

Verschiebt sich das Lot des KSP über den Rand der USTF hinaus, ist eine protektive Reaktion der Beine oder Arme nötig, um eine neue Unterstützungsfläche zu gewinnen. Die protektiven Reaktionen können sein:

- Beine: Schutzschritt, Kreuzschritt, Tribbeln, Tiltbewegung des Fußes etc.
- Arme: Abstützen, Halten, Berührung mit der Fingerspitze etc.

Zudem werden proaktive, adaptive und reaktive Reaktionen unterschieden.

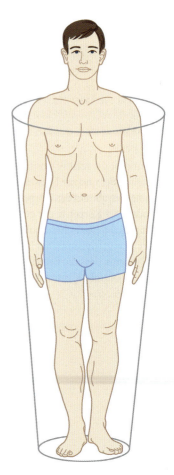

**Abb. 1.3** Darstellung der Stabilitätsgrenze [L231]

ist zudem abhängig von der Körperkonstitution (Beinlänge, Distanz der Hüftgelenke) und der USTF (Spurbreite). Auch spielt die Angst vor einem Sturz bzw. das Gefühl der Sicherheit eine Rolle (➤ Abb. 1.3) (8).

**SELBSTERFAHRUNG**
**Stabilitätsgrenze**

**Ziel:** Ein Gefühl für die Stabilitätsgrenze anderer Personen zu entwickeln und Unterschiede zu beobachten.
**Ausgangsstellung:** Man steht seitlich neben einer Versuchsperson und hält sie am Becken.
**Aufgabe:** Das Becken der Versuchsperson wird so weit zur Seite bewegt, bis man das Gefühl hat, die Grenze der Stabilität erreicht zu haben. Hilfreich ist dabei, wenn man die Bewegung mit dem eigenen Körper mitmacht. Die Stabilitätsgrenze ist dann erreicht, wenn die Versuchsperson kurz davor ist, den anderen Fuß anzuheben. Nun fragt man nach, ob die Stabilitätsgrenze tatsächlich erreicht wurde und ob man zu weit oder zu wenig weit gegangen ist. Dann bewegt man das Becken zur anderen Seite, nach vorn oder hinten. Anschließend führt man diese Aufgabe noch mit anderen Personen durch.
**Bemerkungen:** Bei verschiedenen Personen zeigen sich unterschiedliche Stabilitätsgrenzen. Mögliche Faktoren hierfür sind:
• Beinlänge
• Spurbreite
• Abstand beider Hüftgelenke

## 1.1.3 Modelle motorischer Kontrolle

Früher wurde das zentrale Nervensystem (ZNS) als hierarchisch aufgebautes System verstanden, bei dem tiefere Zentren von höheren kontrolliert werden und das auf Reize mit ganz bestimmten Reflexen antwortet (➤ Abb. 1.4). Das ZNS kontrolliert vor allem Bewegungen. Der Patient ist eher passiver

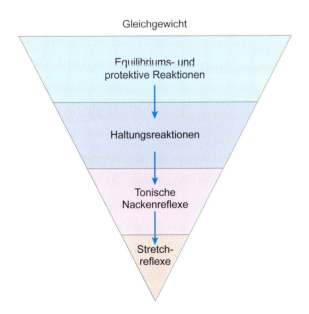

Gleichgewicht
Equilibriums- und protektive Reaktionen
Haltungsreaktionen
Tonische Nackenreflexe
Stretch-reflexe

**Abb. 1.4** Traditionelles Reflexmodell [L231]

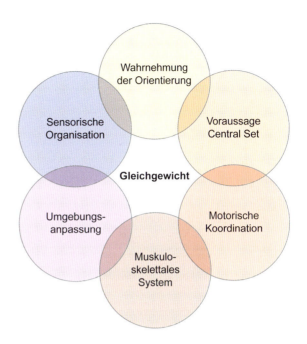

Wahrnehmung der Orientierung
Sensorische Organisation
Voraussage Central Set
**Gleichgewicht**
Umgebungs-anpassung
Motorische Koordination
Muskulo-skelettales System

**Abb. 1.5** Aufgabenorientiertes Modell [L231]

Empfänger von Interventionen durch den Therapeuten (9). Untersuchungen mit Verschiebungen einer beweglichen Plattform zeigen, dass Gleichgewicht nicht auf einem festgelegten Set von Gleichgewichtsreflexen basiert, sondern auf flexiblen funktionellen motorischen Fähigkeiten, das durch Training und Erfahrung adaptiert werden kann (10). Diese Untersuchungen führen von einem hierarchischen Reflexmodell der motorischen Kontrolle zu einem systemischen Ansatz, der eine zielorientierte neurale Organisation von mehreren interaktiven Systemen hervorhebt (➤ Abb. 1.5). Im Systemmodell werden auch muskuloskelettale, wahrnehmungs- und umgebungsbezogene Faktoren berücksichtigt, die einen Einfluss auf die Organisation der Systeme hat. Die Systeme sind parallel organisiert und beeinflussen sich gegenseitig. Bei Schädigungen oder Einschränkungen organisieren sie sich selbst neu. Das ZNS kontrolliert vor allem Ziele und Aufgaben. Dies entspricht den heutigen Erkenntnissen aus den Neurowissenschaften.

**MERKE**
Gleichgewicht kann nicht länger als eine total reaktive Antwort auf sensorische Stimuli angesehen werden. Gleichgewichtskontrolle ist gänzlich proaktiv, adaptiv und zentral organisiert basierend auf früheren Erfahrungen und Absicht (10).

## 1.1.4 Sensorisches/afferentes System

Zur Aufrechterhaltung des Gleichgewichts im Schwerkraftfeld sind mindestens drei sensorische Systeme notwendig (➤ Abb. 1.6):

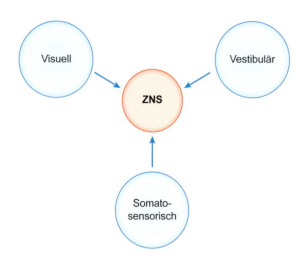

**Abb. 1.6** Sensorische Systeme für Gleichgewicht [L231]

- **Somatosensorik:** insbesondere der Füße, Beine und Halswirbelsäule (➤ Kap. 6)
- **Vestibuläres System** mit Vestibulum und Bogengängen (➤ Kap. 3, ➤ Kap. 5)
- **Visuelles System** (➤ Kap. 4, ➤ Kap. 7)

Eine vibratorische Stimulation am Unterschenkel (M. tibialis oder M. soleus) oder die galvanische Stimulation des Vestibularapparats führt bei geschlossenen Augen zu einem Zurseitelehnen des Körpers. Die Kombination beider Stimulationen verstärkt dies zusätzlich (11). Zahlreiche weitere Untersuchungen zur Wirkung der sensorischen Systeme auf das Gleichgewicht sind in den einzelnen Kapiteln zu finden.

**SELBSTERFAHRUNG**

**Sensorische Systeme**

**Aufgabe:** Das Schwanken soll in folgenden Situationen beobachtet werden.
Stand auf dem Boden, barfuß und die Füße eng zusammen:
- Augen 10 Sekunden schließen
- Kopf mehrmals zügig nach links und rechts bewegen (Rotation)
- Kopf mehrmals nach links und rechts neigen (Lateralflexion)
Tandemstand auf dem Boden, ein Fuß vor dem anderen auf einer Linie:
- Augen 10 Sekunden schließen
- Kopf mehrmals zügig nach links und rechts bewegen (Rotation)
- Kopf mehrmals nach oben und unten bewegen (Flexion und Extension)
- Kopf mehrmals nach links und rechts neigen (Lateralflexion)
- Armpendel: Arme locker abwechselnd schwingen
Stand auf einer gefalteten Gymnastikmatte (oder 4 cm dickem Schaumstoff), barfuß und die Füße eng zusammen:
- Augen 10 Sekunden schließen
- Kopf mehrmals zügig nach links und rechts bewegen (Rotation)
- Kopf mehrmals nach oben und unten bewegen (Flexion und Extension)
- Kopf mehrmals nach links und rechts neigen (Lateralflexion)
Tandemstand auf der Matte, ein Fuß vor dem anderen auf einer Linie:
- Augen 10 Sekunden schließen

- Kopf mehrmals zügig nach links und rechts bewegen (Rotation)
- Kopf mehrmals nach oben und unten bewegen (Flexion und Extension)
- Kopf mehrmals nach links und rechts neigen (Lateralflexion)
- Armpendel: Arme locker abwechselnd schwingen
**Fragen:** Was hat das Schwanken verstärkt? Was hat das Stehen erleichtert?
**Bemerkungen:** In dieser Selbsterfahrung wurden eines oder mehrere sensorische Systeme ausgeschaltet oder irritiert. Das visuelle System konnte ausgeschaltet werden, Somatosensorik und vestibuläres System wurden irritiert.
Verstärkt wird das Schwanken durch: geschlossene Augen, Stand auf Schaumstoff und Kopfbewegungen (v. a. Rotation und Lateralflexion). Bei der Lateralflexion wird der Kopf in der Frontalebene bewegt und im Tandemstand muss das Gleichgewicht ebenfalls in der Frontalebene kontrolliert werden. Dies könnte der Grund sein, warum die Lateralflexion im Tandemstand schwierig ist.
Erleichtert wurde der Tandemstand durch das Armpendel. Vermutlich führt das alternierende Schwingen der Arme zu Rotationsdrehmomenten und aktiviert dadurch das tiefer liegende posturale System.

## Wertigkeit der sensorischen Systeme im ruhigen Stand

Bei gesunden Personen ist die Propriozeption der Beine die wichtigste sensorische Quelle für das Gleichgewicht im aufrechten Stand (12–14). Einige Autoren meinen, dass nicht die Oberflächensensibilität oder Gelenkrezeptoren, sondern die Propriozeption der Muskeln eine wichtige Rolle in der Haltungskontrolle spielen (15–17). Die meisten Untersuchungen weisen aber darauf hin, dass vor allem die Rezeptoren der unbehaarten Haut der Fußsohle die wichtigste sensorische Informationsquelle sind (➤ Kap. 6.1.2). Bei Schwankungen können die visuellen Informationen eine Rolle spielen. Es sind größere Veränderungen nötig, damit die vestibulären Mechanismen anspringen (17). Vestibuläre Informationen während des ruhigen Stehens sind nicht nötig, wenn andere sensorische Informationen (visuell, somatosensorisch) vorhanden sind (17).

**MERKE**

Im ruhigen Stand ist die Somatosensorik der Beine, insbesondere der Fußsohlen, die wichtigste sensorische Informationsquelle. Bei größerem Schwanken spielt das visuelle System eine gewisse Rolle. Vestibuläre Informationen springen erst bei größeren Bewegungen an.

## Veränderungen

Patienten mit einem Verlust von vestibulären Funktionen haben vor allem in den Positionen 5 und 6 des Clinical Test for Sensory Interaction in Balance (CTSIB) (➤ Kap. 1.3.9) Schwierigkeiten, wenn keine Informationen anderer sensorischer Systeme verfügbar sind (17). Patienten nach einem Schlaganfall und mit traumatischer Hirnverletzung zeigen sensorische Selektionsprobleme (1, 18). Bei somatosensorischen Störungen – insbesondere Polyneuropathie – nimmt das Schwanken im Stehen zu (➤ Kap. 6). Bei Personen mit höherem Angstscore tritt erhöhtes Schwanken im Stehen auf. Dieser Effekt fällt bei geschlossenen Augen weg (➤ Kap. 11).

## 1.1.5 Zentrale Verarbeitung

Die sensorischen Informationen werden in verschiedenen Hirnzentren verarbeitet:
- **Hirnstamm:**
  - Vestibulariskerne (➤ Kap. 5)
  - Medulla oblongata (➤ Kap. 14)
  - Pons und pontomesencephaler Übergang (➤ Kap. 14)
  - Rostrales Mesencephalon (➤ Kap. 14)
  - Formatio reticularis (➤ Kap. 1.1.10)
- **Zerebellum:** Vestibulozerebellum mit Nodulus und Uvula, Flocculus und Paraflocculus sowie der dorsale Vermis mit dem benachbarten Ncl. fastigii (➤ Kap. 5, ➤ Kap. 6, ➤ Kap. 14)
- **Vestibulärer Kortex:** Der vestibuläre Kortex ist ein weit verbreitetes Netzwerk mit einer rechtshemisphärischen Dominanz. Als wichtigste Region dieses Netzwerks wird die temporo-parietale Region genannt. Das Netzwerk deckt sich in weiten Teilen mit dem Areal der Raumaufmerksamkeit (➤ Kap. 5)
- **Thalamus:** Insbesondere der posterolaterale Thalamus – er besitzt eine Schlüsselposition im Sinne einer Relaisstation der aufsteigenden Bahnen (➤ Kap. 5, ➤ Kap. 6).

### BEISPIELE
Nach einer mehrstündigen Fahrt mit einem Schiff besteigt jemand wieder festen Boden. Dabei hat er das Gefühl, dass er weiterhin schwankt bzw. der Boden. Es dauert eine Weile, bis er sich wieder an den festen Boden gewöhnt hat.
Nach dem ersten Tag in den Skiferien liegt ein Skifahrer abends im Dunkeln im Bett und hat das Gefühl, dass er weiterhin Kurven fährt.
**Hypothese:** Das ZNS (Zerebellum, vestibulärer Kortex) hat sich an die Kondition des schwankenden Schiffes bzw. an des Skifahren angepasst. Dies bleibt noch erhalten, auch wenn jemand festen Boden betritt oder in eine ruhigen Umgebung liegt.

## Veränderungen

Schädigungen obgenannter Hirnareale können zu Gleichgewichtsstörungen, Schwindel, okulomotorischen oder Störungen der Raumaufmerksamkeit führen (➤ Kap. 4, ➤ Kap. 5, ➤ Kap. 14).

## 1.1.6 Efferentes System

Die efferenten Projektionen des vestibulären Systems ziehen
- zu den Augenmuskeln (verantwortlich für Blickstabilisation),
- zum Rückenmark (verantwortlich für Haltungskontrolle),
- zu autonomen Zentren und
- zum Kortex (verantwortlich für Raumwahrnehmung) (19).

Die absteigenden Bahnsysteme haben hemmende und aktivierende Einflüsse auf die Haltungsmuskulatur (➤ Tab. 1.1).

### Retikulospinale Bahnen

Das retikulospinale System ist das größte System mit den meisten Nervenfasern. Die absteigenden retikulospinalen Bahnen entspringen Kerngebieten der Formatio reticularis im Hirnstamm, die sowohl einen pontinen aktivierenden als auch einen medullären hemmenden Einfluss auf die spinalen Motoneurone haben.
- **Aktivierende Impulse:** Der Ursprung liegt im lateralen Anteil der Formatio reticularis, v. a. der Pons und im Mesencephalon.
- **Bahnen:** Tractus reticulospinalis und vestibulospinalis im Vorderseitenstrang.
- **Hemmende Anteile:** Der Ursprung liegt in den ventromedialen Anteilen der Medulla oblongata.
- **Bahnen:** Tractus reticulospinalis lateralis, Teil der kortikospinalen Bahnen zu den spinalen Motoneuronen (20).

### Vestibulospinale Bahnen

Die absteigenden vestibulospinalen Bahnen (Tractus vestibulospinalis ventralis und lateralis) beeinflussen den Streckreflex, den Tonus der Haltungs- und Nackenmuskulatur und sind Teil von Gleichgewichtsreaktionen (Details: ➤ Kap. 5).

### Kortikospinale Bahnen

Die kortikospinalen Bahnen enden direkt an den α-Motoneuronen oder Interneuronen im Rückenmark und sind v. a. für die Feinmotorik der distalen Muskeln zuständig. Einzelne Fasern innervieren die proximale, axiale, abdominale und thorakale Muskulatur (21). 10 % des ventralen Anteils innerviert die ipsilaterale Rumpfmuskulatur.

**Tab. 1.1** Einfluss absteigender Bahnen auf Gleichgewicht und Haltungskontrolle

| Bahnsysteme | Wirkung |
| --- | --- |
| Vestibulospinale Bahnen | Aktivierend, extensorisch |
| Retikulospinale Bahnen | Aktivierend und hemmend |
| Rubrospinale Bahnen | Flexorisch auf obere Extremitäten |

### 1.1.7 Motorisches System

Grundsätzlich kann die Muskulatur in zwei unterschiedliche Gruppen mit verschiedenen Funktionen eingeteilt werden (> Tab. 1.2):

Für die Haltungskontrolle, insbesondere das statische Gleichgewicht, sind primär die tiefen gelenknahen Muskeln verantwortlich. Diese werden oft auch als posturale Muskulatur bezeichnet. Bei Aktivitäten und dynamischem Gleichgewicht wirken die tiefen Haltungsmuskeln als begleitende Stabilisatoren im Hintergrund. Die oberflächlichen Muskeln dienen vor allem für Bewegungen und Kraftentwicklung.

Kleine Verschiebungen eines einzelnen Körpersegments, z. B. des Kopfes, lösen Muskelaktivitäten aus, ohne dass es zu einer Verschiebung des Körperschwerpunkts oder Bewegungen von Sprunggelenk, Knie oder Hüfte kommt. (22).

**MERKE**

Kleine Verschiebungen eines Körperteils, z. B. des Kopfes, lösen Muskelaktivitäten aus, ohne dass der KSP verschoben wird.

Größere Verschiebungen des Körperschwerpunkts erfordern genügend große Muskelaktivitäten, um richtungsspezifische Kräfte auf die Kontaktfläche auszuüben und so den Körper ins Gleichgewicht zurückzubringen (10, 23).

### Antizipatorische Muskelaktivität vor einer geplanten Aktivität

Die stabilisierenden Muskeln des Rumpfes (24) oder des Beckenbodens (25) werden antizipatorisch vor einer geplanten Aktivität aktiviert. Diese tiefen Muskeln werden vor den oberflächlichen Muskeln aktiviert (26).

**MERKE**

Vor einer geplanten Aktivität werden antizipatorisch die tiefen stabilisierenden Muskeln aktiviert, und dies vor den großen oberflächlichen Muskeln.

**Tab. 1.2** Vereinfachte Unterteilung der Haltungsmuskeln, ihrer Funktionen und Beispiele

| Muskelgruppe | Funktionen | Beispiele |
| --- | --- | --- |
| Tiefe, kleine, gelenknahe Muskeln | Stabilisierend, tonisch, ausdauernd, fein abgestimmt | Mm. multifidi, Mm. rotatores, M. transversus abdominus, M. glutaeus, Beckenboden |
| Oberflächliche, große Muskeln | Schnell, für Bewegung und Kraft zuständig | M. erector spinae, M. rectus abdominus, ischiocrurale Muskulatur, M. tensor fascia latae, M. rectus femoris |

### Veränderungen

Tiefe stabilisierende Muskeln (M. transversus abdominis) werden bei respiratorischen Manövern verspätet aktiviert (27). Bei Personen mit lumbalen Rückenschmerzen kann bei Arm- oder Beinbewegungen eine verspätete Aktivierung der Haltungsmuskeln, insbesondere der tiefen stabilisierenden Muskeln, gemessen werden (28, 29).

Patienten mit einem vestibulären Ausfall zeigen größere Muskelaktivitäten, vergleichbar mit den größeren Körperbewegungen (22).

### 1.1.8 Feedback- und Feedforward-Kontrolle (Antizipation)

Gleichgewichtsreaktionen werden sowohl durch Feedback- als auch Feedforward-Systeme gesteuert, die auf früheren Erfahrungen basieren.

**BEISPIELE**

**Feedforward**

- Ein Skifahrer sieht im Voraus eine Eisfläche und passt sein Verhalten entsprechend an.
- Ein Fußgänger passt sich beim Aufsteigen und Verlassen einer Rolltreppe automatisch an.

**Feedback**

- Ein Skifahrer gerät unerwartet auf eine Eisfläche, rutscht, und muss reaktiv sein Gleichgewicht wiedererlangen.
- Ein Bus bremst unerwartet und löst beim Fahrgast reflexartige Gleichgewichtsreaktionen aus.

Wiederholte Störungen führen zu einer Anpassung von Muskelaktivierungen (10, 30). Repetitive Störungen führen, in späteren Sitzungen gemessen, zu geringeren Muskelaktivitäten, insbesondere der Antagonisten (> Abb. 1.7). Die Latenzen verändern sich jedoch nicht. Dies wird als Central Set (30) bezeichnet, eine Anpassung der motorischen Antworten aufgrund früherer Erfahrungen.

Wiederholte Gleichgewichtsstörungen nach anterior oder posterior führen zu einem Vorlehnen in die gleiche Richtung. Es kommt dabei zu einer Änderung der Strategie, indem die proximalen Muskeln mehr und die Sprunggelenkmuskeln weniger aktiviert werden (31). Verhalten und Strategien basieren demnach auf früheren Erfahrungen (10, 32).

Bei Patienten mit Morbus Parkinson kommt es zu einer inadäquaten Aktivierung der Antagonisten.

Die Instruktion verändert die motorische Antwort bei einer Störung des Gleichgewichts (10). Dabei stehen Personen auf einer beweglichen Plattform. Bei Verschiebungen der Plattform nach hinten werden Muskelaktivitäten gemessen. Lautet die Instruktion, das Gleichgewicht zu bewahren, wird früh eine erhöhte Muskelaktivität der Wadenmuskulatur gemessen. Erhalten die Personen die Anweisung, einen Schritt zu machen, kann früh eine Inaktivierung der Wadenmuskulatur gemessen werden (33).

## DEFINITIONEN (34)

**Antizipatorische posturale Adjustments** (APAs) bereiten den Körper, ausgehend von der Willkürbewegung, auf eine erwartete Störung vor.
**Vorbereitende APAs** (pAPAs) gehen der primären Bewegung häufig mehr als 100 ms voraus.
**Begleitende APAs** (aAPAs) sind während der Bewegung vorhanden und dienen der Stabilisierung des Körpers oder der Körperabschnitte für die Ausführung der primären Bewegung.

Offenbar sind die kortikospinalen Bahnen für die Einleitung der APAs vor einem Schritt verantwortlich (35).

## Veränderungen

Bei Patienten mit Morbus Parkinson kommt es zu mehreren APAs, die mit einem Zittern der Knie und häufig mit Blockaden (Freezing of Gait) verbunden sind (36).

## 1.1.9 Strategien

Bei Störungen im ruhigen Stand können Strategien beobachtet werden, die dazu dienen, die Haltungskontrolle und das Gleichgewicht wiederherzustellen. Diese werden bei Untersuchungen auf beweglichen Platten beschrieben, wobei die Platten mit unterschiedlicher Geschwindigkeit und Ausmaß in verschiedene Richtungen verschoben werden. Diese Strategien sind nicht wie Reflexe fest im Zentralnervensystem angelegt (37), sondern können stufenweise mit Erfahrung und neuen Umgebungen erlernt werden (10).

Im Zweibeinstand dominiert die Sagittalebene (38, 39), im Einbeinstand hypothetisch die Frontalebene (40).

## MERKE

Die Kontrolle des Gleichgewichts erfolgt je nach Position in unterschiedlichen Ebenen:

| | |
|---|---|
| Zweibeinstand | Sagittalebene |
| Tandemstand | Frontalebene |
| Einbeinstand | Frontalebene |

Es wird vermutet, dass Strategien neuronale Kontrollprozesse sind, die einen übergeordneten Aktionsplan bereitstellen, der auf Verhaltenszielen, Umgebung und speziellen Aufgaben oder Aktivitäten beruht (10). Da die Strategien zentral gespeichert und organisiert sind, können diese je nach Situation ineinander übergehen und kommen auch als gemischte Strategien vor (10, 37). Somatosensorische und vestibuläre

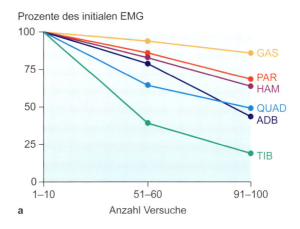

a

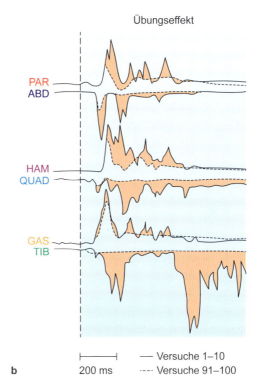

b

**Abb. 1.7** Reduktion von Aktivität und Kraft durch Übung, insbesondere der Antagonisten [L231]
GAS = M. gastrocnemius
PAR = lumbale paravertebrale Muskulatur
HAM = Hamstrings (ischiocrurale Muskulatur)
QUAD = M. rectus femoris
ABD = M. rectus abdominis
TIB = M. tibialis anterior

Informationen spielen eine wichtige Rolle bei der Auswahl der geeigneten Strategie (17).

**Strategien im Zweibeinstand:**

- Fußstrategie
- Hüftstrategie
- Schrittstrategie (➤ Abb. 1.8)

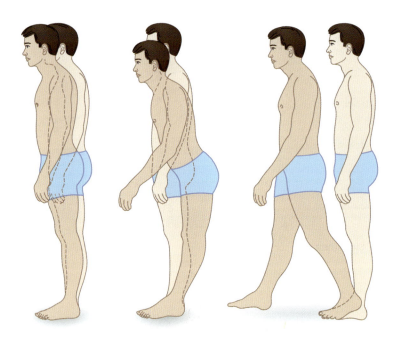

Abb. 1.8 Strategien zu Haltungs- und Gleichgewichtskontrolle im Zweibeinstand: Fuß-, Hüft- und Schrittstrategie [L231]

Während bei der Fußstrategie eine Muskelaktivierung von distal nach proximal erfolgt, ist bei einer Hüftstrategie eine frühe proximale Aktivierung von Hüft- und Rumpfmuskulatur zu messen. Fuß- und Hüftstrategie können auch gemischt vorkommen. Bei der Schrittstrategie erfolgt eine frühe Aktivierung der Hüftabduktoren und eine Kokontraktion der Fußmuskeln des Standbeins (10).

Da die Strategien zentral gespeichert und organisiert sind, gehen diese je nach Situation ineinander über und kommen auch als gemischte Strategien vor (10, 37).

**Strategien im Einbeinstand:**

- Fuß-Tilt-Strategie
- Hüftstrategie

Im Einbeinstand muss das Gleichgewicht vor allem in der Frontalebene kontrolliert werden. In der Frontalebene werden zwei Strategien unterschieden: Bei der Fuß-Tilt-Strategie erfolgt eine Tilt-Bewegung des Fußes im unteren Sprunggelenk (abwechselnd von Vorfuß auf Ferse), um den Fuß am Boden seitlich zu verschieben. Die Hüftstrategie ist ähnlich wie die Hüftstrategie im Zweibeinstand, jedoch in Frontalebene (40).

Das Sprunggelenk ist die wichtigste Quelle für korrektive Antworten im Einbeinstand auf festem Boden, auf Schaumstoff und multiaxialer Oberfläche. Die proximalen Gelenke spielen eine größere Rolle bei erschwerten Bedingungen und größeren Störungen (38).

## Fußstrategie

Die Fußstrategie wird auch Sprunggelenk- oder OSG-Strategie genannt. Wie bei einem flexiblen umgekehrten Pendel entstehen sowohl Bewegungen im Knie- und Hüftgelenk als

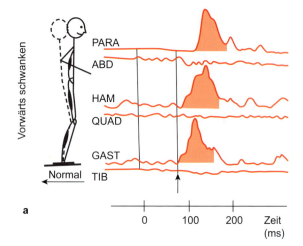

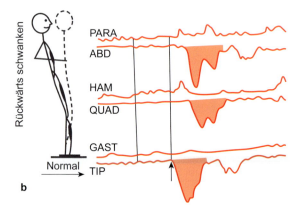

**Abb. 1.9** Fußstrategie – Aktivierung von distal nach proximal [L231]

auch im Sprunggelenk (10). Eine kleine Gleichgewichtsstörung führt zu einer Muskelaktivierung von distal nach proximal. Als Erstes werden die Fußmuskeln und die Muskeln, die über das Sprunggelenk ziehen, aktiviert ( ➤ Abb. 1.9).

## Somatosensorik und Fußstrategie

Ein Verlust der Somatosensorik der Füße führt zu einer Zunahme der Hüftstrategie. Diese Reaktion bei Personen mit reduzierter Somatosensorik ähnelt den Bewegungsstrategien, die gesunde Kontrollpersonen auf einer schmalen balkenähnlichen Fläche von 9 cm Breite anwenden. Das Ausschalten der Somatosensorik wird durch eine Druckmanschette oberhalb beider Sprunggelenke bei 6 gesunden Probanden erzeugt. Diese ischämische Hypoxie schaltet die langen afferenten Fasern (u. a. den Vibrationssinn), nicht jedoch die motorischen efferenten Fasern aus (17). Auch bei Patienten mit diabetischer peripherer Neuropathie kommt es zu einer Verschiebung von der Fuß- zur Hüftstrategie (41). Hier wurden die Nervenleitfähigkeit und die statische Posturografie bei 10 diabetischen Patienten mit und 23 Patienten ohne periphere Neuropathie sowie 21 Kontrollpersonen untersucht. Bei einer Ausschaltung der Rezeptoren der Fußsohle durch intradermale Injektionen kommt es zu einer Verschiebung von Reaktionen des Fußes und Rumpfes hin zu Hüftreaktionen (42). Ebenso findet bei der Gruppe mit beidseitigem Defizit der Hautsensoren der Füße eine Verschiebung von der Fuß- zur Hüftstrategie statt (43).

Patienten mit peripherer diabetischer Polyneuropathie haben Schwierigkeiten, ihre automatische Haltungskontrolle bei einer Störung anzupassen. Bei 9 Patienten und 8 gesunden Personen wird die Standfläche nach hinten verschoben. Dies verursacht reaktiv eine Aktivität der Plantarflexoren. In der Studie werden EMG-Ableitungen am M. gastrocnemius, den Hamstrings und der paravertebralen Muskulatur durchgeführt. Ausmaß und Geschwindigkeit der Plattenverschiebung variieren. Patienten mit Polyneuropathie zeigen das gleiche Aktivierungsmuster von distal nach proximal wie die gesunden Kontrollpersonen, jedoch zeitlich verzögert in allen Segmenten. Diese Beeinträchtigung ist sowohl bei der Geschwindigkeit als auch dem Ausmaß der Oberflächenverschiebung zu beobachten (44) ( ➤ Abb. 1.10).

Bei 23 jungen gesunden Personen wird der maximale Winkel ermittelt, bei dem sie mit der Fußstrategie statisch bzw. dynamisch das Gleichgewicht wiedererlangen können. Mit einem Band werden sie im Stehen in eine geneigte Position gebracht. Im 1. Versuch werden sie aufgefordert, mit den Fußmuskeln das Gleichgewicht wiederzuerlangen (statisch). In einem 2. Versuch wird in der geneigten Position bei entspannten Fußmuskeln das Band plötzlich losgelassen, sodass sie das Gleichgewicht wiedererlangen müssen (dynamisch). Der Neigungswinkel der statischen Wiedererlangung (1. Versuch) ist größer als bei der dynamischen Wiedererlangung (2. Versuch). Die Kraftentwicklung ist aber identisch. Eine Computersimulation kommt zu den gleichen Ergebnissen (45).

> **MERKE**
> Eine reduzierte Somatosensorik (z. B. durch eine Polyneuropathie) führt zu einer verzögerten und reduzierten Fußstrategie bzw. Verschiebung von der Fuß- zur Hüftstrategie.

## Veränderungen im Alter

Der Unterschied von älteren zu jüngeren Frauen in der Wiedererlangung des Gleichgewichts im Stand ist durch die reduzierte Kraft und Reaktionsgeschwindigkeit der Fuß- bzw. Sprunggelenkmuskeln zu erklären. 25 jüngere und 25 ältere Frauen werden, im Stehen durch einen Haltegurt unterstützt, in eine geneigte Position gebracht. Sie werden aufgefordert, sich mit ihren Fußmuskeln wieder in die aufrechte Position zu bringen, sobald die Leine losgelassen wird. Die älteren Frauen weisen eine reduzierte Kraft und Reaktionsgeschwindigkeit auf (46). Eine diabetische Polyneuropathie führt bei älteren Frauen zudem zu einer Reduktion der Schnellkraft der Sprunggelenkmuskulatur (47).

> **ZUSAMMENFASSUNG**
> Zur Verbesserung der Fußstrategie bei älteren Menschen sollte die Somatosensorik, die Kraft und Reaktionsgeschwindigkeit der Sprunggelenkmuskeln, trainiert werden.

## Hüftstrategie

Die Hüftstrategie setzt bei größeren Gleichgewichtsstörungen ein, wenn die Störung zu einer Rotation führt oder wenn jemand auf einem Balken steht bzw. sich im Tandemstand befindet. Es kommt zu einer frühen proximalen Muskelaktivierung in den Hüft- und Rumpfmuskeln ( ➤ Abb. 1.11).

## Vestibulärer Verlust und Hüftstrategie

Ein beidseitiger vestibulärer Verlust (bei 4 Personen) führt zu einer reduzierten Hüftstrategie, während die Fußstrategie normal bleibt. Die reduzierte Hüftstrategie ist sogar auf einer verkleinerten Unterstützungsfläche (schmale, balkenähnli-

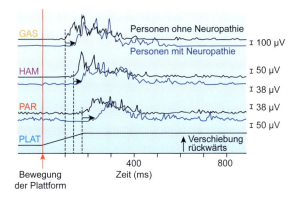

**Abb. 1.10** Verzögerte muskuläre Antwort bei Neuropathie [L231]

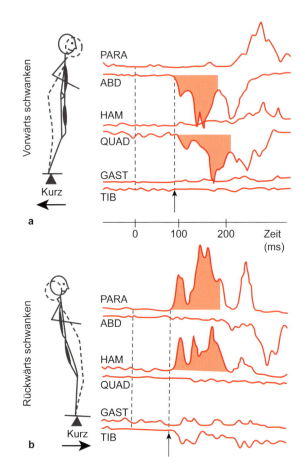

**Abb. 1.11** Hüftstrategie – Aktivierung von Hüft- und Rumpfmuskeln [L231]

che Fläche von 9 cm Breite) zu beobachten (17). Allerdings ist die Versuchsgruppe sehr klein.

**ZUSAMMENFASSUNG**

Ein vestibulärer Ausfall (z. B. beidseitiger Vestibularisausfall) kann zu einer reduzierten Hüftstrategie führen.

## Schrittstrategie

Wird bei einer großen Störung der KSP so weit verschoben, dass er über die USTF hinausgerät, erfolgt ein Schutzschritt. Bei der Schrittstrategie kommt es zu einer frühen Aktivierung der Hüftabduktoren und einer Kokontraktion der Fußmuskeln des Standbeins (37, 48). Dies ist nötig, damit das andere Bein als Spielbein für einen Schutzschritt eingesetzt werden kann.

**SELBSTERFAHRUNG**

**Strategien**

Die Versuchsperson steht in normaler Standbreite (Hüftbreite). Man steht daneben und hält sie am Becken.
**Fußstrategie:** Man gibt am Becken symmetrisch einen kleinen Impuls nach vorn oder hinten. Dabei sind v. a. Aktivitäten der Füße

zu beobachten. Ein Impuls nach hinten löst eine Dorsalextension, ein Impuls nach vorn eine Plantarflexion aus.
**Hüftstrategie:** Der Impuls am Becken ist größer oder führt zur Rotation. Dabei sind Bewegungen im Hüftgelenk und Rumpf zu beobachten. Nun steht die Person im Tandemstand. Wenn man leichte seitliche Impulse am Becken gibt, muss sie v. a. mit Bewegungen in der Hüfte und des Rumpfes reagieren.
**Schrittstrategie:** Der Impuls am Becken ist so deutlich, dass ein Schutzschritt nötig ist.

## Schutzschritte

Bei größeren Gleichgewichtsstörungen genügen korrektive Reaktionen nicht mehr und es kommt zu protektiven Reaktionen (Schutzschritte, Kompensationsschritte). Eine veränderte Kontrolle von seitlichen Schutzschritten ist ein starker Indikator für ein erhöhtes Sturzrisiko (49). Das Training von Schutzschritten sollte Ziel und Inhalt von Rehabilitations- und Sturzpräventionsprogrammen sein (50–52).

Verschiedene Strategien von Schutzschritten können unterschieden werden. Die häufigste Strategie (96 %) bei einer seitlichen Destabilisierung ist das Schwingen des unbelasteten Beins. Dies erfolgt wesentlich rascher, als das belastete Bein einzusetzen. Beim Stoßen an der Taille im Stand wählen jüngere Personen einen einzelnen Seitwärtsschritt mit dem Bein, das initial belastet wird, während ältere Menschen Kreuzschritte mit mehreren Schritten bevorzugen (53). Beim Gehen am Ort verwenden jüngere und ältere Menschen häufiger eine Folge von Seitwärtsschritten über Kreuz (49). Die Kontrolle der seitlichen Schrittreaktionen scheint bei aktiven älteren gesunden Personen Schwierigkeiten zu bereiten.

Nach dem Ausrutschen auf einem Fuß folgt bei gesunden Personen automatisch eine protektive Reaktion, um einen Sturz zu vermeiden. Neuere Bestrebungen gehen dahin, durch ein „Slip-Training" die protektiven Reaktionen zu trainieren und damit das Sturzrisiko zu verringern (54).

## Rezeptoren

Durch ein Ausschalten der Propriozeption der Wade (Anästhesie der Nervenwurzel S1) oder der Rezeptoren der Fußsohle sind Schutzschritte kürzer und EMG-Reaktionen der Wadenmuskeln des Standbeins reduziert. Das Ausschalten der Propriozeption der Wadenmuskeln wirkt sich stärker aus als das der Rezeptoren der Fußsohle (55). Bei einer Anästhesie der Fußsohle mittels Kühlung werden die Schutzschritte verändert (56). Es können drei spezifische richtungs- und phasenabhängige Rollen der Fußsohlenafferenzen unterschieden werden:

- Empfindung der hinteren Stabilitätsgrenze während der Initiierung eines Rückwärtsschritts
- Empfindung und Kontrolle des Fersenkontakts und anschließender Gewichtsverlagerung während des Abschlusses des Vorwärtsschritts

- Erhalten der Stabilität während der verlängerten Schwungphase eines seitlichen Kreuzschritts

### Veränderungen im Alter

Auf einer beweglichen Plattform werden bei 5 jüngeren und 9 älteren Personen die Kompensationsschritte verglichen. Ältere Menschen sind weniger dazu in der Lage, seitliche antizipatorische Haltungskorrekturen vor einem Fußtilt auszuführen. Beim ersten Schritt gibt es zwischen jüngeren und älteren Personen sehr große Ähnlichkeiten. Ältere Menschen benötigen jedoch zusätzliche Schritte, um das Gleichgewicht, insbesondere die seitliche Stabilität aufrechtzuerhalten (57). Dies gilt insbesondere bei Sturzgefahr (58–60).

Gemäß King und Kollegen (50) sind im Alter, besonders bei Sturzgefahr, die seitliche Stabilität und Kontrolle des Körpers in der Frontalebene beeinträchtigt (58–60). Im Alter verändert sich die Wahl der Strategien bei seitlichen Schutzschritten (49, 53). Ältere Menschen benötigen mehr Schritte oder nehmen die Arme zuhilfe (v. a. beim Versuch, Kreuzschritte zu machen), um das Gleichgewicht bei seitlichen Störungen zu wahren. Es kommt auch häufiger zu Kollisionen der Beine (49).

> **MERKE**
>
> Ältere Menschen verwenden mehr Schritte im Vergleich zu jüngeren. Im Alter sind besonders die Schutzschritte bei seitlichen Störungen verändert und reduziert. Bei Kreuzschritten kommt es häufiger zu Kollisionen der Beine.

Die größere Schwierigkeit der seitlichen Gleichgewichtskontrolle im Alter könnte von der reduzierten Kraft der Abduktoren und der Beweglichkeit und Kontrolle des Fußes herrühren.

### Sturzrisiko

Beeinträchtigte Schutzschritte sind ein frühes Zeichen eines erhöhten Sturzrisikos (49). Die Verwendung mehrerer Schritte gilt als der stärkste Prädiktor für Stürze (51).

### Veränderungen bei Patienten mit Morbus Parkinson

Protektive Reaktionen nehmen im Verlauf der Erkrankung bis zu 96 % ab (61). Patienten mit Morbus Parkinson wählen dieselben Strategien wie gleichaltrige gesunde Kontrollpersonen. Allerdings sind sie unfähig, bei Kreuzschritten das Gleichgewicht zu halten oder stürzen sogar. Sie stürzen häufiger bei Kreuzschritten (75 %) oder wenn Schutzschritte fehlen (100 %). In der Off-Phase werden die Schutzschritte später initiiert und sind kürzer und langsamer. Bezüglich der Schrittcharakteristik kann kein Unterschied zwischen der On- und Off-Phase gefunden werden. Medikamente (Levodopa) haben weder einen Einfluss auf die Wahl der Schrittstrategie noch auf die Schrittcharakteristik oder die Sturzhäufigkeit (50).

## 1.1.10 Aufmerksamkeit (Dual Task)

### Formatio reticularis

Die Formatio reticularis ist ein Neuronennetzwerk im Hirnstamm und steht unter dem Einfluss des Kortex (v. a. des Frontallappens), des Zerebellums und der Basalganglien. Die Formatio reticularis ist ein Zentrum für Wachheit und Aufmerksamkeit. Sie hat eine große Bedeutung für die Aufrechterhaltung eines adäquaten Muskeltonus im Stehen und Gehen sowie bei der Gleichgewichtserhaltung (20).

### Richtung des Aufmerksamkeitsfokus

Der Aufmerksamkeitsfokus kann mit dem Scheinwerferlicht in einem Theater verglichen werden. Die Lenkung/Richtung des Aufmerksamkeitsfokus spielt eine wesentliche Rolle beim Erlernen einer motorischen Funktion (62–64). Zudem hat er einen wesentlichen Einfluss auf die Körper- oder Raumwahrnehmung, indem er breit (geteilt) oder eng (gerichtet) gehalten oder auf bestimmte Regionen gelenkt wird. Das Wechseln des Aufmerksamkeitsfokus je zur Hälfte entweder auf das Gleichgewicht oder auf die kognitive Zusatzaufgabe hat einen leichten Vorteil gegenüber einem fixen Fokus, der auf beide Aufgaben gleichzeitig ausgerichtet ist (63).

### Externer Aufmerksamkeitsfokus

Dass ein externer Aufmerksamkeitsfokus beim Lernen motorischer Fähigkeiten effektiver ist als ein interner, ist bekannt (62). Auch bei älteren Menschen wird gezeigt, dass Gleichgewichtstraining mit einem externen Aufmerksamkeitsfokus effektiver ist (64).

## 1.1.11 Veränderungen

### Reduktion oder Verlust der Somatosensorik

Mit zunehmendem Alter nimmt die Somatosensorik, insbesondere der Vibrationssinn, ab und gleichzeitig das Schwanken im Stehen zu. Diabetische Neuropathie (DN) führt zu einem erhöhten Schwanken im Stehen und einer schlechteren posturalen Kontrolle. Die meisten Autoren führen dies auf die reduzierte Somatosensorik zurück. Andere Faktoren sind visuelle Beeinträchtigungen und die veränderte posturale Koordination und Alterungsprozesse. Eine reduzierte Somatosensorik (z. B. durch eine DN) führt zu einer verzögerten muskulären Reaktion ( ➤ Abb. 1.11) sowie einer reduzierten Fußstrategie bzw. Verschiebung von der Fuß- zur Hüftstrategie. Das Stehen auf Schaumstoff reduziert die somatosensorischen Inputs an der Fußsohle und erhöht die

Empfindlichkeit des vestibulospinalen Systems. Demzufolge führen Übungen auf Schaumstoff eher zu einer kompensatorisch erhöhten Aktivität des vestibulospinalen Systems (Details: ➤ Kap. 6).

### Reduktion oder Ausfall vestibulärer Funktionen

Das Schwanken im Stehen ist bei Patienten mit einem vestibulären Ausfall erhöht bzw. das Gleichgewicht reduziert (Details: ➤ Kap. 5).

### Einfluss der Halswirbelsäule

Eine Immobilisation der Halswirbelsäule (HWS) führt zu Gleichgewichtsproblemen. Liegen Probleme vor, haben manuelle Interventionen der HWS einen positiven Effekt auf das Gleichgewicht (Details: ➤ Kap. 8).

### Einfluss von Angst und anderen Emotionen

Bei einem erhöhten Angstscore nimmt das Schwanken im Stehen zu. Bei geschlossenen Augen fällt dieser Effekt weg (Details: ➤ Kap. 11).

### Abweichungen bei Patienten mit Schlaganfall

Die Gewichtsverteilung von Patienten mit Schlaganfall ist durchschnittlich nur 36,1 % auf dem gelähmtem Bein, während bei gesunden Kontrollpersonen eine Verteilung von nahezu 50 : 50 % gemessen wird. Das Druckzentrum (Lot des KSP) ist bei Patienten in Ruhe deutlich zur besseren Seite verschoben. Während des ruhigen Stands ist die Abweichung des Druckzentrums (Schwanken) bei Betroffenen signifikant größer als bei gesunden Personen. Die Stabilitätsfläche ist die durchschnittliche Position des Druckzentrums bei Gewichtsverlagerungen nach links, rechts, vorn und hinten. Bei Patienten mit Schlaganfall ist die Stabilitätsfläche signifikant kleiner und zur gesunden Seite verschoben ( ➤ Abb. 1.12). Der Stabilitätsindex berechnet sich aus der Stabilitätsfläche bezogen auf die Unterstützungsfläche. Dieser ist bei Betroffenen durchschnittlich 2,3 % und damit deutlich kleiner gegenüber 16,6 % bei Gesunden (65).

### Abweichungen bei zerebellären Erkrankungen

Patienten mit einer Läsion der zerebellären Hemisphären zeigen im Schwanken keine Unterschiede zu gesunden Personen. Läsionen der spinozerebellären Afferenzen (Friedreich-Ataxie) zeigen ein tieffrequentes Schwanken in alle Richtungen mit visueller Stabilisation. Patienten mit einer Atrophie des vorderen zerebellären Lappens zeigen ein Schwanken in der anteroposterioren Richtung, meist mit spontanem hochfrequentem Tremor. Bei vestibulozerebellären Läsionen zeigt sich ebenfalls ein tieffrequentes Schwanken, aber in mehrere Richtungen mit wenig visueller Stabilisation (16).

### Abweichungen bei Morbus Parkinson

Patienten mit Morbus Parkinson zeigen ein sehr kleines Schwanken, selbst unter verschiedenen sensorischen Bedingungen. Die Latenz auf eine Störung hin ist normal. Sie zeigen aber ein abnormes Aktivierungsmuster, insbesondere eine verstärkte Aktivität der Antagonisten. Dieses Muster passt sich nicht an wechselnde USTF an. Ein Medikament wie Levodopa verändert zwar die posturale Koordination, nicht jedoch die flexible Anpassung auf wechselnde USTF (66).

## 1.2 Anamnese

Die Patienten berichten über Gefühle der Unsicherheit, Schwanken und Probleme des Gleichgewichts bei verschiedenen Alltagsaktivitäten wie etwa:
- Aufsitzen oder Aufstehen
- Transfer von einer Sitzfläche zur anderen
- Stehen
- Tätigkeiten im Stehen
- Drehen im Stehen oder beim Gehen
- Gehen drinnen oder draußen oder auf unebenem Gelände
- Arbeiten

Diese können unabhängig oder zusammen mit Schwindel auftreten. Auskunft über Probleme des Gleichgewichts liefert auch der Dizziness Handicap Inventory (DHI, ➤ Kap. 2).

**Stabilitätsfläche**

Gesunde Personen

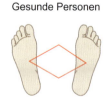

Personen mit Hemiparese

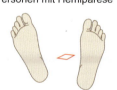

Paretische Seite    Nicht-paretische Seite

**Abb. 1.12** Stabilitätsfläche bei Gesunden und Patienten mit Schlaganfall [L231]

# 1.3  Untersuchung

Zur Untersuchung des Gleichgewichts eignen sich standardisierte Assessments besonders gut. Diese dienen nicht nur der Verlaufs- und Ergebnismessung, sondern erlauben die Analyse und Differenzierung verschiedener Gleichgewichtsfunktionen:

* Statisches Gleichgewicht
* Dynamisches Gleichgewicht
* Proaktive Funktionen
* Reaktive Funktionen
* Protektive Reaktionen
* Funktionales Gleichgewicht
* Ebenen (Frontal-, Sagittal- und Transversalebene)
* Gleichgewichtsstrategien
* Sensorische Systeme

Bei Bedarf werden weitere Faktoren untersucht:

* Koordination (Ataxie)
* Kraft
* Beweglichkeit

## 1.3.1  Grundlagen

### Auswahl der Tests

Auf eine ausführliche Beschreibung nachfolgender Tests und ihrer Gütekriterien wird verzichtet und auf vertiefende Literatur, Standardwerke (67) sowie die Webseite (www.schwindeltherapie.de) verwiesen. Auf der Webseite sind auch die Formulare zum Ausdrucken zu finden.

Die Auswahl der Gleichgewichtstests richtet sich nach den in der Anamnese geschilderten Problemen (Formulare und Manuals zu den einzelnen Tests finden Sie auch auf der Website: www.schwindeltherapie.ch). ➤ Tab. 1.3 gibt eine Übersicht über Auswahl und Einsatz der Assessments.

## 1.3.2  Berg Balance Scale (BBS)

Die Berg Balance Scale (BBS) testet das statische und dynamische Gleichgewicht im Stand und enthält keine Beurteilung des Gleichgewichts beim Gehen.

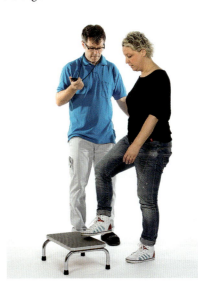

Die BBS wird in Studien häufig als Messgröße für Gleichgewicht eingesetzt und gilt als Goldstandard. Sie wurde von Katherine Berg 1989 für die Geriatrie entwickelt und veröffentlicht (68). Scherfer und Kollegen (69) haben die BBS auf Deutsch übersetzt und validiert.

### Durchführung

Die Aufgaben werden nach den Instruktionen des Testmanuals durchgeführt. Bei Bedarf kann die Aufgabe vorgeführt werden. Das Gleichgewicht wird bei der Beobachtung der

**Tab. 1.3** Übersicht zu Problembereichen und geeigneten Assessments

| Problembereich | Assessment |
|---|---|
| Differenzierte Untersuchung des Gleichgewichts | • Balance Evaluation Systems Test (BESTest)<br>• Mini-BESTest |
| Statisches/dynamisches Gleichgewicht | • Berg Balance Scale (BBS) |
| Statisches Gleichgewicht | • Statischer Gleichgewichtstest |
| Gleichgewicht beim Gehen, Gangunsicherheit | • Dynamic Gait Index (DGI)<br>• Functional Gait Assessment (FGA) |
| Gleichgewicht bei Schlaganfall | • Brunel Balance Assessment (BBA)<br>• Postural Assessment Scale for Stroke Patients (PASS) |
| Rumpfkontrolle | • Trunk Control Test (TCT) (Basale Aktivitäten)<br>• Trunk Impairment Scale (TIS) (Differenzierung) |
| Ataxie | • International Cooperative Ataxia Rating Scale (ICARS) |
| Organisation der sensorischen Systeme | • Clinical Test for Sensory Interaction in Balance (CTSIB) |
| Screening, Mobilität | • Performance Oriented Mobility Assessment (POMA) |
| Funktionelle Reichweite | • Functional Reach (FR) |

**Tab. 1.4** Aufgaben der Berg Balance Scale (69)

| Item | Kurztitel des Items | Bewertung |
|---|---|---|
| 1 | Vom Sitzen zum Stehen | |
| 2 | Stehen ohne Unterstützung (2 Min.) | |
| 3 | Sitzen ohne Unterstützung (2 Min.) | |
| 4 | Vom Stehen zum Sitzen | |
| 5 | Transfers | |
| 6 | Stehen mit geschlossenen Augen (10 Sek.) | |
| 7 | Stehen mit den Füßen dicht nebeneinander (enger Fußstand, 1 Min.) | |
| 8 | Mit ausgestrecktem Arm nach vorn reichen/greifen | |
| 9 | Gegenstand vom Boden aufheben | |
| 10 | Sich umdrehen, um nach hinten zu sehen | |
| 11 | Sich um 360° drehen | |
| 12 | Abwechselnd die Füße auf eine Fußbank stellen | |
| 13 | Stehen mit einem Fuß vor dem anderen (Tandemstand, 30 Sek.) | |
| 14 | Auf einem Bein stehen (Einbeinstand, 10 Sek.) | |
| | **Summe der Punkte (max. 56 Punkte)** | |

**Tab. 1.5** Analysehilfe der einzelnen Aufgaben der Berg Balance Scale

| Item | Beeinträchtigte Aktivität | Hinweise, mögliche Ursachen |
|---|---|---|
| 1 | Aufstehen vom Stuhl | Dynamisches Gleichgewicht, Kraft der Extensoren der unteren Extremitäten (UE), Sagittalebene, Hüftstrategie |
| 2 | Freies Stehen | Statisches Gleichgewicht |
| 3 | Freies Sitzen | Statisches Gleichgewicht, Sitzbalance |
| 4 | Absitzen auf dem Stuhl | Funktionales Gleichgewicht während der Bewegung, Kraft der Extensoren der UE, Sagittalebene, Hüftstrategie |
| 5 | Transfer | Funktionales Gleichgewicht während der Bewegung, Kraft |
| 6 | Stehen, Augen geschlossen | Somatosensorik, visuelle Abhängigkeit, vestibulär |
| 7 | Stehen, Füße geschlossen | Statisches Gleichgewicht, kleine Unterstützung |
| 8 | Vorwärtsreichen mit ausgestreckten Armen | Funktionelle Reichweite, Sagittalebene, Analyse der Strategien nicht möglich |
| 9 | Gegenstand vom Boden aufheben | Dynamisches Gleichgewicht, Hüftstrategie, Sagittalebene |
| 10 | Nachhintensehen | Vestibuläres System |
| 11 | 360°-Drehung | Alle drei sensorischen Systeme |
| 12 | Füße abwechselnd auf eine Stufe stellen | Dynamisches Gleichgewicht, kleine Unterstützungsfläche, Frontalebene |
| 13 | Tandemstand | Statisches Gleichgewicht, Frontalebene, Hüftstrategie, vestibulär, kleine Unterstützungsfläche |
| 14 | Einbeinstand | Kleine Unterstützungsfläche, Frontalebene, Kraft der Plantarflexoren und/oder Abduktoren |

Aktivitäten nach einer Skala von 0–4 gemäß den einzelnen Beschreibungen im Manual (s. Website: www.schwindeltherapie.ch) bewertet (➤ Tab. 1.4).

## Befund

Bei einer Maximalpunktzahl von 56 Punkten ist das Gleichgewicht normal. Die erreichte Gesamtpunktzahl gibt Auskunft über das Ausmaß der Gleichgewichtsprobleme. Für Sturzrisiko bestehen viele verschiedene Grenzwerte (55–38 Punkte) mit unterschiedlichen Werten für Sensitivität und Spezifität. Gegenüber anderen Tests für Sturzrisiko zeigt die BBS sehr gute Werte. Es wird empfohlen, zusätzlich auch Risikofaktoren für Stürze zu erheben (➤ Kap. 12).

Die BBS eignet sich sehr gut zur Analyse verschiedener Gleichgewichtsfunktionen. Dabei werden besonders die auffälligen Aufgaben (Items) betrachtet. Diese werden auf mögliche Muster hin beurteilt und geben Hinweise auf Folgendes (➤ Tab. 1.5):

- Dynamisches Gleichgewicht
- Statisches Gleichgewicht
- Sensorische Systeme
- Kraft
- Verwendete Strategien
- Ebenen

### 1.3.3 Dynamic Gait Index (DGI)

Der Dynamic Gait Index (DGI) untersucht das Gleichgewicht beim Gehen mit motorischen Zusatzaufgaben.

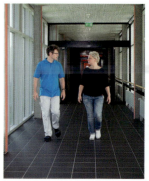
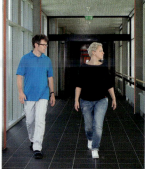

Er wurde von Shumway-Cook und Woollacott 1995 entwickelt und veröffentlicht (70). Eine nichtvalidierte deutsche Version liegt vor (67). Der Test ist sehr alltagsrelevant und wird häufig bei Patienten mit Schwindel eingesetzt. Der DGI zeigt von verschiedenen Tests den größten Zusammenhang von 0,69 (Spearman-Korrelationskoeffizient) mit dem „Dizziness Handicap Inventory" (DHI, ➤ Kap. 2) (71). Die Korrelation mit der BBS ist moderat (r = 0,83) (72). Der DGI kann vestibuläre und Gleichgewichtsdysfunktionen identifizieren (73). Zu verschiedenen Altersgruppen liegen Normwerte vor (74) (➤ Tab. 1.7). Heute wird der DGI vom Functional Gait Assessment (FGA), einer Weiterentwicklung, abgelöst.

**Tab. 1.7** Normwerte des Dynamic Gait Index verschiedener Altersgruppen (74)

| Alter | N = | Durchschnitt |
|-------|-----|--------------|
| 20–29 | 74 | 24 |
| 30–39 | 45 | 24 |
| 40–49 | 41 | 34,9 |
| 50–59 | 39 | 23,9 |
| 60–69 | 60 | 23,2 |
| 70–79 | 59 | 22 |

Tests, wie z. B. der BBS. Zur Analyse werden v. a. jene Aufgaben herangezogen, die tiefere Werte aufweisen (Details: [75]).

### Durchführung

Eine Schulung in der Anwendung des Tests wird empfohlen und verbessert die Reliabilität. Die Aufgaben 1–7 werden auf einer Strecke von 6 Metern nach den Instruktionen des Manuals durchgeführt. Die Aufgabe 8 wird auf einer Treppe mit Geländer beurteilt. Es wird empfohlen, den Patienten vor jeder Aufgabe zu instruieren, damit während des Gehens nur Stichworte nötig sind. Jede Aufgabe wird bezüglich Gleichgewicht und Durchführung der Zusatzaufgabe mit einer Skala von 0–3 gemäß der Beschreibung im Manual beurteilt (➤ Tab. 1.6).

### Befund

Die Maximalpunktzahl entspricht einem normalen Gleichgewicht beim Gehen. Der erreichte Totalscore zeigt, wie stark die Beeinträchtigung des Gleichgewichts beim Gehen ist. Dabei sind die Normwerte verschiedener Altersgruppen zu berücksichtigen (➤ Tab. 1.7). Auch beim DGI bestehen sehr unterschiedliche Grenzwerte zum Sturzrisiko (18–12 Punkte), wobei die Sensitivität und die Spezifität schlechter sind als bei anderen

## 1.3.4 Functional Gait Assessment (FGA)

Das Functional Gait Assessment (FGA) wurde von Physiotherapeuten für Patienten mit Schwindel entwickelt (76) und auf Deutsch übersetzt und validiert (77). Es ist eine Weiterentwicklung des DGI, indem drei zusätzliche Aufgaben (Strichgang, Gehen mit geschlossenen Augen, Rückwärtsgehen) hinzugefügt, eine Aufgabe gestrichen (Gehen um Hindernisse) und die Bewertung erweitert wurden. Dazu ist eine Strecke von 6 Metern mit Linienmarkierungen am Boden notwendig (➤ Tab. 1.8).

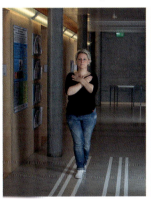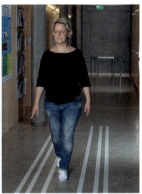

**Tab. 1.6** Aufgaben des Dynamic Gait Index

| Hilfsmittel | | Datum |
|-------------|---|-------|
| **Item** | **Kurztitel des Items** | **Bewertung** |
| 1 | Gehen auf ebener Gehstrecke: 6 m | |
| 2 | Gehen mit Tempowechsel jeweils 1,5 m: normal, schnell, langsam | |
| 3 | Gehen mit Kopfdrehung rechts und links | |
| 4 | Gehen und nach oben und unten schauen | |
| 5 | Gehen und Drehung um 180° | |
| 6 | Gehen über Hindernisse | |
| 7 | Gehen um Hindernisse links- und rechtsherum | |
| 8 | Treppensteigen | |
| | **Summe der Punkte (max. 24 Punkte)** | |

**Tab. 1.8** Aufgaben des FGA (77)

| Hilfsmittel: | | Datum |
|--------------|---|-------|
| **Item** | **Kurztitel des Items** | **Bewertung** |
| 1 | Gehen auf der Ebene | |
| 2 | Wechsel der Gehgeschwindigkeit | |
| 3 | Gang mit horizontalen Kopfdrehungen | |
| 4 | Gang mit vertikalen Kopfdrehungen | |
| 5 | Gang und Drehung | |
| 6 | Übersteigen eines Hindernisses | |
| 7 | Gang mit schmaler Unterstützungsfläche | |
| 8 | Gang mit geschlossenen Augen | |
| 9 | Rückwärtsgehen | |
| 10 | Treppe | |
| | **Summe der Punkte (max. 30 Punkte)** | |

**Tab. 1.9** Normwerte des FGA bei gesunden Personen (78)

| Alter | Durchschnitt | 95 % CI |
|---|---|---|
| 40–49 | 28,9 | 28,3–29,5 |
| 50–59 | 28,4 | 27,9–29 |
| 60–69 | 27,1 | 26,5–27,7 |
| 70–79 | 24,9 | 24,9–26 |
| 80–89 | 20,8 | 19,2–22,6 |

Auch zum FGA liegen Normwerte gesunder Personen für verschiedene Altersgruppen vor ( ➤ Tab. 1.9) (78).

## Durchführung

Die Aufgaben 1–9 werden auf einer Strecke von 6 Metern mit definierten Markierungen am Boden nach den Instruktionen des Manuals durchgeführt. Aufgabe 10 wird auf einer Treppe realisiert. Es wird empfohlen, den Patienten vor jeder Aufgabe zu instruieren, damit während des Gehens nur Stichworte nötig sind. Jede Aufgabe wird bezüglich Gleichgewicht und Durchführung der Zusatzaufgabe anhand einer Skala von 0–3 gemäß den Beschreibungen des Manuals beurteilt.

## Befund

Die maximale Anzahl von 30 Punkten entspricht dem normalen Gleichgewicht. Der erreichte Totalscore zeigt, wie stark die Beeinträchtigung des Gleichgewichts beim Gehen ist. Dabei sind die Normwerte verschiedener Altersgruppen zu berücksichtigen ( ➤ Tab. 1.9).

Zur Analyse werden vor allem jene Aufgaben herangezogen, die tiefere Werte aufweisen bzw. besonders auffällig sind.

**Tab. 1.10** Subskalen des BESTests

| Sektion | Funktion | Anzahl der Aufgaben | Maximal-punktzahl |
|---|---|---|---|
| I | Biomechanische Voraussetzungen | 5 | 15 |
| II | Statisches Gleichgewicht, Haltungskontrolle | 7 | 21 |
| III | Bewegungsübergänge/antizipatorisch | 6 | 18 |
| IV | Reaktiv | 6 | 18 |
| V | Sensorische Orientierung | 5 | 15 |
| VI | Stabilität beim Gehen | 7 | 21 |
| | **Gesamt** | 36 | 108 |

## 1.3.5 Balance Evaluation System Test (BESTest und Mini-BESTest)

Der Balance Evaluation System Test (BESTest) (79) ist eine Zusammenstellung aus verschiedenen Gleichgewichtsassessments. Durch die Subskalen ( ➤ Tab. 1.10) ermöglicht der BESTest die Differenzierung verschiedener Gleichgewichtsfunktionen.

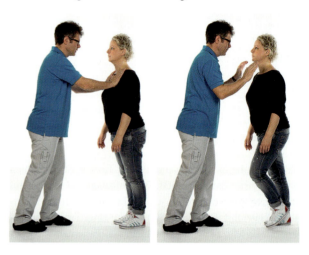

Ein Nachteil ist der Umfang mit 36 Aufgaben, die viel Zeit für die Durchführung voraussetzen.

Der Mini-BESTest ist eine Kurzversion des BESTest (80). Er umfasst insgesamt 14 Aufgaben, die in 4 Subskalen unterteilt sind ( ➤ Tab. 1.11).

## Durchführung

**BESTest:** Jede Testaufgabe wird nach den Instruktionen des Manuals durchgeführt und mit einer Skala von 0–3 gemäß den Beschreibungen bewertet.

**Mini-BESTest:** Jede Testaufgabe wird nach den Instruktionen des Manuals durchgeführt und mit einer Skala von 0–2 gemäß den Beschreibungen bewertet.

## Befund

**BESTest:** Der Maximalscore beträgt 108 Punkte, was normalen Gleichgewichtsfunktionen entspricht. Die Scores der 6 Subska-

**Tab. 1.11** Subskalen des Mini-BESTests

| Aufgaben | Funktion | Maximalpunktzahl |
|---|---|---|
| 1–3 | Antizipatorisch/proaktiv | 6 |
| 4–6 | Reaktive posturale Kontrolle | 6 |
| 7–9 | Sensorische Orientierung | 6 |
| 10–14 | Dynamisches Gehen | 10 |
| | **Gesamt** | 28 |

**Tab. 1.12** Berechnung der Subskalen und des Gesamtscores des BESTests

| Sektion | Funktion | Summe | Berechnung | Resultat in % |
|---|---|---|---|---|
| I | Biomechanische Voraussetzungen | | 15 × 100 = | |
| II | Statisches Gleichgewicht, Haltungskontrolle | | 21 × 100 = | |
| III | Bewegungsübergänge/antizipatorisch | | 18 × 100 = | |
| IV | Reaktiv | | 18 × 100 = | |
| V | Sensorische Orientierung | | 15 × 100 = | |
| VI | Stabilität beim Gehen | | 21 × 100 = | |
| | | **Gesamt** | 108 Punkte = | |

**Tab. 1.13** Berechnung der Subskalen und des Gesamtscores des BESTests

| Aufgabe | Subskala | Summe | Berechnung | Resultat in % |
|---|---|---|---|---|
| 1–3 | Antizipatorisch/proaktiv | | /6 | |
| 4–6 | Reaktive Posturale Kontrolle | | /6 | |
| 7–9 | Sensorische Orientierung | | /6 | |
| 10–14 | Dynamisches Gehen | | /10 | |
| | | **Gesamt** | 28 | |

len können berechnet werden. Sowohl für den Gesamtscore als auch für die Scores der Subskalen können Prozentwerte bezogen auf den Maximalscore berechnet werden (➤ Tab. 1.12). Dabei wird der erreichte Score durch den Maximalscore geteilt und mit 100 multipliziert. Dies erlaubt, das Ausmaß der Proble-

**Tab. 1.15** Tandemgang, maximal 20 Schritte, bester von 3 Versuchen verschiedener Altersgruppen (74)

| Alter | N = | Durchschnitt |
|---|---|---|
| 20–29 | 74 | 20 |
| 30–39 | 45 | 20 |
| 40–49 | 40 | 20 |
| 50–59 | 39 | 20 |
| 60–69 | 60 | 17,2 |
| 70–79 | 59 | 14,1 |

me in Bezug zum Gesamtscore zu beurteilen und auch die Subskalen zu erkennen, die besonders auffällig sind.

**Mini-BESTest:** Der Maximalscore beträgt 28 Punkte, was einer normalen Funktion entspricht. Die vier Subskalen können ebenfalls separat berechnet werden (➤ Tab. 1.13). Ebenso wie beim BESTest kann die Prozentzahl bezogen zum Maximalscore berechnet werden, was eine bessere Analyse der Subskalen erlaubt. Dabei wird die erreichte Punktezahl durch den Maximalscore geteilt und mit 100 multipliziert. Dies erlaubt, das Ausmaß der Probleme in Bezug zum Gesamtscore zu beurteilen und auch die Subskalen zu erkennen, die besonders auffällig sind.

### 1.3.6 Normwerte und Altersgrenzen für einfache Gleichgewichtstests

Nicht alle Gleichgewichtstests und Aufgaben können von allen Personen bis ins hohe Alter durchgeführt bzw. erfüllt werden. Deshalb wurde bei verschiedenen Altersgruppen untersucht, ob unterschiedliche anspruchsvolle Gleichgewichtstestpositionen für 10 bzw. 30 Sekunden gehalten werden können (74). In ➤ Tab. 1.14 ist zu sehen, wie viel Prozent der jeweiligen Altersgruppe den Test erfolgreich bestanden haben. In ➤ Tab. 1.15 wird gezeigt, wie viele nacheinander folgende Schritte auf einer Linie (Strichgang) in der jeweiligen Altersgruppe durchschnittlich möglich sind.

**Tab. 1.14** Normwerte für einfache Gleichgewichtstests verschiedener Altersgruppen (74)

| Aufgabe | Zeitraum | Alter | | | | | |
|---|---|---|---|---|---|---|---|
| | | 20–29 | 30–39 | 40–49 | 50–59 | 60–69 | 70–79 |
| Stehen auf Schaumstoff, Augen geschlossen | 10 Sek. | 100 % | 100 % | 100 % | 100 % | 89 % | 75 % |
| | 30 Sek. | 100 % | 100 % | 100 % | 100 % | 80 % | 46 % |
| Tandemstand, Romberg-Test, Augen geschlossen | 10 Sek. | 100 % | 100 % | 97 % | 100 % | 64 % | 54 % |
| | 30 Sek. | 98 % | 100 % | 94 % | 82 % | 36 % | 16 % |
| Einbeinstand, Augen offen | 10 Sek. | 100 % | 100 % | 100 % | 100 % | 95 % | 86 % |
| | 30 Sek. | 100 % | 100 % | 97 % | 100 % | 80 % | 48 % |
| Einbeinstand, Augen geschlossen | 10 Sek. | 96 % | 95 % | 90 % | 79 % | 34 % | 5 % |
| | 30 Sek. | 86 % | 86 % | 45 % | 38 % | 4 % | 0 % |

### 1.3.7 Untersuchung der Strategien

Die Untersuchung der Fußstrategie wird in ➤ Kap. 6, die der Hüftstrategie in ➤ Kap. 5 und die der Schrittstrategie im folgenden Absatz beschrieben.

### 1.3.8 Untersuchung protektiver Reaktionen

Das Testen von Schutzschritten wird als notwendig angesehen (52). Ein Assessment zur systematischen klinischen Untersuchung von Schutzschritten liegt nicht vor. Der BESTest (79) und der Mini-BESTest (80) enthalten einzelne Testaufgaben zu Kompensationsschritten vorwärts, rückwärts und seitlich:

- BESTest: Aufgabe 16–18
- Mini-BESTest: Aufgabe 4–6

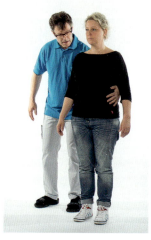
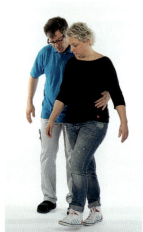

### Durchführung

> **C A V E**
>
> Der Untersucher muss für genügend Sicherheit sorgen, damit kein Sturz verursacht wird. Traut er seinen Fähigkeiten oder denen des Patienten nicht, sollte er auf die Testung verzichten.

Der Untersucher steht auf der Seite, auf die der Impuls gerichtet ist. Sind Patienten sehr ängstlich, werden protektive Reaktionen nicht oder erst später untersucht. Vor der Testung von Schutzschritten im Gehen wird empfohlen, vorbereitend Gangvariationen (z. B. DGI) durchzuführen.

> **C A V E**
>
> Der Impuls wird so dosiert, dass er deutlich genug ist, eine protektive Reaktion auszulösen, er darf aber keinesfalls zu stark sein.

**Im Stand, Impuls nach vorn bzw. hinten:**
Der Patient steht in normaler Spurbreite. Der Untersucher steht seitlich neben dem Patienten und hält ihn beidseits am Becken. Am Becken wird ein Impuls nach vorn bzw. hinten ausgelöst. Die Seite und die Charakteristik des Schutzschritts werden beurteilt.

**Im Stand, Impuls seitlich nach links bzw. rechts:**
Der Patient steht in normaler Spurbreite. Der Untersucher steht auf der rechten Seite neben dem Patienten und hält ihn links am Becken. Ein Impuls wird nach rechts ausgeübt. Die Seite und die Charakteristik des Schutzschritts werden beurteilt.

Anschließend wechselt der Untersucher auf die linke Seite und beurteilt die protektiven Reaktionen bei einem Impuls nach links.

**Im Gehen, Impuls nach links:**
Der Untersucher geht im gleichen Schritt auf der linken Seite des Patienten. Der Impuls wird zur linken Seite ausgeübt, jeweils

- in der Standbeinphase links (**Kreuzschritt** rechts) und
- in der Spielbeinphase links (**Schutzschritt** links).

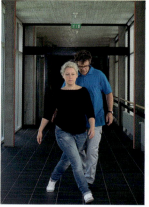
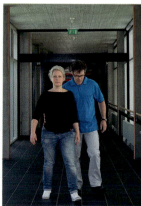

Die protektiven Reaktionen werden beurteilt.

**Im Gehen, Impuls nach rechts:**
Der Untersucher wechselt auf die rechte Seite, geht im gleichen Schritt und übt einen Impuls nach rechts aus, jeweils

- in der Standbeinphase rechts (**Kreuzschritt** links) und
- in der Spielbeinphase rechts (**Schutzschritt** rechts).

Die protektiven Reaktionen werden beurteilt.

## Befund

**Im Stand, Impuls nach vorn bzw. hinten, beurteilt wird Folgendes:**

- Schnelligkeit der Schrittauslösung,
- Seite des Schutzschritts bzw. Standbeins,
- Stabilität/Sicherheit nach Abschluss des Schutzschritts.
- Sind mehrere Schutzschritte nötig?

**Im Stand, Impuls nach links bzw. rechts, beurteilt wird Folgendes:**

- Schnelligkeit der Schrittauslösung,
- Charakteristik der Schutzreaktion:
  - Schutzschritt (mit Bein zur Impulsrichtung)
  - Kreuzschritt (mit gegenüberliegendem Bein der Impulsrichtung). Nach dem Kreuzschritt müssen die Personen stabil stehen bleiben oder es kommt zu weiteren Folgeschritten:
    - Tribbeln (mehrere kleine Schritte) oder
    - Entgegenhalten, Sperren.

**Im Gehen, beurteilt wird Folgendes:**

- Zu beachten ist, dass während der Standbeinphase ein Kreuzschritt des anderen Beins und während der Spielbeinphase ein Schutzschritt auf der gleichen Seite ausgelöst wird.
- Schnelligkeit der Schrittauslösung im Standbein (Kreuzschritt des anderen Beins) und Spielbein (Schutzschritt des gleichen Beins).

## 1.3.9 Clinical Test for Sensory Interaction in Balance (CTSIB)

Der Clinical Test for Sensory Interaction in Balance (CTSIB) untersucht die Organisation der 3 sensorischen Systeme für das Gleichgewicht (81, 82). In 6 Positionen im Stehen unter verschiedenen sensorischen Bedingungen wird das Schwanken bewertet (➤ Tab. 1.16). Der klinische Test CTSIB (81) wird auch Foam-and-Dome-Test genannt. Die gleiche Testfolge mit einem elektronischen Messgerät wird unter dem Namen Sensory Organisation Test (SOT) in zahlreichen Studien zu Gleichgewicht und Schwindel angewandt. Bei unklarer Ursache bezüglich der sensorischen Systeme ist der CTSIB im klinischen Denkprozess sehr wertvoll. Die sensorischen Systeme werden jedoch nicht direkt getestet und müssen deshalb separat untersucht werden.

## Durchführung

Getestet wird das Schwanken im Stehen in 6 Positionen mit verschiedenen sensorischen Bedingungen. Dabei steht der Patient barfuß und schulterbreit und soll für 30 Sekunden frei stehen. Allerdings haben Untersuchungen gezeigt, dass es keinen signifikanten Einfluss hat, wie die Spurbreite ist oder ob jemand Schuhe trägt oder nicht (83, 84). Ist der Patient sehr unsicher oder ängstlich, kann eine Therapieliege vor den Patienten gestellt werden, damit er sich zwischen den einzelnen Positionen festhalten kann. Die Instruktion lautet dann: „Sobald Sie loslassen, starte ich die Zeit für 30 Sekunden. Versuchen Sie, sich möglichst nicht festzuhalten." Der Untersucher steht nahe genug, um den Patienten bei einem Gleichgewichtsverlust zu halten, aber weit genug weg, um keine Hilfestellung zu geben.

In der 2. Position werden dem Patienten die Augen verbunden. In der 3. Position trägt der Patient einen Lampenschirm mit horizontalen Linien. Aufgabe des Patienten ist es nun, ein kleines Kreuz in der Mitte zu fixieren. Eine Brille wird nur getragen, wenn sie für diese Sehdistanz notwendig ist. Dann werden alle 3 Positionen auf einem 8 cm dicken Schaumstoff durchgeführt (Formular und Bauanleitung Lampenschirm: s. Webseite www.schwindeltherapie.ch).

Jede der 6 Positionen wird nach folgender Skala bewertet:

1 = Minimale (normale) Oszillation

2 = Leichte Oszillation

3 = Bedeutende Oszillation

4 = Hält sich fest, macht Schritte oder muss gehalten werden, um nicht zu stürzen

## Befund

Die Minimalpunktzahl beträgt 6 (normales Gleichgewicht) und die Maximalpunktzahl 24 (maximale Gleichgewichtsprobleme). Beim Testergebnis interessiert weniger das Gesamtresultat als vielmehr das gefundene Muster von besonders auffälligen Positionen. Die Basis für die Interpretation der Testergebnisse liefern wissenschaftliche Untersuchungen, die in ➤ Tab. 1.17 zusammengefasst sind.

Sind besonders die Positionen 5 und 6 auffällig, ist dies ein Hinweis auf vestibulären Verlust (17). Haben die Patienten vor allem bei Positionen 4–6 (auf dem Schaumstoff) Probleme, sind sie von somatosensorischen Informationen der Oberfläche abhängig oder haben somatosensorische Defizite oder Wahrnehmungsprobleme. Schwierigkeiten bei den Positionen 2 und 5 oder 3 und 6 deuten auf eine visuelle Abhängigkeit hin. Sind die Positionen mit dem Lampenschirm (3 und 6) schlechter als mit verbundenen Augen, kann dies ein Anzeichen für eine Angstbeteiligung sein. Sind die Positionen 3–6 auffällig, deutet dies auf sensorische Selektionsprobleme aufgrund einer zentralen Störung hin (1, 18) (➤ Tab. 1.17, ➤ Tab. 1.18).

Bei Patienten mit ankylosierender Spondylitis (Morbus Bechterew) kann bei Verdacht auf pBPLS der Dix-Hallpike-Test (DHT) wegen Beweglichkeitseinschränkungen oft nicht durchgeführt werden. Der CTSIB kann jene mit einem BPLS erkennen (85).

Das Testresultat liefert keine Aussage über das Sturzrisiko (86, 87). Für Verlaufsmessungen ist die Skala nicht geeignet.

**Tab. 1.16** Positionen des CTSIB und sensorische Konditionen (70)

| Position | 1 | 2 | 3 | 4 | 5 | 6 |
|---|---|---|---|---|---|---|
| Kondition | Augen offen | Augen verbunden | Lampenschirm | Schaumstoff Augen offen | Schaumstoff Augen verbunden | Schaumstoff Lampenschirm |
| Akkurat | Vestibulär Somatosensorisch Visus | Vestibulär Somatosensorisch | Vestibulär Somatosensorisch | Vestibulär Visus | Vestibulär | Vestibulär |
| Inakkurat | Nichts | Nichts | Visus | Somatosensorisch | Somatosensorisch | Somatosensorisch Visus |

**Tab. 1.17** Klassifikationsschema (A = abnormales Schwanken, N = normales Schwanken, aus [1])

| | 1 | 2 | 3 | 4 | 5 | 6 |
|---|---|---|---|---|---|---|
| | 1 | 2 | 3 | 4 | 5 | 6 |
| Erwachsene (7–60) | N | N | N | N | N | N |
| Kinder (1–7) | N | N | A | A | A | A |
| Visuelle Abhängigkeit | N | N/A | A | N | N/A | A |
| Vestibulärer Verlust | N | N | N | N | A | A |
| Oberflächen-Abhängigkeit | N | N | N | A | A | A |
| Sensorische Selektionsprobleme | N | N | A | A | A | A |

**Tab. 1.18** Befunde der Testergebnisse des CTSIB

| Besonders auffällig | Hinweis auf |
|---|---|
| Position 5 + 6 | Vestibulär, vestibulärer Ausfall |
| Position 4–6 | Somatosensorisch abhängig (Somatosensorik, Wahrnehmung) |
| Position 2 + 5 | Visuelle Abhängigkeit |
| Position 3 + 6 | Visuelle Abhängigkeit, Angstbeteiligung |
| Position 3–6 | Sensorische Selektionsprobleme, zentrale Störung |

Bei einer Untersuchung mit dem SOT kann erst bei einer Veränderung von 8 Punkten von einer Verbesserung oder Verschlechterung ausgegangen werden (88).

Der CTSIB testet nur die Organisation der sensorischen Systeme. Eine spezifische Prüfung der sensorischen Funktionen ist in den Kapiteln 3–6 beschrieben.

## 1.3.10 Untersuchung der Koordination

Bei Verdacht auf eine zentrale Ursache/Schädigung im Bereich Hirnstamm und/oder Kleinhirn muss die Koordination untersucht werden. Dazu können folgende Tests dienen:
- International Cooperative Ataxia Rating Scale (ICARS)
- Finger-Nase-Test (FNT)
- Dysdiadochokinese
- Knie-Hacken-Versuch

### Finger-Nase-Test (FNT)

Mit dem Finger-Nase-Test (FNT) (89) wird die Koordination der oberen Extremitäten untersucht. Der wiederholte FNT unter Zeitmessung wird insbesondere bei jüngeren Sportlern nach einem Kopftrauma/Gehirnerschütterung eingesetzt, um früh neurologische Funktionsstörungen insbesondere von Hirnstamm/Kleinhirn zu erkennen. Vor allem ein Schleudertrauma kann zu kleinsten Verletzungen des Hirnstamms oder der Verbindungen zum Kleinhirn führen, die Koordinationsstörungen verursachen.

### Durchführung

Der Arm wird auf Schulterhöhe zur Seite gestreckt (90°-Abduktion). Der Test kann mit offenen oder geschlossenen Augen im Sitzen oder Stehen durchgeführt werden. Der Patient wird aufgefordert, mit dem Zeigefinger die Nasenspitze zu berühren. Die Durchführung im Sitzen und mit geöffneten Augen ist besser als im Stehen oder mit geschlossenen Augen (90). Das Ausmaß des Tremors kann mit der Fahn Tremor Rating Scale (FTRS) (91) bewertet werden:
- 0 = Kein Zittern
- 1 = Leichtes Zittern, kann intermittierend sein
- 2 = Mäßige Amplitude, kann intermittierend sein
- 3 = Ausgeprägte Amplitude
- 4 = Heftige Amplitude

### Wiederholter FNT

Der FNT wird instruiert und der Patient kann zunächst 2 Probeversuche durchführen. Schneiders und Kollegen (92) instruieren den Test bei offenen Augen mit einer definierten Startposition (Arm in 90°-Schulterflexion bei gestrecktem Ellbogen und Finger). Die Patienten werden aufgefordert, auf Kommando den FNT 5-mal so schnell wie möglich durchzuführen. Die dafür benötigte Zeit wird gemessen. Der Test wird noch 2-mal wiederholt. Der Durchschnittswert der 3 Testversuche wird berechnet.

| 5-mal FNT | 1. Test-versuch | 2. Test-versuch | 3. Test-versuch | Durch-schnitt |
|---|---|---|---|---|
| Links | | | | |
| Rechts | | | | |

## Befund

Verschiedene Befunde können Hinweise auf die Ursache geben:

- **Intensionstremor:** Die Amplitude nimmt immer mehr zu, je näher der Finger zur Nasenspitze kommt. Er tritt bei einer Läsion des Ncl. dentatus im Kleinhirn oder seiner Efferenzen auf (93).
- **Dysmetrie** (Zielungenauigkeit): Die Fingerspitze trifft die Nasenspitze nicht genau. Tritt die Dysmetrie nur bei geschlossenen Augen auf, könnte es sich um eine sensorische Störung handeln. Bleibt die Dysmetrie auch bei offenen Augen erhalten, könnte eine Kleinhirnschädigung vorliegen.

Bei 5-mal FNT finden sich Normwerte (92) bei 16- bis 37-jährigen Personen von 2,9 Sekunden (dominante Hand) und 3 Sekunden (nichtdominante Hand). In einer Altersgruppe von 15–34 Jahren liegen die Normwerte zwischen 3,44 und 4,29 Sekunden (90).

## 1.3.11 Untersuchung der Kraft

Bei Hinweisen auf ein Kraftdefizit muss gezielt die Kraft der Muskeln untersucht werden. Folgende Testverfahren können angewendet werden:

- Muskelfunktionsprüfungen (M 0–5): diese dienen einer kursorischen Übersicht. Für die Verlaufsmessung sind nur die Werte 0–3 valide (94).

Um die effektive Kraft zu bestimmen und die Trainingslehre zu berücksichtigen, müssen folgende Testverfahren angewendet werden:

- Maximalkraft: Einerwiederholung (1 RM) (95)
- Test mit der Kraftmesszelle (96)
- Repetierte Bewegung in 3 Serien im Kraftbereich (bis zur Ermüdung)

Folgende Muskelgruppen sind bezüglich des Gleichgewichts von besonderem Interesse:

- Extensoren der Beine
- Plantarflexoren (bilateral oder unilateral je nach Fähigkeiten)
- Hüftabduktoren
- Hüftextensoren

## 1.3.12 Beurteilung des Sturzrisikos

Zur Bestimmung des Sturzrisikos genügt ein Test nicht. Es müssen immer mehrere Risikofaktoren für Stürze erhoben werden. Eine Verlaufsmessung von Sturzrisiko ist mit einem Test nicht möglich, da es sich um einen U-förmigen Verlauf

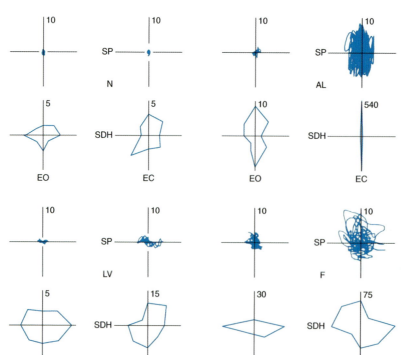

**Abb. 1.13** Testresultat einer Posturografie-Messung (16) [L231]
COP: Druckmittelpunkt (centre of pressure)
SP: Schwanken (sway path)
SDH: Schwankungsrichtung (sway path direction histogram)
EO: Augen offen (eyes open)
EC: Augen geschlossen (eyes closed)
N: normal
AL: zerebellärer Patient mit einer Dysfunktion des anterioren Lappens
VL: zerebellärer Patient mit Dysfunktion der unteren Vermis
F: Patient mit Friedreich-Ataxie

handelt. Die Punktzahl muss immer in Bezug zur aktuellen Mobilität beurteilt werden (Details: ➤ Kap. 12).

## 1.3.13 Weitere Tests

### Posturografie

Die Posturografie ist die elektronische Messung des Gleichgewichts („postural control", „postural stability") mit einer Kraftmessplatte ( ➤ Abb. 1.13). Sie gilt als Goldstandard zur Messung des Gleichgewichts im Stand. Die Posturografie wird in zahlreichen Studien zum Gleichgewicht eingesetzt und erlaubt verschiedene Messungen und Testprotokolle. Im klinischen Alltag ist die Posturografie jedoch noch nicht verbreitet. Ein Grund dafür sind die hohen Anschaffungskosten. Die Interpretationen der Resultate und Schlussfolgerungen für die Therapieplanung sind noch wenig beschrieben.

### Balance Error Scoring System (BESS)

Die meisten oben genannten Assessments zeigen bei jungen Menschen und Sportlerm einen Deckeneffekt. Um dennoch Auffälligkeiten im Gleichgewicht auf sehr hohem Level zu entdecken, wurde das Balance Error Scoring System (BESS) entwickelt (97). Getestet werden Romberg (Füße zusammen), Einbeinstand und Tandemstand – jeweils mit geschlossenen Augen, einmal auf festem Boden und einmal auf Schaumstoff.

### International Cooperative Ataxia Rating Scale (ICARS)

Die International Cooperative Ataxia Rating Scale (ICARS) wurde entwickelt, um in Behandlungsstudien den Symptomkomplex der Ataxie zu erfassen (98). Der Maximalscore beträgt 100 Punkte und entspricht einer maximal ausgeprägten Ataxie. Die 19 Testaufgaben werden in vier Bereiche (Subskalen) unterteilt ( ➤ Tab. 1.19).

**Tab. 1.19** Subskalen der ICARS

|  | Aufgaben | Bereich | Maximale Punktzahl |
|---|---|---|---|
| I | 1–7 | Score für Haltung und Gang (statischer Score) | 34 |
| II | 8–14 | Bewegungsscore (Koordination der Extremitäten) | 52 |
| III | 15–16 | Dysarthriescore | 8 |
| IV | 17–19 | Okulomotorischer Score | 6 |
|  |  | **Gesamt** | 100 |

### Trunk Control Test (TCT)

Der Trunk Control Test (TCT) eignet sich in der Frühphase der Rehabilitation nach einem Schlaganfall zur Messung der Rumpfkontrolle bei Aktivitäten (99, 100). Der TCT bewertet folgende vier Aktivitäten: Drehen auf die paretische und nichtparetische Seite, vom Liegen zum Sitzen und die Sitzbalance. Der TCT ist alltagsrelevant und eignet sich bei schwerer betroffenen Patienten mit Schlaganfall. Er liefert aber keine Auskunft über qualitative Aspekte und Rumpfkontrolle.

### Trunk Impairment Scale (TIS)

Die Trunk Impairment Scale (TIS) untersucht die Rumpfkontrolle (101, 102) und ist für Patienten mit Hemiparese und Multipler Sklerose geeignet. Die TIS testet verschiedene Aktivitäten im Sitzen bezüglich Rumpfaktivitäten und Kompensationen (statische und dynamische Sitzbalance, Koordination). Damit können verschiedene Funktionen des Rumpfes differenziert werden. Allerdings wird der Einfluss der Hüftkontrolle auf die Sitzbalance und deren Differenzierung zu den Rumpffunktionen nicht berücksichtigt. Der Maximalscore beträgt 23 Punkte und entspricht normalen Funktionen. Es bestehen drei Subskalen: statische Sitzbalance (3 Aufgaben, maximal 7 Punkte), dynamische Sitzbalance (10 Aufgaben, maximal 10 Punkte) und Koordination (4 Aufgaben, maximal 6 Punkte).

### Postural Assessment Scale for Stroke Patients (PASS)

Die Postural Assessment Scale for Stroke Patients (PASS) beurteilt die Haltungskontrolle im Sitzen und Stehen bei Patienten nach einem Schlaganfall (103). Die PASS besteht aus insgesamt 12 Aufgaben, die in 2 Subskalen unterteilt werden können: Entweder wird die Haltung beibehalten (5 Aufgaben) oder geändert (7 Aufgaben). Jede Aufgabe wird nach einer Skala von 0–3 gemäß den Beschreibungen des Manuals beurteilt. Der Maximalscore beträgt 36 Punkte (normale Funktion).

### Brunel Balance Assessment (BBA)

Das Brunel Balance Assessment (BBA) untersucht das Gleichgewicht bei Schlaganfallpatienten in einem hierarchischen Aufbau von 14 Aufgaben, vom unterstützten Sitz über den Stand bis hin zum Gehen (104). Das Assessment basiert auf einer Umfrage unter 27 erfahrenen Physiotherapeuten über ihre gebräuchlichen Untersuchungsmethoden von Gleichgewicht bei Schlaganfall (105).

## Performance Oriented Mobility Assessment (POMA)

Performance Oriented Mobility Assessment (POMA) wurde als Messgröße für Mobilität in einer multifaktoriellen Sturzrisikoerfassung entwickelt (106). Es existieren verschiedene Varianten dieses Tests. Das POMA kann als Screening-Test eingesetzt werden, wenn wenig Zeitressourcen vorhanden sind. Der Maximalscore beträgt 28 Punkte (normale Funktionen), in der Subskala Gleichgewicht gibt es maximal 16 Punkte und in der Subskala Gang maximal 12 Punkte. Hiermit kann eingeschätzt werden, ob eher das Gleichgewicht oder der Gang betroffen ist. Zudem liefern einige Aufgaben und Kriterien Hinweise auf funktionelle Probleme, wie z. B. Stehen mit den Füßen eng zusammen und geschlossenen Augen (Romberg), Aufstehen und Absitzen (Kraft), verschiedene Gangparameter etc.

## Functional Reach (FR)

Functional Reach (FR) dient der Verlaufsmessung der funktionellen Reichweite (107). Die FR ist bei einzelnen Personen weniger responsiv als bei Gruppen (108). Eine Differenzierung von Strategien ist nicht möglich (109, 110).

## 1.4 Behandlung

### 1.4.1 Problemorientierte Planung der Behandlung

Ein problemorientiertes therapeutisches Vorgehen bei Gleichgewichtsstörungen und Schwindel ist effektiver als Standardprogramme (➤ Kap. 2). Die Befunde der körperlichen Untersuchung werden analysiert und Hauptprobleme definiert, die für die Gleichgewichtsstörung verantwortlich sind. Entsprechend werden diese Funktionen behandelt bzw. trainiert.

### 1.4.2 Spezifischer therapeutischer Reiz für das Gleichgewicht

Das Gleichgewicht ist eine hochautomatisierte Funktion, die sich ständig an wechselnde Aufgaben und Umgebungen anpassen muss. Der spezifische Reiz im Sinne der Trainingslehre wird diskutiert. Zahlreiche Studien zu Gleichgewichtstraining bestätigen die Annahmen, welche Reize nötig sind, um das Gleichgewicht zu verbessern:
- Im Schwerkraftfeld
- Anforderung für das Gleichgewicht ohne Überforderung

- Häufiges regelmäßiges Training (mehrmals täglich)
- Regelmäßige Anpassung/Steigerung bei Fortschritten

### 1.4.3 Haltungskontrolle

#### Körperabschnitte

Bei Haltungsabweichungen werden entsprechend den gängigen Therapiemethoden:
- gezielt Abschnitte mobilisiert (z. B. Hüftextension, BWS-Extension, Kopf-/HWS-Retraktion),
- verkürzte Muskeln gedehnt,
- stabilisierende Muskeln aufgebaut.

Ziel ist es, die Körperabschnitte auch über eine längere Zeit ökonomisch im Schwerkraftfeld einzuordnet und dynamisch zu stabilisieren. Bewegungen und Aktivitäten bleiben gewährleistet.

#### Haltungskontrolle ohne Arme/oberflächliche Muskeln

Die Haltungskontrolle im Sitz und Stand wird primär durch die tiefen, stabilisierenden Haltungsmuskeln kontrolliert. Diese gewährleisten die Stabilität der einzelnen Körperabschnitte im Schwerkraftfeld und auf eine Aufgabe bezogen. Werden im Sitzen oder Stehen die Arme zum Halten oder Balancieren eingesetzt, geschieht die Haltungskontrolle vorwiegend durch die oberflächlich gelegenen Rücken- und Armmuskeln. Letztere sind nicht dazu geeignet, feine Anpassungen der Haltungskontrolle vorzunehmen. Werden die Arme über längere Zeit zum Halten/Balancieren eingesetzt, verlieren die tiefen Haltemuskeln ihre Funktionen.

Deshalb sollte so früh wie möglich der kompensatorische Einsatz der Arme/Hände abgebaut werden. Dies kann durch verbale Instruktionen oder taktile Berührung/Anleitung oder passive Bewegungen der Arme erfolgen. Anfangs kann dies zu einem vermehrten Schwanken führen. Der Patient wird darauf aufmerksam gemacht. Sehr bald kann das Schwanken deutlich abnehmen und ein ruhiger Sitz bzw. Stand ohne Armeinsatz wird möglich.

**BEISPIELE**

Eine Person sitzt an der Bettkante und stützt sich mit beiden Armen deutlich auf dem Bett oder den Oberschenkeln ab, um die Sitzbalance beizubehalten. Die Person wird aufgefordert, die Arme locker hängen zu lassen oder sie mit dem Handrücken auf die Oberschenkel zu legen. Anfangs zeigt sich ein größeres Schwanken des Oberkörpers. Nach und nach, mit Übungen und Pausen, wird das Schwanken weniger.
Eine Person steht im Tandemstand und benutzt die Arme zum Balancieren. Ein Schwanken ist erkennbar. Die Person wird auf-

gefordert, die Arme hängen zu lassen. Sie meint, dass dies nicht möglich sei. Nach nochmaliger Aufforderung lässt die Person die Arme hängen. Das Schwanken nimmt ab und die Person steht ruhiger.

**Was ist passiert?**
Beim Balancieren werden die Armmuskeln und die oberflächlichen Rückenmuskeln eingesetzt. Diese sind jedoch nicht geeignet für eine fein koordinierte Haltungskorrektur. Nach dem Hängenlassen der Arme kann im ersten Moment das Schwanken leicht zunehmen. Danach werden aber die tieferen posturalen Haltungsmuskeln aktiviert und das Sitzen/Stehen wird ruhiger als beim Einsatz der Arme.

## Aktivierung der tiefen stabilisierenden posturalen Muskeln

Die Aktivierung der posturalen Kontrolle durch die tiefer liegenden stabilisierenden Muskeln ist ein zentraler Teil zur Verbesserung der Haltungskontrolle. Angesprochen werden beispielsweise die Mm. multifidi und rotatores von HWS und LWS, der M. transversus abdominis, die Glutaen, der Beckenboden u.a. Eine detaillierte Beschreibung würde den Rahmen dieses Buches sprengen, daher wird auf gängige Konzepte verwiesen: Muscle Balance, Pilates, Bobath-Konzept u.a.

## 1.4.4 Die Rolle des Aufmerksamkeitsfokus

Der Aufmerksamkeitsfokus spielt eine wichtige Rolle im Erlernen motorischer Fähigkeiten (62–64). Daher sollte er als therapeutisches Mittel auch im Gleichgewichtstraining eingesetzt werden. Zu Beginn des Lernens wird der Aufmerksamkeitsfokus auf die zu erlernende Funktion, in diesem Fall das Gleichgewicht, gelenkt.

**BEISPIELE**
### Störfaktor Ball

Beim Automatisieren der Gleichgewichtsfunktion, beispielsweise im Stand, im Tandem- oder Einbeinstand, wird das Zuwerfen eines Balles als zusätzlicher Störfaktor eingesetzt.
Der Patient richtet seinen Aufmerksamkeitsfokus in der Regel auf den Ball, der einen hohen Aufforderungscharakter darstellt. Das Bestreben des Patienten ist es, den Ball fangen zu können, und weniger, das Gleichgewicht zu bewahren.
Der Patient erhält folgende Instruktion: „Ihre Aufgabe ist **Gleichgewicht**." Nun wird, etwas „unauffälliger", der Ball zugeworfen. Der Aufmerksamkeitsfokus des Patienten ist nun auf die Funktion Gleichgewicht gerichtet. Der Ball wirkt nun als Störfaktor für das Gleichgewicht.

### Störfaktor Socke / Schuh

Ein Patient mit reduzierter Sitzbalance sitzt an der Bettkante. Bei der Aufforderung, den Schuh anzuziehen, verliert der Patient die Sitzbalance. Die Aufmerksamkeit war auf das Ziel „Schuh anziehen" fokussiert.

Der Patient erhält den Auftrag: „Ihre Aufgabe ist das Gleichgewicht. Bleiben sie aufrecht sitzen." Wenn möglich nonverbal, wird der Schuh zum Anziehen präsentiert. Diesmal ist der Aufmerksamkeitsfokus bei der Sitzbalance und das Anziehen des Schuhs wirkt als Störfaktor für das Gleichgewicht im Sitzen.

Zu Beginn des Lernprozesses bringt die Lenkung des Aufmerksamkeitsfokus auf die Funktion Gleichgewicht raschere Fortschritte. Bei besseren Funktionen kann der Fokus auf den Störfaktor gelenkt werden, um das Gleichgewicht reaktiv zu fördern und zu automatisieren. Der Wechsel des Aufmerksamkeitsfokus je zur Hälfte entweder auf das Gleichgewicht oder die Aufgabe hat den größten Effekt (63). Zudem hat sich gezeigt, dass ein externer Aufmerksamkeitsfokus effektiver als ein interner ist (62, 64).

## 1.4.5 Die Rolle von Pausen

Werden während des Gleichgewichtstrainings gezielt Pausen eingelegt, wird das koordinative Lernen gefördert und die Fortschritte werden beschleunigt.

**BEISPIEL**
Die Wirkung von Pausen beim Erlernen von koordinativen Fähigkeiten können wir im Alltag beispielsweise beim Spielen eines Musikinstruments, Jonglieren oder Gleichgewichtstraining beobachten:
- Fügt man beim Gleichgewichtstraining bewusst Pausen ein, beobachtet man häufig, dass danach das Gleichgewicht besser und das Schwanken geringer ist als vorher.
- Jemand übt täglich das Spielen eines Musikinstruments oder das Jonglieren. Nach einigen Tagen legt die Person eine Pause von 2–3 Tagen ein. Nach der Pause beobachtet sie, dass das Spielen oder Jonglieren ebenso gut oder sogar besser geht als vorher.

Die genauen Mechanismen dieses Phänomens sind noch wenig untersucht und könnten sein:
- Bahnung: Die Funktion von Synapsen und Nervenverbindungen für die neu zu lernenden Funktionen, insbesondere im Kleinhirn, bilden sich aus.
- Bei niedrigen Fähigkeiten, insbesondere bei Kraftdefiziten, kann das Gleichgewichtstraining zu einer muskulären Ermüdung führen. Durch gezielt eingelegte Pausen können sich die Muskeln erholen.
- Die Aufmerksamkeit wird in der Pause auf einen anderen Fokus gelenkt und erholt sich. Bei der Wiederaufnahme erfolgt eine erneute Fokussierung auf die zu erlernenden Gleichgewichtsfunktionen.

Deshalb sollten beim Gleichgewichtstraining gezielt Pausen mit einem anderen Fokus eingebaut werden. Bei der Wiederaufnahme soll der Fokus der Patienten auf die Funktionen, die vor der Pause trainiert wurden, gerichtet werden.

### 1.4.6 Zentral- und periphervestibuläre Dysfunktionen

Werden in der Befundanalyse vor allem vestibuläre Dysfunktionen identifiziert, werden Maßnahmen zur vestibulären Rehabilitation gewählt. Diese sind ausführlich in ➤ Kap. 5 beschrieben und umfassen:

- Dosierte wiederholte Bewegungen, insbesondere des Kopfes
- Übungen zur vestibulären Rehabilitation
- Cawthorne-Cooksey-Übungsprogramm

Zahlreiche Studien zeigen, dass Übungen der vestibulären Rehabilitation das Gleichgewicht verbessern.

### 1.4.7 Somatosensorik: Stimulation und Wahrnehmung

Die Behandlung der Somatosensorik kann in Wirkungsorte und Maßnahmen unterschieden werden und ist in ➤ Tab. 1.20 zusammengestellt (Details zu den einzelnen Maßnahmen: ➤ Kap. 6).

**Tab. 1.20** Spezifischer Reiz für Somatosensorik: Wirkungsorte und Maßnahmen

| Wirkungsort | Maßnahme |
| --- | --- |
| Rezeptoren und umgebendes Gewebe | Strukturelle Behandlung |
| Rezeptoren, entsprechend dem spezifischen Reiz<br>Synapsen und Leitungsbahnen<br>Kortexareale | Spezifische Stimulation |
| Peripherer Nerv und Rückenmark | Neurodynamik |
| Kortexareale, insbesondere Wahrnehmungsfunktionen | Wahrnehmungsförderung |

### 1.4.8 Visuelle Abhängigkeit

Die visuelle Abhängigkeit kann durch aufbauende Übungen reduziert werden (Details: ➤ Kap. 6):

- Vorbereitung durch somatosensorische Stimulation/Wahrnehmung
- Ausschalten des Visus
- Bei offenen Augen ohne visuelle Fixpunkte
- Übertragung in den Alltag

### 1.4.9 Gleichgewichtsstrategien

#### Fußstrategie

**Verbesserung der Somatosensorik:** Eine Fußsohlenbehandlung (➤ Kap. 6) oder eine andere somatosensorische Stimulation des Fußes kann die Fußstrategie verbessern.

**Umgekehrtes Pendel:** Der Patient wird instruiert, sich mit dem gesamten Körper nach vorn und hinten zu lehnen, wobei die gesamte Fußsohle ständig in Bodenkontakt bleibt. Diese Aktivität ist jedoch für einige Patienten schwierig umzusetzen.

- **Fußschaukel** (Details: ➤ Kap. 6)

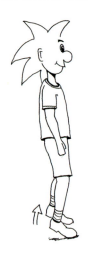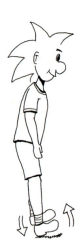

- **Stehen auf einem Kreisel:** Zur Steigerung der Reaktionsfähigkeit der Füße bzw. der Muskeln, die über das Sprunggelenk ziehen, eignet sich der Kreisel. Das Training mit dem Kreisel soll als Steigerung eingesetzt werden, wenn die Fußschaukel flüssig und rhythmisch ohne Halten möglich ist. Solange sich die Patienten festhalten und den Kreisel aktiv bewegen, handelt es sich um proaktive Funktionen der Sprunggelenkmuskeln. Im freien Stand auf dem Kreisel, insbesondere bei zusätzlichen Aktivitäten wie z. B. einem Ballspiel, werden reaktive Funktionen der Sprunggelenkmuskeln gefordert.

Um die Wirkung der Behandlung zu beurteilen, sollte vor und nach der Behandlung die Fußstrategie getestet werden.

## Hüftstrategie

• Tandemstand (Details: ➤ Kap. 5)

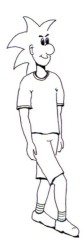

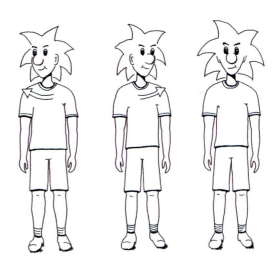

• Bücken
• Squats (Kniebeugen)
• Gegenstände von links nach rechts in leicht gebückter Stellung hin und her stapeln
• Transfers nach links/rechts
• Steigerung: Strichgang/Gehen auf einem Balken

## Schrittstrategien (Schutzschritte)

Siehe hierzu ➤ Kap. 1.4.14.

## 1.4.10 Statisches Gleichgewicht

Beim Training des statischen Gleichgewichts bzw. der posturalen Kontrolle bleibt die USTF unverändert. Zum Training des statischen Gleichgewichts werden kleine Impulse/Störreize gesetzt, um die posturale Kontrolle zu fördern und automatisieren.

### Einsatz

• Auffälliges statisches Gleichgewicht
• Posturale Instabilität

### Durchführung

Ziel ist es, ruhig sitzen oder stehen zu bleiben. Eine ähnliche Wirkung haben Übungen zur vestibulären Rehabilitation (➤ Kap. 5), beispielsweise mit dosierten Augen- und Kopfbewegungen, um das Gleichgewicht leicht zu destabilisieren.

• Augenbewegung nach links/rechts
• Augenbewegung nach oben/unten
• Kopfbewegung zur Seite und zurück in die Mitte
• Kopfbewegung nach links/rechts
• Kopfbewegung nach oben/unten
• Etc.

Weiter können Störreize durch Armaktivitäten gegeben werden wie:
• Ball zuwerfen und fangen
• Ballon zuspielen
• Ball von einer Hand in die andere werfen
• Arme schwingen
• Jonglieren
• Etc.

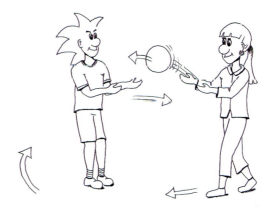

Zudem Wechsel vom dynamischen zum statischen Gleichgewicht:
• Aufstehen und ruhig stehen bleiben
• Gehen und anhalten/stehen bleiben
• Drehen und ruhig stehen bleiben

Ziel ist es, in der statischen Position ruhig stehen zu bleiben, ohne zu schwanken.

### Steigerung

- Zunehmend schmalere Spurbreite
- Tandemstand
- Ablenkung oder kognitive Zusatzaufgaben
- Stand auf Schaumstoff oder Gleichgewichtsgeräten wie Kreisel

### Schwerer betroffene Personen

Haben Patienten ausgeprägte Gleichgewichtsprobleme, beispielsweise nach einer längeren Immobilität auf der Intensivstation oder nach einem Schlaganfall, können sie nur mit manueller Hilfe einer Begleitperson zu sitzen oder stehen. Durch manuelle Hilfe ist es der betroffenen Person bzw. dem ZNS nicht möglich, das Gleichgewicht selbst zu regulieren, zu korrigieren oder wiederzuerlangen. Ziel ist es, dass der Patient bzw. das ZNS lernt, das Gleichgewicht selbst zu organisieren und neu zu erlernen.

Der Therapeut sitzt bzw. steht mit naher Supervision beim Patienten – ohne manuelle Hilfe. Der Patient hat die Aufgabe, das Gleichgewicht zu bewahren. Auf diese Weise lernt die Person bzw. ihr ZNS, das Gleichgewicht selbst zu korrigieren oder wiederzuerlangen. Bei Gleichgewichtsverlust greift der Therapeut schützend ein.

### 1.4.11 Stabilitätsgrenze

Bei gleich bleibender USTF muss eine Person in der Lage sein, seinen Schwerpunkt in alle Richtungen an die Stabilitätsgrenze zu bewegen, ohne das Gleichgewicht zu verlieren. Diese Stabilitätsgrenze kann reduziert sein, sodass sich jemand nur geringfügig verlagern kann. Ziel ist es, diese Stabilitätsgrenze zu erweitern und Sicherheit in der Gewichtsverlagerung zu erlangen. Die seitliche Stabilität ist besonders bei älteren Personen oder Patienten nach einem Schlaganfall häufig betroffen und ein wichtiger Therapieinhalt.

### Einsatz

- Reduzierte Stabilitätsgrenze, reduzierte aktive Gewichtsverlagerung in alle Richtungen
- Reduziertes Schwanken in Ruhe in der Posturografie

### Durchführung

Der Patient sitzt oder steht. Aufgabe ist es, das Gewicht (KSP) in eine Richtung zu verlagern und wieder in die Mittelstellung zurückzukehren, z. B.:
- Nach links und rechts
- Nach vorn und hinten
- Kreisförmig

### Steigerung

- Hüftkreisen
- Squats (Kniebeugen)
- Nach vorn oder zur Seite greifen

### 1.4.12 Dynamisches und funktionales Gleichgewicht

Fällt in der Untersuchung auf, dass vor allem das dynamische Gleichgewicht betroffen ist, wird dieses in konkreten dynamischen Aktivitäten vor allem mit wechselnden USTF trainiert. Folgende therapeutischen Mittel können eingesetzt werden:
- Aufmerksamkeitsfokus: Anfangs ist der Fokus auf Gleichgewicht gerichtet. Die Aufgaben wirken als Störfaktoren für Gleichgewicht. Später, mit zunehmenden Fähigkeiten und Fortschritten, wird der Fokus auf die Aktivität selbst gerichtet, um die Gleichgewichtsfunktionen zu automatisieren.
- Dual-Task-Aufgaben einsetzen
- Wechsel zwischen statischem und dynamischem Gleichgewicht. Dadurch erlebt der Betroffene stabile Situationen im statischen Gleichgewicht (Ressource) und begibt sich wieder in dynamische Aktivitäten mit größeren Anforderungen an das Gleichgewicht.
- Pausen gezielt einsetzen
- Selbstreflexion bei Bedarf einsetzen

Mögliche Aktivitäten für dynamisches Gleichgewicht können sein:
- Aufstehen und absitzen
- Transfer von einer Sitzgelegenheit zur anderen
- Abwechselnd den Fuß auf eine Stufe stellen
- Bücken und aufrichten
- Geschirrspüler ausräumen
- Flaschen von links nach rechts, von unten nach oben oder seitlich unten nach oben stapeln
- Ballspiel, Federball, Tennis, Fußball spielen
- Gangvariationen (s. u.)

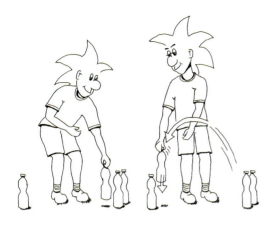

## Transfer auf verschiedene Sitzgelegenheiten

**DEFINITION**

Unter Transfer wird der Wechsel von einer Sitzgelegenheit zu einer anderen verstanden, ohne dass die Person ganz aufsteht.

Nur in bestimmten Fällen (Transfer ins Auto, auf die Toilette usw.) erfolgt der Transfer über den Stand. Ein Transfer ist bezüglich Bewegungsablauf und Anforderungen schwieriger als stehen oder aufstehen und sich setzen. In einer Flexionsstellung von Hüfte und Knie müssen die Muskeln extensorisch stabilisieren. Die Kraft der unteren Extremitäten muss groß genug sein, um das Körpergewicht zu halten. Zudem müssen die Muskelaktivitäten während des Bewegungsablaufs dosiert eingesetzt werden und die Bewegungen selektiv erfolgen. Besonders bei Patienten mit einer zentralen Schädigung, z. B. nach einem Schlaganfall oder mit Multipler Sklerose, führt dies zu Schwierigkeiten.

### Einsatz

- Gleichgewichtsprobleme beim Transfer
- Unkoordinierter Bewegungsübergang
- Probleme der Dosierung von Muskelaktivitäten
- Kraftdefizit der unteren Extremitäten

### Vorbereitung

Ausgehend von einer stabilen Sitzgelegenheit wie einer Liege werden in Folge mehrere oder verschiedene Sitzgelegenheiten bogenförmig aneinandergereiht.

### Durchführung

Der Patient wird instruiert, auf eine sichere Art und Weise auf die nächste Sitzgelegenheit zu wechseln.

- Bei Unsicherheit, Sturzgefahr oder ungeeigneten Bewegungsstrategien ist Supervision oder manuelle Hilfe nötig.
- Bei unkontrollierten Bewegungen mit fehlender Selbsteinschätzung: Der Patient wird nach der Bewegung gebeten, diese zu beurteilen. Eine abweichende Einschätzung wird angesprochen.
- Bei zunehmenden Fortschritten wird die Hilfestellung abgebaut.

## Aufstehen/Hinsetzen mit verschiedenen Sitzgelegenheiten

Das Aufstehen und Gehen oder das Gehen zu einer Sitzgelegenheit und Hinsetzen ist ein Wechsel von statischem zu dynamischem Gleichgewicht und umgekehrt. Die Bewegungsübergänge erfordern ein hohes Maß an Planung und Dosierung. Zudem muss das Gleichgewicht in komplexen Bewegungsabläufen kontrolliert werden und die Bewegungsabläufe müssen in Raum und Zeit geplant, durchgeführt und ständig angepasst werden. Dieser Bewegungsablauf erfordert Fähigkeiten wie Gehen, Abbremsen, Drehen, Anhalten und Hinsetzen in Kombination mit Raumorientierung und Erhaltung und Anpassung des Gleichgewichts. Bei Personen mit Planungsschwierigkeiten und/oder Gleichgewichtsproblemen kann beobachtet werden, dass sie sich zu früh, an den Rand der Sitzgelegenheit oder unkoordiniert setzen. Dies kann zu Stürzen führen. Diese Fähigkeiten können nur in der Funktion selbst, durch Wiederholung und Varianten erlernt werden.

### Einsatz

- Gleichgewichtsprobleme bei Bewegungsübergängen
- Unkoordiniertes Aufstehen/Setzen
- Planungsprobleme beim Übergang vom Gehen zum Sitzen
- Probleme beim Wechsel vom dynamischen zum statischen Gleichgewicht und umgekehrt
- Kraftdefizit der unteren Extremitäten

### Vorbereitung

Verschiedene Sitzgelegenheiten werden kreisförmig oder beliebig im Raum verteilt. Die Wahl der unterschiedlichen Sitzgelegenheiten richtet sich nach den Fähigkeiten und Problemen der Patienten und können sein:

- Stuhl mit und ohne Armlehne
- Leichter oder schwerer Stuhl
- Verschiedene Sitzhöhen
- Therapieliege
- Hocker
- Sofa
- Dreh- oder Bürostuhl
- Gymnastikball

## Durchführung

Der Patient sitzt auf einem Stuhl und erhält den Auftrag: „Stehen Sie auf, gehen Sie zu diesem Stuhl und setzen Sie sich auf eine sichere Art und Weise." Der Therapeut zeigt dabei auf den anderen Stuhl. Zunächst wird eine stabile Sitzgelegenheit gewählt.

- Bei Verdacht auf Sturzrisiko muss der Patient unbedingt mit Supervision begleitet werden.
- Später werden Art und Abfolge der Sitzgelegenheiten so gewählt, dass der Patient von einer sicheren, stabilen Sitzgelegenheit auf eine schwierigere, instabile wechseln muss.
- Erfolgen Drehung und Hinsetzen ungenau bzw. unkoordiniert oder muss die Person etwa gehalten werden, wird die Frage gestellt: „Wie war es?" Damit soll die Selbsteinschätzung gefördert werden. Eine abweichende Einschätzung wird angesprochen. Danach wird die Person gebeten, den nächsten Wechsel durchzuführen, und anschließend wieder zu einer Selbstbeurteilung aufgefordert.

### 1.4.13  Gleichgewicht beim Gehen

Untersuchungen (111) zeigen, dass ein Gleichgewichtstraining im Stand nicht unbedingt einen Effekt auf das Gleichgewicht beim Gehen hat. Auch klinische Erfahrung zeigt, dass sich die Gangsicherheit durch ein Training beim Gehen selbst – beispielsweise durch Gangvariationen – verbessern lässt.

### Einsatz

- Auffällige Ergebnisse des DGI oder FGA
- Probleme im Übergang von statischem zu dynamischem Gleichgewicht (Stop-and-go)
- Gangunsicherheit drinnen
- Gangunsicherheit beim Gehen auf unebenem Gelände draußen
- Ziel: selbstständiges Gehen ohne Begleitperson oder Gehen ohne Hilfsmittel

### Durchführung

Während des Gehens werden verschiedene Gangvariationen durchgeführt.
Die Aufgabenstellung liegt darin,
- die Gangkontinuität (Gangtempo) beizubehalten,
- ohne Wegabweichung geradeaus zu gehen,
- die Zusatzaufgabe durchzuführen.

Die Zusatzaufgabe wird vor dem Gehen kurz erklärt, damit während des Gehens nur kurze Anweisungen nötig sind.

Die Instruktion lautet z. B.: „Gehen Sie in ihrem normalen Tempo immer weiter geradeaus." Anfangs werden einfachere Zusatzaufgaben gewählt, dann können sie entsprechend den Fähigkeiten und Fortschritten immer schwieriger werden. Die Zusatzaufgaben selbst können ebenfalls dosiert werden.

**BEISPIELE**

„Bewegen Sie den Kopf nur zu einer Seite und wieder zur Mitte. Gehen Sie weiter, bis Sie wieder sicher sind. Erst dann bewegen Sie den Kopf zur anderen Seite und wieder zurück."

„Bewegen Sie den Kopf nach links, rechts und wieder zur Mitte. Gehen Sie weiter, bis Sie wieder sicher sind. Erst dann wiederholen Sie diese Bewegung."

„Bewegen Sie den Kopf fließend nach links und rechts. Wenn Sie sich unsicher fühlen, halten Sie den Kopf geradeaus und gehen Sie weiter, bis Sie sich wieder sicher fühlen."

Die nachfolgend aufgelisteten Gangvariationen bzw. Zusatzaufgaben sind von einfach zu schwieriger aufgelistet. Allerdings gibt es immer individuelle Unterschiede. Entscheidend für die Planung der Behandlung sind die Ergebnisse des DGI oder FGA.

- Gehen mit Tempowechsel
- Gehen mit Stop-and-go
- Gehen mit Kopfbewegungen nach links/rechts
- Gehen mit Kopfbewegungen nach oben/unten
- Gehen mit Augenbewegungen nach links/rechts
- Gehen mit Augenbewegungen nach oben/unten
- Gehen, Drehen und Anhalten
- Gehen und Richtungswechsel (90°, 180°)
- Gehen und Drehung (360°) und fließend weitergehen
- Gehen auf einer Linie (Strichgang), Gehen auf einem Balken
- Rückwärtsgehen
- Gehen und Ball von einer Hand in die andere werfen oder Ball einer Begleitperson zuwerfen
- Gehen und kurze Strecke Augen schließen
- Zielerreichung mit geschlossenen Augen (➤ Kap. 7)
- Gleichgewichtsreaktionen im Gehen, durch Schubsen nach links oder rechts, während der Stand- oder Spielbeinphase
- Kreuzschritte nach vorn/hinten, links/rechts (➤ Kap. 1.4.15)
- Gehen um Hindernisse oder über Hindernisse
- Hindernisparcours
- Gehen in unebenem Gelände
- Gehen in unebenem Gelände mit Gangvariationen
- Hüpfen
- Rennen, Joggen

**Gehen mit kognitiver Zusatzaufgabe:**
- Gehen und von einer bestimmten Zahl an in bestimmten Schritten rückwärts zählen (Beispiel: von 30 in 3er-Schritten rückwärts zählen)
- Rechenaufgaben lösen

- Gegenstände benennen
- Gehen und den gestrigen Tagesablauf erzählen

## Schwerer betroffene Personen

Haben Betroffene ausgeprägte Gleichgewichtsprobleme, beispielsweise nach einer Immobilität, einem Schädel-Hirn-Trauma oder einem Schlaganfall, können sie nur mit manueller Hilfe einer Begleitperson gehen. Durch die manuelle Hilfe ist es dem Patienten bzw. dem ZNS nicht möglich, das Gleichgewicht selbst zu regulieren, korrigieren oder wiederzuerlangen.

Nur sichere Hilfspersonen begleiten den Patienten in naher Supervision ohne Berührung, sodass dieser sein Gleichgewicht selbst korrigieren muss. Bei Gleichgewichtsverlust kann der Therapeut rechtzeitig schützend eingreifen.

**BEISPIEL**

Lernt ein Kind das Fahrradfahren mit Stützrädern, fällt es ihm später schwer, ohne Stützräder zu fahren. Die Stützräder sind Teil der erlernten Gleichgewichtsreaktionen geworden. Beginnt ein Kind mit einem Laufrad, erlernt es zuerst Gleichgewichtsfunktionen – v. a. des Rumpfes. Das Umstellen auf ein Fahrrad mit Pedalen fällt dann vergleichsweise leicht.

## 1.4.14 Training von protektiven Reaktionen

Die Rehabilitationsziele sollen die seitliche Stabilität des Gleichgewichts und seitliche Schutzschritte beinhalten, um Stürze zu vermeiden (50, 51). Auch Pollock und Kollegen (112) weisen in ihrem systematischen Review darauf hin, dass die Rehabilitation des dynamischen Gleichgewichts für das Gehen bei Personen nach einem Schlaganfall zentrale Bedeutung hat.

### Proaktiv

Schritte, die proaktiv trainiert werden, können zwar Schrittfunktionen trainieren, aber die reaktiven Anforderungen von Schutzschritten nicht vollständig erfüllen. Dennoch erlauben sie ein regelmäßiges Training von Schrittauslösung, z. B. durch:
- Schritte nach vorn und hinten
- Seitliche Schritte
- Schritte auf bestimmten Markierungen am Boden
- Schritte kombiniert mit einem Rhythmus
- Angeleitete Schrittfolgen im Rahmen eines Tanzes
- Kreuzschritte (➤ Kap. 1.4.15)

Diese werden im Rahmen der Therapie unter Supervision trainiert. Das Training von proaktiven Schritten wird nur als Heimprogramm angeraten, wenn die Ausführung als sicher genug beurteilt wird.

### Reaktiv

Das wiederholte Schubsen (nach rechts, links vorn und hinten) 2-mal 20 Minuten pro Tag für zwei Wochen bei Patienten mit Morbus Parkinson verbessert verschiedene Parameter (113). Dabei werden die Patienten instruiert, einen Schutzschritt zu machen. Am Becken wird ein Impuls nach links, rechts, vorn oder hinten ausgeübt. Danach kehrt der Patient wieder in die Ausgangsstellung zurück und das Schubsen wird wiederholt.

Das Training von fortlaufenden seitlichen Kreuzschritten verbessert protektive Reaktionen der Beine, insbesondere bei seitlichen Störungen/Gewichtsverlagerungen auf das Standbein während des Gehens.

## 1.4.15 Training von Kreuzschritten

Kreuzschritte sind in bestimmten Situationen als protektive Reaktion notwendig, beispielsweise bei Gewichtsverlagerungen auf das Standbein beim Gehen. Das Training von fortlaufenden Kreuzschritten hat zahlreiche Vorteile.

### Einsatz

- Reduzierte protektive Reaktionen, insbesondere seitlich
- Fehlende Kreuzschritte bei der Untersuchung protektiver Reaktionen im Stehen
- Ungenügende protektive Reaktionen während des Gehens bei seitlichen Gewichtsverlagerung auf das Standbein
- Vergrößerte Spurbreite im Stehen und Gehen

### Einsatz bei vergrößerterter Spurbreite

Im normalen Gang kommt das Lot des KSP auf die USTF des Standbeins. Beim Gehen mit einer vergrößerten Spurbreite bewegt sich das Lot des KSP immer nur zwischen den Füßen. Insbesondere bei einer vergrößerten Spurbreite hat sich das Training von Kreuzschritten sehr bewährt. Dabei muss das Lot des KSP auf die USTF des Standbeins und darüber hinaus verlagert werden.

### Durchführung

Das Erlernen der Kreuzschritte erfolgt rascher, wenn es stufenweise dosiert aufgebaut wird. Zur Hilfestellung steht der Therapeut vor dem Patienten. Beide halten sich an den Händen. So kann der Therapeut die Aufgabe zeigen und bietet gleichzeitig Sicherheit. Als Alternative oder für das Training zu Hause kann sich der Patient an einem Geländer oder einer

Wand festhalten. Die Kreuzschritte werden wie folgt aufgebaut:

- Seitwärts Seitschritte nach links bzw. rechts gehen
- Seitwärts nach links bzw. rechts gehen, vorn kreuzen
- Seitwärts nach links bzw. rechts gehen, hinten kreuzen
- Seitwärts nach links bzw. rechts gehen, abwechselnd vorn und hinten kreuzen
- Seitwärts nach links bzw. rechts gehen, vorn/hinten kreuzen nur mit der Hilfe einer Hand, später ohne Hilfe
- Tempo steigern: seitwärts gehen oder mit Kreuzschritten abwechselnd vorn/hinten

### 1.4.16 Krafttraining

Liegt in der Befundanalyse ein Kraftdefizit relevanter Muskelgruppen vor, die einen Einfluss auf Gleichgewicht und Haltungskontrolle haben, werden diese nach den gängigen Grundlagen der Trainingslehre gekräftigt (114, 115). Wesentlichen Einfluss auf Gleichgewicht und Haltungskontrolle haben u. a.:

- Extensoren der Beine
- Plantarflexoren
- Abduktoren
- Rumpfmuskulatur

**BEISPIEL**

Ein Patient nach einem Schlaganfall mit diskreter Hemiparese rechts ist körperlich sehr aktiv und ist fast täglich zwischen 2 und 4 Stunden zu Fuß oder mit dem Fahrrad unterwegs. Trotzdem ist es ihm seit Wochen nicht möglich, länger als 3 Sekunden auf einem Bein zu stehen. Das ist erstaunlich, übt er doch regelmäßig den Einbeinstand und den wiederholten bilateralen Zehenstand. Nun wird unilateral wiederholt der Zehenstand in 3 Serien getestet und als Heimübung instruiert. 2 Wochen später kann er den Einbeinstand für 14 Sekunden halten.

**Schlussfolgerung:** Das Gehen, Fahrradfahren oder der bilaterale Zehenstand genügt nicht, um die Kraft der Plantarflexoren zu trainieren. Erst ein Training mit dem ganzen Körpergewicht (im Kraftbereich) verbessert die Kraft der Wadenmuskulatur.

Allerdings muss beachtet werden, dass bestimmte Funktionen durch die tiefer liegenden, stabilisierenden Muskeln erfüllt werden. Diese werden nicht durch Krafttraining, sondern durch andere Methoden aufgebaut, die mehr die ausdauernde Haltefähigkeit umfassen.

### 1.4.17 Emotionale Beteiligung

Verschiedene Emotionen wie Angst, Stress, sich ärgern, Besorgnis etc. wirken sich negativ auf das Gleichgewicht aus. Wird dies in der Befundanalyse als ein Hauptproblem für die Gleichgewichtsfunktion erachtet, soll dies in die Therapie

einbezogen und nach Möglichkeit angesprochen werden. Eventuelle Maßnahmen sind (Details: ➤ Kap. 11):

- Selbstdosierung der Aktivitäten/Übungen
- Sturzangst: Aufstehen vom Boden
- Mentale Techniken
- Symptom-/funktionsorientierte Behandlung
- Umgang mit Stress auslösenden Situationen

### 1.4.18 Training auf Gleichgewichtsgeräten

Häufig werden verschiedenste Geräte für das Gleichgewichtstraining in der Therapie eingesetzt, wie z. B.:

- Schaukelbrett, Kippbrett
- Kreisel, Balanco-Kreisel
- Schaumstoffe, Balance Pad
- Wackelbrett (multidimensional)
- Luftgefülltes Ballkissen
- Sypoba

Allerdings muss beachtet werden, dass für Patienten mit deutlichen Problemen des Gleichgewichts Übungen zur vestibulären Rehabilitation auf festem Boden genügen, um das Gleichgewicht zu trainieren. Viele dieser Geräte stellen für diese Personen eine sehr hohe Anforderung dar. Gesunde Personen zeigen bei Selbsterfahrungen auf festem Boden bereits Schwierigkeiten (beispielsweise im Tandemstand oder bei geschlossenen Augen oder Kopfbewegungen). Zudem besteht der Alltag selten aus wackligen Oberflächen, außer im Stehen im fahrenden Zug/Bus oder im Schnee. Weiter muss beachtet werden, dass das Stehen auf einem Schaumstoff wohl eher die vestibulospinalen Funktionen trainiert (➤ Kap. 6). So sollten Gleichgewichtsgeräte als Steigerung betrachtet werden, wenn das Gleichgewicht auf festem Boden bereits stabil ist oder für Personen mit hohen Anforderungen, z. B. junge Menschen und Sportler.

**MERKE**

Ein Training auf festem Boden genügt meistens.
Gleichgewichtsgeräte stellen hohe Anforderungen an das Gleichgewicht und können als Steigerung eingesetzt werden.
Das Stehen auf Schaumstoff reduziert die Inputs für die Fußsohlenrezeptoren und trainiert eher das vestibulospinale System (➤ Kap. 6).

### 1.4.19 Elektronisches, computerunterstütztes Gleichgewichtstraining

Für das selbstständige Gleichgewichtstraining werden elektronische Geräte angeboten. Der Motivationsfaktor ist durch die spielerische Anordnung und die virtuellen Darstellungen sehr hoch. Im stationären Bereich kann diese Therapieform täglich eventuell sogar mehrmals entsprechend dem spezifischen Reiz eingesetzt werden. Im ambulanten Bereich ist mit einer festen

Installation beispielsweise in einer Praxis der Aufwand für den Patienten für ein tägliches Training hoch. Der spezifische Reiz für Gleichgewicht (tägliches Training) kann nicht genügend angewendet werden (116). Zudem muss man beachten, dass der Bildschirm nur das zentrale Blickfeld umfasst bzw. der Fokus nur auf das zentrale Blickfeld gelenkt wird. Für normale Gleichgewichtsfunktionen im Stehen ist insbesondere das periphere Blickfeld neben dem zentralen relevant. Zudem besteht durch den Bildschirm die Gefahr, eine visuelle Abhängigkeit auszubilden. Aktuelle Studien und systematische Reviews können noch keine eindeutige Effektivität solcher Therapieprogramme belegen (117, 118).

## 1.5 Evidenz

Zum Thema Gleichgewicht existiert eine fast unüberschaubare Zahl von Studien. Nachfolgend wird nur eine Auswahl vorgestellt, die keinen Anspruch auf Vollständigkeit erhebt.

### 1.5.1 Systematische Reviews

In einem systematischen Review zu Übungen bei Patienten mit peripherer Neuropathie können 18 Studien eingeschlossen werden. Von allen Übungen (Kraft, Ausdauer etc.) ist Gleichgewichtstraining am effektivsten (119).

Ein systematischer Review untersucht den Effekt von Ganzkörpervibration auf Mobilität und Gleichgewicht bei Patienten mit Morbus Parkinson. Die Studien zeigen gemischte Resultate zugunsten von Gleichgewicht, aber meistens nicht, wenn diese mit anderen aktiven Interventionen oder Placebo verglichen werden (120).

Wii-basierte Übungsprogramme scheinen eine Alternative zu herkömmlichen Programmen zu sein, um das Gleichgewicht zu verbessern. Der systematische Review kann jedoch keine Empfehlungen über die optimale Behandlungsabfolge und das Potenzial für eine sichere und effektive Behandlung zu Hause abgeben (118).

Ein Gleichgewichtstraining, basierend auf Störungen, reduziert Stürze bei älteren Menschen und Patienten mit Morbus Parkinson. Der systematische Review mit Metaanalyse kann 8 Studien einschließen (121).

Das visuelle oder auditive Feedback durch eine Kraftmessplatte verbessert die Symmetrie im Stehen bei Patienten nach einem Schlaganfall. Der systematische Review findet jedoch keinen Effekt auf das Schwanken im Stehen, klinische Gleichgewichttests oder Messungen der Selbstständigkeit (122).

Ein Cochrane-Review untersucht den Effekt von Übungen zur Verbesserung des Gleichgewichts bei älteren Menschen (117). Die Übungen zeigen eine gute Wirksamkeit für gewisse Übungen wie Gehen, Gleichgewicht, Koordination und funktionelle Aufgaben, Krafttraining, 3-D-Übungen und Übungen mit mehreren Aufgaben. Ungenügende Evidenz zeigt sich jedoch für allgemeine körperliche Aktivität (Gehen, Fahrradfahren) und Übungen mit computergestützten Gleichgewichtsprogrammen oder Vibrationsplatten.

Krafttraining, Tai-Chi und aerobe Übungen verbessern das Gleichgewicht und reduzieren das Sturzrisiko bei älteren Menschen mit Osteoarthritis des Knies. Wasserbasierte Übungen haben keinen siginifikanten Effekt auf das Gleichgewicht (123).

Bei älteren, zu Hause lebenden Personen führen Interventionen mit Übungen zu einer Reduktion von Sturzangst, ohne dass die Sturzhäufigkeit zunimmt. Der systematische Review kann nicht zeigen, welche Übungen die Sturzangst reduzieren (124).

### 1.5.2 Vestibuläre Rehabilitation (VR)

Zahlreiche Studien zeigen, dass vestibuläre Rehabilitation (VR) nicht nur Schwindel, sondern auch das Gleichgewicht verbessert. Das gilt etwa für Patienten mit persistierendem (125) und chronischem Schwindel (126).

Nach der Operation eines Akustikusneurinoms (127) profitieren ältere Patienten von einer frühen, individuell abgestimmten VR und erreichen ihre präoperativen Gleichgewichtsfähigkeiten 6 Wochen nach der Operation. Nach 12 Wochen sind ihre Gleichgewichtsfunktionen besser als präoperativ, dies gilt auch noch 1 Jahr nach der Operation.

Bei chronisch vestibulären Symptomen (seit mindestens 6 Monaten): In 3 unterschiedlichen Gruppen verbessert sich das Gleichgewicht nur in der Gruppe mit VR (128).

Bei Patienten mit periphervestibulärer Erkrankung und chronischem Schwindel (seit mindestens 6 Monaten): VR kombiniert mit zusätzlichen propriozeptiven Übungen verbessert das Gleichgewicht mehr als in den beiden anderen Gruppen (nur VR bzw. VR kombiniert mit Pacing des Atemrhythmus) (129).

Bei Patienten mit chronischem Schwindel aufgrund von peripheren vestibulären Beeinträchtigungen verbessert VR Gangataxie und Gleichgewicht (130).

Bei Patienten mit periphervestibulärer Erkrankung und diabetischer Polyneuropathie verbessert die VR das Gleichgewicht weniger als in der Gruppe ohne Polyneuropathie (131).

### 1.5.3 Allgemeine Studien zum Gleichgewichtstraining

Ein Gleichgewichtstraining mit Physiotherapie bzw. Standing Feedback Trainer (SFT) bei Patienten mit Hemiparese bringt Verbesserung der Symmetrie des Gleichgewichts im

Stehen, hat jedoch keinen Einfluss auf ein symmetrischeres Gangmuster (111).

Ein Gleichgewichtstraining bei Patienten mit Schlaganfall über 10 Wochen, 3-mal pro Woche verbessert Gleichgewicht (BBS), Mobilität, Schrittreaktionen und reduziert die Sturzhäufigkeit. Die Gruppe mit individuell angepasstem Übungsprogramm, mit aufbauenden, steigernden dynamischen Gleichgewichtsübungen zeigt bessere Resultate als die Gruppe mit Gewichtsverlagerungen und Stretching (132).

Silsupadol und Kollegen (63) untersuchen den Effekt von einfachen und Dual-Task-Aufgaben mit unterschiedlichem Fokus. Alle Patienten erhalten ein individuelles Gleichgewichtstraining in 3 Gruppen:

- Einfache Aufgabe (Gleichgewicht)
- Dual Task (Gleichgewicht mit kognitiver Zusatzaufgabe) mit fixem Aufgabenfokus sowohl auf das Gleichgewicht als auch auf die kognitive Zusatzaufgabe
- Dual Task (Gleichgewicht mit kognitiver Zusatzaufgabe) mit wechselndem Aufgabenfokus je zur Hälfte entweder auf das Gleichgewicht oder auf die kognitive Zusatzaufgabe

Alle verbessern sich in der BBS und Gehgeschwindigkeit. Die Gehgeschwindigkeit mit kognitiver Zusatzaufgabe verbessert sich nur bei den beiden Gruppen mit Dual Task. Die Gruppe mit wechselndem Fokus ist nach 2 Wochen besser und kann diesen Vorteil auch in der 12. Woche halten, während die Gruppe mit fixem Fokus in der ABC-Skala besser ist.

### 1.5.4 Tai-Chi

Wolf und Kollegen (116) zeigen, dass Tai-Chi bei älteren, zu Hause lebenden Menschen einen positiven Effekt auf Sturzrisiko, Sturzangst und Blutdruckwerte hat ( ➤ Kap. 11).

22 Personen mit leichten Gleichgewichtsstörungen führen 8 Wochen lang ein Tai-Chi-Training durch. Sowohl das Gleichgewicht (gemessen mit Posturografie) und der Score des DHI verbessern sich hochsignifikant. Der Romberg-Test verbessert sich gering und die FR nicht (133). Allerdings gibt es in dieser Studie keine Kontrollgruppe. In den Messungen kann keine Verbesserung der posturalen Stabilität durch Tai-Chi gezeigt werden (134).

### 1.5.5 Training von protektiven Reaktionen bei Parkinson-Syndrom

Jöbges und Kollegen (113) untersuchen das repetierte Training von Schutzschritten bei Patienten mit Morbus Parkinson. Die Intervention besteht aus wiederholtem Schubsen 2-mal pro Tag jeweils für 20 Minuten in einem ambulanten Setting für 2 Wochen (nur werktags). Die Impulse zur Auslösung eines Schutzschritts erfolgen nach rechts, links und hinten mit der Instruktion „Machen Sie einen Ausfallschritt".

Später erfolgt eine zufällige Wahl der drei Richtungen. Damit erfolgen 180–230 Stöße/Ziehen mit Schutzschritt innerhalb von 20 Minuten. Die Messungen nach der Intervention zeigen größere Schutzschritte, eine schnellere Initiierung, aber auch verbesserte Gangparameter (größere Gehgeschwindigkeit und Schrittlänge, geringere Anzahl Schritte und Zeit im Zweibeinstand). Die Effekte bleiben 2 Monate ohne zusätzliches Training erhalten. Die korrektiven Leistungen (gemessen mit SOT und Posturografie) werden nicht beeinflusst.

Ein Gang- und Schritttraining bei Patienten mit Morbus Parkinson (Hoehn & Yahr Stadium 2 oder 3) verbessert die Gehgeschwindigkeit, die Schrittlänge und -kadenz, einen 5-Schritt-Test und reduziert Stürze (135).

## 1.6 Lernzielkontrolle

1. Wie wird Gleichgewicht definiert?
2. Bei einer korrektiven Reaktion gelangt das Lot des KSP über die USTF und es erfolgt ein Schutzschritt, um eine neue USTF zu bilden.
   ☐ Richtig
   ☐ Falsch
3. Die sensorischen Systeme sollen der Wichtigkeit nach für den ruhigen Stand geordnet werden:
   – Vestibulär
   – Somatosensorisch
   – Visuell
4. Welche Muskeln/Muskelgruppen werden vor einer Aktivität antizipatorisch aktiviert?
5. In welcher Ebene (frontal, sagittal, transversal) muss das Gleichgewicht in folgenden Positionen vorwiegend kontrolliert werden?
   – Zweibeinstand
   – Tandemstand
   – Einbeinstand
6. Die Gleichgewichtsstörung ist größer, aber das Lot des KSP bleibt innerhalb der USTF. Die Störung führt zur Rotation oder jemand steht auf einem Balken. Welche Strategie wird ausgelöst?
   ☐ Fußstrategie
   ☐ Hüftstrategie
   ☐ Schrittstrategie
7. Welche Muskeln werden dabei zuerst aktiviert?
   ☐ Sprunggelenkmuskeln
   ☐ Hüft- und Rumpfmuskeln
   ☐ Abduktoren und Fußmuskeln
8. Welche Beispiele für antizipatorische Funktionen des Gleichgewichts gibt es?
9. Wie verändern sich Schutzschritte im Alter?

10. Ein Patient berichtet über Gangunsicherheit und Gleichgewichtsprobleme beim Gehen. Welches Assessment
würde sich hier eignen?
11. Vestibuläre Rehabilitation hat keinen Einfluss auf das
Gleichgewicht.
   ☐ Richtig
   ☐ Falsch

**Die Antworten finden Sie in ➤ Kap. 16.**

LITERATUR

1. Shumway-Cook A, Woollacott MH. Motor Control: Translating Research into Clinical Practice. LWW; Fourth, North American Edition 2012.
2. Nashner LM, Peters JF. Dynamic posturography in the diagnosis and management of dizziness and balance disorders. Neurol Clin 1990 May; 8(2): 331–49.
3. Horak FB, Macpherson JM. Postural orientation and equilibrium. Comprehensive Physiology 1996.
4. Ragnarsdóttir M. The concept of balance. Physiotherapy 1996; 82(6): 368–75.
5. Klein-Vogelbach S. Funktionelle Bewegungslehre. Heidelberg Berlin: Springer, 1990.
6. Paeth Rohlfs B. Erfahrungen mit dem Bobath-Konzept: Grundlagen – Behandlung – Fallbeispiele; 20 Tabellen. Stuttgart: Thieme, 2010.
7. Rogers MW. Disorders of posture, balance, and gait in Parkinson's disease. Clin Geriatr Med 1996 Nov; 12(4): 825–45.
8. Pai YC, Maki BE, Iqbal K, McIlroy WE, Perry SD. Thresholds for step initiation induced by support-surface translation: a dynamic center-of-mass model provides much better prediction than a static model. J Biomech 2000 Mar; 33(3): 387–92.
9. Horak FB, ed. Assumptions underlying motor control for neurologic rehabilitation. Contemporary management of motor control problems: Proceedings of the II STEP conference; 1991: Foundation for Physical Therapy Alexandria, VA.
10. Horak FB, Henry SM, Shumway-Cook A. Postural perturbations: new insights for treatment of balance disorders. Phys Ther 1997 May; 77(5): 517–33.
11. Hlavacka F, Krizkova M, Horak FB. Modification of human postural response to leg muscle vibration by electrical vestibular stimulation. Neurosci Lett 1995 Apr 7; 189(1). 9–12.
12. Fitzpatrick R, McCloskey DI. Proprioceptive, visual and vestibular thresholds for the perception of sway during standing in humans. J Physiol 1994 Jul 1; 478 (Pt 1): 173–86.
13. Kars HJ, Hijmans JM, Geertzen JH, Zijlstra W. The effect of reduced somatosensation on standing balance: a systematic review. J Diabetes Sci Technol 2009 Jul; 3(4): 931–43.
14. Jauregui-Renaud K, Kovacsovics B, Vrethem M, Odjvist LM, Ledin T. Dynamic and randomized perturbed posturography in the follow-up of patients with polyneuropathy. Arch Med Res 1998 Spring; 29(1): 39–44.
15. Mauritz KH, Dietz V, Haller M. Balancing as a clinical test in the differential diagnosis of sensory-motor disorders. J Neurol Neurosurg Psychiatry 1980 May; 43(5): 407–12.
16. Diener HC, Dichgans J, Bacher M, Gompf B. Quantification of postural sway in normals and patients with cerebellar diseases. Electroencephalogr Clin Neurophysiol 1984 Feb; 57(2): 134–42.
17. Horak FB, Nashner LM, Diener HC. Postural strategies associated with somatosensory and vestibular loss. Exp Brain Res 1990; 82(1): 167–77.
18. Di Fabio RE, Badke MB. Relationship of sensory organization to balance function in patients with hemiplegia. Physical Therapy 1990; 70: 543–8.
19. Bronstein AM, Patel M, Arshad Q. A brief review of the clinical anatomy of the vestibular-ocular connections – how much do we know? Eye (Lond) 2015 Feb; 29(2): 163–70.
20. Bähr M, Frotsche M. Duus' neurologisch-topische Diagnostik. Anatomie – Funktion – Klinik. Stuttgart: Thieme, 2003; 8. Auflage.
21. Gjelsvik BEB. Die Bobath-Therapie in der Erwachsenenneurologie: Stuttgart: Thieme, 2012.
22. Horak FB, Shupert CL, Dietz V, Horstmann G. Vestibular and somatosensory contributions to responses to head and body displacements in stance. Exp Brain Res 1994; 100(1): 93–106.
23. Fung J, Henry S, Horak F, eds. Is the force constraint strategy used by humans to maintain stance and equilibrium. Soc Neurosci Abstr 1995; (21): 683.
24. Hodges PW, Richardson CA. Contraction of the abdominal muscles associated with movement of the lower limb. Phys Ther 1997 Feb; 77(2): 132–42; discussion 42–4.
25. Sjodahl J, Kvist J, Gutke A, Oberg B. The postural response of the pelvic floor muscles during limb movements: a methodological electromyography study in parous women without lumbopelvic pain. Clin Biomech (Bristol, Avon) 2009 Feb; 24(2): 183–9.
26. De Troyer A, Estenne M, Ninane V, Van Gansbeke D, Gorini M. Transversus abdominis muscle function in humans. J Appl Physiol (1985) 1990 Mar; 68(3): 1010–6.
27. Hodges PW, Gandevia SC, Richardson CA. Contractions of specific abdominal muscles in postural tasks are affected by respiratory maneuvers. J Appl Physiol (1985) 1997 Sep; 83(3): 753–60.
28. Hodges PW, Richardson CA. Delayed postural contraction of transversus abdominis in low back pain associated with movement of the lower limb. J Spinal Disord 1998 Feb; 11(1): 46–56.
29. Hodges PW, Richardson CA. Inefficient muscular stabilization of the lumbar spine associated with low back pain. A motor control evaluation of transversus abdominis. Spine (Phila Pa 1976) 1996 Nov 15; 21(22): 2640–50.
30. Horak FB, Diener HC, Nashner LM. Influence of central set on human postural responses. J Neurophysiol 1989 Oct; 62(4): 841–53.
31. Horak F, Moore S. The effect of prior leaning on human postural responses. Gait & Posture 1993; 1(4): 203–10.
32. Macpherson JM. The force constraint strategy for stance is independent of prior experience. Exp Brain Res 1994; 101(3). 397–405.
33. Burleigh AL, Horak FB, Malouin F. Modification of postural responses and step initiation: evidence for goal-directed postural interactions. J Neurophysiol 1994 Dec; 72(6): 2892–902.
34. Schepens B, Drew T. Independent and convergent signals from the pontomedullary reticular formation contribute to the control of posture and movement during reaching in the cat. J Neurophysiol 2004 Oct; 92(4): 2217–38.
35. MacKinnon CD, Bissig D, Chiusano J, Miller E, Rudnick L, Jager C, Zhang Y, Mille ML, Rogers MW. Preparation of anticipatory postural adjustments prior to stepping. J Neurophysiol 2007 Jun; 97(6): 4368–79.
36. Jacobs JV, Nutt JG, Carlson-Kuhta P, Stephens M, Horak FB. Knee trembling during freezing of gait represents multiple anticipatory postural adjustments. Exp Neurol 2009 Feb; 215(2): 334–41.

37. Horak FB, Nashner LM. Central programming of postural movements: adaptation to altered support-surface configurations. J Neurophysiol 1986 Jun; 55(6): 1369–81.

38. Riemann BL, Myers JB, Lephart SM. Comparison of the ankle, knee, hip, and trunk corrective action shown during single-leg stance on firm, foam, and multiaxial surfaces. Arch Phys Med Rehabil 2003 Jan; 84(1): 90–5.

39. Diener HC, Dichgans J. On the role of vestibular, visual and somatosensory information for dynamic postural control in humans. Prog Brain Res 1988; 76: 253–62.

40. Hoogvliet P, van Duyl WA, de Bakker JV, Mulder PG, Stam HJ. Variations in foot breadth: effect on aspects of postural control during one-leg stance. Arch Phys Med Rehabil 1997 Mar; 78(3): 284–9.

41. Giacomini PG, Bruno E, Monticone G, Di Girolamo S, Magrini A, Parisi L, Menzinger G, Uccioli L. Postural rearrangement in IDDM patients with peripheral neuropathy. Diabetes Care 1996 Apr; 19(4): 372–4.

42. Meyer PF, Oddsson LI, De Luca CJ. Reduced plantar sensitivity alters postural responses to lateral perturbations of balance. Exp Brain Res 2004 Aug; 157(4): 526–36.

43. Simmons RW, Richardson C, Pozos R. Postural stability of diabetic patients with and without cutaneous sensory deficit in the foot. Diabetes Res Clin Pract 1997 Jun; 36(3): 153–60.

44. Inglis JT, Horak FB, Shupert CL, Jones-Rycewicz C. The importance of somatosensory information in triggering and scaling automatic postural responses in humans. Exp Brain Res 1994; 101(1): 159–64.

45. Robinovitch SN, Heller B, Lui A, Cortez J. Effect of strength and speed of torque development on balance recovery with the ankle strategy. J Neurophysiol 2002 Aug; 88(2): 613–20.

46. Mackey DC, Robinovitch SN. Mechanisms underlying age-related differences in ability to recover balance with the ankle strategy. Gait Posture 2006 Jan; 23(1): 59–68.

47. Gutierrez EM, Helber MD, Dealva D, Ashton-Miller JA, Richardson JK. Mild diabetic neuropathy affects ankle motor function. Clin Biomech (Bristol, Avon) 2001 Jul; 16(6): 522–8.

48. McIlroy WE, Maki BE. Adaptive changes to compensatory stepping responses. Gait Posture 1995; 3: 43–50.

49. Maki BE, Edmondstone MA, McIlroy WE. Age-related differences in laterally directed compensatory stepping behavior. J Gerontol A Biol Sci Med Sci 2000 May; 55(5): M270–7.

50. King LA, Horak FB. Lateral stepping for postural correction in Parkinson's disease. Arch Phys Med Rehabil 2008 Mar; 89(3): 492–9.

51. Hilliard MJ, Martinez KM, Janssen I, Edwards B, Mille ML, Zhang Y, Rogers MW. Lateral balance factors predict future falls in community-living older adults. Arch Phys Med Rehabil 2008 Sep; 89(9): 1708–13.

52. Maki BE, McIlroy WE, Perry SD. Influence of lateral destabilization on compensatory stepping responses. J Biomech 1996 Mar; 29(3): 343–53.

53. Mille ML, Johnson ME, Martinez KM, Rogers MW. Age-dependent differences in lateral balance recovery through protective stepping. Clin Biomech (Bristol, Avon) 2005 Jul; 20(6): 607–16.

54. Pai YC, Yang F, Wening JD, Pavol MJ. Mechanisms of limb collapse following a slip among young and older adults. J Biomech 2006; 39(12): 2194–204.

55. Thoumie P, Do MC. Changes in motor activity and biomechanics during balance recovery following cutaneous and muscular deafferentation. Exp Brain Res 1996 Jul; 110(2): 289–97.

56. Perry SD, McIlroy WE, Maki BE. The role of plantar cutaneous mechanoreceptors in the control of compensatory stepping re-

57. actions evoked by unpredictable, multi-directional perturbation. Brain Res 2000 Sep 22; 877(2): 401–6.

57. McIlroy WE, Maki BE. Age-related changes in compensatory stepping in response to unpredictable perturbations. J Gerontol A Biol Sci Med Sci 1996 Nov; 51(6): M289–96.

58. MacKinnon CD, Winter DA. Control of whole body balance in the frontal plane during human walking. J Biomech 1993 Jun; 26(6): 633–44.

59. Lord SR, Rogers MW, Howland A, Fitzpatrick R. Lateral stability, sensorimotor function and falls in older people. J Am Geriatr Soc 1999 Sep; 47(9): 1077–81.

60. Rogers MW, Mille ML. Lateral stability and falls in older people. Exerc Sport Sci Rev 2003 Oct; 31(4): 182–7.

61. Klawans HL, Topel JL. Parkinsonism as a falling sickness. JAMA 1974 Dec 16; 230(11): 1555–7.

62. Wulf G, Hoss M, Prinz W. Instructions for motor learning: differential effects of internal versus external focus of attention. J Mot Behav 1998 Jun; 30(2): 169–79.

63. Silsupadol P, Shumway-Cook A, Lugade V, van Donkelaar P, Chou LS, Mayr U, Woollacott MH. Effects of single-task versus dual-task training on balance performance in older adults: a double-blind, randomized controlled trial. Arch Phys Med Rehabil 2009 Mar; 90(3): 381–7.

64. Chiviacowsky S, Wulf G, Wally R. An external focus of attention enhances balance learning in older adults. Gait Posture 2010 Oct; 32(4): 572–5.

65. Dettmann MA, Linder MT, Sepic SB. Relationships among walking performance, postural stability, and functional assessments of the hemiplegic patient. Am J Phys Med 1987 Apr; 66(2): 77–90.

66. Horak FB, Nutt JG, Nashner LM. Postural inflexibility in parkinsonian subjects. J Neurol Sci 1992 Aug; 111(1): 46–58.

67. Schädler S, Kool J, Lüthi H, Marks D, Oesch P, Pfeffer A, Wirz M. Assessments in der Rehabilitation – Band 1: Neurologie. Huber, Bern 2012; 3. überarbeitete und erweiterte Auflage.

68. Berg K, Wood-Dauphinee S, Williams J, Gayton D. Measuring balance in the elderly preliminary development of an instrument. Physiotherapy Canada 1989(41): 304–11.

69. Scherfer E, Bohls C, Freiberger E, Heise KF, Hogan D. Berg-Balance-Scale – deutsche Version; Übersetzung eines Intruments zur Beurteilung von Gleichgewicht und Sturzgefährdung. Physioscience 2006; 2 Juni: 56–66.

70. Shumway-Cook A, Woollacott MH. Motor Control, Theory and Practical Applications. Baltimore, Md: Williams &Wilkins 1995.

71. Vereeck L, Truijen S, Wuyts F, Van de Heyning PH. Test-retest reliability of the Dutch version of the Dizziness Handicap Inventory. B-ENT 2006; 2(2): 75–80.

72. Jonsdottir J, Cattaneo D. Reliability and validity of the dynamic gait index in persons with chronic stroke. Arch Phys Med Rehabil 2007 Nov; 88(11): 1410–5.

73. Vereeck L, Truijen S, Wuyts FL, Van de Heyning PH. The dizziness handicap inventory and its relationship with functional balance performance. Otol Neurotol 2007 Jan; 28(1): 87–93.

74. Vereeck L, Wuyts F, Truijen S, Van de Heyning P. Clinical assessment of balance: normative data, and gender and age effects. Int J Audiol 2008 Feb; 47(2): 67–75.

75. Schädler S. Gleichgewicht beim Gehen: Dynamic Gait Index (DGI). In: Assessments in der Rehabilitation – Band 1: Neurologie. Bern: Huber, 2012: 312–21.

76. Wrisley DM, Marchetti GF, Kuharsky DK, Whitney SL. Reliability, internal consistency, and validity of data obtained with the functional gait assessment. Phys Ther 2004 Oct; 84(10): 906–18.

77. Thieme H, Ritschel C, Zange C. Reliability and validity of the functional gait assessment (German version) in subacute stroke patients. Arch Phys Med Rehabil 2009 Sep; 90(9): 1565–70.

78. Walker ML, Austin AG, Banke GM, Foxx SR, Gaetano L, Gardner LA, McElhiney J, Morris K, Penn L. Reference group data for the functional gait assessment. Phys Ther 2007 Nov; 87(11): 1468–77.

79. Horak FB, Wrisley DM, Frank J. The Balance Evaluation Systems Test (BESTest) to differentiate balance deficits. Phys Ther 2009 May; 89(5): 484–98.

80. Franchignoni F, Horak F, Godi M, Nardone A, Giordano A. Using psychometric techniques to improve the Balance Evaluation Systems Test: the mini-BESTest. J Rehabil Med 2010 Apr; 42(4): 323–31.

81. Shumway-Cook A, Horak FB. Assessing the influence of sensory interaction of balance. Suggestion from the field. Phys Ther 1986 Oct; 66(10): 1548–50.

82. Schädler S. Sensorische Organisation des Gleichgewichts: Clinical Test for Sensory Interaction in Balance (CTSIB) und Sensory Organization Test (SOT). In: Assessments in der Rehabilitation – Band 1: Neurologie. Bern: Huber, 2012: 280–86.

83. Wrisley DM, Whitney SL. The effect of foot position on the modified clinical test of sensory interaction and balance. Arch Phys Med Rehabil 2004 Feb; 85(2): 335–8.

84. Whitney SL, Wrisley DM. The influence of footwear on timed balance scores of the modified clinical test of sensory interaction and balance. Arch Phys Med Rehabil 2004 Mar; 85(3): 439–43.

85. Amor-Dorado JC, Barreira-Fernandez MP, Vazquez-Rodriguez TR, Miranda-Filloy JA, Llorca J, Gonzalez-Gay MA. Benign paroxysmal positional vertigo and clinical test of sensory interaction and balance in ankylosing spondylitis. Otol Neurotol 2011 Feb; 32(2): 278–83.

86. Gamper UN, Kool JP, Beer S. Untersuchung der Gleichgewichtsfunktion und des Sturzrisikos bei einer älteren Bevölkerungsgruppe in der Ostschweiz. Fisio active 2005(10): 4–16.

87. Boulgarides LK, McGinty SM, Willett JA, Barnes CW. Use of clinical and impairment-based tests to predict falls by community-dwelling older adults. Phys Ther 2003 Apr; 83(4): 328–39.

88. Wrisley DM, Stephens MJ, Mosley S, Wojnowski A, Duffy J, Burkard R. Learning effects of repetitive administrations of the sensory organization test in healthy young adults. Arch Phys Med Rehabil 2007 Aug; 88(8): 1049–54.

89. Schädler S. Intentionstremor: Finger-Nase-Test (FNT). In: Assessments in der Rehabilitation – Band 1: Neurologie. Bern: Huber, 2012: 417–21.

90. Swaine BR, Desrosiers J, Bourbonnais D, Larochelle JL. Norms for 15- to 34-year-olds for different versions of the finger-to-nose test. Arch Phys Med Rehabil 2005 Aug; 86(8): 1665–9.

91. Schädler S. Tremor: Fahn Tremor Rating Scale (FTRS). In: Assessments in der Rehabilitation – Band 1: Neurologie. Bern: Huber, 2012: 411–6.

92. Schneiders AG, Sullivan SJ, Gray AR, Hammond-Tooke GD, McCrory PR. Normative values for three clinical measures of motor performance used in the neurological assessment of sports concussion. J Sci Med Sport 2010 Mar; 13(2): 196–201.

93. Mummenthaler M, Mattle H. Neurologie. Stuttgart: Thieme, 2002.

94. Pfeffer A. Muskelkrafttest: Manueller Muskelfunktionstest. In: Assessments in der Rehabilitation – Band 1: Neurologie. Bern: Huber, 2012: 424–9.

95. Hilfiker R. Maximalkraft: Einer-Wiederholungsmaximum (1RM). In: Assessments in der Rehabilitation – Band 3: Kardiologie und Pneumologie. Bern: Huber, 2008: 174–8.

96. Hilfiker R, Oesch P. Muskelkraft: Quantitativer Muskeltest mittels: Kraftmessgerät (Hand Held Dynamometer). In: Assessments in der Rehabilitation – Band 2: Bewegungsapparat. Bern: Huber, 2011: 186–90.

97. Riemann BL, Guskiewicz KM. Effects of mild head injury on postural stability as measured through clinical balance testing. J Athl Train 2000 Jan; 35(1): 19–25.

98. Trouillas P, Takayanagi T, Hallett M, Currier RD, Subramony SH, Wessel K, Bryer A, Diener HC, Massaquoi S, Gomez CM, Coutinho P, Ben Hamida M, Campanella G, Filla A, Schut L, Timann D, Honnorat J, Nighoghossian N, Manyam B. International Cooperative Ataxia Rating Scale for pharmacological assessment of the cerebellar syndrome. The Ataxia Neuropharmacology Committee of the World Federation of Neurology. J Neurol Sci 1997 Feb 12; 145(2): 205–11.

99. Aviv H, Schädler S. Basale Rumpfaktivitäten: Trunk Control Test (TCT). In: Assessments in der Rehabilitation – Band 1: Neurologie. Bern: Huber, 2012: 131–5.

100. Collin C, Wade D. Assessing motor impairment after stroke: a pilot reliability study. J Neurol Neurosurg Psychiatry 1990 Jul; 53(7): 576–9.

101. Verheyden G, Nieuwboer A, Mertin J, Preger R, Kiekens C, De Weerdt W. The Trunk Impairment Scale: a new tool to measure motor impairment of the trunk after stroke. Clin Rehabil 2004 May; 18(3): 326–34.

102. Sattelmayer M. Rumpfkontrolle: Trunk Impairment Scale (TIS). In: Assessments in der Rehabilitation – Band 1: Neurologie. Bern: Huber, 2012: 269–79.

103. Benaim C, Perennou DA, Villy J, Rousseaux M, Pelissier JY. Validation of a standardized assessment of postural control in stroke patients: the Postural Assessment Scale for Stroke Patients (PASS). Stroke 1999 Sep; 30(9): 1862–8.

104. Tyson SF, DeSouza LH. Development of the Brunel Balance Assessment: a new measure of balance disability post stroke. Clin Rehabil 2004a Nov; 18(7): 801–10.

105. Tyson SF, DeSouza LH. A clinical model for the assessment of posture and balance in people with stroke. Disabil Rehabil 2003 Feb 4; 25(3): 120–6.

106. Tinetti ME. Performance-oriented assessment of mobility problems in elderly patients. J Am Geriatr Soc 1986 Feb; 34(2): 119–26.

107. Duncan PW, Weiner DK, Chandler J, Studenski S. Functional reach: a new clinical measure of balance. J Gerontol 1990 Nov; 45(6): M192–7.

108. Schädler S. Funktionelle Reichweite: Functional Reach (FR). In: Assessments in der Rehabilitation – Band 1: Neurologie. Bern: Huber, 2012: 259–63.

109. Weiner DK, Bongiorni DR, Studenski SA, Duncan PW, Kochersberger GG. Does functional reach improve with rehabilitation? Arch Phys Med Rehabil 1993 Aug; 74(8): 796–800.

110. Wallmann HW. Comparison of elderly nonfallers and fallers on performance measures of functional reach, sensory organization, and limits of stability. J Gerontol A Biol Sci Med Sci 2001 Sep; 56(9): M580–3.

111. Winstein CJ, Gardner ER, McNeal DR, Barto PS, Nicholson DE. Standing balance training: effect on balance and locomotion in hemiparetic adults. Arch Phys Med Rehabil 1989 Oct; 70(10): 755–62.

112. Pollock C, Eng J, Garland S. Clinical measurement of walking balance in people post stroke: a systematic review. Clin Rehabil 2011 Aug; 25(8): 693–708.

113. Jobges M, Heuschkel G, Pretzel C, Illhardt C, Renner C, Hummelsheim H. Repetitive training of compensatory steps: a therapeutic approach for postural instability in Parkinson's disease. J Neurol Neurosurg Psychiatry 2004 Dec; 75(12): 1682–7.

114. Radlinger L, Bachmann W, Homberg J. Rehabilitatives Krafttraining. Stuttgart: Thieme, 1998.

115. Medicine ACoS. ACSM's guidelines for exercise testing and prescription. Philadelphia: Lippincott Williams & Wilkins, 2013.

116. Wolf SL, Barnhart HX, Kutner NG, McNeely E, Coogler C, Xu T. Reducing frailty and falls in older persons: an investigation of Tai Chi and computerized balance training. Atlanta FICSIT Group. Frailty and Injuries: Cooperative Studies of Intervention Techniques. J Am Geriatr Soc 1996 May; 44(5): 489–97.

117. Howe TE, Rochester L, Neil F, Skelton DA, Ballinger C. Exercise for improving balance in older people. Cochrane Database Syst Rev 2011(11): CD004963.

118. Laufer Y, Dar G, Kodesh E. Does a Wii-based exercise program enhance balance control of independently functioning older adults? A systematic review. Clin Interv Aging 2014; 9: 1803–13.

119. Streckmann F, Zopf EM, Lehmann HC, May K, Rizza J, Zimmer P, Gollhofer A, Bloch W, Baumann FT. Exercise intervention studies in patients with peripheral neuropathy: a systematic review. Sports Med 2014 Sep; 44(9): 1289–304.

120. Sharififar S, Coronado RA, Romero S, Azari H, Thigpen M. The effects of whole body vibration on mobility and balance in Parkinson disease: a systematic review. Iran J Med Sci 2014 Jul; 39(4): 318–26.

121. Mansfield A, Wong JS, Bryce J, Knorr S, Patterson KK. Does perturbation-based balance training prevent falls? Systematic review and meta-analysis of preliminary randomized controlled trials. Phys Ther 2015 May; 95(5): 700–9.

122. Barclay-Goddard R, Stevenson T, Poluha W, Moffatt ME, Taback SP. Force platform feedback for standing balance training after stroke. Cochrane Database Syst Rev 2004(4): CD004129.

123. Mat S, Tan MP, Kamaruzzaman SB, Ng CT. Physical therapies for improving balance and reducing falls risk in osteoarthritis of the knee: a systematic review. Age and Ageing 2015 Jan; 44(1): 16–24.

124. Kendrick D, Kumar A, Carpenter H, Zijlstra GA, Skelton DA, Cook JR, Stevens Z, Belcher CM, Haworth D, Gawler SJ, Gage H, Masud T, Bowling A, Pearl M, Morris RW, Iliffe S, Delbaere K. Exercise for reducing fear of falling in older people living in the community. Cochrane Database Syst Rev 2014; 11: CD009848.

125. Yardley L, Beech S, Zander L, Evans T, Weinman J. A randomized controlled trial of exercise therapy for dizziness and vertigo in primary care. Br J Gen Pract 1998 Apr; 48(429): 1136–40.

126. Yardley L, Donovan-Hall M, Smith HE, Walsh BM, Mullee M, Bronstein AM. Effectiveness of primary care-based vestibular rehabilitation for chronic dizziness. Ann Intern Med 2004 Oct 19; 141(8): 598–605.

127. Vereeck L, Wuyts FL, Truijen S, De Valck C, Van de Heyning PH. The effect of early customized vestibular rehabilitation on balance after acoustic neuroma resection. Clin Rehabil 2008 Aug; 22(8): 698–713.

128. Horak FB, Jones-Rycewicz C, Black FO, Shumway-Cook A. Effects of vestibular rehabilitation on dizziness and imbalance. Otolaryngol Head Neck Surg 1992 Feb; 106(2): 175–80.

129. Jauregui-Renaud K, Villanueva Padron LA, Cruz Gomez NS. The effect of vestibular rehabilitation supplemented by training of the breathing rhythm or proprioception exercises, in patients with chronic peripheral vestibular disease. J Vestib Res 2007; 17(1): 63–72.

130. Cohen HS, Kimball KT. Decreased ataxia and improved balance after vestibular rehabilitation. Otolaryngol Head Neck Surg 2004 Apr; 130(4): 418–25.

131. Aranda C, Meza A, Rodriguez R, Mantilla MT, Jauregui-Renaud K. Diabetic polyneuropathy may increase the handicap related to vestibular disease. Arch Med Res 2009 Apr; 40(3): 180–5.

132. Marigold DS, Eng JJ, Dawson AS, Inglis JT, Harris JE, Gylfadottir S. Exercise leads to faster postural reflexes, improved balance and mobility, and fewer falls in older persons with chronic stroke. J Am Geriatr Soc 2005 Mar; 53(3): 416–23.

133. Hain TC, Fuller L, Weil L, Kotsias J. Effects of T'ai Chi on balance. Arch Otolaryngol Head Neck Surg 1999 Nov; 125(11): 1191–5.

134. Wolf SL, Barnhart HX, Ellison GL, Coogler CE. The effect of Tai Chi Quan and computerized balance training on postural stability in older subjects. Atlanta FICSIT Group. Frailty and Injuries: Cooperative Studies on Intervention Techniques. Phys Ther 1997 Apr; 77(4): 371–81; discussion 82–4.

135. Protas EJ, Mitchell K, Williams A, Qureshy H, Caroline K, Lai EC. Gait and step training to reduce falls in Parkinson's disease. NeuroRehabilitation 2005; 20(3): 183–90.

## 2.1 Physiologie/Pathophysiologie

### 2.1.1 Definitionen

Schwindel ist gekennzeichnet durch eine beeinträchtigte Wahrnehmung verschiedener Sinne mit dem Verlust der Körpersicherheit im Raum und dadurch hervorgerufene Gleichgewichtsstörungen. An der Aufrechterhaltung der Orientierung im Raum sind verschiedene Systeme beteiligt: peripher- und zentralvestibulärer Apparat, visuelles System, somatosensorisches und motorisches System. Ist nur eines dieser Systeme gestört, kommt es zum Auftreten von Schwindel.

In voller Ausprägung äußert sich Schwindel in der Wahrnehmung von Scheinbewegungen, in der Störung der Funktion der Augenmuskulatur (Nystagmus), in der Fallneigung sowie in Übelkeit und Erbrechen (1).

Im englischen Sprachraum existieren zwei Begriffe für Schwindel: Vertigo und Dizziness. Vertigo bezeichnet den typischen heftigen Drehschwindel. Dizziness beschreibt die Vielzahl ungerichteter Symptome wie Schwindel, Benommenheit, Unsicherheit und Taumel. Im deutschen Sprachraum verwenden die Patienten meist nur die Bezeichnung Schwindel. Beim Nachfragen über die Qualität des Schwindels sind die Beschreibungen sehr breit gestreut. Es werden Bezeichnungen von Drehen, Schwanken, Taumeln, Unsicherheit, Übelkeit bis hin zu Benommenheit, Schwarzwerden oder ein komisches Gefühl verwendet. Schwindel ist, ähnlich wie Schmerz, ein subjektives Empfinden für eine Störung. Während der Schmerz ein subjektives Empfinden für eine Körperschädigung ist, geht es beim Schwindel meist um eine Dysfunktion des Gleichgewichts oder der Orientierung des Körpers im Raum.

**Tab. 2.1** Häufigkeiten verschiedener Schwindelsyndrome in einer neurologischen Spezialambulanz für Schwindel und Okulomotorikstörungen (32)

| Diagnose | Anzahl der Fälle | Prozentualer Anteil |
|---|---|---|
| Benigner peripherer paroxysmaler Lagerungsschwindel | 2618 | 17,8 |
| Somatoformer phobischer Schwankschwindel | 2157 | 14,7 |
| Zentralvestibulärer Schwindel | 1798 | 12,2 |
| Vestibuläre Migräne | 1662 | 11,3 |
| Morbus Menière | 1490 | 10,1 |
| Neuritis vestibularis | 1198 | 8,2 |
| Bilaterale Vestibulopathie | 1067 | 7,3 |
| Vestibularisparoxysmie | 569 | 3,9 |
| Psychogener Schwindel (andere) | 453 | 3,1 |
| Perilymphfistel | 83 | 0,6 |
| Unklare Schwindelsyndrome | 408 | 2,8 |
| Andere | 1287 | 8,8 |
| **Summe** | **14689** | **100** |

**Tab. 2.2** Symptom- und Funktionsgruppen und Therapie

| Symptom-/Funktionsgruppe | Behandlungsschwerpunkte |
|---|---|
| Gleichgewichtsstörungen | Spezifisches Gleichgewichtstraining |
| Benigner paroxysmaler Lagerungsschwindel | Lagerungsmanöver |
| Okulomotorische Dysfunktionen | Blickstabilisation |
| Zentral- oder periphervestibuläre Dysfunktion | Vestibuläre Rehabilitation |
| Reduzierte Somatosensorik/Wahrnehmung | Stimulation/Integration Somatosensorik |
| Visuelle Abhängigkeit | Abbau visueller Abhängigkeit |
| Zervikogener Schwindel<br>• Ursächlich: funktionelle segmentale Instabilität<br>• Ursächlich: myofaszial/artikulär<br>• Ursächlich: vaskulär<br>• Reaktiv: Vermeidungshaltung | • Segmentale muskuläre Stabilisation<br>• Manuelle Behandlung/Mobilisation<br>• Differenzierung, Haltungsänderung<br>• Vestibuläre Rehabilitation, Detonisierung |
| Orthostase/Herz-/Gefäßsystem | Differenzierung, Verhaltensänderungen |
| Dosierung von Aktivität und Pausen im Alltag | Pacing |
| Emotionale Beteiligung | Problemorientierte Behandlung, dosierte Expositionstherapie |
| Multifaktorieller Schwindel | Problemorientierte Behandlung, Förderung der allgemeinen Mobilität |

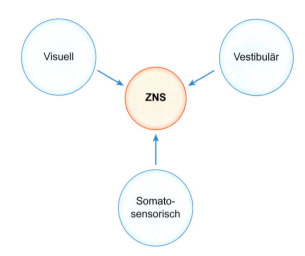

**Abb. 2.1** Sensorische Systeme für Gleichgewicht [L231]

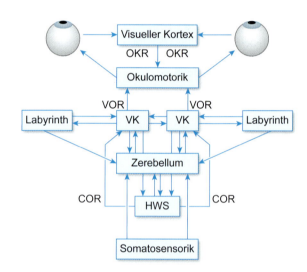

**Abb. 2.2** Vereinfachte Darstellung der neuronalen Verschaltung [L231]

## 2.1.2 Epidemiologie

In einer Befragung von über 3 000 Personen liegt die Prävalenz von Schwindel in Abhängigkeit vom Alter zwischen 17 % bei Jüngeren und bis zu 39 % bei den über 80-Jährigen (2, 3). In einer bevölkerungsbezogenen Studie lag die Lebenszeitprävalenz für mittelstarken bis heftigen Schwindel bei 29,5 % (2, 4–6). Die häufigste Ursache für Schwindel in einer Schwindelambulanz ist der gutartige Lagerungsschwindel (BPLS) mit 18,6 %, gefolgt vom phobischen Schwankschwindel mit 15,6 % und dem zentralvestibulären Schwindel mit 12,4 % (➤ Tab. 2.1) (32). Eine detaillierte Beschreibung der Krankheitsbilder ist in ➤ Kap. 3 und ➤ Kap. 14 zu finden.

## 2.1.3 Komplexität des Schwindels

Zur Erhaltung des Gleichgewichts und der Orientierung des Körpers im Raum dienen hauptsächlich drei sensorische Systeme: das vestibuläre, visuelle und somatosensorische System (➤ Abb. 2.1).

Schwindel tritt auf, wenn die sensorischen Systeme nicht dieselben Informationen liefern und es damit zu Konflikten

zwischen diesen kommt. Die neuronalen Verschaltungen der sensorischen Systeme sind weit komplexer (vereinfachte Darstellung: ➤ Abb. 2.2).

Ist eines dieser peripheren Systeme oder deren zentrale Verschaltung betroffen, hat dies häufig Einfluss auf andere Funktionen. Zahlreiche Beispiele und Untersuchungen zeigen die Komplexität und Auswirkungen auf andere Funktionen bei der Erkrankung eines Systems.

### BEISPIELE

Bei einer periphervestibulären Erkrankung können zusätzlich visuelle (okulomotorische) Dysfunktionen, Nackensteifigkeit, die Verwendung visueller Fixpunkte oder ein erhöhter Angstscore auftreten.
Eine diabetische Polyneuropathie verstärkt die Schwindelsymptome bei einer peripher vestibulären Erkrankung (7).
Bei Personen mit einem Schleudertrauma sind häufig okulomotorische Dysfunktionen zu beobachten (8–13).
In funktionellen Magnetresonanztomografien (fMRT) und Positronenemissionstomografien (PET) konnte gezeigt werden, dass durch

eine Stimulation des Vestibularorgans oder durch eine vestibuläre Erkrankung das somatosensorische und visuelle Hirnareal deaktiviert wird (14–16).

Ein höherer Angstscore verstärkt das Schwanken im Stehen (17–19), beeinflusst den VOR (20, 21) und kann die Verarbeitung visueller, vestibulärer und somatosensorischer Informationen stören (18). Details sind in den einzelnen Kapiteln zu finden.

**MERKE**
Bei einer Erkrankung eines Systems oder dessen Verschaltung können andere Funktionen mit betroffen sein.

## 2.1.4 Problemorientiertes Vorgehen

Vestibuläre Rehabilitation ist ein Überbegriff für verschiedenste Maßnahmen zur Behandlung nach einer zentral- oder periphervestibulären Funktionsstörung. In diesem Buchkonzept werden die einzelnen Aspekte problemorientiert dargestellt und behandelt.

Die Zielgruppe dieses Buches sind Therapeuten. Nicht die Diagnosestellung steht im Vordergrund, sondern die Behandlung von Symptomen und Funktionsstörungen. Ziel ist die bestmögliche Verbesserung von Funktionen und Aktivitäten des täglichen Lebens.

Aufgrund oben genannter Zusammenhänge hat sich für die Therapie ein problemorientiertes Vorgehen bewährt. Die Untersuchung und Behandlung wird geleitet von den von den Patienten genannten Symptomen und Funktionsstörungen. Entsprechend orientieren sich die Kapitel an den Symptom- und Funktionsgruppen (➤ Tab. 2.2).

Zahlreiche Autoren empfehlen ein problemorientiertes Vorgehen und belegen dies mit guten Resultaten. Dabei wird aufgrund der Ergebnisse der Anamnese und Untersuchung die Behandlung geplant und durchgeführt. Nachfolgend sind einige Effektivitätsstudien aufgeführt, die dieses Vorgehen bestätigen.

**BEISPIELE**

**Gleichgewicht**

Eine Gruppe mit individuell angepasstem Übungsprogramm mit zunehmend gesteigerten dynamischen Gleichgewichtsübungen zeigt bessere Resultate als eine Gruppe mit Stretching und Gewichtsverlagerungen (22).

**Schwindel**

Ein individuell angepasstes Programm, basierend auf der physiotherapeutischen Untersuchung, zeigt bei zentralvestibulärer Ursache Verbesserungen in subjektiven und objektiven Messungen (23).
Ein individuell abgestimmtes Programm für vestibuläre Rehabilitation und Gleichgewichtstraining verbessert Gleichgewicht und Schwindel (24).
Eine Gruppe mit einem frühen, individuell angepassten Übungsprogramm und regelmäßig stattfindenden Anpassungen (nach Operation eines Akustikusneurinoms) verbessert sich in verschiedenen Tests gegenüber einer allgemeinen Gruppe (25) (Details: ➤ Kap. 5).

Bei älteren Menschen wird ein individuell angepasstes Übungsprogramm angeboten und mit kognitiver Verhaltenstherapie kombiniert. Dies verbessert den Schwindel (26) (Details: ➤ Kap. 12).

**MERKE**
Diese Erkenntnisse zeigen, dass die Behandlung von Patienten mit Schwindel und Gleichgewichtsproblemen sowohl ursächlich (sofern dies durch die Physiotherapie möglich ist) als auch auf die vorliegenden Funktionsstörungen und Symptome ausgerichtet sein muss.

## 2.2 Anamnese

Die Anamnese gehört bei Schwindel zu den wichtigsten Bestandteilen der Untersuchung. Hier finden sich bereits viele Hinweise und Hypothesen auf mögliche Ursachen und beteiligte Symptomgruppen.

Die vorausgehende Abgabe des Dizziness Handicap Inventory (DHI) (➤ Kap. 2.3) als Vorbereitung und zur Fokussierung der Anamnese hat sich sehr bewährt. Damit lassen sich der Schweregrad und die Art der Probleme früh einschätzen. Bei ungenauen Angaben kann ein Schwindeltagebuch (s. ➤ Kap. 10) abgegeben werden.

Um einer Chronifizierung des Schwindels vorzubeugen, sollte die Anamnese primär auf Aktivitäten fokussiert sein und nicht nur auf das Symptomverhalten. Die Patienten sollen sich nicht noch mehr auf das Symptom konzentrieren, um dem Therapeuten in der nächsten Sitzung antworten zu können. Vielmehr sollte gefragt werden, bei welchen Aktivitäten sie Probleme haben oder die Probleme auftreten.

Nachfolgend werden einige mögliche Hauptkomponenten der Anamnese dargestellt (➤ Tab. 2.3).

**CAVE**
Die Fragen sind durch den klinischen Denkprozess geleitet und folgen keinem starren Raster.

Die typische detaillierte Anamnese ist in jedem Kapitel der Symptomgruppen zu finden (s. auch ➤ Kap. 2.3.3).

Red Flags, Kontraindikationen und Vorsichtsmaßnahmen sind in ➤ Kap. 13 zu finden.

## 2.3 Untersuchung

### 2.3.1 Spezifische Untersuchung

Nach der Anamnese werden Hypothesen von möglichen beteiligten Symptomgruppen gebildet und nach Priorität und

**Tab. 2.3** Mögliche Hauptkomponenten

| Hauptproblem | Was ist Ihr Hauptproblem? |
|---|---|
| Auftreten | • Bei welchen Aktivitäten tritt der Schwindel auf?<br>• Bei welchen Haltungen, Ausgangsstellungen (ASTE) oder Bewegungen tritt der Schwindel auf? |
| Beginn des Ereignisses | • Wann genau haben die Beschwerden/Probleme begonnen?<br>• Sind die Probleme spontan oder langsam schleichend aufgetreten?<br>• Gab es einen Auslöser? Wenn ja, welchen?<br>• Was ereignete sich im Zeitraum des Beginns?<br>• Gab es eine Veränderung der Lebensgewohnheiten? |
| Verlauf | • Wie hat es sich seither verändert (Auftreten, Intensität, Qualität)?<br>• Wenn es frühere Episoden gab, wie lange dauerten diese? Wie verliefen diese Episoden? |
| Dauer, Intensität und Qualität? | • Wie fühlt sich der Schwindel an (Qualität)?<br>• Tritt der Schwindel sofort oder verzögert auf?<br>• Wie heftig ist der Schwindel, wenn er auftritt?<br>• Wie lange dauert der Schwindel, bis er wieder verschwindet?<br>• Wie ist die Intensität im Tagesverlauf?<br>• Ist er ständig da oder gibt es Momente, in denen er völlig verschwunden ist? |
| Visus | • Hat sich seit dem (Schwindel-)Ereignis beim Sehen etwas verändert?<br>• Wie ist die Sehschärfe, gibt es Doppelbilder? |
| Weitere Fragen | • Was wurde oder was haben Sie bereits unternommen?<br>• Wie war der Verlauf seit dem Ereignis?<br>• Haben Sie andere Symptome?<br>• Haben Sie Gleichgewichtsprobleme?<br>• Hatten oder haben Sie Nackenprobleme?<br>• Welche Medikamente nehmen Sie ein?<br>• Haben Sie weitere Erkrankungen? |

Wahrscheinlichkeit geordnet. Die Hypothesen werden mit geeigneten Tests bestätigt oder verworfen. Die Untersuchung der einzelnen Symptom- und Funktionsgruppen ist in den nachfolgenden Kapiteln ausführlich beschrieben.

### 2.3.2 Fragebogen

Um die Sicht des Patienten abzubilden und die Anamnese zu unterstützen, ist der Einsatz von Fragebogen sehr hilfreich. Wird der Fragebogen vor der Anamnese abgegeben (und ausgewertet), können bereits Hypothesen und Hinweise für gezieltere Fragen genutzt werden. Zudem können die Fragebogen als Verlaufsmessung nach mehreren Sitzungen oder beim Abschluss eingesetzt werden.

Wird der Fragebogen mit einer Hilfsperson ausgefüllt, sollte diese die Fragen und Antwortmöglichkeiten neutral vorlesen und auf keinen Fall Einfluss auf die Antwort nehmen.

#### Dizziness Handicap Inventory (DHI)

Der DHI erfasst Symptome und Behinderungen im Alltag bei Schwindel und Gleichgewichtsproblemen. Er umfasst 25 Fragen zu schwindelauslösenden Bewegungen (P), Behinderungen im Alltag (F) und Emotionen (E). Die hier vorliegende Version wurde von Kurre und Kollegen (27) ins Deutsche übersetzt und validiert. Den Fragebogen finden Sie auch auf der Webseite (www.schwindeltherapie.ch) (30).

#### Durchführung

Der Fragebogen wird am besten vor der 1. Sitzung zum Ausfüllen abgegeben. Idealerweise kann der Fragebogen bereits durch den zuweisenden Arzt vorgelegt werden. Ansonsten kann der Patient ca. 15 Minuten früher bestellt werden. Der Patient wird gebeten, den Anleitungstext genau zu lesen.

Name: _____     Geburtsdatum: _____     Datum: _____

**Anleitung:**

Dieser Fragebogen dient dazu, die Probleme herauszufinden, die Sie wegen Ihres Schwindels oder Ihrer Gleichgewichtsprobleme haben können. Beantworten Sie bitte jede Frage mit „Ja", „Nein" oder „Manchmal". Beantworten Sie jede Frage nur in Bezug auf Ihr Schwindel- oder Gleichgewichtsproblem.

| | Fragen | Ja 4 | Manchmal 2 | Nein 0 |
|---|---|---|---|---|
| P1 | Verstärken sich Ihre Probleme, wenn Sie nach oben schauen? | ☐ | ☐ | ☐ |
| E2 | Fühlen Sie sich wegen Ihrer Probleme frustriert? | ☐ | ☐ | ☐ |
| F3 | Schränken Sie wegen Ihrer Probleme geschäftliche oder private Reisen ein? | ☐ | ☐ | ☐ |
| P4 | Verstärken sich Ihre Probleme, wenn Sie einen Gang im Supermarkt entlanggehen? | ☐ | ☐ | ☐ |
| F5 | Haben Sie wegen Ihrer Probleme Schwierigkeiten beim Insbettgehen oder beim Aufstehen aus dem Bett? | ☐ | ☐ | ☐ |
| F6 | Schränken Ihre Probleme Sie deutlich ein, an gesellschaftlichen Aktivitäten teilzunehmen (z.B. auswärts essen gehen, Einladungen folgen, zu Partys gehen, Kino, Theater oder Konzerte besuchen)? | ☐ | ☐ | ☐ |
| F7 | Haben Sie wegen Ihrer Probleme Schwierigkeiten beim Lesen? | ☐ | ☐ | ☐ |
| P8 | Verstärken sich Ihre Probleme bei anspruchsvolleren Aktivitäten, z.B. beim Sport, beim Tanzen oder bei Hausarbeiten? | ☐ | ☐ | ☐ |
| E9 | Haben Sie wegen Ihrer Probleme Angst, das Haus ohne Begleitung zu verlassen? | ☐ | ☐ | ☐ |
| E10 | Sind Sie wegen Ihrer Probleme schon einmal in eine peinliche Situation geraten? | ☐ | ☐ | ☐ |
| P11 | Verstärken schnelle Kopfbewegungen Ihre Probleme? | ☐ | ☐ | ☐ |
| F12 | Meiden Sie die Höhe wegen Ihrer Probleme (z.B. Berge, Hochhaus, Leiter, Gerüst)? | ☐ | ☐ | ☐ |
| P13 | Verstärkten sich Ihre Probleme, wenn Sie sich im Bett drehen? | ☐ | ☐ | ☐ |
| F14 | Haben Sie wegen Ihrer Probleme Schwierigkeiten, anstrengende Haus- oder Gartenarbeit zu erledigen? | ☐ | ☐ | ☐ |
| E15 | Befürchten Sie, dass andere Leute wegen Ihrer Probleme denken, Sie seien betrunken? | ☐ | ☐ | ☐ |
| F16 | Haben Sie wegen Ihrer Probleme Schwierigkeiten, allein spazieren zu gehen? | ☐ | ☐ | ☐ |
| P17 | Verstärken sich Ihre Probleme, wenn Sie auf einem Bürgersteig gehen? | ☐ | ☐ | ☐ |
| E18 | Ist es wegen Ihrer Probleme schwierig für Sie, sich zu konzentrieren? | ☐ | ☐ | ☐ |
| F19 | Ist es wegen Ihrer Probleme für Sie schwierig, sich im Dunkeln in Ihrer Wohnung zu bewegen? | ☐ | ☐ | ☐ |
| E20 | Haben Sie wegen Ihrer Probleme Angst, allein zu Hause zu bleiben? | ☐ | ☐ | ☐ |
| E21 | Fühlen Sie sich wegen Ihrer Probleme behindert/eingeschränkt? | ☐ | ☐ | ☐ |
| E22 | Belasten Ihre Probleme die Beziehung zu Familienmitgliedern oder Freunden? | ☐ | ☐ | ☐ |
| E23 | Fühlen Sie sich auf Grund Ihrer Probleme deprimiert? | ☐ | ☐ | ☐ |
| F24 | Werden Sie durch Ihre Probleme beeinträchtigt, Ihre Aufgaben im Beruf oder Haushalt wahrzunehmen? | ☐ | ☐ | ☐ |
| P25 | Verstärken sich Ihre Probleme, wenn Sie sich nach vorn beugen? | ☐ | ☐ | ☐ |
| | | | | |
| | Gesamt | /100 | | |

Die Fragen werden nach folgender Skala beantwortet:

- Nein = 0
- Manchmal = 2
- Ja = 4

Der Therapeut zählt die Summen der ausgewählten Antworten zusammen und trägt sie im Formular ein.

### Befund

Der Totalscore umfasst maximal 100 Punkte, was einer maximalen Beeinträchtigung entspricht. Ist der Wert eher tief, entspricht es einem Problem, das den Alltag und die Lebensqualität nicht maßgeblich beeinträchtigt. Bei einer mittleren Ausprägung (ca. 40–60 Punkte) handelt es sich um ein bedeutendes Problem. Ist der Wert sehr hoch, schränken die Probleme die Lebensqualität und den Alltag deutlich bis massiv ein.

Zur Analyse werden die Fragen, die mit „Ja" oder „Manchmal" beantwortet wurden, besonders betrachtet. Sie geben Anhaltspunkte auf mögliche Symptomgruppen:

### BEISPIELE

| | |
|---|---|
| P1, F5, P11, P13, P25 | BPLS |
| P4, F7 | Visuelles System |
| P1, P8, P11, P13, P25 | Vestibulär |
| F12, P17, F19 | Somatosensorik |
| F19 | Visuelle Abhängigkeit |
| P17 | Gleichgewicht |
| P1, F5, P11, P13, P25 | Zervikogen |
| P1, F5, P25 | Orthostase |
| E18, F25 | Verarbeitung/Kognition |
| Alle E-Fragen sowie P4, F6, F12, F16 | Emotionen |

Sind viele Fragen auffällig, werden besonders die wenigen Fragen betrachtet, die mit „Nein" beantwortet wurden. Diese geben einen Hinweis auf Ressourcen.

## Vertigo Symptom Scale (VSS)

Die VSS erfasst mit 34 Fragen verschiedene Symptome bei Schwindel und ihre Ausprägung. Die hier vorliegende Version wurde von Gloor-Juzi und Kollegen (31) ins Deutsche übersetzt und validiert. Die Fragen können in eine vestibuläre Subskala (VSSvest) und eine Subskala „anxiety" (VSSanx) eingeteilt werden. Der Link zur druckbaren Version ist auf der Webseite (www.schwindeltherapie.ch) zu finden.

### Durchführung

Dieser Fragebogen kann vor dem 1. Termin oder bei Bedarf abgegeben werden. Bei knappen Zeitressourcen ist der DHI vorzuziehen. Die VSS kann auch eingesetzt werden, um herauszufinden, wie ausgeprägt die emotionalen Anteile sind (Subskala VSSanx).

Der Patient wird aufgefordert, den Anleitungstext genau durchzulesen.

**Anleitung:**
Bitte kreuzen Sie die entsprechende Spalte an, um damit anzugeben, wie oft jedes der unten aufgeführten Symptome während der letzten 12 Monate aufgetreten ist. Falls Sie seit weniger als einem Jahr unter Schwindel leiden, geben Sie bitte an, wie oft jedes der unten aufgeführten Symptome seither aufgetreten ist (31).

Die Fragen werden nach folgender Skala beantwortet:

- Nie = 0
- Wenige Male = 1
- Mehrere Male = 2
- Ziemlich oft = 3
- Sehr oft = 4

### Befund

Der Totalscore beträgt maximal 136 Punkte, was einer maximalen Beeinträchtigung bzw. maximalen Symptomen entspricht. Wie beim DHI kann der Gesamtscore in ein kleines, mittleres und größeres Ausmaß eingestuft werden.

Folgende Subskalen können berechnet werden:

| Subskala | Anzahl der Items | Maximale Punktzahl |
|---|---|---|
| Vestibuläre Subskala (VSSvest) | 19 Items (1a–e, 4, 5, 7a–e, 11, 15, 18a–e) | 76 |
| Somatische Angstskala (VSSanx) | 15 Items (2, 3, 6, 8–10, 12–14, 16, 17, 19–22) | 60 |

Der empfohlene Grenzwert für abnormale Angst ist 11 Punkte der Subskala VSSanx (33). Demnach deutet ein Wert über 11 Punkte der Subskala VSSanx auf abnormale Angst hin. Bei der Berechnung ist auch möglich, die erhaltene Punktzahl der Subskala durch die Anzahl der Items zu dividieren. Ist die Subskala VSSanx besonders ausgeprägt, bestehen Hinweise auf emotionale Beteiligungen. Eine eher vestibuläre Ursache liegt vor, wenn vor allem die Subskala VSSvest ausgeprägt ist.

Die Art der vorliegenden Symptome können Hinweise auf eine der Schwindelformen geben.

### 2.3.3 Schwindelbefund

Nachfolgend ist ein Vorschlag für einen Schwindelbefund dargestellt. Dieser ist auf der Webseite (www.schwindeltherapie.ch) als Druckversion erhältlich.

Schwindelbefund
Untersucher/-in:

_____

Datum:

_____

Name: _____ Vorname: _____ Geburtsdatum: _____

Berufliche Situation:

_____

Soziale Situation:

_____

Medikamente:

_____

_____

Diagnose(n):

_____

_____

_____

Ziele:

_____

Hauptproblem(e):

_____

_____

_____

_____

Bei welchen Alltagsaktivitäten:

_____

_____

_____

Schwindel seit wann? Auslöser/Entstehung/Geschichte/Beginn (spontan, langsam):

_____

_____

_____

Was verstärkt:

_____

_____

Was reduziert:

_____

Qualität des Schwindels:

_____

_____

Intensität des Schwindels:

_____

Dauer des Schwindels:

_____

Begleitende Symptome (Übelkeit, Sehstörungen usw.):

_____

_____

_____

Gleichgewicht, Kraft allgemein:

_____

_____

Dizziness Handicap Inventory (DHI) _____Datum: _____:_____/100 Punkte

_____

Vertigo Symptom Scale (VSS) _____Datum: _____: _____/136 Punkte

VSSvest: _____/76 Punkte

VSSanx _____/60 Punkte

**Visuelle Abhängigkeit**
Gehen im Dunkeln:

_____

Schnelle Drehungen:

_____

Gehen mit visueller Abhängigkeit/Fixpunkten:

_____

**Halswirbelsäule**
Beteiligte Symptome:

_____

_____

Auftreten (Was? Wann? Zusammenhang mit Schwindel?):

_____

_____

Seit wann? Bisherige Geschichte, Entstehung, frühere WAD:

_____

_____

| Hypothese: | ☐ Ursächlich: funktionelle Instabilität |
|---|---|
| | ☐ Ursächlich: muskulär/artikulär |
| | ☐ Ursächlich: vaskulär/neurovaskulär |
| | ☐ Reaktiv: Vermeidungshaltung/Hypertonus |

**Orthostase**
Rhythmusstörungen:

_____

Blutdruck (tief, Schwankungen):

_____

**Chronischer Schwindel**
ADL (welche, Dauer, Irritierbarkeit):

_____

_____

Pausen (Dauer, Anzahl, Gestaltung):

_____

_____

**Planung objektiver Untersuchung**

Klinische Gruppe:  ☐ Akut  ☐ Subakut      ☐ In bestimmten Situationen

Hypothese:        ☐ BPLS  ☐ Vestibulär    ☐ Somatosensorisch      ☐ Visuell        ☐ HWS  ☐ ................

**Funktionelle Demonstration**

Aktivität:

Beobachtungen, Schwindel (Latenz, Intensität, Qualität, Dauer, Irritierbarkeit, Pausendauer):

**Assessments**

CTSIB              Datum: _____

Dynamic Gait Index   Datum: _____ Punkte: _____/24

Berg Balance Scale   Datum: _____ Punkte: _____/56

**Benigner paroxysmaler Lagerungsschwindel** (nur bei anamnestischen Hinweisen auf BPLS)

Dix-Hallpike-Test (posteriorer Bogengang):     Linkes Organ          Rechtes Organ
                                               ☐ Positiv ☐ Negativ   ☐ Positiv ☐ Negativ

Pagini-McClure-Test (horizontaler Bogengang):  Linkes Organ          Rechtes Organ
                                               ☐ Positiv ☐ Negativ   ☐ Positiv ☐ Negativ

**Visuelles System**

**Kopfimpulstest (VOR):**     Nach **links**         Nach **rechts**
                             ☐ Positiv ☐ Negativ   ☐ Positiv ☐ Negativ

Langsame Blickfolge:

_____

LB in Kopfrotation (SPNT*): ☐ Positiv ☐ Negativ          ☐ Positiv ☐ Negativ
Konvergenz:

_____

Sakkaden:

_____

Cover-Test:

_____

Optokinetik:          ☐ Positiv ☐ Negativ          ☐ Positiv ☐ Negativ

_____

                    Nach **unten**              Nach **oben**
                    ☐ Positiv ☐ Negativ          ☐ Positiv ☐ Negativ

_____

**Vestibuläres System**
Kopfimpulstest
Differenzierung vestibulär/HWS:
☐ Körper mit Kopf (vestibulär)          ☐ Körper ohne Kopf (HWS)          ☐ nur Kopf (vestibulär + HWS)
Vestibuläres Muster. Klinische Gruppe:     ☐ Akut          ☐ Subakut          ☐ Nur in bestimmten Situationen

| ASTE | Bewegung | Anzahl | Zeitmessung (von Stopp bis Schwindel weg/zurück in Sek.) |
|---|---|---|---|
|  |  |  |  |
|  |  |  |  |
|  |  |  |  |
|  |  |  |  |
| * Langsame Blickfolge in Kopfrotation (Smoot Pursuit Neck Torsion Test, SPNT) | | | |

**Somatosensorik/Gleichgewicht**
Stand, Augen zu:

_____

Stand, Füße eng:

_____

Stand, Füße eng, Augen zu (Romberg):

_____

Vibrationssinn     Links     Rechts
          Metatarsale I     _____/8_____/8

          Tuberositas tibiae _____/8_____/8

Fußstrategie (aktiv, reaktiv):

**Visuelle Abhängigkeit**
Stand, Augen zu:

Gehen, Drehen:

Beobachtungen ADL:

**Halswirbelsäule**
(Funktionelle Demonstration)
Funktionelle Demo mit passiver Stabilisation:

Funktionelle Demo mit aktiver Stabilisation:

Aktive Bewegung:

Passive Testung (Hypo-/Hypermobilität, muskulär, Symptome):

HRA/JPE

Hinweise auf A. vertebralis:

**Orthostase/Kardiopulmonales System**     Schellong-Test:

| Zeit | Syst. | Diast. | Puls |
|------|-------|--------|------|
| –5   |       |        |      |
| –1   |       |        |      |
| 0    |       |        |      |
| 1    |       |        |      |
| 2    |       |        |      |
| 3    |       |        |      |
| 4    |       |        |      |
| 5    |       |        |      |
| 6    |       |        |      |
| 8    |       |        |      |
| 10   |       |        |      |

Puls (Rhythmus):
_____

_____

Gymnastik vor dem Aufstehen:
_____

Trinkmenge:
_____

Symptome:
_____

_____

_____

Hypothesen:
_____

_____

_____

LITERATUR

1. Erni S. Guidelines Schwindel. Medix Schweiz 2003.
2. DGN/ÖGN. Leitlinien Schwindel – Diagnostik. Österreichische Gesellschaft für Neurologie, Deutsche Gesellschaft für Neurologie 2008; Kap. 051: 1–26.
3. Davis A, Moorjani P. The epidemiology of hearing and balance disorders. In: Luxon ML, Furmann IM, Martini A, Stephens D, eds. Textbook of audiological medicine London: Martin Dunitz 2003: 89–99.
4. Neuhauser HK. Epidemiology of vertigo. Curr Opin Neurol 2007 Feb; 20(1): 40–6.
5. Neuhauser HK, von Brevern M, Radtke A, Lezius F, Feldmann M, Ziese T, Lempert T. Epidemiology of vestibular vertigo: a neurotologic survey of the general population. Neurology 2005 Sep 27; 65(6): 898–904.
6. Lempert T, Neuhauser H. Epidemiology of vertigo, migraine and vestibular migraine. J Neurol 2009 Mar; 256(3): 333–8.
7. Aranda C, Meza A, Rodriguez R, Mantilla MT, Jauregui-Renaud K. Diabetic polyneuropathy may increase the handicap related to vestibular disease. Arch Med Res 2009 Apr; 40(3): 180–5.
8. von Piekartz-Doppelhofer D, von Piekartz H, Hengeveld E. Okuläre Dysfunktionen bei WAD: Behandlungsmöglichkeiten und Effekte neuromuskuloskelettaler Therapie. Manuelle Therapie 2012; 16: 42–51.
9. Tjell C, Rosenhall U. Smooth pursuit neck torsion test: a specific test for cervical dizziness. Am J Otol 1998 Jan; 19(1): 76–81.
10. Treleaven J, Jull G, LowChoy N. Smooth pursuit neck torsion test in whiplash-associated disorders: relationship to self-reports of neck pain and disability, dizziness and anxiety. J Rehabil Med 2005 Jul; 37(4): 219–23.
11. Storaci R, Manelli A, Schiavone N, Mangia L, Prigione G, Sangiorgi S. Whiplash injury and oculomotor dysfunctions: clinical-posturographic correlations. Eur Spine J 2006 Dec; 15(12): 1811–6.
12. Montfoort I, Kelders WP, van der Geest JN, Schipper IB, Feenstra L, de Zeeuw CI, Frens MA. Interaction between ocular stabilization reflexes in patients with whiplash injury. Invest Ophthalmol Vis Sci 2006 Jul; 47(7): 2881–4.
13. Kelders WP, Kleinrensink GJ, van der Geest JN, Feenstra L, de Zeeuw CI, Frens MA. Compensatory increase of the cervico-ocular reflex with age in healthy humans. J Physiol 2003 Nov 15; 553(Pt 1): 311–7.
14. Brandt T, Bartenstein P, Janek A, Dieterich M. Reciprocal inhibitory visual-vestibular interaction. Visual motion stimulation deactivates the parieto-insular vestibular cortex. Brain 1998 Sep; 121 (Pt 9): 1749–58.
15. Dieterich M, Bucher SF, Seelos KC, Brandt T. Horizontal or vertical optokinetic stimulation activates visual motion-sensitive, ocular motor and vestibular cortex areas with right hemispheric dominance. An fMRI study. Brain 1998 Aug; 121 (Pt 8): 1479–95.
16. Stephan T, Deutschlander A, Nolte A, Schneider E, Wiesmann M, Brandt T, Dieterich M. Functional MRI of galvanic vestibular stimulation with alternating currents at different frequencies. Neuroimage 2005 Jul 1; 26(3): 721–32.
17. Ohno H, Wada M, Saitoh J, Sunaga N, Nagai M. The effect of anxiety on postural control in humans depends on visual information processing. Neurosci Lett 2004 Jun 24; 364(1): 37–9.
18. Goto F, Kabeya M, Kushiro K, Ttsutsumi T, Hayashi K. Effect of anxiety on antero-posterior postural stability in patients with dizziness. Neurosci Lett 2011 Jan 7; 487(2): 204–6.
19. Jacob RG, Furman JM, Durrant JD, Turner SM. Surface dependence: a balance control strategy in panic disorder with agoraphobia. Psychosom Med 1997 May–Jun; 59(3): 323–30.
20. Yardley L, Watson S, Britton J, Lear S, Bird J. Effects of anxiety arousal and mental stress on the vestibulo-ocular reflex. Acta Otolaryngol 1995 Sep; 115(5): 597–602.
21. Goodwin TM, Nwankwo OA, O'Leary LD, O'Leary D, Romero R, Korst LM. The first demonstration that a subset of women with hyperemesis gravidarum has abnormalities in the vestibuloocular reflex pathway. Am J Obstet Gynecol 2008 Oct; 199(4): 417 e1–9.
22. Marigold DS, Eng JJ, Dawson AS, Inglis JT, Harris JE, Gylfadottir S. Exercise leads to faster postural reflexes, improved balance and mobility, and fewer falls in older persons with chronic stroke. J Am Geriatr Soc 2005 Mar; 53(3): 416–23.
23. Brown KE, Whitney SL, Marchetti GF, Wrisley DM, Furman JM. Physical therapy for central vestibular dysfunction. Arch Phys Med Rehabil 2006 Jan; 87(1): 76–81.
24. Badke MB, Miedaner JA, Shea TA, Grove CR, Pyle GM. Effects of vestibular and balance rehabilitation on sensory organization and dizziness handicap. Ann Otol Rhinol Laryngol 2005 Jan; 114(1 Pt 1): 48–54.
25. Vereeck L, Wuyts FL, Truijen S, De Valck C, Van de Heyning PH. The effect of early customized vestibular rehabilitation on balance after acoustic neuroma resection. Clin Rehabil 2008 Aug; 22(8): 698–713.
26. Johansson M, Akerlund D, Larsen HC, Andersson G. Randomized controlled trial of vestibular rehabilitation combined with cognitive-behavioral therapy for dizziness in older people. Otolaryngol Head Neck Surg 2001 Sep; 125(3): 151–6.
27. Kurre A, van Gool CJ, Bastiaenen CH, Gloor-Juzi T, Straumann D, de Bruin ED. Translation, cross-cultural adaptation and reliability of the german version of the dizziness handicap inventory. Otol Neurotol 2009 Apr; 30(3): 359–67.
28. Asmundson GJ, Stein MB, Ireland D. A factor analytic study of the dizziness handicap inventory: does it assess phobic avoidance in vestibular referrals? J Vestib Res 1999; 9(1): 63–8.
29. Perez N, Garmendia I, Garcia-Granero M, Martin E, Garcia-Tapia R. Factor analysis and correlation between Dizziness Handicap Inventory and Dizziness Characteristics and Impact on Quality of Life scales. Acta Otolaryngol Suppl 2001; 545: 145–54.
30. Kurre A. Schwindel und Gleichgewichtsstörungen: Dizziness Handicap Inventory (DHI). in: Assessments in der Rehabilitation – Band 1: Neurologie; Huber, Bern2012: 522–9.
31. Gloor-Juzi T, Kurre A, Straumann D, de Bruin ED. Translation and validation of the vertigo symptom scale into German: A cultural adaption to a wider German-speaking population. BMC Ear Nose Throat Disord 2012; 12: 7.
32. Brandt T, Dieterich M, Strupp M. Vertigo – Leitsymptom Schwindel. Heidelberg Berlin: Springer 2013; 2. Auflage.
33. Herrmann C. International experiences with the Hospital Anxiety and Depression Scale – a review of validation data and clinical results. J Psychosom Res 1997 Jan; 42(1): 17–41.

# 3 Benigner paroxysmaler Lagerungsschwindel

━━━━━━━━━━━━━━━━━ **Fallbeispiel** ━━━━━━━━━━━━━━━━━

Eine 52-jährige Patientin berichtet, dass sie nachts nach dem Aufsitzen im Bett einen heftigen, kurz dauernden Drehschwindel verspürt habe. Ähnliche Attacken treten nun auch beim Abliegen (beginnend nach ca. 4 Sekunden) sowie beim Drehen im Bett insbesondere nach links auf. Weiter berichtet sie über eine diffuse leichte Gangunsicherheit sowie Nackenschmerzen, manchmal in beide Schultern ausstrahlend.

Im DHI erreicht sie 56 von 100 Punkten. Der Dix-Hallpike-Test für den linken posterioren Bogengang ist positiv. Es zeigen sich mit einer Latenz von 4 Sekunden geotrop rotierende Nystagmen mit Upbeat-Komponente, typisches

Crescendo-Decrescendo-Phänomen. Im CTSIB ist einzig die Position 5 objektiv auffällig, für die Patientin ist aber Position 6 unangenehmer. Der Vibrationssinn ist links 6/8 und rechts 5,5/8.

Es wird das Epley-Manöver für die linke Seite durchgeführt. Nach dem Manöver berichtet die Patientin über eine deutliche Verbesserung und nur noch ganz geringe Symptome. Das Epley-Manöver wird erneut durchgeführt. In der 2. Therapiesitzung hat sie keinen Schwindel mehr, sie berichtet jedoch über Angst und

Unsicherheit insbesondere nachts. Eine Fußstimulation von je 10 Minuten wird beidseits durchgeführt. Zudem werden der Patientin Übungen zum Abbau visueller Abhängigkeit gezeigt wie Stehen und Gehen am Ort mit geschlossenen Augen oder Gehen ohne Visus mit Zielerreichung. Nach der 2. Sitzung kann die Therapie mit einem DHI von 0 von 100 Punkten abgeschlossen werden.

Weitere Fallbeispiele finden Sie auf der Webseite: www.schwindeltherapie.ch.

## 3.1 Physiologie/Pathophysiologie

### 3.1.1 Definitionen

Der benigne paroxysmale Lagerungsschwindel BPLS (Benign Paroxysmal Positioning Vertigo, BPPV) ist charakterisiert durch heftige anfallsartige Drehschwindelattacken, die bei bestimmten Bewegungen auftreten. Grund dafür sind Otolithen, die aus dem Vestibulum (Utriculus und Sacculus) in einen Bogengang geraten und dort zu Irritationen und damit zu Schwindel führen.

Je nach Lokalisation der abgelösten und fehlgeleiteten Otolithen werden folgende Bezeichnungen verwendet (➤ Abb. 3.1):

- **Canalolithiasis:** Die Otolithen schwimmen frei im Bogengang.
- **Cupulolithiasis:** Die Otolithen haften an der Cupula.

Die bei der Testung auftretenden Nystagmen werden nach der schnellen Schlagrichtung bezeichnet:

- **Geotrop:** Die schnelle Schlagrichtung des Nystagmus geht Richtung Erde.
- **Ageotrop:** Die schnelle Schlagrichtung des Nystagmus geht von der Erde weg.

### 3.1.2 Anatomie des Gleichgewichtsorgans

Das Labyrinth liegt als Kanalsystem im Felsenbein (➤ Abb. 3.2). Der Innenraum ist mit einer Haut (häutiges Labyrinth) ausgekleidet, die von Perilymphe umgeben und mit Endolymphe gefüllt ist. Das Labyrinth besteht aus drei Teilen:

- Cochlea (Gehörschnecke)
- Vestibulum mit Utriculus und Sacculus
- Bogengänge

Die Endolymphe korrespondiert mit allen Teilen des Labyrinths (➤ Abb. 3.3).

### 3.1.3 Bogengänge

Die Bogengänge sind drei 360°-Kanäle, die in verschiedenen Ebenen angelegt sind (➤ Abb. 3.4).

Der **horizontale Bogengang,** auch seitlicher oder lateraler Bogengang genannt, ist ca. 30° nach oben geneigt. Somit steht der Bogengang waagrecht, wenn der Kopf um 30° nach vorn geneigt wird.

Der **posteriore Bogengang** ist vertikal angelegt und steht in einem Winkel von ca. 45° zur Nase (wie abstehende Ohrmuscheln).

Der **superiore Bogengang,** auch anteriorer Bogengang genannt, ist vertikal angelegt und (rechtwinklig zum posterioren Bogengang) ca. 45° nach außen gerichtet.

Der superiore Bogengang links steht in derselben Ebene wie der posteriore Bogengang rechts und umgekehrt.

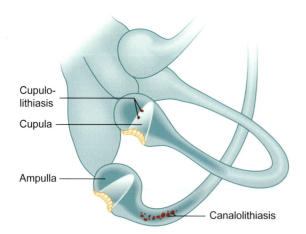

**Abb. 3.1** Canalolithiasis und Cupulolithiasis [L231]

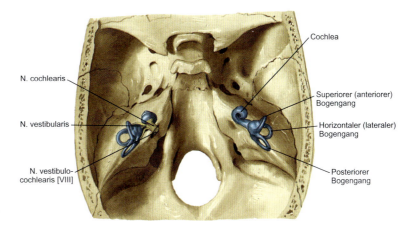

**Abb. 3.2** Lage des Labyrinths im Felsenbeinknochen [S007–23]

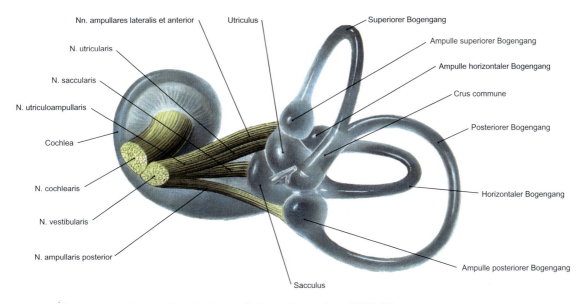

**Abb. 3.3** Darstellung des Labyrinths mit Gehörschnecke, Vestibulum und Bogengängen [S007–23]

Im Verlauf jedes Bogengangs nahe am Vestibulum erkennt man eine Erweiterung, die Ampulle. Darin befindet sich, ähnlich einer Barriere, die Cupula (> Abb. 3.5), eine gallertartige Masse, die die gleiche Dichte wie die Endolymphe aufweist. Im Inneren der Cupula befinden sich Haarzellen. Die Oberfläche der Cupula ist mit einem sehr stark haftenden Stoff überzogen. Durch eine Drehbeschleunigung des Kopfes entsteht eine Strömung der Endolymphe im Bogengang. Diese verursacht Druck auf die Cupula und damit eine Veränderung der Aktionspotenziale, die an das Zentralnervensystem (ZNS) weitergeleitet werden.

**SELBSTERFAHRUNG**

**Aufgabe:** Im Stehen schnell 10-mal um die eigene Achse drehen und dann abrupt stehen bleiben.
Unverzüglich wird ein heftiger Drehschwindel auftreten.
**Was ist passiert?**
Beim Start setzt sich die Endolymphe aufgrund ihrer Trägheit verzögert in Bewegung. Dadurch wird die Cupula stimuliert und meldet, dass sich der Kopf bewegt. Während man sich kontinuierlich weiter um die eigene Achse dreht, bleibt die Endolymphe konstant mit dem Kopf in Bewegung. Beim abrupten Stoppen der Bewegung fließt die Endolymphe aufgrund ihrer Trägheit weiter und stimuliert so die Cupula. Zwischen den drei sensorischen Systemen entsteht nun ein Konflikt. Die Somatosensorik meldet den ruhigen Stand, das Vestibularorgan hingegen ein heftiges Drehen und die Augen eine ruhige oder bei einem Nystagmus eine unruhige Umgebung.

**MERKE**
Die Bogengänge melden Drehbeschleunigungen des Kopfes.

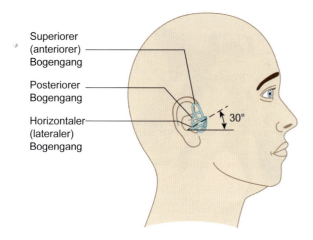

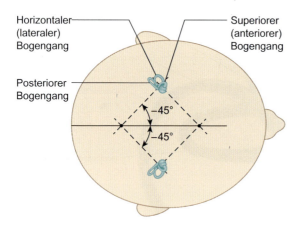

**Abb. 3.4** Lage der Bogengänge [L231]

### 3.1.4 Vestibulum mit Utriculus und Sacculus

Utriculus und Sacculus sind zwei Hohlräume, die mit Endolymphe gefüllt sind ( ➤ Abb. 3.6): An der Wand des Hohlraums liegt die Macula mit den Sinneszellen. Die Macula des Utriculus steht horizontal, jene des Sacculus vertikal.

Am Boden/an der Wand befindet sich eine Sinnesepithelschicht, die mit einer gallertartigen Masse überzogen ist. Aus der Sinnesepithelschicht ragen Haarzellen (Zilienbündel) in diese Masse. Auf der Oberfläche der gallertigen Masse sind Steinchen (Otolithen) wie ein Rollsplitbelag aufgeklebt. Bei den Otolithen handelt es sich um Kalziumkarbonatkristalle. Sie werden auch als Otokonien, Statokonien oder Statoconia, und, wenn sie in den Bogengang geraten sind, als Canalolithen bezeichnet. Aus diesem Grund werden Utriculus und Sacculus auch Otolithenorgane genannt ( ➤ Abb. 3.7, ➤ Abb. 3.8).

Aufgrund ihres größeren spezifischen Gewichts verschieben sich die Otolithen bei linearen Beschleunigungen und knicken die Haarzellen um. Das Abknicken verändert die

Aktionspotenziale, die über den N. vestibularis an das ZNS weitergeleitet werden.

**BEISPIEL**

Utriculus und Sacculus sind wie ein Pudding auf einem Teller. Wird der Teller bewegt, schwabbelt der Pudding. Werden nun Schokostreusel oben auf den Pudding geklebt, nimmt beim Bewegen das Schwabbeln aufgrund des größeren Gewichts zu.

**MERKE**

Das Vestibulum registriert Linearbeschleunigungen:
- Der Utriculus meldet horizontale Beschleunigungen.
  Im Alltag entspricht dies z. B. Start und Stopp, Tempoveränderungen, etwa beim Gehen, Autofahren, Bus- und Zugfahren etc.
- Der Sacculus meldet vertikale Beschleunigungen.
  Im Alltag entspricht dies z. B. Liftfahren, Hüpfen, Aufstehen/Absitzen, Erschütterungen beim Autofahren, Joggen etc.

### 3.1.5 Epidemiologie

Der BPLS ist die häufigste Ursache eines periphervestibulären Schwindels und mit 18,6 % die häufigste Schwindelform überhaupt (1).

Epidemiologische Zahlen gehen von einer Inzidenz von 10,7–17,3 (Japan: (2)) oder 64 Neuerkrankungen pro 100 000 Einwohnern jährlich aus. Durch Telefoninterviews mit 1003 Personen (epidemiologische Studie) wird bei 8 % aller Personen mit moderatem bis starkem Schwindel ein BPLS gefunden (3).

### Alter und Geschlecht

Die Inzidenz ist zwischen 50 und 70 Jahren am größten (2, 4, 5) und bei Personen unter 30 Jahren am niedrigsten. 55,6 % aller Fälle fanden sich in der 5. und 6. Dekade, zwischen der 7. und 8. Dekade besteht eine Tendenz zur Abnahme (4).

Frauen sind im Verhältnis von 2 : 1 häufiger betroffen als Männer (2–4). Bei Frauen besteht ein möglicher Einfluss durch endokrine Faktoren, welche die höhere Inzidenz erklären könnte. Insgesamt umfasste die Studie 794 Patienten mit BPLS (3).

Bei Jüngeren und Personen mit posttraumatischem BPLS sind Frauen und Männer etwa gleich häufig betroffen (6).

### Dauer

Die durchschnittliche Dauer der Episode des BPLS betrug zwei Wochen und führte zu medizinischen Konsultationen und einer Unterbrechung der täglichen Aktivität oder zu

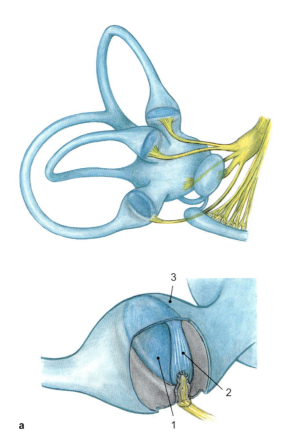

**Abb. 3.5** Bogengangampulle mit Cupula (a) und ihr Aufbau (b) [L126]

**(a)**
1 Christa ampullaris
2 Cupula
3 Ampulle
**(b)**
4 Sinneszellen
5 Stützzellen
6 Dendriten
7 Kinozilium
8 Stereozilien
9 Cupula
10 Ampullendach

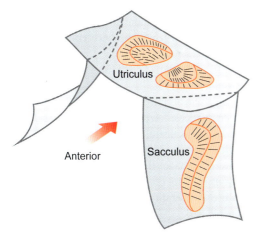

**Abb. 3.6** Utriculus und Sacculus [L231]

Krankheitstagen (3). Zur Häufigkeit begleitender Symptome siehe (2–7).

### 3.1.6 Bogengangverteilung

Der **posteriore Bogengang** war in 88,6 % der Fälle betroffen (8).

Der **horizontale Bogengang** war bei 6–10 % der Fälle betroffen (8–10).

Eine Beteiligung **mehrerer Bogengänge** ist selten (8). Bei 21 von 345 Patienten wurde eine beidseitige Beteiligung gefunden (11), bei 11 Patienten eine gemischte (posteriorer und horizontaler) Bogengangbeteiligung (davon 7 auf der gleichen und 4 auf beiden Seiten).

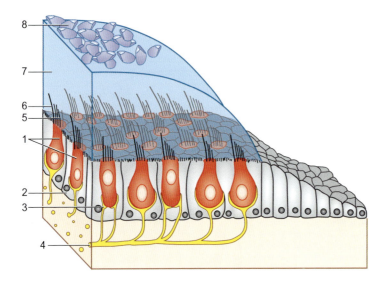

**Abb. 3.7** Aufbau der Macula [L231]
1 Sinneszellen
2 Stützzellen
3 Dendriten
4 Sensorische Nervenfasern des VIII. Hirnnervs
5 Stereozilien
6 Kinozilium
7 Gallertige Glykoproteinschicht
8 Otolithen

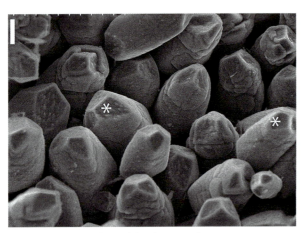

**Abb. 3.8** Darstellung der Otolithen [F861–001]

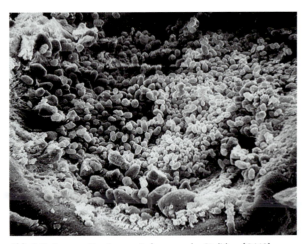

**Abb. 3.9** Degenerative Formveränderungen der Otolithen [G449]

### 3.1.7 Pathophysiologie

Mit zunehmendem Alter kommt es zu einer Degeneration der Otolithen. Spontan oder durch ein Ereignis (➤ Kap. 3.1.8) können sich Otolithen ablösen. Wenn diese durch die verbindende Öffnung in einen Bogengang fallen, kommt es zum BPLS. Es wird zwischen Canalolithiasis und Cupulolithiasis unterschieden.

**MERKE**

**Canalolithiasis:** Die Otolithen schwimmen frei im Bogengang.
**Cupulolithiasis:** Die Otolithen haften an der Cupula an.

### 3.1.8 Ätiologie

Die weitaus häufigste Form ist in 50–70 % der Fälle ein „primärer" oder „idiopathischer" BPLS (12). Diese Form tritt gehäuft im Alter auf. Als Ursache werden die nachgewiesenen degenerativen Veränderungen der Otolithen (➤ Abb. 3.9) angenommen, die das spontane Ablösen begünstigen.
Der BPLS wird zudem gehäuft beobachtet:
- Im Alter (13)
- Bei Neuritis vestibularis (4, 14, 15)
- Bei Osteoporose (16)
- Bei verringertem Serum-Vitamin D (17)
- Bei Rückenmarksverletzungen, insbesondere bei Verletzungen des Zervikalbereichs (18)
- Bei Kopftrauma (7–17 %) (4, 6, 15)
- Bei schwerem Schädel-Hirn-Trauma (19)
- Bei Morbus Menière (20, 21)
- Nach Mittelohroperationen (22–24)
- Migräne (25, 26)

Der BPLS bei Morbus Menière unterscheidet sich vom idiopathischen BPLS durch:
- Höheren Anteil an Frauen
- Längere Dauer der Symptome
- Höhere Beteiligung des horizontalen Bogengangs
- Höhere Inzidenz der Kanalparese
- Mehr therapeutische Sitzungen notwendig und häufigere Rezidive (20)

### 3.1.9 Rezidivrate

Die Rezidivrate hängt stark von der Definition des Beobachtungszeitraums ab. Zudem muss die Art der Befunderhebung identisch mit der Erstbefundung sein. Bei einer telefonischen Erhebung kann nicht eindeutig ausgeschlossen werden, dass es sich um eine andere Schwindelform handelt.

Es findet sich eine höhere Rezidivrate bei älteren Menschen, bei Personen mit Kopftrauma oder mit der Geschichte einer vestibulären Neuropathie (27).

Die Angaben zu den Rezidivraten innerhalb von 6–12 Monaten reichen von 13,5 bis 7 % (7, 20), bei Morbus Menière liegen sie bei 44,4 % (20). Allerdings scheinen die Zahlen relativ hoch zu sein, zudem ist nicht immer klar, wie die Rezidive erhoben wurden (mit DHT oder telefonisch) und ob initial tatsächlich ein BPLS mit positivem DHT vorlag.

Die Rezidivrate für den posterioren Bogengang wird mit 26,8–33,1 % angegeben (28–30).

## 3.2 Anamnese

### 3.2.1 Allgemeine Anamnese

#### Symptome

Es handelt sich um heftige Drehschwindelanfälle, die mit einer Latenz von 2–4 Sekunden einsetzen, einen Crescendo-Decrescendo-Charakter aufweisen und 30–60 Sekunden andauern. Sie werden durch rasche Bewegungen ausgelöst, wie etwa:
- Drehen im Bett
- Aufsitzen und Abliegen
- Re- und Inklination des Kopfes

Sie werden von folgenden vegetativen Symptomen begleitet:
- Schweißausbruch
- Übelkeit
- Erbrechen (gelegentlich)

#### Entstehung/Verlauf/Hintergrund

Tritt gehäufter im Alter und bei bestimmten Erkrankungen auf ( ➤ Kap. 3.1.8)

### 3.2.2 BPLS des posterioren Bogengangs (pBPLS)

#### Symptome

Sekunden dauernde Drehschwindelanfälle, ausgelöst durch:
- Drehen im Bett zur **erkrankten** Seite
- Abliegen
- Starke Kopf-Reklination, typisch beim Wäsche aufhängen (DD: zervikogener Schwindel)
- Starke Kopf-Inklination, typisch beim Schuhe binden

### 3.2.3 BPLS des horizontalen Bogengangs (hBPLS)

#### Symptome

Sekunden dauernde Drehschwindelanfälle, ausgelöst durch:
- Drehen im Bett nach **beiden** Seiten
- Hinlegen, Kopf-Reklination und -Inklination können leichte Schwindelattacken auslösen

Im Gegensatz zum pBPLS zeigt der BPLS des horizontalen Bogengangs keine Erschöpfbarkeit.

#### Geotrope Variante

Schwindel ist heftiger bei Kopfrotation zur **erkrankten** Seite

#### Ageotrope Variante, Canalolithiasis

Schwindel ist heftiger bei Kopfrotation zur **gesunden** Seite

#### Ageotrope Variante, Cupulolithiasis

Schwindel ist heftiger bei Kopfrotation zur **gesunden** Seite

**Keine** Latenz, Dauer so lange, wie die Kopfposition beibehalten wird.

## 3.3 Untersuchung

Aufgrund der Anamnese bestehen Hinweise auf den wahrscheinlich betroffenen Bogengang. Es reicht jedoch nicht aus, nur diesen Bogengang zu testen. Da mehrere Bogengänge betroffen sein können und die Anamnese nicht immer zuverlässig ist, sollten im Rahmen der Lagerungsprüfung in der Regel alle Bogengänge (posteriorer und horizontaler Bogengang beidseits) untersucht werden.

### 3.3.1 Posteriorer Bogengang: Dix-Hallpike-Test (DHT)

Vor der Durchführung sollten die Betroffenen über den Test informiert und vorbereitet werden. Ihnen wird erklärt, dass die Angaben auf einen BPLS hindeuten und der Test für die Bestätigung dieser Hypothese nötig ist. Ebenso wird dem Betroffenen der Testablauf erläutert, damit er dem Test leichter folgen bzw. mitmachen kann. Zudem ist eine Zustimmung des Betroffenen unerlässlich. Denn der Test kann Schwindelsymptome provozieren. Diese negative Erfahrung kann in der Folge zu Angst, Symptomausweitung und Vermeidungshaltung führen.

> **MERKE**
> In der Regel werden beide Seiten und beide Bogengänge getestet.

### Stabilisierung der Halswirbelsäule

Beim DHT mit Kopfrotation und -extension über die Bettkante werden gleichzeitig die Halswirbelsäule (HWS) und die A. vertebralis getestet. Da es sich bei BPLS und VBI (vertebrobasiläre Insuffizienz) um fast identische Testpositionen handelt, müssen diese beiden Formen differenziert werden (31). Zervikogene Ursachen, insbesondere funktionelle und/oder strukturelle Instabilität, führen zu sehr ähnlichem Schwindel und zum Teil zu Nystagmus und damit zu einem falsch positiven Testresultat. Es finden sich zahlreiche Kontraindikationen für diese Variante des DHT.

> **CAVE**
> **Absolute Kontraindikationen für den Dix-Hallpike-Test (DHT) mit dem Kopf in Rotation/Extension über die Bettkante** (32):
> • Instabilität der HWS inklusive atlantoaxiale Subluxation
> • Okzipitoatlantale Instabilität (rheumatoide Arthritis, Down-Syndrom)
> • Prolaps des intervertebralen Diskus mit Radikulopathie
> • Zervikale Myelopathie
> • Arnold-Chiari-Malformation („cerebellar ectopia")
> • Vaskuläre Dissektionssyndrome
> • Frühere Operationen der Halswirbelsäule
> • Akutes Nackentrauma („whiplash"), kontraindiziert bei ungenügender Beweglichkeit der HWS
> • Synkope des Karotissinus
> • Aplasieprozess des Dens

> **MERKE**
> Bei den folgenden Durchführungen des DHT muss der Kopf unbedingt so stabilisiert werden, dass während des Tests keine Bewegung der HWS stattfindet. Ansonsten kann der Test zu einem falsch positiven Resultat führen.

### Ausgangsstellung

Das Kopfteil der Liege ist um 30° nach unten gestellt. Der Betroffene sitzt im Langsitz auf der Liege, der Untersucher steht auf der zu untersuchenden Seite neben der Liege.

Die Frenzel-Brille wird aufgesetzt. Die Frenzelbrille beleuchtet und vergrößert das Auge für den Untersucher, um den Nystagmus besser zu erkennen. Zusätzlich wird durch Unschärfe für den Patienten verhindert, dass er durch Fixieren den Nystagmus unterdrückt.

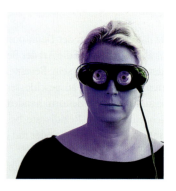

Der Patient wird aufgefordert, den Kopf 45° zum Untersucher hin zu drehen. Bei Kopfrotation zur linken Seite wird der linke posteriore, bei Rotation nach rechts der rechte posteriore Bogengang getestet.

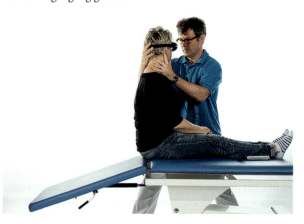

Der Untersucher steht neben der Liege auf der betroffenen Seite. Mit einer Hand stabilisiert er den Kopf von hinten, mit dem Unterarm am Rücken. Mit der anderen Hand stabilisiert er das Kinn von vorn: Die ulnare Handkante des Untersuchers liegt am Brustbein und die Finger am Kinn auf.

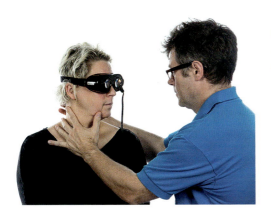

Der Patient wird aufgefordert, während des Tests die Augen offen zu lassen und zu berichten, wenn Schwindel auftritt.

## Durchführung

Nun wird der Betroffene rasch nach hinten abgelegt. Dabei ist wichtig, dass der Kopf in dieser Position gehalten wird und keine Bewegung in der HWS auftritt.

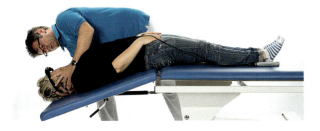

Die Augen werden auf möglichen Nystagmus hin beurteilt.

Nach Abklingen des Nystagmus/Schwindels oder nach 30 Sekunden ohne Symptome wird der Betroffene mit derselben Kopfstellung wieder aufgesetzt. Unmittelbar danach wird beobachtet, ob ein Nystagmus auftritt.

**MERKE**

Dieser Test ist der Anfang des Epley-Manövers. Ist der Test bereits beim Abliegen positiv und eindeutig, kann auf das Aufsitzen verzichtet und sogleich mit dem Epley-Manöver fortgefahren werden.

## Side-Lying-Test

Steht keine Liege oder kein Bett mit negativ verstellbarem Kopfteil zur Verfügung oder hat der Patient große Bedenken, nach hinten unten abgelegt zu werden, wird der Side-Lying-Test (33, 34) angewendet.

## Ausgangsstellung

Der Betroffene sitzt an der Bettkante in der Mitte der Liege oder des Bettes. Die Oberschenkel liegen ganz auf. Die Frenzel-Brille wird aufgesetzt.

Der Kopf wird 45° zur vermuteten **gesunden** Seite gedreht.

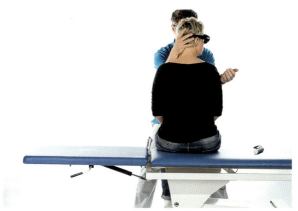

Der Untersucher steht vor dem Betroffenen in einer breiten Spur. Die Hand auf der betroffenen Seite stabilisiert den Kopf in dieser Position, der Unterarm liegt am Brustbein. Die andere Hand stützt auf dem Schulterdach.

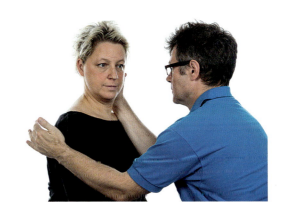

Der Patient wird aufgefordert, während des Tests die Augen offen zu lassen und zu berichten, wenn Schwindel auftritt.

## Durchführung

Nun wird der Betroffene rasch zur betroffenen Seite abgelegt. Dabei ist wichtig, dass der Kopf in dieser Position stabilisiert wird und keine Bewegung in der HWS auftritt.

3

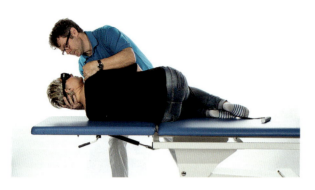

Die Augen werden auf möglichen Nystagmus hin beurteilt.

Ist der Schwindel/Nystagmus abgeklungen, wird der Betroffene mit derselben Kopfstellung wieder aufgesetzt. Unmittelbar danach wird beobachtet, ob ein Nystagmus auftritt.

**MERKE**

Diese Variante des Tests ist der Anfang des Semont-Manövers. Ist der Test bereits beim Abliegen positiv und eindeutig, kann auf das Aufsitzen verzichtet und sogleich mit dem Semont-Manöver fortgefahren werden.

## Befund

Der Test ist positiv, wenn der folgende typische Nystagmus und Schwindel auftreten:

**Nystagmus:**

- Rotatorischer, geotroper Nystagmus mit Upbeat-Komponente ( ➤ Abb. 3.10).
- Latenz von wenigen Sekunden (in der Regel 2–5 Sekunden).
- Dauer 10–60 Sekunden.
- Crescendo-Decrescendo-Charakter.
- Nach Aufsitzen Nystagmusumkehr.
- Erschöpfbarkeit: Bei aufeinanderfolgenden Durchführungen sind Schwindel und Nystagmus geringer oder treten gar nicht mehr auf.

**Schwindel:**

- Schwindel tritt synchron mit dem Nystagmus auf (Latenz, Dauer, Crescendo-Decrescendo-Charakter).
- Schwindel und Nystagmus sind in Kopfhängelage heftiger als beim Aufsitzen.

## Häufig gestellte Fragen

**Welche ist die vermutete betroffene Seite?**
Der Betroffene berichtet in der Anamnese, dass die Schwindelattacken beim Drehen im Bett nur auf einer Seite heftiger auftreten. Dies ist normalerweise die betroffene Seite.

**Was kann ich tun, wenn es in der Anamnese nicht klar herauskommt?**
In der Regel werden beide Seiten bzw. beide Bogengänge getestet. Der vermutete Bogengang wird am Schluss getestet, um bei einem positiven Resultat sogleich das Manöver anzuschließen.

**Kann der Test wiederholt werden?**
Ja. Ein 2. oder 3. Test kann allerdings negativ ausfallen, weil Nystagmus und Schwindel beim posterioren Bogengang erschöpfbar sind.

**Kann der Test auch bei älteren Personen mit Haltungsveränderungen des Rückens, mit leichten Rückenbeschwerden oder bei adipösen Personen durchgeführt werden?**
Ja. Bei Bedarf kann für den Test eine zweite Person hinzugezogen werden, die den Betroffenen am Rumpf unterstützt oder die Beine mitbewegt.

**Soll der Dix-Hallpike-Test nach dem Befreiungsmanöver wiederholt werden?**
Hierbei gehen die Meinungen auseinander. Einerseits kann der Behandlungserfolg mit einer Wiederholung des DHT überprüft werden. Andererseits wird davon abgeraten, weil die Otolithen in Kopfhängelage wieder in den Bogengang hineinfallen könnten.

**Was tun, wenn keine Frenzel-Brille vorhanden ist?**
Oft kann ein Nystagmus auch ohne Frenzel-Brille erkannt werden. Zudem sollte auch auf den typisch auftretenden Schwindel geachtet werden ( ➤ Kap. 3.5).

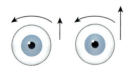

Kopfhängelage rechts
(rechter posteriorer
Bogengang betroffen)

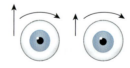

Kopfhängelage links
(linker posteriorer
Bogengang betroffen)

**Abb. 3.10** Rotatorischer geotroper Nystagmus mit Upbeat-Komponente [L231]

### 3.3.2 Horizontaler Bogengang: Pagnini-McClure-Test

#### Ausgangsstellung

Das Kopfteil der Liege ist um 30° hochgestellt. Der Betroffene liegt auf dem Rücken.

Die Frenzel-Brille wird aufgesetzt.

Der Betroffene wird aufgefordert, während des Tests die Augen offen zu lassen und zu berichten, wenn Schwindel auftritt.

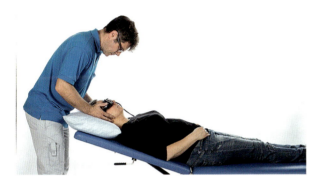

#### Durchführung

Der Kopf wird schnell zur linken Seite gedreht. Nun wird beobachtet, ob ein Nystagmus auftritt und ob der Betroffene über Schwindel berichtet.

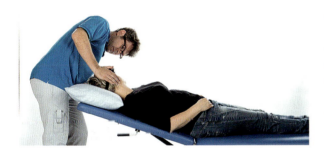

Nach Abklingen des Nystagmus/Schwindels oder nach 30 Sekunden ohne Symptome wird der Kopf rasch zur anderen Seite gedreht. Auch hier wird beobachtet, ob ein typischer Nystagmus auftritt und der Patient über Schwindel berichtet. Die Bewegungen nach links und rechts werden 3-mal wiederholt.

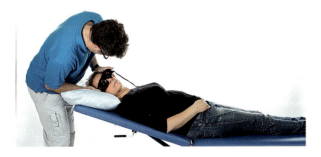

#### Befund

##### Geotrope Variante

- Geotroper Nystagmus bei Kopfdrehung nach links und rechts (➤ Abb. 3.11, ➤ Abb. 3.12).
- Latenz von wenigen Sekunden (in der Regel 2–4 Sekunden).
- Dauer 5–60 Sekunden.
- Crescendo-Decrescendo-Charakter.
- Keine Erschöpfbarkeit (Nystagmus und Schwindel treten nach jeder Bewegung gleich stark auf).
- Schwindel und Nystagmus sind heftiger bei Kopfrotation zur **betroffenen** Seite.

##### Ageotrope Variante, Canalolithiasis

- Ageotroper Nystagmus bei Kopfdrehung nach links und rechts (➤ Abb. 3.13, ➤ Abb. 3.14).
- Latenz von 2–4 Sekunden.
- Dauer 10–40 Sekunden.
- Crescendo-Decrescendo-Charakter.
- Keine Erschöpfbarkeit (Nystagmus und Schwindel treten nach jeder Bewegung gleich stark auf).
- Schwindel und Nystagmus sind heftiger bei Kopfrotation zur **gesunden** Seite.

##### Ageotrope Variante, Cupulolithiasis

- Ageotroper Nystagmus bei Kopfdrehung nach links und rechts (➤ Abb. 3.13, ➤ Abb. 3.14).
- **Keine** Latenz.
- Dauer so lange, wie die Kopfposition beibehalten wird.
- Keine Erschöpfbarkeit (Nystagmus und Schwindel treten nach jeder Bewegung gleich stark auf).
- Schwindel und Nystagmus sind heftiger bei Kopfrotation zur **gesunden** Seite.

Geotroper Nystagmus bei Kopfdrehung nach rechts

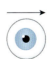 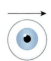

Geotroper Nystagmus bei Kopfdrehung nach links

**Abb. 3.11** Geotroper Nystagmus [L231]

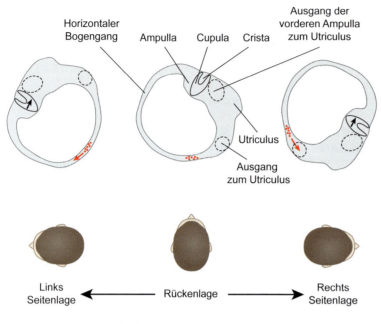

Linker horizontaler Bogengang

**Abb. 3.12** Pathophysiologie des geotropen Nystagmus [L231]

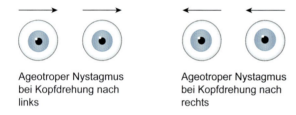

Ageotroper Nystagmus bei Kopfdrehung nach links

Ageotroper Nystagmus bei Kopfdrehung nach rechts

**Abb. 3.13** Ageotroper Nystagmus [L231]

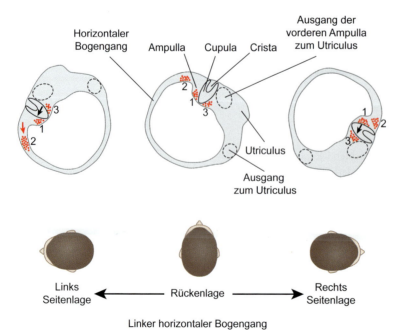

Linker horizontaler Bogengang

**Abb. 3.14** Pathophysiologie des ageotropen Nystagmus [L231]

# 3.4 Behandlung

Ziel der Manöver ist es, den Bogengang (Kopf) so im Raum zu bewegen, dass die Canalolithen zum Ausgang und damit aus dem Bogengang hinausbefördert werden. Hierbei wird die Schwerkraft ausgenutzt, da die Canalolithen aufgrund ihrer gegenüber der Endolymphe höheren Dichte zum tiefsten Punkt im Bogengang sinken. Dabei werden gewisse Positionen über eine Zeit lang gehalten. Die Wartezeit ist nötig, damit die Canalolithen auch wirklich an die tiefste Stelle absinken. Um die angegebenen Zeiten einzuhalten, sollte eine Uhr/Stoppuhr verwendet werden.

**CAVE**

**Gangunsicherheit**

Aufgrund der Ablösung der Otolithen im Utriculus ist häufig eine Gangunsicherheit zu beobachten (subjektiv: wie das Gehen auf Watte oder einer Wolke).
In diesem Fall sollte die Gangunsicherheit z. B. mit vestibulärer Rehabilitation (VR) oder mit einem gezielten Gleichgewichtstraining verbessert werden

## 3.4.1 Posteriorer Bogengang

Zur Behandlung des BPLS des posterioren Bogengangs stehen zwei häufig verwendete Befreiungsmanöver zur Verfügung:
- Epley-Manöver
- Semont-Manöver

Dem Betroffenen wird vor dem Manöver der genaue Ablauf und der zugrunde liegende Mechanismus erklärt. Zur Veranschaulichung kann ein durchsichtiges Rohr mit einem farbigen Kügelchen, das den Canalolithen symbolisiert, verwendet werden.

Bestehen Zweifel, dass der Betroffene im Verlauf des Manövers seinen Kopf in den Stellungen selbstständig halten kann, sollte der Therapeut den Kopf während des ganzen Manövers in den entsprechenden Positionen stabilisieren. Auf keinen Fall darf der Therapeut das Manöver direkt vom Kopf her einleiten.

### Epley-Manöver

Der Patient sitzt im Langsitz auf der Untersuchungsliege möglichst nahe am Rand der betroffenen Seite. Das Kopfteil ist um 30° nach unten gestellt.

Der Therapeut steht auf der betroffenen Seite. Zuerst wird der Kopf zur Seite des **betroffenen** Labyrinths gedreht.

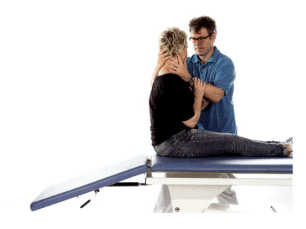

Anschließend wird der Patient in die Kopfhängelage gebracht. In dieser Position wird 90 Sekunden verharrt, da die Canalolithen eine gewisse Bewegungsverzögerung haben, bis sie von der Cupula an der tiefsten Stelle im Bogengang angelangt sind.

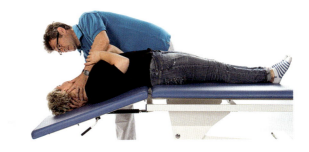

Nun wird der Kopf des Betroffenen zur Mitte gedreht und die Position 1 Minute lang gehalten. Die Canalolithen bewegen sich dabei langsam im Bogengang in Richtung Crus commune.

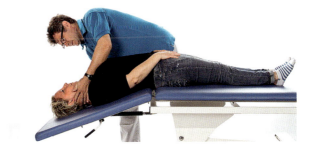

Der Kopf des Betroffenen wird zur gesunden Seite gedreht und die Position 1 Minute lang gehalten. Die Canalolithen nähern sich weiterhin dem Crus commune.

**3**

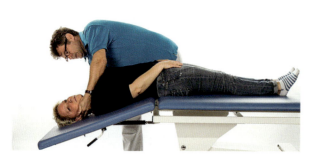

Nun dreht sich der Betroffene in die Seitenlage zur gesunden Seite. Dabei bleibt der Kopf in der gleichen Stellung und dreht mit dem Körper mit. Die Canalolithen erreichen das Crus commune. In dieser Position wird 1 Minute gewartet.

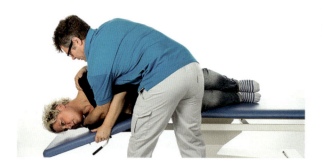

Aus der Seitlage setzt sich der Patient nun auf.

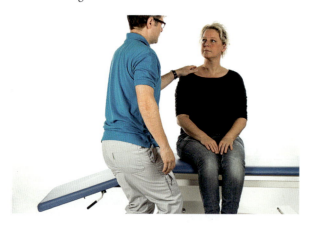

Die Canalolithen fallen durch das Crus commune ins Vestibulum. Viele Patienten berichten dabei über einen Liftschwindel, einen „großen Kopf" oder ähnliche Symptome.

## Semont-Manöver

Der Patient sitzt am Bettrand in der Mitte der Untersuchungsliege. Die Oberschenkel liegen ganz auf. Er dreht den Kopf zur **gesunden** Seite. Der Kopf bleibt während des gesamten Manövers in dieser Position.

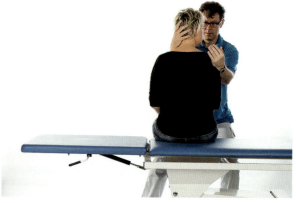

Der Therapeut steht vor dem Patienten und stabilisiert den Hinterkopf mit seiner Hand auf der betroffenen Seite, der Unterarm liegt vorn am Brustbein. Die andere Therapeutenhand liegt auf dem Schulterdach der gesunden Seite.

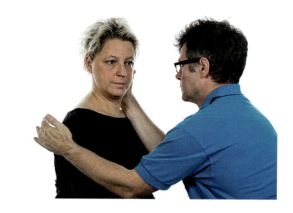

Der Patient legt sich auf die betroffene Seite. Die Canalolithen bewegen sich in Richtung Crus commune und lösen den rotatorischen, geotropen Nystagmus aus. Der Betroffene bleibt 2 Minuten in dieser Stellung liegen, der Hinterkopf zeigt zum Bett.

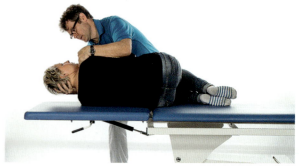

Nun wird der Betroffene schnell auf die gesunde Seite geschwungen. Der Kopf bleibt die ganze Zeit in dieser Position. Dieser Lagewechsel muss sehr rasch erfolgen, sonst ist das Manöver wirkungslos.

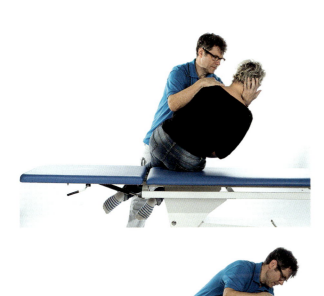

Griffe: Die Therapeutenhand auf der obenliegenden Schulter gibt einen Impuls nach kaudal, um das Aufsitzen zu erleichtern. Die Therapeutenhand am Hinterkopf auf der betroffenen Seite bleibt bis zur Mittelstellung im Sitz und wechselt erst dann auf das Schulterdach. Gleichzeitig wechselt die Hand auf der Schulter der gesunden Seite an den Hinterkopf und stabilisiert den Kopf beim Abliegen. Dieser Griffwechsel muss sehr rasch erfolgen. Ein Einüben an gesunden Personen hat sich bewährt.

Das Gesicht zeigt in dieser Position zum Bett. Der Betroffene bleibt wieder 2 Minuten in dieser Stellung liegen. Die Canalolithen werden durch das Crus commune aus dem Bogengang in Richtung Utriculus geschleudert.

Am Schluss wird der Betroffene langsam aufgesetzt. Durch einen Impuls an der oberen Schulter wird das Aufsitzen erleichtert.

### 3.4.2 Häufig gestellte Fragen

**Müssen die Griffe so durchgeführt werden?**
Kann man sich darauf verlassen, dass der Betroffene den Kopf in dieser Stellung behält, sind die Griffe nicht nötig. Bestehen aber Zweifel, lohnt sich die Hilfestellung, um eine exakte Ausführung des Manövers zu gewährleisten. Zudem wird sichergestellt, dass der Lagewechsel beim Semont-manöver schnell genug ist.

**Welches Manöver soll angewandt werden?**
Die Effektivität beider Manöver ist gleich gut ( **>** Kap. 3.5). Allgemein ist das Epley-Manöver aufgrund der langsameren Geschwindigkeit schonender. Allerdings gibt es Betroffene, die sich weigern, nach hinten unten abzuliegen. Wenn bei einem Bett das Kopfteil nicht nach unten gestellt werden kann, dann muss das Semont-Manöver angewendet werden.

**Sollen Patienten das Befreiungsmanöver zu Hause als Heimprogramm wiederholen?**
Handelt es sich um eine Canalolithiasis, sollten die Canalolithen nach 1–2 Manövern aus dem Bogengang entfernt sein. Weitere Übungen sind nicht mehr notwendig. Zahlreiche Studien zeigen, dass nach einem Manöver ca. 70–80 % aller Betroffenen erfolgreich behandelt sind. In 20–30 % der Fälle sind noch 1–3 weitere Manöver nötig. Die Durchführung als Heimprogramm ist weniger effektiv als die Therapiebehandlung ( **>** Kap. 3.5). Zudem besteht die Gefahr, dass bei häufig wiederholten Manövern eine zusätzliche Beteiligung der HWS entsteht.

**Was tun, wenn der Schwindel immer noch vorhanden ist?**
Entweder handelt es sich um eine andere Art von Schwindel (HWS, vestibulär), dann sind weitere Abklärungen nötig. Tritt z. B. bei stabilisierter HWS kein Schwindel auf, handelt es sich höchstwahrscheinlich um einen zervikalen Schwindel (funktionelle Instabilität). Ist der Schwindel besser, aber noch nicht verschwunden, könnte es sich um eine Cupulolithiasis handeln. Dann sind mehrere Manöver nötig, vorzugsweise das Semont-Manöver, um die Ablagerungen an der Cupula zu entfernen.

### 3.4.3 Horizontaler Bogengang

#### Geotrope Variante

Für die geotrope Variante (80 % des hBPLS) stehen zwei Manöver zur Verfügung:
- Gufoni-Manöver
- Barbecue-Manöver

Dem Patienten wird vor dem Manöver der genaue Ablauf und der zugrunde liegende Mechanismus erklärt. Zur Veranschaulichung kann ein durchsichtiges Rohr mit einem farbigen Kügelchen, das den Canalolithen symbolisiert, verwendet werden.

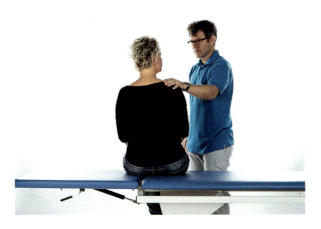

3

### Gufoni-Manöver

Der Patient sitzt am Rand in der Mitte der Untersuchungsliege, die Oberschenkel liegen ganz auf.

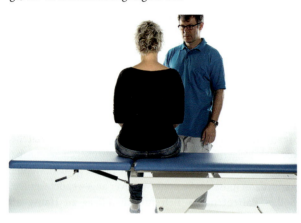

Der Therapeut steht vor dem Patienten. Der Betroffene wird zur **gesunden** Seite gelegt. Die Canalolithen bewegen sich von der Cupula weg in Richtung Vestibulum und lösen Schwindel und einen geotropen Nystagmus aus. In dieser Position wird für ca. 1 Minute verharrt.

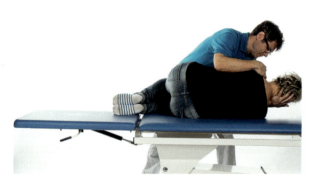

Nun wird der Kopf um 45° nach unten Richtung Liege gedreht. Die Canalolithen fallen nun aus dem Bogengang. Der Betroffene bleibt für 2 Minuten in dieser Position.

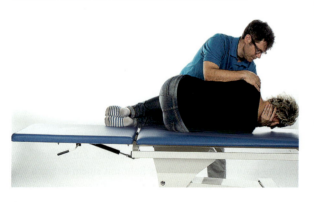

Am Schluss wird der Patient langsam aufgesetzt.

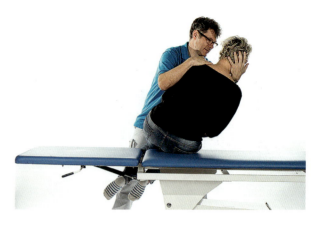

### Barbecue-Manöver

Der Patient liegt auf dem Rücken, das Kopfteil der Liege ist flach, der Kopf 70° zur betroffenen Seite gedreht.

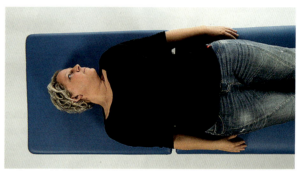

Der Kopf wird nun zur **gesunden** Seite rotiert. Die Canalolithen bewegen sich von der Cupula weg in Richtung Vestibulum. In dieser Position wird für ca. 1 Minute verharrt.

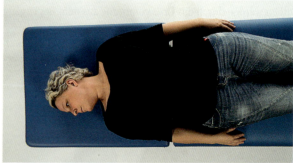

Der Patient muss sich nun auf den Bauch drehen. Der Kopf bleibt vorerst unverändert.

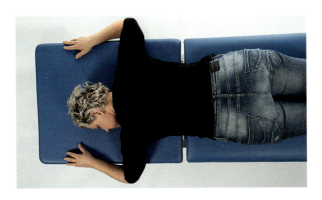

Nun wird der Kopf in Bauchlage weiter zur gesunden Seite rotiert. Ein Großteil der Canalolithen fällt aus dem Bogengang ins Vestibulum. Diese Position wird mindestens 1 Minute beibehalten.

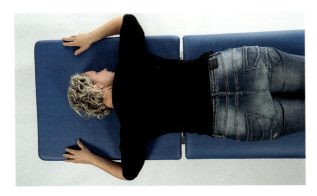

Mit einer letzten Drehung erreicht der Betroffene die Ausgangsposition. Dabei muss er sich wieder auf den Rücken drehen.

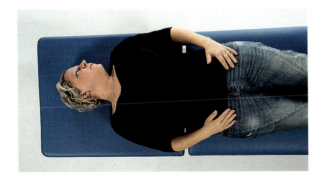

## Ageotrope Variante

Bei der ageotropen Variante des horizontalen Bogengangs (20 % des hBPLS) wird zwischen Canalolithiasis und Cupulolithiasis unterschieden:
**Verdacht auf Canalolithiasis:**
- Modifiziertes Gufoni-Manöver
- Barbecue-Manöver

**Verdacht auf Cupulolithiasis:**
- Barbecue-Manöver
- Gufoni-Manöver: Das Manöver wurde bereits für die geotrope Variante des horizontalen BPLS beschrieben. Bei der ageotropen Variante muss das Manöver zur betroffenen Seite durchgeführt werden (bei der geotropen Variante zur gesunden!)

### Barbecue-Manöver

Das Barbecue-Manöver wird wie oben beschrieben durchgeführt.
Bei der ageotropen Variante wird der Kopf am Schluss noch maximal zur gesunden Seite rotiert.

### Modifiziertes Gufoni-Manöver

Der Betroffene sitzt am Rand in der Mitte der Untersuchungsliege, die Oberschenkel liegen ganz auf.

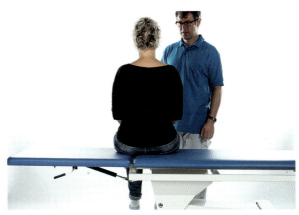

Der Patient wird zur **betroffenen** Seite gelegt und verharrt für ca. 1 Minute in dieser Position,

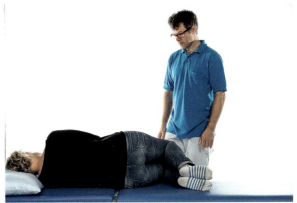

Nun wird der Kopf um 45° mit Blick zur Decke gedreht. Die Canalolithen kommen nun in dem posterioren Schenkel des

horizontalen Bogengangs zu liegen. Der Betroffene bleibt für 2 Minuten in dieser Position.

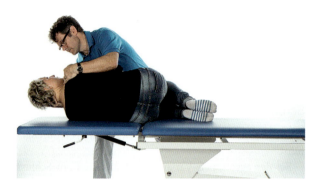

Nun wird der Patient langsam aufgesetzt.

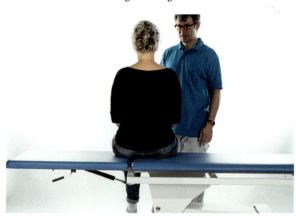

Der Betroffene wird zur gesunden Seite gelegt. Die Canalolithen bewegen sich weiter von der Cupula weg Richtung Vestibulum. Diese Position wird für ca. 1 Minute beibehalten.

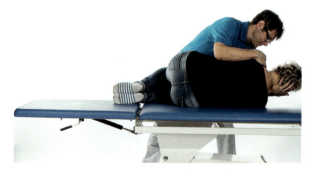

Nun wird der Kopf um 45° mit Blick zur Liege gedreht. Die Canalolithen fallen nun aus dem Bogengang. Der Betroffene bleibt für 2 Minuten in dieser Position.

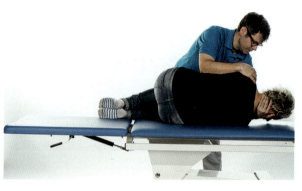

Am Schluss wird der Patient langsam aufgesetzt.

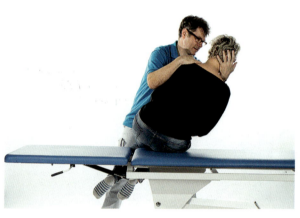

### 3.4.4 Operative Behandlung

Bei sehr häufigen Rezidiven oder therapieresistentem BPLS besteht die Möglichkeit einer operativen Maßnahme (Bogengangokklusion).

## 3.5 Evidenz

### 3.5.1 Allgemein

Prokopakis und Kollegen (27) untersuchen den Effekt von Varianten des Epley- und Barbecue-Manövers für den posterioren bzw. den horizontalen Bogengang bei 965 Patienten mit BPLS. Durch das 1. Manöver sind die Symptome bei 85 % (819 Patienten) sofort abgeklungen. Nur 2 % (19 Patienten) benötigten mehr als 3 Behandlungen.

Die Behandlung eines BPLS nach einer Neuritis vestibularis scheint schwieriger zu sein als bei einem idiopathischen BPLS (14).

Der Behandlungserfolg bei Patienten mit BPLS nach einer Rückenmarksverletzung ist hoch, 75 % des posterioren und 100 % des horizontalen Bogengangs werden mit nur 1 Manöver erfolgreich behandelt. Nach 3 Manövern sind alle ohne Komplikationen beschwerdefrei (18).

## 3.5.2 Posteriorer Bogengang

In einer prospektiven randomisierten Studie untersuchen Soto Varela und Kollegen (35) die Wirkung der Brandt-Daroff-Habituierungsübungen sowie des Semont- und Epley-Manövers bei 106 Patienten mit BPLS. Die Brandt-Daroff-Habituierungsübungen werden von den Patienten zu Hause 3-mal täglich bis zum Verschwinden der Symptome durchgeführt. Die Manöver werden wöchentlich wiederholt, bis die Symptome verschwunden oder stabilisiert sind. Die Ergebnisse werden nach 1 Woche und nach 1 und 3 Monaten überprüft. Nach 1 Woche ist die Heilungsrate des Semont- und Epley-Manövers praktisch identisch (74 % bzw. 71 %). Beide waren signifikant besser als die Brandt-Daroff-Übungen (24 %). Im Follow-up nach 3 Monaten ist die Heilungsrate des Epley-Manövers höher (93 %) als die des Semont-Manövers (77 %). Beide waren erfolgreicher als die Brandt-Daroff-Übungen (62 %). Kurzfristig erweist sich das Semont-Manöver etwas besser, langfristig ist jedoch das Epley-Manöver wirksamer.

Die Wirksamkeit von 3 Lagerungsmanövern wird bei 168 Patienten mit einseitigem BPLS des posterioren Bogengangs untersucht. Das modifizierte Epley-Manöver ist effektiver als das modifizierte Semont- oder das Brandt-Daroff-Manöver zur Behandlung des posterioren Bogengangs (36).

## Selbstständig durchgeführte Manöver als Heimprogramm

Eine tägliche Selbstbehandlung kann Rezidive nicht verhindern (36).

Radtke und Kollegen (37) vergleichen die Selbstbehandlung mit dem modifizierten Epley-Manöver (MEP) bzw. modifizierten Semont-Manöver (MSP) bei 70 Patienten mit BPLS des posterioren Bogengangs. Das MEP unterscheidet sich dadurch, dass ein Kissen unter die Brustwirbelsäule gelegt wird, damit der Kopf in Extension zu liegen kommt. Nach einer Woche wird die Abwesenheit des Lagerungsschwindels und des typischen Nystagmus (rotatorisch mit Upbeat) gemessen. 95 % der Epley-Gruppe (n = 37) und 58 % der Semont-Gruppe (n = 33) sind geheilt. Die Autoren führen die Differenz auf eine nicht korrekte Durchführung der Übung zurück.

**Tab. 3.1** Behandlungserfolg des Semont-Manövers (30)

| | Signifikante Verbesserung | Durchschnitt Anzahl der Manöver |
|---|---|---|
| Objektiver BPLS | 91 % | 1,59 |
| Subjektiver BPLS | 86 % | 1,13 |
| Alle | 90 % | 1,49 |

Häufige Fehler beim Semont-Manöver sind:
- Zu langsame Lagewechsel aus der einen Seitenlage zur anderen
- Zu kurze Wartezeiten in den einzelnen Positionen
- Verändern der Kopfposition während des Manövers

**ZUSAMMENFASSUNG**

Die Wirkung von Lagerungsmanövern ist höher, wenn sie von einer Fachperson durchgeführt werden. In der Regel ist eine weitere Übung zu Hause nicht nötig, da der größte Teil der Betroffenen nach einem Manöver geheilt ist. Selbst durchgeführte Übungen können die Rezidivrate nicht reduzieren. Auf keinen Fall darf das Epley-Manöver mit überstreckter HWS als Heimübung angewandt werden. Wiederholte Manöver können zu Beschwerden der HWS führen.

## Erfolg bei subjektivem BPLS

In der klinischen Praxis kann es vorkommen, dass beim DHT das typische subjektive Symptomverhalten eines BPLS beobachtet wird, ohne dass ein objektiver typischer Nystagmus auftritt. Dies wird als „subjektiver BPLS" bezeichnet. Gründe für dieses Phänomen werden nicht genannt.

Ziel der folgenden Studie ist es, die Wirksamkeit des Semont-Manövers bei BPLS ohne objektiven Nystagmus zu untersuchen. 127 Personen haben einen objektiven BPLS mit typischem Nystagmus und 35 Personen einen subjektiven BPLS ohne Nystagmus (➤ Tab. 3.1).

Das Lagerungsmanöver ist auch bei subjektivem BPLS ohne objektiv beobachtbaren Nystagmus erfolgreich (30).

Auch Balatsouras und Kollegen (38) finden bei mehr als einem Viertel der Patienten einen subjektiven BPLS. Die Erfolgsaussichten der Repositionsmanöver sind identisch mit jenen beim objektiven BPLS mit Nystagmus.

Bei 48 Patienten mit BPLS ohne Nystagmus sind nach der Behandlung mit einem modifizierten Manöver 60,5 % komplett beschwerdefrei, 32,6 % erholten sich partiell und bei 6 % persistieren die Beschwerden. In der Gruppe mit objektivem Nystagmus (n = 90) waren nach dem Manöver für den posterioren Bogengang 90 % beschwerdefrei (39).

Weider und Kollegen (40) finden in einem Einzelfall, dass eine Behandlung eines subjektiven BPLS zu einer vollständigen Erholung führt.

**ZUSAMMENFASSUNG**

Auch wenn nur die typischen anamnestischen Daten und das typische subjektive Verhalten während des DHT ohne Nystagmus vorliegen, ist das Durchführen eines Manövers effektiv.

## Systematische Reviews

In einer Metaanalyse untersuchen Lopez-Escamez und Kollegen (41) den Effekt des Epley- und Semont-Manövers bei

BPLS. Nach einer systematischen Suche können 4 Studien eingeschlossen werden. 30 Tage nach Behandlung (Epley- oder Semont-Manöver) sind 59 % der Behandelten symptomfrei und bei 89 % ist der DHT unauffällig. Von den Patienten mit Placebobehandlung tritt bei 47 % eine subjektive Erholung ein, aber nur 27 % haben einen negativen DHT. Die Autoren kommen zum Schluss, dass die Epley- und Semont-Manöver eine signifikant größere Wirksamkeit als die Placebobehandlung haben. Allerdings sollten die Resultate 30 Tage nach der Behandlung mit dem DHT überprüft werden.

In einem systematischen Review wird die Wirksamkeit von Lagerungsmanövern bei BPLS des posterioren Bogengangs untersucht. Es werden 5 kontrollierte Studien mit Kontrollgruppe oder Placebo gefunden. Das Epley-Manöver zeigt eine gute Wirksamkeit bei objektiven (DHT) und subjektiven Messungen. Zum Semont-Manöver liegen keine Studien (nach den Einschlusskriterien dieses Reviews) vor (42).

In ihrem systematischen Cochrane-Review kamen Hillier und Kollegen (43) zu dem Schluss, dass die Repositionsmanöver kurzfristig effektiver sind als VR, aber langfristig für die funktionelle Erholung eine Kombination der beiden Maßnahmen wirkungsvoll ist.

## Epley-Manöver

In einem Cochrane-Review untersuchen Hilton und Kollegen (44) die Wirkung des Epley-Manövers bei diagnostiziertem BPLS (mit positivem DHT) des posterioren Bogengangs. Eingeschlossen werden randomisierte kontrollierte Studien mit dem Epley-Manöver. Verglichen wird das Manöver mit Placebo, keiner Behandlung oder anderen aktiven Behandlungen. Sie finden 5 meist kleine Studien (45–49). Diese untersuchen insgesamt 292 Personen mit relativ kurzem Follow-up. Das Epley-Manöver zeigt eine signifikante Wirkung gegenüber der Kontroll- oder Placebogruppe und ruft keine schweren Nebenwirkungen hervor. Die Autoren kommen zum Schluss, dass das Epley-Manöver eine sichere und wirksame Behandlung für den BPLS des hinteren Bogengangs ist. Es gibt jedoch keine gute Evidenz, dass das Epley-Manöver langfristig die Symptome löst und auch keinen Vergleich zu anderen physikalischen, medizinischen oder chirurgischen Maßnahmen.

Das Epley-Manöver allein ist effektiv bei knapp 80 % der Patienten mit typischem BPLS. Daher existieren verschiedene Modifikationen zum Epley-Manöver, um die Effizienz zu steigern, z. B. durch anschließende vestibuläre Übungen oder Haltungseinschränkungen (Verbleiben in aufrechter Position für 24–48 Stunden oder Tragen eines Halskragens). In einem Cochrane-Review untersuchen Hunt und Kollegen (50) die Modifikationen des Epley-Manövers anhand einer Literatursuche. Alle Studien verwendeten den DHT als Outcome-Messung. Die Autoren kommen zu dem Schluss, dass es ungenügende Belege für die Wirkung einer Mastoid-Oszillation während des Manövers oder für andere verstärkende Zusätze beim Epley-Manöver gibt. Die zusätzlich instruierten Haltungseinschränkungen nach dem Manöver zeigen zwar einen signifikanten Effekt, dies stellt aber nur eine kleine Verbesserung im Behandlungserfolg dar. Weil sie aber sicher nicht schaden, können sie dennoch empfohlen werden. Bei Patienten, für die es unpraktisch ist, können sie weggelassen werden. Statistisch gesehen müssen 10 Personen mit anschließenden Haltungseinschränkungen behandelt werden, damit eine Person davon profitiert ("number needed to treat" von 10).

## Semont-Manöver

40 Patienten mit BPLS werden in 3 Gruppen behandelt: 1. Semont-Manöver, 2. Vestibuläre Rehabilitation (VR), 3. Semont-Manöver und VR. Das Semont-Manöver hat zwar kurzfristig großen Erfolg, jedoch eine hohe Rezidivrate. Langfristig ist aber die VR effektiv, basierend auf der konsequenten Durchführung durch die Patienten. Die VR besteht aus Übungen der Augen-Kopf-Koordination – u. a. basierend auf dem Programm der Universität Michigan. Nach 3 Monaten waren 66 % der Gruppe allein mit dem Semont-Manöver und 100 % der Gruppe in Kombination des Semont-Manövers mit VR geheilt. Die Anwendung dieser Kombination bei den Behandlungen bringt einen Behandlungserfolg von 100 % nach 3 Monaten (51). Dies liegt vermutlich daran, dass es nach der Ablösung der Otolithen im Utriculus zu einer Utriculusfunktionsstörung mit Schwankschwindel respektive Gangunsicherheit kommt. Die VR fördert die zentrale Kompensation dieser Funktionsstörung, hat aber keinen Einfluss auf die Canalolithen.

Das Semont-Manöver zeigt bei 278 Patienten mit einem BPLS des posterioren Bogengangs eine Heilungsrate von 90,3 % nach maximal 4 Behandlungen. 83,5 % sind bereits nach 2 Behandlungen geheilt. Patienten mit einer späten Konsultation (> 6 Monate nach Beginn der ersten Symptome) und Patienten mit einem traumatischen BPLS haben eine geringere Erholungsrate (52).

In einer Doppelblindstudie wird die Wirkung des Semont-Manövers bei 128 Patienten mit BPLS des posterioren Bogengangs untersucht. Nach vier Tagen sind 84,62 % (55 von 65 Patienten) komplett symptomfrei gegenüber 14,2 % (9 von 63 Patienten) der Kontrollgruppe mit einer Scheinbehandlung. Beim 2. Assessment nach 7 Tagen berichten 90,77 % (59 von 65 Patienten) der Behandlungsgruppe und 82,54 % (52 von 63 Patienten) der Gruppe mit der Scheinbehandlung von Symptomfreiheit (53).

In einer Doppelblindstudie (Klasse 1) wird der kurzzeitige Effekt des Semont-Manövers bei 342 Patienten untersucht. Verblindete Untersucher verwenden den DHT. 1 Stunde nach dem Lagerungsmanöver haben sich 79,3 % und 24 Stunden danach 86,8 % der Patienten vom Schwindel erholt. In der Gruppe der Scheinbehandlung hat sich niemand erholt. Patienten, die nach dem Manöver einen „Befreiungsnystagmus" (Beat des oberen Augenpols zum betroffenen Ohr) zeigen, haben einen höheren Anteil an Erholung. Der Befreiungsnystagmus scheint ein hilfreicher prognostischer Faktor zu sein (54).

**ZUSAMMENFASSUNG**

Sowohl das Epley- als auch das Semont-Manöver haben eine vergleichbar hohe Erfolgsrate von knapp 80 % nach dem 1. Manöver. Bei persistierendem Schwindel werden die Manöver 2- bis 4-mal angewendet und führen bei 85–90 % der Patienten zu Symptomfreiheit. Das Epley-Manöver wurde etwas mehr untersucht und hat eine leicht bessere Wirkung als das Semont-Manöver.
Zusätzliche Maßnahmen wie Haltungseinschränkungen bringen nur einen kleinen Effekt und sind für einige Betroffene nicht zumutbar.
Mastoid-Oszillationen haben keine Wirkung.
Selbstständig durchgeführte Manöver haben einen geringeren Effekt als durch eine Fachperson vorgenommene. Zudem bestehen begründete Bedenken, dass wiederholte regelmäßige Manöver zu zervikalen Beschwerden führen können.
Das Brandt-Daroff-Manöver hat einen viel geringeren Effekt als das Epley- bzw. Semont-Manöver und kann daher nicht empfohlen werden.
Langfristig ist die Kombination mit VR zu empfehlen.
Bei begleitender deutlicher Gangunsicherheit ist die Kombination mit VR zu empfehlen.
Auch bei eindeutigen subjektiven Hinweisen auf einen BPLS (subjektiver BPLS) ohne objektiven Nystagmus soll das Manöver durchgeführt werden. Die Therapieerfolge sind gut.

### 3.5.3 Horizontaler Bogengang

#### Gufoni-Manöver

Das Gufoni-Manöver wird nur in der Studie von Leopardi und Kollegen (8) mit zahlreichen anderen Manövern untersucht. Konkrete Zahlen zum Gufoni-Manöver liegen nicht vor.

Bei 157 Personen mit einem ageotropen BPLS des horizontalen Bogengangs wird die Wirksamkeit von zwei Lagerungsmanövern untersucht. Nach einem Maximum von 2 Behandlungen hat das Gufoni-Manöver eine bessere Wirkung (73,1 %) gegenüber dem Kopfschüttel-Manöver (62,3 %) oder einer Scheinbehandlung (34,7 %). Die beiden Manöver scheinen sich in ihrer therapeutischen Wirkung nicht zu unterscheiden (55).

#### Barbecue-Manöver

Escher und Kollegen (10) behandeln 46 Patienten mit unilateralem BPLS des horizontalen Bogengangs mit dem Barbecue-Manöver. In Follow-up-Intervallen von ungefähr 1 Woche wird bei persistierendem hBPLS das Barbecue-Manöver

wiederholt (bis zu 3 Rotationen). Für die Diagnose wird der Fisher-Test verwendet. 74 % der Patienten sind nach dem 1. Manöver, 80 % nach dem 2. Manöver und 85 % nach maximal 3 Manövern geheilt. Allerdings handelt es sich um eine retrospektive Studie ohne Kontrollgruppe oder Placebobehandlung und ohne verblindete Untersucher.

Prokopakis und Kollegen (27) finden sehr gute Ergebnisse für das Barbecue-Manöver. Genauer Zahlen fehlen jedoch.

**ZUSAMMENFASSUNG**

Das Gufoni- und das Barbecue-Manöver haben eine Erfolgsrate von 73 % bzw. 74 %.
Zu diesen Manövern existieren wenig Effektivitässtudien. Es wird auf die Zusammenfassung des pBPLS verwiesen.

### 3.5.4 Vestibuläre Rehabilitation (VR)

Laut einem systematischen Cochrane-Review sind Repositionsmanöver kurzfristig effektiver als Übungen der VR. Dennoch ist eine Kombination der beiden Maßnahmen für eine längerfristige funktionelle Erholung sinnvoll (43).

Das Cawthorne-Cooksey-Übungsprogramm (6-mal pro Tag für 4 Wochen) wirkt in einer prospektiven randomisierten kontrollierten Studie bei 38 Patienten mit BPLS besser als Medikamente (Betahistine 24 mg/d) (56).

Die Kombination von Semont-Manöver mit VR bringt langfristig den besten Erfolg (51).

Bei älteren Menschen mit BPLS wird das Cawthorne-Cooksey-Übungsprogramm in Gruppen in 2 wöchentlichen Sitzungen für 5 Wochen durchgeführt. Die Interventionsgruppe verbessert sich gegenüber der Kontrollgruppe in der Scale of Activity of Daily Life and Vestibular Disorders (57). Allerdings war die Gruppe klein (8 Patienten in der Interventionsgruppe, 10 in der Kontrollgruppe) und objektive Tests wie der DHT fehlen.

## 3.6 Lernzielkontrolle

1. Gemäß deutschen Leitlinien macht der BPLS 18,6 % aller Schwindelformen aus.
   ☐ Richtig
   ☐ Falsch
2. In weniger als 20 % der Fälle ist der posteriore Bogengang betroffen.
   ☐ Richtig
   ☐ Falsch
3. Bei welchen Aktivitäten tritt der Schwindel auf?
4. Wie ist das typische Symptomverhalten für den posterioren Bogengang?

5. Wie heißen die Tests, mit denen der posteriore Bogengang getestet wird?

6. Wie ist der spezifische Nystagmus bei einem BPLS des
posterioren Bogengangs?

7. Ist der posteriore Bogengang betroffen, können zwei Manöver zur Befreiung angewendet werden. Wie heißen diese?

**Die Antworten finden Sie in** ➤ Kap. 16.

### LITERATUR

1. DGN/ÖGN. Leitlinien Schwindel – Diagnostik. Österreichische Gesellschaft für Neurologie, Deutsche Gesellschaft für Neurologie
2008; Kap. 051: 1–26.

2. Mizukoshi K, Watanabe Y, Shojaku H, Okubo J, Watanabe I. Epidemiological studies on benign paroxysmal positional vertigo in
Japan. Acta Otolaryngol Suppl 1988; 447: 67–72.

3. von Brevern M, Radtke A, Lezius F, Feldmann M, Ziese T, Lempert
T, Neuhauser H. Epidemiology of benign paroxysmal positional
vertigo: a population based study. J Neurol Neurosurg Psychiatry
2007 Jul; 78(7): 710–5.

4. Baloh RW, Honrubia V, Jacobson K. Benign positional vertigo: clinical and oculographic features in 240 cases. Neurology 1987
Mar; 37(3): 371–8.

5. Oas JG. Benign paroxysmal positional vertigo: a clinician's perspective. Ann N Y Acad Sci 2001 Oct; 942: 201–9.

6. Katsarkas A. Benign paroxysmal positional vertigo (BPPV): idiopathic versus post-traumatic. Acta Otolaryngol 1999; 119(7): 745–9.

7. Perez P, Franco V, Cuesta P, Aldama P, Alvarez MJ, Mendez JC.
Recurrence of benign paroxysmal positional vertigo. Otol Neurotol 2012 Apr; 33(3): 437–43.

8. Leopardi G, Chiarella G, Serafini G, Pennacchi A, Bruschini L, Brizi
S, Tasca I, Simoncelli C, Cassandro E. Paroxysmal positional vertigo: short- and long-term clinical and methodological analyses of
794 patients. Acta Otorhinolaryngol Ital 2003 Jun; 23(3): 155–60.

9. Pagnini P, Nuti D, Vannucchi P. Benign paroxysmal vertigo of the
horizontal canal. ORL J Otorhinolaryngol Relat Spec 1989; 51(3):
161–70.

10. Escher A, Ruffieux C, Maire R. Efficacy of the barbecue manoeuvre in benign paroxysmal vertigo of the horizontal canal. Eur Arch
Otorhinolaryngol 2007 Oct; 264(10): 1239–41.

11. Balatsouras DG. Benign paroxysmal positional vertigo with multiple canal involvement. Am J Otolaryngol 2012 Mar–Apr; 33(2):
250–8.

12. Parnes LS, Agrawal SK, Atlas J. Diagnosis and management of benign paroxysmal positional vertigo (BPPV). CMAJ 2003 Sep 30;
169(7): 681–93.

13. Kollen L, Frandin K, Moller M, Fagevik Olsen M, Moller C. Benign
paroxysmal positional vertigo is a common cause of dizziness and
unsteadiness in a large population of 75-year-olds. Aging Clin Exp
Res 2012 Aug; 24(4): 317–23.

14. Mandala M, Santoro GP, Awrey J, Nuti D. Vestibular neuritis: recurrence and incidence of secondary benign paroxysmal positional vertigo. Acta Otolaryngol 2010 May; 130(5): 565–7.

15. Nedzelski JM, Barber HO, McIlmoyl L. Diagnoses in a dizziness
unit. J Otolaryngol 1986 Apr; 15(2): 101–4.

16. Yamanaka T, Shirota S, Sawai Y, Murai T, Fujita N, Hosoi H. Os-
teoporosis as a risk factor for the recurrence of benign paroxysmal positional vertigo. Laryngoscope 2013 Nov; 123(11): 2813–6.

17. Jeong SH, Kim JS, Shin JW, Kim S, Lee H, Lee AY, Kim JM, Jo H,
Song J, Ghim Y. Decreased serum vitamin D in idiopathic benign
paroxysmal positional vertigo. J Neurol 2013 Mar; 260(3): 832–8.

18. Lee WK, Koh SW, Wee SK. Benign paroxysmal positional vertigo
in people with traumatic spinal cord injury: incidence, treatment

19. Motin M, Keren O, Groswasser Z, Gordon CR. Benign paroxysmal
positional vertigo as the cause of dizziness in patients after seve-
re traumatic brain injury: diagnosis and treatment. Brain Inj 2005
Aug 20; 19(9): 693–7.

20. Balatsouras DG, Ganelis P, Aspris A, Economou NC, Moukos A,
Koukoutsis G. Benign paroxysmal positional vertigo associated
with Meniere's disease: epidemiological, pathophysiologic, clinical, and therapeutic aspects. Ann Otol Rhinol Laryngol 2012 Oct;
121(10): 682–8.

21. Gross EM, Ress BD, Viirre ES, Nelson JR, Harris JP. Intractable benign paroxysmal positional vertigo in patients with Meniere's disease. Laryngoscope 2000 Apr; 110(4): 655–9.

22. Hughes CA, Proctor L. Benign paroxysmal positional vertigo. Laryngoscope 1997 May; 107(5): 607–13.

23. Atacan E, Sennaroglu L, Genc A, Kaya S. Benign paroxysmal positional vertigo after stapedectomy. Laryngoscope 2001 Jul; 111(7):
1257–9.

24. Collison PJ, Kolberg A. Canalith repositioning procedure for relief
of post-stapedectomy benign paroxysmal positional vertigo.
S D J Med 1998 Mar; 51(3): 85–7.

25. Ishiyama A, Jacobson KM, Baloh RW. Migraine and benign positional vertigo. Ann Otol Rhinol Laryngol 2000 Apr; 109(4): 377–80.

26. Lempert T, Leopold M, von Brevern M, Neuhauser H. Migraine
and benign positional vertigo. Ann Otol Rhinol Laryngol 2000
Dec; 109(12 Pt 1): 1176.

27. Prokopakis E, Vlastos IM, Tsagournisakis M, Christodoulou P, Ka-
wauchi H, Velegrakis G. Canalith repositioning procedures among
965 patients with benign paroxysmal positional vertigo. Audiol
Neurootol 2013; 18(2): 83–8.

28. Kansu L, Avci S, Yilmaz I, Ozluoglu LN. Long-term follow-up of
patients with posterior canal benign paroxysmal positional vertigo. Acta Otolaryngol 2010 Sep; 130(9): 1009–12.

29. Nunez RA, Cass SP, Furman JM. Short- and long-term outcomes
of canalith repositioning for benign paroxysmal positional vertigo.
Otolaryngol Head Neck Surg 2000 May; 122(5): 647–52.

30. Haynes DS, Resser JR, Labadie RF, Girasole CR, Kovach BT, Sche-
ker LE, Walker DC. Treatment of benign positional vertigo using
the semont maneuver: efficacy in patients presenting without
nystagmus. Laryngoscope 2002 May; 112(5): 796–801.

31. Magarey ME, Rebbeck T, Coughlan B, Grimmer K, Rivett DA,
Refshauge K. Pre-manipulative testing of the cervical spine review, revision and new clinical guidelines. Man Ther 2004 May;
9(2): 95–108.

32. Humphriss RL, Baguley DM, Sparkes V, Peerman SE, Moffat DA.
Contraindications to the Dix-Hallpike manoeuvre: a multidisciplinary review. Int J Audiol 2003 Apr; 42(3): 166–73.

33. Cohen HS. Side-lying as an alternative to the Dix-Hallpike test of
the posterior canal. Otol Neurotol 2004 Mar; 25(2): 130–4.

34. Halker RB, Barrs DM, Wellik KE, Wingerchuk DM, Demaerschalk
BM. Establishing a diagnosis of benign paroxysmal positional vertigo through the dix-hallpike and side-lying maneuvers: a criti-
cally appraised topic. Neurologist 2008 May; 14(3): 201–4.

35. Soto Varela A, Bartual Magro J, Santos Perez S, Velez Regueiro
M, Lechuga Garcia R, Perez-Carro Rios A, Caballero L. Benign paroxysmal vertigo: a comparative prospective study of the efficacy
of Brandt and Daroff exercises, Semont and Epley maneuver.
Rev Laryngol Otol Rhinol (Bord) 2001; 122(3): 179–83.

36. Zhang YX, Wu CL, Xiao GR, Zhong FF. [Comparison of three types
of self-treatments for posterior canal benign paroxysmal positional vertigo: modified Epley maneuver, modified Semont maneuver and Brandt-Daroff maneuver]. Zhonghua Er Bi Yan Hou Tou
Jing Wai Ke Za Zhi 2012 Oct; 47(10): 799–803.

37. Radtke A, von Brevern M, Tiel-Wilck K, Mainz-Perchalla A, Neuhauser H, Lempert T. Self-treatment of benign paroxysmal positional vertigo: Semont maneuver vs Epley procedure. Neurology 2004 Jul 13; 63(1): 150–2.

38. Balatsouras DG, Korres SG. Subjective benign paroxysmal positional vertigo. Otolaryngol Head Neck Surg 2012 Jan; 146(1): 98–103.

39. Tirelli G, D'Orlando E, Giacomarra V, Russolo M. Benign positional vertigo without detectable nystagmus. Laryngoscope 2001 Jun; 111(6): 1053–6.

40. Weider DJ, Ryder CJ, Stram JR. Benign paroxysmal positional vertigo: analysis of 44 cases treated by the canalith repositioning procedure of Epley. Am J Otol 1994 May; 15(3): 321–6.

41. Lopez-Escamez J, Gonzalez-Sanchez M, Salinero J. Meta-analysis of the treatment of benign paroxysmal positional vertigo by Epley and Semont maneuvers. Acta Otorrinolaringol Esp 1999 Jun–Jul; 50(5): 366–70.

42. Teixeira LJ, Machado JN. Maneuvers for the treatment of benign positional paroxysmal vertigo: a systematic review. Braz J Otorhinolaryngol 2006 Jan–Feb; 72(1): 130–9.

43. Hillier SL, McDonnell M. Vestibular rehabilitation for unilateral peripheral vestibular dysfunction. Cochrane Database Syst Rev 2011(2): CD005397.

44. Hilton M, Pinder D. The Epley (canalith repositioning) manoeuvre for benign paroxysmal positional vertigo. Cochrane Database Syst Rev 2012(6): CD003162.pub2.

45. Froehling DA, Bowen JM, Mohr DN, Brey RH, Beatty CW, Wollan PC, Silverstein MD. The canalith repositioning procedure for the treatment of benign paroxysmal positional vertigo: a randomized controlled trial. Mayo Clin Proc 2000 Jul; 75(7): 695–700.

46. Lynn S, Pool A, Rose D, Brey R, Suman V. Randomized trial of the canalith repositioning procedure. Otolaryngol Head Neck Surg 1995 Dec; 113(6): 712–20.

47. Munoz JE, Miklea JT, Howard M, Springate R, Kaczorowski J. Canalith repositioning maneuver for benign paroxysmal positional vertigo: randomized controlled trial in family practice. Can Fam Physician 2007 Jun; 53(6): 1049–53, 8.

48. von Brevern M, Seelig T, Radtke A, Tiel-Wilck K, Neuhauser H, Lempert T. Short-term efficacy of Epley's manoeuvre: a double-blind randomised trial. J Neurol Neurosurg Psychiatry 2006 Aug; 77(8): 980–2.

49. Yimtae K, Srirompotong S, Sae-Seaw P. A randomized trial of the canalith repositioning procedure. Laryngoscope 2003 May; 113(5): 828–32.

50. Hunt WT, Zimmermann EF, Hilton MP. Modifications of the Epley (canalith repositioning) manoeuvre for posterior canal benign paroxysmal positional vertigo (BPPV). Cochrane Database Syst Rev 2012; 4: CD008675.

51. Toledo H, Cortes ML, Pane C, Trujillo V. Semont maneuver and vestibular rehabilitation exercises in the treatment of benign paroxysmal postural vertigo. A comparative study. Neurologia 2000 Apr; 15(4): 152–7.

52. Levrat E, van Melle G, Monnier P, Maire R. Efficacy of the Semont maneuver in benign paroxysmal positional vertigo. Arch Otolaryngol Head Neck Surg 2003 Jun; 129(6): 629–33.

53. Chen Y, Zhuang J, Zhang L, Li Y, Jin Z, Zhao Z, Zhao Y, Zhou H. Short-term efficacy of Semont maneuver for benign paroxysmal positional vertigo: a double-blind randomized trial. Otol Neurotol 2012 Sep; 33(7): 1127–30.

54. Mandala M, Santoro GP, Asprella Libonati G, Casani AP, Faralli M, Giannoni B, Gufoni M, Marcelli V, Marchetti P, Pepponi E, Vannucchi P, Nuti D. Double-blind randomized trial on short-term efficacy of the Semont maneuver for the treatment of posterior canal benign paroxysmal positional vertigo. J Neurol 2012 May; 259(5): 882–5.

55. Kim JS, Oh SY, Lee SH, Kang JH, Kim DU, Jeong SH, Choi KD, Moon IS, Kim BK, Oh HJ, Kim HJ. Randomized clinical trial for apogeotropic horizontal canal benign paroxysmal positional vertigo. Neurology 2012 Jan 17; 78(3): 159–66.

56. Kulcu DG, Yanik B, Boynukalin S, Kurtais Y. Efficacy of a home-based exercise program on benign paroxysmal positional vertigo compared with betahistine. J Otolaryngol Head Neck Surg 2008 Jun; 37(3): 373–9.

57. Resende CR, Taguchi CK, Almeida JGD, Fujita RR. Vestibular rehabilitation in elderly patients with benign paroxysmal positional vertigo. Revista Brasileira de Otorrinolaringologia 2003; 69(4): 535–40.

58. Consensus statement on the definition of orthostatic hypotension, pure autonomic failure, and multiple system atrophy. The Consensus Committee of the American Autonomic Society and the American Academy of Neurology. Neurology 1996 May; 46(5): 1470.

---

**Fallbeispiel**

Eine 55-jährige Patientin mit Multipler Sklerose meldet sich zur ambulanten Physiotherapie. Als ihr Hauptproblem beschreibt sie Gleichgewichtsprobleme. Im DHI gibt sie 42 von 100 Punkten an. Auffallend sind Fragen im Zusammenhang mit dem visuellen System (Gehen im Gang eines Supermarktes, Lesen, Höhe) und Kopfbewegungen. Auf Nachfrage zum visuellen System berichtet sie auch über Doppelbilder. Die Untersuchungen zeigen eine Ermüdung bei schnellen Blickfolgebewegungen und einen fehlenden optokinetischen Nystagmus.

In der 1. Sitzung erhält sie Fokussierübungen (Konvergenz). In der 2. Sitzung nach 1 Woche erklärt sie, keine Doppelbilder mehr zu sehen. Ihr wird schnelle Blickfolge mit einem Pendel und OKR-Training mit einem Wasserball

instruiert. In der 3. Sitzung nach 2 Wochen berichtet sie über eine Besserung. Beim Gehen fällt auf, dass sie bei Augenbewegungen Schwindel und Gleichgewichtsprobleme hat. In der Therapie und zu Hause wird dies weitertrainiert.

Rund 1 Monat nach Therapiebeginn (5. Behandlung) tritt bei Augenbewegungen im Gehen kein Schwindel mehr auf, aber noch bei Kopfbewegungen. Als Steigerung werden während des Gehens erst Kopfbewegungen, dann Drehungen um 180°, später um 360° trainiert. Nach 2½ Monaten (9 Sitzungen) sind Drehungen während des Gehens flüssig und ohne Schwindelsymptome möglich. Die Therapie wird mit einem DHI mit 6 von 100 Punkten abgeschlossen.

Weitere Fallbeispiele finden Sie auf der Webseite: www.schwindeltherapie.ch.

---

# 4.1 Physiologie/Pathophysiologie

## 4.1.1 Allgemeine Bemerkungen

Die allgemeinen Funktionen des visuellen Systems sind (Details: ➤ Kap. 7):
- Exploration, Fixation und Erkennen von Objekten (unabhängig von Haltungskontrolle)
- Bewegungsmelder für Haltungskontrolle im Stehen
- Geschwindigkeitsmesser im Gehen
- Raumorientierung
- Kompensation unter erschwerten Gleichgewichtsbedingungen

Symptome und Sehstörungen bei Schwindel entstehen meist nicht wegen der optischen Funktion des Auges selbst, sondern aufgrund von Störungen der Okulomotorik. Okuläre Veränderungen verursachen keinen Schwindel im engeren Sinne, sondern führen zu diffusen Beschwerden in der Sehqualität, der räumlichen Orientierung, der Gang- und Standsicherheit und im Gleichgewichtsgefühl (1).
Häufig auftretende visuelle Probleme sind:
- Unscharfes Sehen, Doppelbilder
- Nachlaufen von Bildern oder kurze Unschärfe bei schnellen Drehungen
- Schwindel beim Gehen im Supermarkt oder beim Blick durch das Zug- oder Autofenster

Diese stehen nicht im Zusammenhang mit dem Auge selbst, sondern mit der beeinträchtigten Okulomotorik.

Eintreffende Lichtstrahlen (Bilder der Umgebung) werden in Linse und Glaskörper gebrochen und auf der Netzhaut abgebildet ( ➤ Abb. 4.1). Allgemein werden zwei Bereiche unterschieden:
- Zentraler Bereich: Makula, fovealer Bereich des schärfsten Sehens im Sehzentrum
- Peripherer Bereich: peripherer extrafovealer Bereich der Netzhaut

Um etwas genau zu erkennen (z. B. Lesen, Augenkontakt) werden die Augen so eingestellt, dass das Objekt im Sehzentrum abgebildet wird. Beide Augen werden so eingestellt, dass beide Bilder in der Sehrinde (Okzipitallappen) deckungsgleich erscheinen. Um Bewegungen und Geschwindigkeiten der Umwelt zu erkennen und sich räumlich zu orientieren, ist eher das periphere Sehen verantwortlich ( ➤ Abb. 4.2).

## 4.1.2 Augenmuskeln

Die Augenmuskeln haben sehr kleine motorische Einheiten (wenig Muskelfasern pro Nerv). Sie weisen eine hohe Anzahl an Muskelspindeln im Vergleich zu anderen Skelettmuskeln auf. Diese Eigenschaften ermöglichen fein abgestimmte, sehr rasche Bewegungen der Augen ( ➤ Abb. 4.3). Die Augenmuskeln sind paarweise (Agonist – Antagonist) angelegt und werden von den Hirnnerven III, IV und VI innerviert ( ➤ Tab. 4.1).

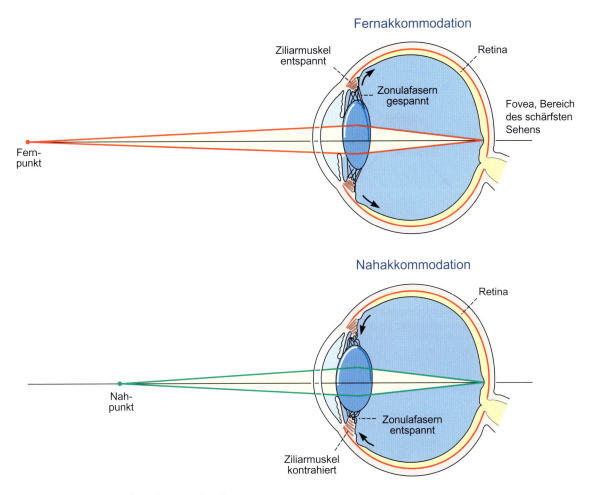

**Abb. 4.1** Fern- und Nahakkomodation des Auges [L107]

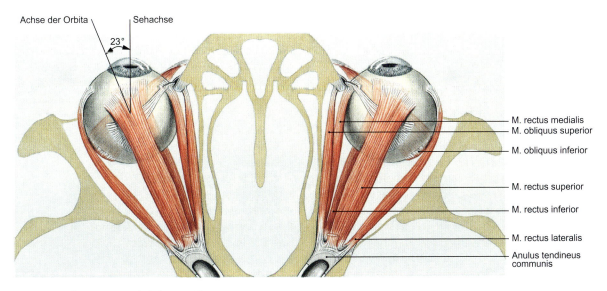

**Abb. 4.2** Die äußeren Augenmuskeln [S007–23]

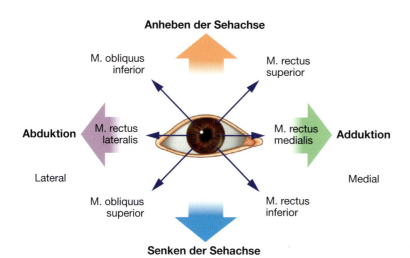

**Anheben der Sehachse**

M. obliquus inferior

M. rectus superior

**Abduktion**    M. rectus lateralis

M. rectus medialis    **Adduktion**

Lateral

Medial

M. obliquus superior

M. rectus inferior

**Senken der Sehachse**

**Abb. 4.3** Bewegungsrichtungen der Augen [L126]

**Tab. 4.1** Augenmuskeln, Innervation und Funktion aus Thömke (2)

| Muskel | Innervation | Primäre Funktion | Sekundäre Funktion | Tertiäre Funktion |
|---|---|---|---|---|
| M. rectus medialis | N. oculomotorius | Adduktion | | |
| M. rectus superior | N. oculomotorius | Hebung[1] | Innendrehung[2] | Adduktion |
| M. rectus inferior | N. oculomotorius | Senkung[1] | Außendrehung[2] | Adduktion |
| M. obliquus inferior | N. oculomotorius | Außendrehung[1] | Hebung[2] | Abduktion |
| M. obliquus superior | N. trochlearis | Innendrehung[1] | Senkung[2] | Abduktion |
| M. rectus lateralis | N. abducens | Abduktion | | |

[1] In Abduktion am ausgeprägtesten
[2] In Adduktion am ausgeprägtesten

### 4.1.3 Hirnnerven und Kerne der Okulomotorik

Der **N. oculomotorius** *(III. Hirnnerv)* entspringt dem Ncl. oculomotorius und innerviert den oberen Liedheber und die Augenmuskeln mit Ausnahme des M. obliquus superior und M. rectus lateralis. Der Ncl. oculomotorius ist ein Kernkomplex im Tegmentum des Mittelhirns in Höhe der Colliculi superiores (3).

Der **N. trochlearis** *(IV. Hirnnerv)* entspringt dem Ncl. trochlearis im Tegmentum des Mittelhirns auf Höhe der Colliculi superiores. Der Nerv verlässt den Hirnstamm dorsal und innerviert den M. obliquus superior (3).

Der **N. abducens** *(VI. Hirnnerv)* entspringt dem Ncl. n. abducentis und innerviert den M. rectus lateralis. Der Ncl. n. abducentis liegt im hinteren unteren Teil der Brücke.

## Colliculus superior

Die Colliculi superiores sind zwei Hügel/Kerngebiete als Teil der Vierhügelplatte im Tektum des Mittelhirns und sind für die Verschaltung optischer Reflexe, insbesondere der Sakkaden zuständig. Das differenzierte Kerngebiet erhält Afferenzen der Netzhaut (Sehnerv), der Sehrinde (Okzipitallappen), des Rückenmarks (Tractus spinotectalis) und der Colliculi inferiores (4). Bei Tieren werden auch Einflüsse der Halswirbelsäule gefunden (5). Efferenzen ziehen zum Spinalmark (Tractus tectospinalis) und zu den Hirnnervenkernen (Tractus tectonuclearis), zum Ncl. ruber und zur Formatio reticularis (4).

### 4.1.4 Funktionen der Okulomotorik

Die Stabilisation des Blickfeldes während unserer Bewegungen und Tätigkeiten erfolgt durch mindestens drei Reflexe. Zudem können weitere Funktionen unterschieden werden, die je nach Anforderungen im Alltag eingesetzt werden.
- Fixation
- Langsame Blickfolge
- Konvergenz und Divergenz
- Sakkaden
- Vestibulo-okulärer Reflex (VOR)
- Optokinetischer Reflex (OKR)
- Zerviko-okulärer Reflex (COR)

Die Funktionen der Okulomotorik können in schnelle und langsame Phasen unterteilt werden:

| Schnell | Langsam |
|---|---|
| • Sakkaden | • Langsame Blickfolge |
| • Schnelle Nystagmusphase | • Langsame Nystagmusphase |

### 4.1.5 Fixation

Das Auge wird so ausgerichtet, dass das Objekt vor allem an der Stelle des schärfsten Sehens im Sehzentrum (Fovea, Makula) abgebildet wird (➤ Abb. 4.1). Der Blick auf ein Objekt erfolgt sehr rasch und reflektorisch und wird auch Fixationsreflex genannt. Linkes und rechtes Auge werden so eingestellt, dass aus beiden Bildern im Gehirn ein deckungsgleiches Bild entsteht.

### Abweichungen

Bei einer Fehlfunktion der Okulomotorik entsteht beispielsweise unscharfes Sehen durch die Verschiebung beider Bilder bis hin zu Doppelbildern oder Fixationsnystagmus.

Bei einem Ausfall des zentralen Sehens (z. B. einer Makuladegeneration) kann ein Pendelnystagmus (➤ Kap. 15) entstehen.

### 4.1.6 Vergenzen

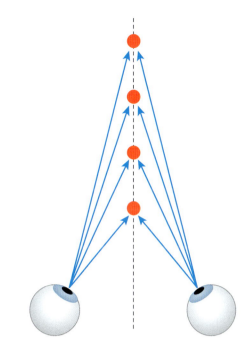

**Abb. 4.4** Symmetrische Winkel bei Konvergenz [L231]

> **DEFINITION**
> Konvergenz und Divergenz dienen dem gleichzeitigen Einstellen beider Augen auf verschiedene Entfernungen. Die Vergenz ist eng verbunden mit der Akkomodation.

Die Konvergenz ist abhängig von der Entfernung des Sehziels und der Blickrichtung. Wechselt der Blick aus der Ferne zu einem nahen Punkt, kommt es zu einer gleichzeitigen Aktivierung der Mm. recti medialis und damit zu einer Adduktion beider Augen (➤ Abb. 4.4). Wird der Blick wieder in die Ferne gelenkt, entspannen sich die Mm. recti medialis und es erfolgt eine leichte Abduktionsbewegung. Die Winkelgrade zur Mittellinie sind in diesem Fall symmetrisch. Geht der Blick in eine beliebige Richtung, verändern sich die Winkelgrade der Augen bezogen auf die Mittellinie und sind asymmetrisch (➤ Abb. 4.5). Die Vergenz ist eng mit der Akkommodation (Wölbung/Spannung der Linse) verbunden. Beide Funktionen werden durch unterschiedliche Stimuli beeinflusst (➤ Tab. 4.2).

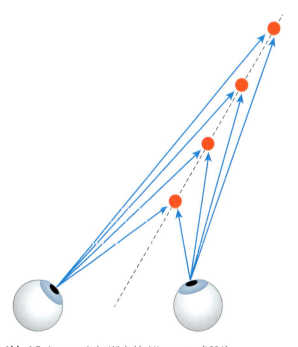

**Abb. 4.5** Asymmetrische Winkel bei Konvergenz [L231]

### Neurophysiologie

**Konvergenz:** Von der Netzhaut gelangen die Signale über den Sehnerv zur Sehrinde (Okzipitallappen, Area 17). Von dort gehen die Efferenzen über die Area pretectalis zum Ncl. perlia (parasympathisches Kerngebiet) in der Mitte und ventral der Edinger-Westphal-Kerne (Ncl. accessorii). Von hier aus erreichen die Impulse die Kerne der beiden Mm. recti

**Tab. 4.2** Hauptsächliche Stimuli für Vergenz und Akkommodation nach Thömke (2)

| Stimuli | Bezeichnung | Stimuli für |
|---|---|---|
| Die Abbildung der Bilder erfolgt nicht an der gleichen Stelle der Netzhaut des linken und rechten Auges. | Retinale Disparität | Vergenz |
| Die Konturen des Bildes auf der Netzhaut sind unscharf durch die nicht angepasste Wölbung der Linse. | Retinale Unschärfe | Akkommodation |

medialis für die Konvergenzbewegung beider Augen ( ➤ Abb. 4.6) (4).

**Akkomodation:** Über die Westphal-Edinger-Kerne gelangen die Efferenzen über das Ganglion ciliare zum M. ciliaris für die Akkomodation und zum M. sphincter pupillae für die Pupillenverengung (4).

## 4.1.7 Sakkaden

**DEFINITION**

Sakkaden sind schnelle Augenbewegungen, die erzeugt werden, um ein neues Sehziel zu erfassen und im Bereich des schärfsten Sehens (Fovea) abzubilden (2).

Sakkaden können durch visuelle oder akustische Reize in zielgerichteten Handlungen ausgelöst werden. Sie werden aber auch reflektorisch im vestibulären oder optokinetischen System (rasche Phasen des VOR oder OKR) ausgelöst. Es gibt verschiedene Sakkadenfunktionen (2):

- Willkürsakkaden (Sakkaden auf Kommando, Express-Sakaden, Memory-Sakkaden, vorhersehbare Sakkaden, Antisakkaden)
- Explorative Sakkaden (Scanning)
- Reflexsakkaden
- Schnelle Nystagmusphase des VOR und OKR

Die Sakkaden sind in ihrer Richtung, Amplitude und Geschwindigkeit vorprogrammiert (2). Zwischen Amplitude (Bewegungsausmaß) und Geschwindigkeit besteht ein Zusammenhang: Je größer die Bewegung, desto schneller ist die sakkadische Bewegung. Zudem haben am Bewegungsende auch mechanische Faktoren einen Einfluss (passive Strukturen, Dehnung der Augenmuskeln). Eine Sakkade ins Sehzentrum ist schneller als eine Sakkade aus dem Zentrum weg.

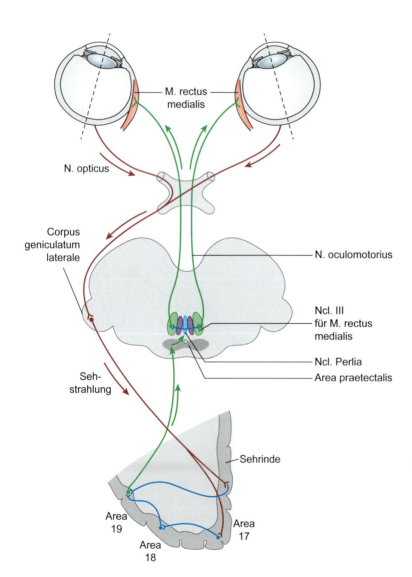

**Abb. 4.6** Anatomisches Substrat der Konvergenz [L231]

Eine Sakkade ist immer vorprogrammiert und kann während des Ablaufs nicht korrigiert werden.

Sakkaden können hypo- oder hypermetrisch mit anschließender Korrektursakkade sein. Hypometrische Sakkaden sind physiologisch und kommen bei großen Amplituden vor. Die Bewegung ist hypometrisch (zu kurz, vor dem Sehziel) gefolgt von einer Korrektursakkade zum Sehziel hin. Hypermetrische Sakkaden (hypermetrisch: zu lang) bewegen über das Sehziel hinaus, gefolgt von einer Korrektursakkade in die Gegenrichtung zum Sehziel hin.

## Neurophysiologie

Für die Sakkadenfunktionen sind verschiedene Kerngebiete und Hirnareale verantwortlich ( > Tab. 4.3). Auf eine ausführliche Darstellung wird hier verzichtet. Es werden folgende Gebiete beschrieben (2):

## Veränderungen

Mit zunehmendem Alter nimmt die Geschwindigkeit ab (2). Bei Betroffenen mit Höhenschwindelanfällen sind die Sakkaden kleiner und fixieren länger (6).

**Tab. 4.3** Gebiete für die Sakkadenfunktionen

| | |
|---|---|
| Hirnstamm | • Exzitatorische Short-Lead-Burst-Neuronen<br>• Inhibitorische Burst-Neuronen<br>• Long-Least-Burst-Neuronen<br>• Pause- und Omnipause-Neuronen<br>• Latch-Neuronen<br>• Neuraler Integrator |
| Kleinhirn | • Dorsaler Vermis<br>• Ncl. fastigii<br>• Sakkadische Pulskalibrierung<br>• Sakkadische Steppkalibrierung<br>• Zerebellare Integratorregulation |
| Großhirn | • Frontales Augenfeld<br>• Parietales Augenfeld<br>• Supplementäres Augenfeld<br>• Dorsolateraler präfrontaler Kortex<br>• Cingulärer Kortex |
| Colliculus superior | • Kollikuläre Burst-Neuronen<br>• Build-up-Neuronen<br>• Fixationsneuronen |
| Stammganglien | |
| Thalamus | |
| Spatiotemporale Transformation | |

## 4.1.8 Langsame Folgebewegungen

**DEFINITION**
Langsame Folgebewegungen dienen der stabilen Abbildung bewegter Sehobjekte auf der Fovea centralis bzw. der Netzhaut (2).

Bei der langsamen Blickfolge („smooth pursuit") wird ein visueller Zielpunkt verfolgt. Dabei werden beide Augen so gesteuert, dass das Sehobjekt immer im Bereich des schärfsten Sehens abgebildet wird. Bei einer Verschiebung des Objekts auf der Stelle des schärfsten Sehens entsteht ein Fehlersignal („retinal slip"). Diese Abweichung wird durch Kleinhirnfunktionen sofort erkannt und korrigiert. Allerdings würde eine Folgebewegung mit Fehlersignalen zu kleinsten ruckartigen Korrekturbewegungen führen. Deshalb wird vermutet, dass nicht das Fehlersignal allein für die Folgebewegungen verantwortlich ist, sondern innere Repräsentationen verschiedener Bewegungen (2). Je besser eine Folgebewegung voraussehbar und je konstanter die Bewegung ist, umso exakter ist die kontinuierliche Folgebewegung. Die Genauigkeit wird mit **Gain** bezeichnet: Stimmt die Folgebewegung der Augen exakt mit der eigentlichen Bewegung überein, beträgt der Wert 1. Je schneller oder unvorhersehbarer die Folgebewegung ist, umso schlechter ist die Genauigkeit. Zum Ende der Bewegung nimmt die Genauigkeit der langsamen Folgebewegung ebenfalls ab, da zunehmend Widerstände der passiven Stukturen überwunden werden müssen. Zudem haben Aufmerksamkeit, Erwartung, Wahrnehmung und Motivation einen deutlichen Einfluss auf die Genauigkeit der langsamen Blickfolge (2).

**CAVE**
Bei gleichzeitiger Kopfbewegung muss der dominate VOR unterdrückt werden.

Zur Untersuchung dient der Blickfolgetest und zur Differenzierung der zervikogenen Einflusse der Smooth-Pursuit-Neck Torsion-Test (SPNT).

**MERKE**
Abweichungen des Bildes im Sehzentrum führen zu einem Fehlersignal, das durch Kleinhirnfunktionen Korrekturbewegungen auslöst.
Einflüsse auf die Genauigkeit der langsamen Folgebewegungen sind:
• Vorhersehbarkeit der Bewegung
• Konstanz der Bewegung
• Geschwindigkeit der Bewegung
• Bewegungsende
• Aufmerksamkeit, Wahrnehmung, Erwartung, Motivation

## Neurophysiologie

Offenbar sind im Hirnstamm zwei räumlich getrennte Neuronengruppen mit unterschiedlichen Funktionen zu finden:

Neuronen, die foveal ausgelöste bzw. extrafoveal ausgelöste Folgebewegungen erzeugen (2).

Die Steuerung der langsamen Folgebewegungen erfolgt durch ein weitverzweigtes neuronales Netzwerk, das sich mit demjenigen für Sakkadenbewegungen überlappt (2). Folgende Zentren sind beteiligt:

- Mittlere Temporalregion
- Mediosuperiore Temporalregion
- Frontales und supplementäres Augenfeld
- Dorsolaterale pontine Nuclei
- Posteriore Vermis und Anteile von Flocculus und Paraflocculus

## Veränderungen

Mit zunehmendem Alter nimmt die Funktion der langsamen Blickfolge ab (7). Patienten mit Whiplash Associated Disorders (WAD, Schleudertrauma) zeigen eine signifikant reduzierte Blickfolge (Details: ➤ Kap. 8). Störungen der langsamen Blickfolge gehen im Allgemeinen mit einer gestörten Unterdrückung des VOR einher (2). Schädigungen verschiedener Hirnareale führen zu unterschiedlichen Störungen der langsamen Blickfolge (➤ Tab. 4.4).

## Veränderungen im Smooth-Pursuit-Neck-Torsion-Test (SPNT)

Bei Patienten mit WAD, besonders wenn sie auch Schwindel haben, ist die langsame Blickfolge und insbesondere der SPNT auffällig. Der SPNT kann Patienten mit WAD von anderen Gruppen (ideopathische Nackenschmerzen) unterscheiden (Details: ➤ Kap. 8).

**M E R K E**
Langsame Blickfolge und langsame Blickfolge in Kopfrotation (SPNT) sind häufig bei Patienten mit WAD auffällig, nicht jedoch bei ideopathischen Nackenschmerzen.

### 4.1.9 Vestibulo-okulärer Reflex (VOR)

**D E F I N I T I O N**
Der vestibulo-okuläre Reflex (VOR) stellt bei Bewegungen des Kopfes die Augen sofort in die Gegenrichtung ein.

Der vestibulo-okuläre Reflex ist ein sehr schneller Reflex, der die Augen bei Bewegungen und Lageveränderungen des Kopfes sofort einstellt. Es ist ein 3-Neuronen-Reflexbogen. Die Gegenbewegung der Augen bei einer Kopfbewegung erfolgt v. a. durch den VOR (Details: ➤ Kap. 5). Der VOR ist wesentlich schneller als der OKR.

**Tab. 4.4** Unterschiedliche Auswirkungen bei einer Läsion eines Hirnareals nach Thömke (2)

| Areal | Auswirkungen bei Läsionen |
|---|---|
| Mittlere Temporalregion | Bewegte Sehobjekte können nicht verfolgt, stationäre jedoch gesehen werden |
| Parieto-okzipitaler Übergangsbereich | Störung ipsiläsionaler Folgebewegungen |
| Frontales und supplementäres Augenfeld | Störungen ipsiläsionaler Folgebewegungen |
| Supplementäres Augenfeld | Planung der Augenbewegungen |
| Ncl. reticularis tegmenti pontis | Langsame Folgebewegungen (insbesondere Initiierung und Ausführung ipsiläsionaler Folgebewegungen) |
| Posteriore Vermis und Anteile von Flocculus und Paraflocculus | Ipsiversive sakkadische oder verlangsamte Folgebewegungen |

**B E I S P I E L**
Jemand geht mit einer Digitalkamera durch das Haus oder die Straße. Wenn er anschließend den Film ansieht, erscheint ihm das Bild verwackelt. Wenn er hingegen selbst durch das Haus oder die Straße geht, sieht er ein klares, ruhiges Bild.
**Der Grund:** Der rasche VOR sorgt dafür, dass er bei Bewegungen ständig ein ruhiges klares Bild sieht.

## Veränderungen

Im Alter nimmt der VOR ab. Kortikale Läsionen wirken sich auf die Hemmung des VOR aus. Angst hat einen Einfluss auf den VOR (Details: ➤ Kap. 5).

### 4.1.10 Optokinetischer Reflex (OKR)

**D E F I N I T I O N**
Der optokinetische Reflex (OKR) stellt bei bewegten Umgebungen oder der Bewegung in der Umgebung die Augen reflektorisch so ein, dass jederzeit ein klares Bild entsteht. Dies ist als physiologischer optokinetischer Nystagmus (OKN) zu beobachten.

Der optokinetische Reflex (OKR) beschreibt den gesamten Reflexbogen von bewegten visuellen Reizen bis zur Motorik, die als optokinetischer Nystagmus (OKN) beobachtet werden kann. Spricht man von der zugrunde liegenden Physiologie, wird es OKR genannt. Beschreibt man das beobachtbare Ergebnis, spricht man von OKN. Hier werden die Begriffe in diesem Sinne verwendet. Die Richtung des OKN wird nach allgemeiner Definition der schnellen Phase zugeordnet (in die Gegenrichtung der sich bewegenden Umgebung).

Wenn jemand aus dem Zugfenster sieht, lassen sich rhythmische Bewegungen der Augen beobachten. Dies ist der physiologische optokinetische Nystagmus. Betrachtet sie das Spiegelbild, bleiben die Augen ruhig.

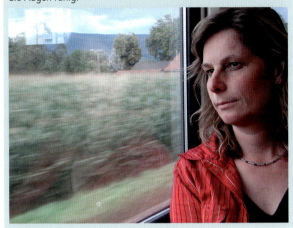

Das Ziel des OKR ist es, bei bewegten visuellen Reizen (bei ruhigem Kopf) oder bei Bewegung in der Umgebung die Augen so einzustellen, dass ein klares Bild entsteht. Der OKR ist langsamer als der VOR, da mehrere synaptische Umschaltungen und längere Nervenbahnen bestehen.

Die langsame Phase des OKN ist reizabhängig und entspricht der Richtung und Geschwindigkeit der sich bewegenden visuellen Reize (z. B. bewegte Umgebung). Diese entspricht im Wesentlichen der langsamen Folgebewegung. Der Gain ist der Quotient aus der Augengeschwindigkeit (langsame Phase) und der tatsächlichen Geschwindigkeit (visueller Reiz). Je schneller der visuelle Reiz, umso niedriger ist der Gain. Die schnelle Phase entspricht der Rückstellbewegung (Rückstellsakkade) in die entgegengesetzte Richtung.

Der vertikale OKN ist schwächer als der horizontale (2). Die Richtung des OKN erfolgt abhängig zur Bewegungsrichtung der Umgebung und zur Blickrichtung.

**BEISPIELE**

Jemand geht durch einen Raum oder die Umgebung.
- Blickt die Person nach links, verläuft die Folgebewegung der Augen nach links und die schnelle Rückstellbewegung nach rechts.
- Blickt die Person nach unten, erfolgt die langsame Folgebewegung der Augen nach unten und die schnelle Rückbewegung nach oben.

Ein Autofahrer sieht geradeaus auf das vorausfahrende Auto oder den Verlauf der Straße. In dieser Situation tritt kein OKN auf.

## Neurophysiologie

Das Bild, das auf der Netzhaut abgebildet wird, gelangt über den Sehnerv in die Sehrinde (Okzipitallappen, Area 17). Von dort werden die Impulse an die Area 18 und 19 weitergelei-

tet. Hier hat der efferente Schenkel seinen Ausgang. Der genaue Verlauf ist noch nicht gesichert. Die Impulse gelangen in die Blickzentren im Mittelhirn und der Brücke der Gegenseite und von dort zu den entsprechenden Augenmuskelkernen. Vermutlich zieht ein Teil der efferenten Fasern unmittelbar zu den Blickzentren im Hirnstamm, ein anderer Teil verläuft indirekt über die Area 8 (4). Ein wichtiger Teil des OKN sind offensichtlich gewisse Zentren für langsame Blickfolge (2).

## Veränderungen

Bei abwesendem VOR und bilateralem vestibulärem Verlust scheint bei bestimmten Patienten der OKR wenigstens einen Teil zu kompensieren (8). Mit zunehmendem Alter nimmt der OKR ab (7, 9).

**SELBSTERFAHRUNG**
**VOR und OKR**

Man hält die Hand mit der Handfläche zum Gesicht in 30 cm Abstand vor die Augen, die Finger sind nach oben gestreckt.
**Aufgabe:** Man beobachtet die Finger: Wie klar sieht man sie?
1. Man rotiert den Kopf in einem guten Tempo nach links und rechts und beobachtet seine Finger.
2. Nun hält man den Kopf still und bewegt die Hand im gleichen Tempo nach links und rechts.
**Frage:** Bei welcher Bewegung waren die Finger klarer zu sehen?
**Bemerkungen:** Die Finger sind in Aufgabe 1 klarer zu sehen.
Bei Aufgabe 1 handelt es sich um den VOR, einen sehr schnellen Reflex. Vestibuläre Informationen werden rasch an die Augenmuskelsteuerung weitergeleitet. Der VOR verwendet die Bewegung des Kopfes zur Blickstabilisation.
Bei Aufgabe 2 handelt es sich um den langsameren OKR bzw. die langsame Folgebewegung. Der OKR wird durch bewegte Bilder ausgelöst.

## 4.1.11 Zerviko-okulärer Reflex (COR)

**DEFINITION**

Der zerviko-okuläre Reflex (COR) trägt zur Einstellung der Augen bei Bewegungen der Halswirbelsäule (HWS) bei und hat eher eine ergänzende Funktion.

Der COR dient dazu, durch sensorischen Input der Halswirbelsäule (HWS) die Augen zu stabilisieren. Er ist in der reflektorischen Blickstabilisation bei Kopfbewegungen involviert und spielt sowohl eine Rolle in der Stabilisation als auch in der Wiederorientierung (10, 11). Die Augenbewegung erfolgt in die Richtung der Rumpfbewegung bei fixiertem Kopf (12). Andere Autoren meinen, dass der COR nicht zur Blickstabilisation bei Kopfbewegungen beiträgt (13, 14).

Es gibt zudem folgende Differenzierung (15, 16):

- Der VOR ist empfindlich für hohe Frequenzen (kontra-versive Kopfbewegung zum Bogengang).
- Der OKR ist empfindlich für tiefe Frequenzen (ipsiversiv bewegte visuelle Stimuli).
- Der COR ist empfindlich für niedrige Geschwindigkeiten (Kopfbewegungen).

Bei einem Patienten wird eine Anpassung nach vestibulären Übungen gemessen. Unbestritten ist, dass sensorische Informationen der HWS einen Einfluss auf die Okulomotorik haben. Eine klinische Untersuchung des COR ist allerdings nicht möglich.

## Neurophysiologie

Die Propriozeptoren der Muskeln und Facettengelenke bilden den rezeptiven Teil des Reflexes (17). Verschiedene Quellen zeigen, dass Rezeptoren der Intervertebralgelenke und Ligamente der obersten drei Segmente in den COR involviert sind (18). Der VOR wird mit Beiträgen des COR durch Afferenzen des Nackens gespeist (16).

Bei Tieren führt eine Stimulation der hinteren kranialen Nackenmuskeln zu einer Aktivierung des superioren Colliculus (5). Offenbar besteht bei Tieren auch ein Bogen aus afferenten und efferenten Fasern von der HWS zu den Vestibulariskernen.(19, 20). Das neuronale Substrat des COR beinhaltet auch zentrale Wege des VOR. Der Flocculus unterdrückt den Reflex bei visuellen Folgebewegungen (12).

> **MERKE**
> Der COR stammt aus Afferenzen der Muskeln, Facettengelenke und Ligamente der obersten zervikalen Segmente und dient ergänzend der Einstellung oder Wiedererkennung der Augen bei Bewegungen der Halswirbelsäule.

## Veränderungen

Mit zunehmendem Alter nehmen VOR und OKR ab (7, 9, 21) und der COR nimmt zu (15). Bei einer Zunahme des VOR nimmt der COR ab und umgekehrt. Bei reiner vestibulärer Stimulation nehmen mit zunehmendem Alter die gemessene Impulse ab, während die Propriozeption der HWS zunimmt (22). Bei Personen mit vestibulären Defiziten kommt es zu einer Zunahme des COR (15) gegenüber Gesunden (23–25).

> **MERKE**
> Bei einer Abnahme des VOR nimmt der COR zu und umgekehrt. Mit zunehmendem Alter nehmen VOR und OKR ab und der COR nimmt zu.

## Veränderungen bei Verlust von VOR bzw. Labyrinthdefiziten

Bei abwesendem VOR und bilateralem vestibulärem Verlust scheint der COR bei bestimmten Patienten zumindest einen Teil zu kompensieren (8). Bei Ausfall der vestibulären Funktion übernimmt der COR die Funktion des VOR. Die Instruktionen (aktiv oder passiv) haben einen Einfluss auf den COR (24). Der passive COR verbessert sich bei Patienten mit Labyrinthdefizit (reduzierter VOR) und ist bei Gesunden (bei entsprechenden Instruktionen) nur leicht besser (23). Der COR kann bei Patienten mit beidseitigem Ausfall der vestibulären Funktionen durch visuelle Stimuli verbessert werden. Sowohl foveale als auch periphere Reize tragen dazu bei. Für die Blickstabilisation eigenen sich somatosensorische Hilfen des Rumpfes wie auch Faktoren der Wahrnehmung (25).

> **MERKE**
> Bei einem Ausfall oder Defizit des VOR nimmt der COR zu.

## Veränderungen bei Whiplash Associated Disorders (WAD)

Bei Patienten mit persistierendem WAD kommt es zu einer Zunahme des COR ohne eine Abnahme des VOR oder des OKR (16, 26). Bei WAD-Patienten sollte der COR untersucht werden (16). Man geht davon aus, dass es bei einem Schleudertrauma zu verschiedensten okulären Dysfunktionen kommen kann (27) (Ursachen und Details: ➤ Kap. 8).

> **MERKE**
> Bei WAD (Schleudertrauma) nimmt der COR zu, ohne dass VOR oder OKR reduziert ist bzw. kompensatorisch abnimmt.

# 4.2 Anamnese

## 4.2.1 Symptome

- Unspezifischer Schwindel, „Trümmel", Müdigkeit der Augen
- Unscharfes Sehen
- Sehen von Doppelbildern
- Bild läuft bei Drehungen verzögert nach
- Schwierigkeiten beim Lesen
- Spontane Augenbewegungen bei geschlossenen Augen

**Schwindelsymptome bei folgenden Ereignissen:**

- Beifahrer im Auto
- Blick aus dem Auto- oder Zugfenster
- Blick auf Fluss
- Gehen durch einen Gang im Supermarkt
- Bewegte Personen/in einer Menschenmenge

## 4.2.2 Entstehung/Verlauf/Hintergrund

Die Sehstörungen haben mit dem Ereignis bzw. mit den Schwindelsymptomen begonnen.

Sie haben keinen Zusammenhang mit dem Auge selbst (Kurz-/Weitsichtigkeit, Brillenanpassung etc.). Untersuchungen beim Augenarzt waren unauffällig.

## 4.3 Untersuchung

### 4.3.1 Klinische Beobachtung

Bereits während der Anamnese und den folgenden Untersuchungen werden die spontanen Augenbewegungen und Abweichungen beobachtet.

**Mögliche Abweichungen können sein:**
- Spontane Nystagmen.
- Ungerichtete Augenbewegungen.
- Auffälliges Mitbewegen des Kopfes bei Augenbewegungen.
- Fehlstellung: Ein Auge weist ständig eine Fehlstellung auf, z. B.
  - ist ein Auge in Abduktion oder Adduktion,
  - ein Auge ist höher, das andere tiefer gestellt (Skew Deviation).
- Schiefhaltung des Kopfes (Kopfzwangshaltung): Der Kopf ist in Lateralflexion und/oder in Rotation. Die Schiefhaltung geht in der Regel in Richtung des gelähmten Augenmuskels. Beispielsweise ist bei einer Parese des linken M. rectus lateralis der Kopf nach links rotiert.

### 4.3.2 Blickfolgetest

Mit dieser Untersuchung wird die Funktion der langsamen Blickfolge getestet.

### Durchführung

Der Betroffene sitzt bequem angelehnt auf einem Stuhl.

Der Untersucher hält einen Zeigefinger oder einen Stift in ca. 30 cm Abstand auf Augenhöhe des Betroffenen.

Der Betroffene wird aufgefordert, dem Punkt mit den Augen zu folgen.

Der Untersucher bewegt den Stift langsam nach links und rechts, oben und unten oder in den Diagonalen.

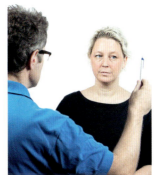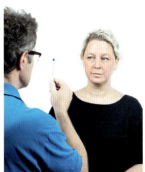
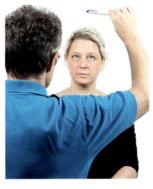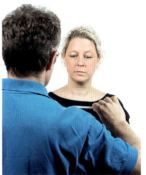

Beobachtet wird, ob der Betroffene
- den Kopf ruhig halten kann,
- mit den Augen ständig dem Punkt folgt,
- das volle Bewegungsausmaß der Augenbewegung erreicht wird.

Treten Doppelbilder auf, wird genau dokumentiert, wo, in welcher Entfernung und bei welchen Winkelgraden diese auftreten.

### Befund

**Subjektiv:**
Der Punkt sollte vom Betroffenen immer scharf und klar gesehen werden.

Auffällig ist, wenn der Punkt unscharf oder doppelt gesehen wird oder die typischen Schwindelsymptome auftreten.

**Objektiv:**
Normale Blickfolge: Die Augen folgen ohne Abweichungen stets dem Punkt in alle Richtungen und mit vollem Bewegungsausmaß. Der Kopf bleibt dabei ruhig.

Folgende Abweichungen können beobachtet werden:
- Der Kopf bewegt mit oder der Betroffene hat Mühe, trotz Aufforderung den Kopf ruhig zu halten.

- Es gibt abweichende Bewegungen, wie z. B.:
  - Die Augen folgen dem Punkt nicht konstant, sondern in ruckartiger, sakkadischer Bewegung.
  - Ungerichtete Augenbewegungen.
  - Bei der Rückbewegung von oben nach unten können die Augen den Punkt nicht konstant fixieren und springen nach unten in die Mittelstellung.
  - Während einer horizontalen Bewegung weicht das Auge nach kranial ab.
- Nicht beide Augen folgen dem Punkt gleich (Seitenunterschied).
- Das volle Bewegungsausmaß wird nicht erreicht oder das Auge kann nicht in der Endstellung gehalten werden.
- Spontane Nystagmen werden beobachtet oder es entsteht ein Nystagmus in der Endstellung.

### 4.3.3 Blickfolgetest mit Kopfrotation (SPNT)

Der Smooth-Pursuit-Neck-Torsion-Test (SPNT) (28–30) vergleicht die langsame Blickfolge in Neutralstellung der HWS mit der langsamen Blickfolge in Rotationsstellung. Ziel dieser Untersuchung ist, zu differenzieren, ob die Störung der langsamen Blickfolge einen zervikogenen Einfluss hat. Der Test wurde von Tjell und Kollegen (28, 29) entwickelt und von Treleaven und Kollegen (30) weiter untersucht.

Der SPNT zeigt gute diagnostische Qualitäten (Sensitivität 71 %, Spezifität 91 %) (28, 29). Die Sensitivität für Patienten mit WAD und Schwindel war 90 % und die Spezifität 91 %. Bei WAD-Patienten ohne Schwindel lag die Sensitivität bei 56 % (28).

### Durchführung

Der SPNT wird mit Elektrookulografie und elektronisch geführter langsamer Blickfolge durchgeführt. Dabei ist der Rumpf rotiert, während der Kopf stehen bleibt (28–30).

Ohne apparative Messungen kann der Test wie beim Blickfolgetest ( ➤ Kap. 4.3.2) erst in Neutralstellung der HWS getestet werden. Dann wird die langsame Blickfolge in einer Kopfrotationsstellung von 45° nach links bzw. rechts getestet.

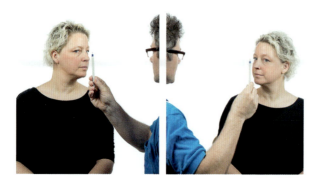

Die Beobachtungskriterien sind die gleichen wie oben beschrieben. Zusätzlich wird kontrolliert, ob Unterschiede zwischen der Neutralstellung und der Kopfposition in Rotation vorliegen.

### Befund

**Subjektiv:** Siehe hierzu ➤ Kap. 4.3.2.
**Objektiv:** Siehe hierzu ➤ Kap. 4.3.2.
Sind die Abweichungen bei einer Kopfrotation nach rechts oder links größer als in Neutralstellung, kann von einem zervikogenen Einfluss ausgegangen werden. Möglicherweise gibt die Seite der schlechteren Blickfolge einen Hinweis auf die Lokalisation (z. B. ist bei schlechterer Blickfolge bei Rotation nach rechts der M. sternocleidomastoideus deutlich mehr angespannt). Zudem müssen diese Ergebnisse mit denen aus der Anamnese und anderen Befunden verglichen werden.

Zeigt der Betroffene in der Neutralstellung eine Fehlhaltung (z. B. verstärkte Protraktion, verstärkte Extension bei BWS-Kyphose), wird der Test bei korrigierter Stellung der HWS wiederholt. Ist hier ein deutlich günstigerer Befund der langsamen Blickfolge zu beobachten, deutet dies ebenfalls auf eine zervikogene Beteiligung hin.

> **MERKE**
> Besteht ein Unterschied in der langsamen Blickfolge in einer Rotationsstellung des Kopfes gegenüber der Neutralposition, besteht ein zervikogener Einfluss.
> Die langsame Blickfolge insbesondere in Kopfrotation (SPNT) ist auffällig bei Patienten mit WAD, vor allem, wenn sie auch Schwindel haben (Details: ➤ Kap. 8).

### 4.3.4 Sakkadentest

Dieser Test untersucht die Sakkadenfunktion.

### Durchführung

Der Betroffene sitzt bequem angelehnt auf einem Stuhl.

Der Untersucher hält die beiden Zeigefinger oder zwei Stifte in ca. 30 cm Abstand auf Augenhöhe des Betroffenen. Der Abstand der beiden Punkte zueinander beträgt 30 cm.

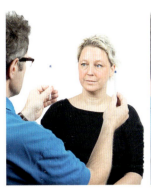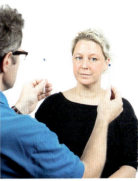

Die beiden Punkte können auch vertikal jeweils 15 cm ober- und unterhalb der Sehlinie platziert werden.

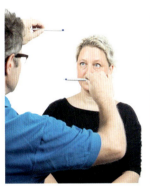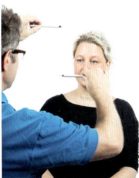

Der Betroffene wird mit einem rhythmischen Kommando aufgefordert, rasch abwechselnd (ca. 2 Hz) den linken und rechten Punkt zu fixieren.

Beobachtet wird, ob die Augen direkt und rasch die Punkte fixieren.

## Befund

**Subjektiv:**
Die Punkte sollten vom Betroffenen immer scharf und klar gesehen werden.
Auffällig ist, wenn der Punkt unscharf oder doppelt gesehen wird oder die typischen Schwindelsymptome auftreten.
**Objektiv:**
Ein normaler Befund besteht, wenn die Augen rasch und ohne Abweichungen die Punkte fixieren.
Folgende Abweichungen können beobachtet werden:
- Die Geschwindigkeit ist bei einem oder beiden Augen reduziert.
- Es bestehen Unterschiede zwischen beiden Augen.
- Die Bewegung zwischen den beiden Punkten ist nicht flüssig, zeigt Abweichungen, ist sakkadisch oder es sind gar Nystagmen zu erkennen.

- Die Bewegung ist **hypermetrisch** (zu weit). Eine Rückstellbewegung ist zu sehen.
- Die Bewegung ist **hypometrisch** (zu kurz). Eine Korrekturbewegung ist zu sehen.
- Das Bewegungsausmaß ist eingeschränkt.

**MERKE**

Eine hypermetrische Bewegung deutet auf eine zentrale Schädigung, insbesondere des Kleinhirns hin.

### 4.3.5 Kopfimpulstest (KIT)

Dieser Test untersucht den VOR, insbesondere die Funktion der Bogengänge und/oder des N. vestibularis.

## Durchführung

Siehe hierzu ➤ Kap. 5.3.1.

## Befund

Siehe hierzu ➤ Kap. 5.3.1.

Bei einem positiven Kopfimpulstest ist der VOR der gleichen Seite reduziert oder ausgefallen (periphervestibuläre Unterfunktion). Dies hat Auswirkungen auf die Okulomotorik. Die Befunde müssen in Bezug zu den geschilderten Symptomen und Problemen gesetzt werden, z. B. bei nachlaufenden Bildern bei schnellen Drehungen oder Kopfbewegungen bzw. Erschütterungen.

### 4.3.6 Optokinetischer Nystagmus (OKN)

Dieser Test untersucht die Funktion des optokinetischen Reflexes (OKR) bzw. den optokinetischen Nystagmus (OKN).

## Durchführung

Der Betroffene sitzt bequem angelehnt auf einem Stuhl.

Der Untersucher hält die OKN-Trommel vertikal in ca. 30 cm Abstand auf Augenhöhe des Betroffenen.

Der Betroffene wird aufgefordert, auf die Mitte der Trommel zu blicken.

Nun wird die Trommel in einer langsamen Geschwindigkeit nach links bzw. rechts gedreht. Es wird beobachtet, ob ein optokinetischer Nystagmus auftritt (unten links).

Die Trommel wird horizontal eingerichtet und nach oben und unten gedreht (unten rechts).

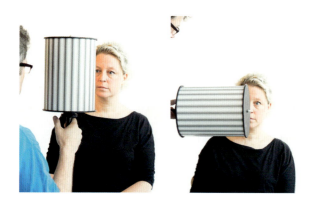

Es gibt folgende Alternativen für die OKN-Trommel:
- Wasserball mit regelmäßigen Streifen, der an einem drehbaren Schlüsselanhänger oder einer Schnur hängt. Für eine vertikale Prüfung muss der Patient auf der Seite liegen.

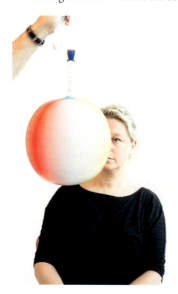

- Optokinetischer Streifen mit Bildern in regelmäßigen Abständen. Hierbei wird der Streifen nach links, rechts, oben oder unten gezogen.

## Befund

**Subjektiv:**
Die typischen Symptome treten auf. Diese müssen mit den in der Anamnese beschriebenen Symptomen und Problemen (z. B. Blick aus dem Fenster beim Auto- oder Zugfahren, Gehen in einem Supermarkt) übereinstimmen.

**Objektiv:**
Bei einem normalen Befund wird der typische OKN (langsame Folgebewegung in die Bewegungsrichtung und rasche Rückstellbewegung) in alle Testrichtungen beobachtet.

Folgende Abweichungen können beobachtet werden:
- Kein OKN ist vorhanden.
- Der OKN ist nur minimal oder nur bei sehr langsamer Geschwindigkeit zu erkennen.
- Das Ausmaß (Amplitude) ist reduziert oder gesteigert.
- Der OKN ist nur in eine Richtung oder in eine Richtung mehr als in die andere zu beobachten.
- Ein Seitenunterschied zwischen beiden Augen ist vorhanden.

### 4.3.7 Vergenz

Dieser Test untersucht die Funktion der Konvergenz/Divergenz.

### Durchführung

Langsame Vergenz

Der Betroffene sitzt bequem angelehnt auf einem Stuhl.

Der Untersucher hält einen Zeigefinger oder Stift in ca. 80 cm Abstand auf Augenhöhe des Betroffenen.

Der Betroffene wird aufgefordert, den Punkt zu fixieren.

Der Untersucher bewegt den Punkt langsam zum Betroffenen bis zu einem Abstand von ca. 30 cm und wieder zurück.

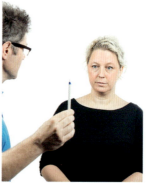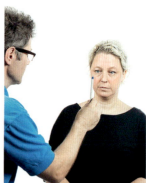

Schnelle Vergenz

Der Betroffene wird aufgefordert, geradeaus in die Ferne zu schauen.

Der Untersucher hält einen Zeigefinger oder Stift in ca. 20 cm Abstand (übliche Lesedistanz) auf Augenhöhe des Betroffenen.

Nun wird der Betroffene aufgefordert, auf Kommando rasch den Punkt in der Nähe zu fixieren, dann wieder in der Ferne.

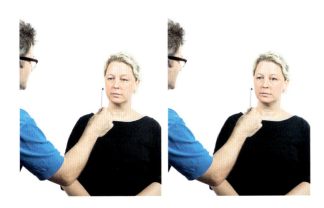

Beobachtet werden die Augenbewegung (Adduktion bzw. Abduktion) und die Symmetrie beider Augen.

## Befund

**Subjektiv:**
Der Punkt sollte vom Betroffenen immer scharf und klar gesehen werden.
Auffällig sind folgende Ergebnisse:
- Der Punkt wird unscharf oder gar doppelt gesehen.
- Die typischen Schwindelsymptome treten auf.
- Langsame Vergenz: Der Betroffene sieht den Punkt in einem Bereich unscharf oder doppelt.
- Schnelle Vergenz: Der Betroffene hat Mühe, den neu fixierten Punkt rasch scharf zu sehen.

**Objektiv:**
Bei einem normalen Befund bewegen sich die Augen (langsame Vergenz) symmetrisch, an die Geschwindigkeit der Bewegung angepasst und im gleichen Winkel in Adduktion und Abduktion.
Folgende Abweichungen können beobachtet werden:
- Es erfolgt keine Einstellungsbewegung (Adduktion/Abduktion).
- Ein Seitenunterschied bezüglich Geschwindigkeit oder Winkel wird beobachtet.
- Spontanbewegungen oder Nystagmen treten auf.

## 4.3.8 Cover-Test

Der Cover-Test wird auch Abdecktest genannt. Es wird immer das Auge beobachtet, das frei (auf-/abgedeckt) wird. Dieser Test untersucht, ob eine Parese oder ein Schielen eines Auges vorliegt. Dies gibt Auskunft darüber, ob ein Auge dominant fixiert.

## Durchführung

Der Betroffene sitzt bequem angelehnt auf einem Stuhl und wird aufgefordert, einen entfernten Punkt zu fixieren.

Erst wird ein Auge zu- und wieder auf- bzw. abgedeckt, dann das andere Auge. Das Zu- und Abdecken wird wechselseitig durchgeführt. Dabei muss ein Auge mindestens 2 Sekunden zugedeckt werden.

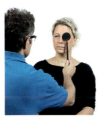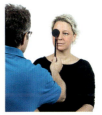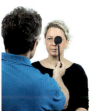

Beobachtet wird, ob
- beim Zudecken das andere Auge eine Einstellbewegung zeigt,
- beim Abdecken das gleiche Auge eine Einstellbewegung zeigt.

## Befund

Ein normaler Befund liegt vor, wenn beim Zudecken das andere Auge ruhig stehen bleibt und beim Abdecken das gleiche Auge keine Einstellbewegung zeigt.

**Auffällig ist Folgendes:**

**Skew:** Ein Auge steht beim Abdecken höher und korrigiert sofort in die Mittelstellung. Das andere Auge steht beim Abdecken tiefer und korrigiert in die Mittelstellung.

**Schielen:** Beim Abdecken macht das gleichseitige Auge eine Einstellbewegung (sekundärer Schielwinkel). Damit ist das gegenseitige Auge das betroffene und das abgedeckte Auge das fixierende gesunde Auge.

> **BEISPIEL**
>
> Befund bei einem rechtsseitig betroffenen Auge (➤ Abb. 4.7):
> - Das linke Auge ist das gesunde fixierende Auge, das rechte ist das schielende, paretisch betroffene Auge.
> - Das betroffene rechte Auge wird zugedeckt. Das linke gesunde Auge bleibt unverändert stehen.
> - Das rechte betroffene Auge wird abgedeckt. Beide Augen bleiben unverändert stehen.
> - Das gesunde linke Auge wird zugedeckt. Nun fixiert das betroffene rechte Auge. Dabei entsteht eine kleine Einstellbewegung des betroffenen rechten Auges (primärer Schielwinkel).
> - Das gesunde linke Auge wird abgedeckt. Eine Einstellbewegung des gesunden linken Auges ist zu beobachten (sekundärer Schielwinkel), die größer ist als die Einstellbewegung des betroffenen Auges.

4

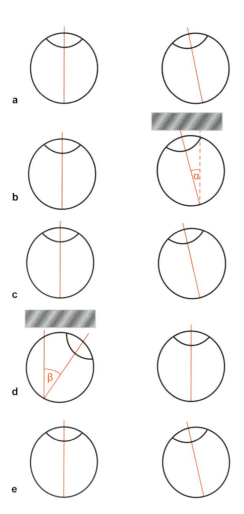

**Abb. 4.7** Cover-Test – Abduzensparese rechts [L231]
a) Blick geradeaus, das gesunde linke Auge fixiert.
b) Das betroffene Auge wird zugedeckt.
c) Das betroffene Auge wird abgedeckt. Keine Bewegung ist sichtbar.
d) Das gesunde Auge wird zugedeckt.
e) Das gesunde Auge wird abgedeckt. Am gesunden Auge ist eine Korrekturbewegung zu beobachten.

**MERKE**
Entsteht beim Abdecken eine Einstellbewegung, ist dies das gesunde fixierende Auge. Das gegenüberliegende Auge ist betroffen.

### 4.3.9 Tests der Kopf-Augen-Bewegungskontrolle

Bei diesem Test wird die Kopf-Augen-Bewegungskontrolle in 5 Tests untersucht, um Auffälligkeiten bei Betroffenen mit chronischen Nackenschmerzen zu erkennen (31).

## Durchführung

Nach dem vorgegebenen Manual werden 5 Tests im Sitzen durchgeführt:
- Augenbewegung in Neutralstellung des Kopfes
- Blickstabilisation
- Sequenzielle Kopf-Augen-Bewegung
- Augenbewegung in 45°-Rotationsstellung des Kopfes nach links
- Augenbewegung in 45°-Rotationsstellung des Kopfes nach rechts

Jeder Test wird nach einer vorgegebenen Skala von 0–2 bewertet. Die Reliabilität ist gut (31).

## Befund

Die Testbatterie kann zwischen Gesunden und Patienten mit chronischen Nackenschmerzen unterscheiden. Der Grenzwert liegt bei 2 oder mehr positiven Tests.

## 4.4 Behandlung

Die nachfolgenden Behandlungen beeinflussen verschiedene Funktionen der Okulomotorik. Sie sind von einfach zu schwierig bzw. von stark bis zu leicht betroffenen Personen aufgebaut. Bei starken, akuten Symptomen sollte unbedingt initial der Behandlungsaufbau eingehalten werden. Bei Abschwächung der Symptome bzw. Verbesserung der Funktionen wird die Behandlung angepasst. Je nach Befund und Symptomen in bestimmten Situationen kann mit einer konkreten Aufgabe begonnen werden. Beispielsweise wird bei auffälliger langsamer Blickfolge mit der Aufgabe „langsame Blickfolge" begonnen oder bei auffälliger Optokinetik mit der Aufgabe „optokinetischer Nystagmus (OKN)".

### 4.4.1 Dosierung

Die Okulomotorik ist eine hochautomatisierte Funktion. Die Übungen sollten eher kurz sein, aber mehrmals täglich durchgeführt werden. Die Patienten werden angewiesen, die Übung nur so lange zu machen, dass sie sich dabei noch gut fühlen. Zu langes Üben kann zu Müdigkeit, Überanstrengung oder gar Beschwerden der Augen führen.

**Die Übungen umfassen:**

- Fokussieren (Konvergenz)
- Fixieren (Fixation, Sakkaden)
- Blickfolge (Fixieren sich bewegender Objekte)
- Optokinetischer Nystagmus (OKN)
- Synchronisation von Kopf- und Augenbewegungen
- Fixation eines Punktes bei Kopfbewegungen (VOR)
- Fixation unter erschwerten Bedingungen im Sitzen
- Fixation unter erschwerten Bedingungen im Gehen

## 4.4.2 Fokussieren (Konvergenz)

### Ziel

Die Steuerung der Augen soll so trainiert werden, dass die Bilder beider Augen (in einer feinen Abstufung verschiedener Distanzen) wieder deckungsgleich sind.

### Einsatz

Verschwommenes Sehen oder Doppelbilder in Zusammenhang mit dem aktuellen Schwindelereignis

### Ausgangsstellung

Der Patient sitzt bequem auf einem Stuhl angelehnt. Vor ihm sind auf Augenhöhe in einer Reihe hintereinander 3 Gegenstände aufgestellt. Ideal sind Getränkeflaschen mit Deckel, da sich die Deckel sehr gut für das Fokussieren und das Scharfstellen eignen.

Wenn der Patient aufgrund der Ausprägung der Symptome größtenteils im Krankenhausbett liegen muss, kann er aus dieser Ausgangsstellung mehrere Punkte in Folge fixieren: Klingel – Bettbügel – Bettgalgen – Decke.

### Durchführung

Der Patient wird aufgefordert, erst den 1. Punkt (z. B. Deckel der Flasche) scharf zu stellen, anschließend den 2. Punkt, dann den 3. Punkt und schließlich einen Punkt in der Ferne (z. B. Fensterrahmen oder Hausdach). Die Punkte werden dann umgekehrt der Reihe nach von fern zu nah scharf gestellt.

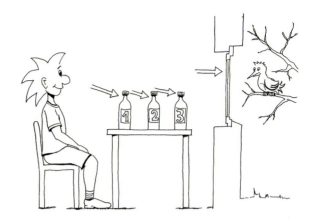

Ziel dieser Aufgabe ist die Feineinstellung der beiden visuellen Bilder durch Fokussieren auf verschiedene Distanzen (Konvergenz, veränderte Winkelgrade), damit diese wieder deckungsgleich gesteuert werden ( ➤ Abb. 4.4).

### Steigerung

Die Punkte werden nicht der Reihe nach, sondern nach dem Zufallsprinzip scharf gestellt.

### Anpassungen

Es kann vorkommen, dass der nächstliegende Punkt unscharf oder doppelt, der 2. nur leicht unscharf und der 3. Punkt klar gesehen wird. Dann wechselt der Patient nur vom Punkt, der klar gesehen wird, zu dem Punkt, der leicht unscharf ist, und wieder zurück. Sobald er den leicht unscharfen Punkt (z. B. innerhalb dieser Therapieeinheit oder am nächsten Tag) ganz klar sieht, wechselt er vom jetzt klaren Punkt 1 zum näher liegenden Punkt 2, der leicht unscharf ist.

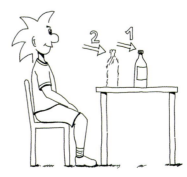

Wird ein Punkt immer klarer, je länger der Patient ihn betrachtet, soll er den Punkt so lange fixieren, bis er klar ist, bevor er zum nächsten Punkt wechselt.

Wird der Punkt mit längerem Betrachten immer unklarer, soll der Patient den Punkt nur kurz fixieren und sofort wieder zu einem nächsten Punkt wechseln, der klar erscheint.

**C A V E**
Bei einer peripheren Parese bzw. Abduzensparese ist diese Übung nicht indiziert.

Werden die Übungen regelmäßig durchgeführt, kann innerhalb weniger Tage beobachtet werden, dass sich beim Blick geradeaus keine Doppelbilder mehr zeigen. Nun sollte der Untersucher prüfen, ob bei Blickwendungen zur Seite noch Doppelbilder auftreten. Bei Kopfstellung in Neutralposition können beim Blick nach links oder rechts noch Doppelbilder entstehen. Ist dies der Fall, wird die Linie mit den Punkten schräg nach links und/oder rechts angeordnet.

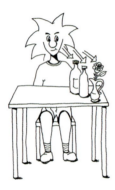

Der Patient übt das Fokussieren wie oben beschrieben, jedoch mit Blick auf einer Linie nach links und/oder rechts. Dadurch müssen die Bilder beider Augen bzw. die Augen selbst in veränderten Winkeln eingestellt werden (➤ Abb. 4.5). Die Linie sollte aber höchstens bis zu einem Winkel von maximal 50° von der Mittellinie weg verschoben werden, da auch gesunde Personen bei einem extrem zur Seite gerichteten Blick Doppelbilder sehen.

Dasselbe kann auch mit einer Perlenkette trainiert werden. Dabei steigen die Anforderungen für die Augenmuskeln stark.

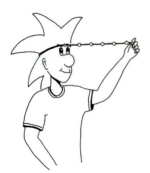 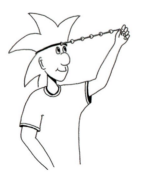

### 4.4.3 Dynamische Konvergenz

#### Ziel

Verbesserung der dynamischen Konvergenz

#### Einsatz

- Verschwommenes Sehen oder Doppelbilder in Zusammenhang mit dem aktuellen Schwindelereignis
- Steigerung der vorangehenden Übung, dynamischer Wechsel von nah zu fern

#### Ausgangsstellung

Der Patient sitzt bequem auf einem Stuhl angelehnt. Er streckt einen Arm auf Schulterhöhe aus, die Hand ist zur Faust geballt und der Daumen nach oben gestreckt.

#### Durchführung

Der Patient fixiert den Daumen und führt den Daumen aus ca. 60 cm auf etwa 30 cm Entfernung an die Augen heran und wieder weg. Anfangs langsam, dann schneller.

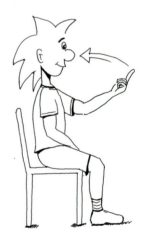

### 4.4.4 Fixieren (Fixation, Sakkaden)

#### Ziel

- Deckungsgleiche Bilder beider Augen (Konvergenz) bei verschiedenen Winkeln und Blickrichtungen
- Klares Blickfeld in verschiedenen Situationen
- Erleichterung der Mobilität in der Akutphase

## Einsatz

- Schwierigkeiten beim Lesen
- Auffälliger Sakkadentest
- Steigerung des Konvergenztrainings
- Scharfes klares Blickfeld während Fortbewegungen im Raum
- Erleichtern der Mobilität in der Akutphase oder bei starkem, v. a. visuell induziertem Schwindel

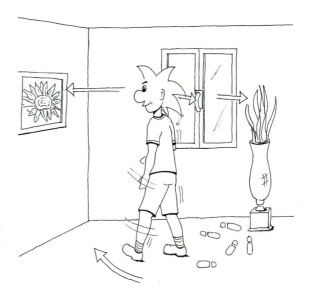

## Ausgangsstellung

Der Patient sitzt bequem auf einem Stuhl angelehnt. Vor ihm sind auf Augenhöhe mehrere Gegenstände von links nach rechts aufgestellt, idealerweise Getränkeflaschen mit einem Deckel.

## Durchführung

Sakkade: Der Patient wird aufgefordert, zwischen zwei Punkten hin- und herzuwechseln und diese jeweils zu fixieren (links). Zunehmend wird das Tempo gesteigert.

Der Patient soll verschiedene Punkte der Reihe nach von links nach rechts und wieder zurück fixieren (rechts).

**C A V E**

In der Akutphase oder bei starkem Schwindel dienen visuelle Fixpunkte als Hilfestellung für einen stabilen Blick und erleichtern die Mobilität und Selbstständigkeit. Später können sie jedoch die Mobilität im Alltag einschränken und Fortschritte limitieren.
Dies führt zu visueller Abhängigkeit und Behinderung im Alltag, z B. im Dunkeln oder bei Drehungen, bei Tätigkeiten im Haushalt oder in Menschenmengen, also immer dann, wenn keine Fixpunkte vorhanden sind.
Deshalb sollte der Patient von Anfang an aufgeklärt werden, dass die Verwendung von Fixpunkten nur eine vorübergehende Hilfe ist, um wieder einen klaren stabilen Blick zu erlangen. Später soll auf die Verwendung von visuellen Fixpunkten verzichtet werden (zum Abbau visueller Abhängigkeit s. ➤ Kap. 7).

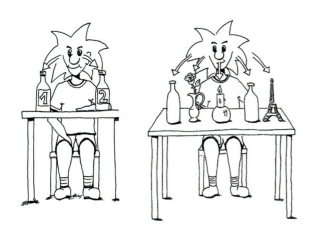

Der Patient soll nach dem Zufallsprinzip verschiedene Punkte fixieren.

### 4.4.5 Blickfolge (Fixieren sich bewegender Objekte)

## Ziel

Fixieren sich bewegender Punkte, langsame Blickfolge

## Steigerung

Beim Gehen im Zimmer bzw durch die Wohnung soll der Patient in seiner Gehrichtung einen Punkt fixieren. Dies hilft v. a. in der Akutphase oder bei starkem Schwindel, um sich dennoch sicher bewegen zu können.

## Einsatz

Bei auffälligem Blickfolgetest

## Ausgangsstellung

Der Patient sitzt bequem auf einem Stuhl angelehnt.

**Variante A:** Der Patient streckt seinen Arm auf Schulterhöhe aus, die Hand zur Faust geballt, den Daumen nach oben ausgestreckt und fixiert den Daumen.

**Steigerung:** Vor ihm hängt auf Augenhöhe ein Gegenstand (z. B. Kleberolle) an einer Schnur. Die Länge der Schnur bestimmt den Ausschlag und die Geschwindigkeit des Pendels.

### Durchführung

**Variante A:** Der Patient fixiert den Daumen, während er die Hand nach links und rechts bewegt. Der Kopf bleibt dabei ruhig geradeaus gerichtet.

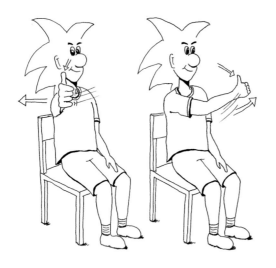

**Steigerung:** Das Pendel wird so in Bewegung gesetzt, dass es von links nach rechts und zurückschwingt. Der Patient verfolgt mit seinen Augen das Pendel. Der Kopf bleibt dabei ruhig.

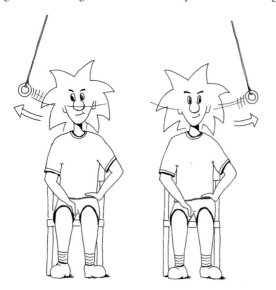

## 4.4.6 Optokinetischer Nystagmus (OKN)

### Ziel

Wiederherstellung des physiologischen optokinetischen Nystagmus

### Einsatz

- Bei fehlendem oder reduziertem OKN
- Bei Schwindel oder Problemen beim Blick seitlich aus dem Auto- oder Zugfenster, beim Gehen durch den Supermarkt oder durch eine Einkaufsstraße
- Auffälliger Blickfolgetest

### Ausgangsstellung

Der Patient sitzt bequem auf einem Stuhl angelehnt. Vor ihm hängt auf Augenhöhe ein aufgeblasener Wasserball mit Abschnitten oder Bildern.
Es gibt folgende Alternativen zum Wasserball:
- Optokinetisches Computerprogramm
- Video auf YouTube
- OKN-Trommel
- OKN-Streifen

### Durchführung

Beim Wasserball oder der Trommel sollte darauf geachtet werden, dass der Patient keine Spiegelung fixiert und auch nicht durch den Ball bzw. die Trommel hindurchschaut. In diesen Fällen entsteht kein Nystagmus.

#### Wasserball

Der Patient lässt den Wasserball erst langsam in eine Richtung drehen. Anfangs, bei großen Schwierigkeiten, kann er den Ball langsam drehen lassen und einem Punkt folgen. Dies sollte mehrmals in eine Richtung geschehen, bevor die andere Richtung trainiert wird. Fällt es dem Patienten leichter, lässt er den Ball etwas schneller drehen und blickt auf die Mitte, ohne einen bestimmten Punkt zu fixieren.

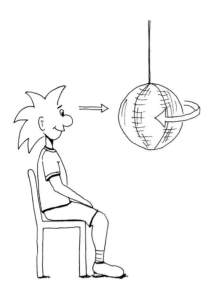

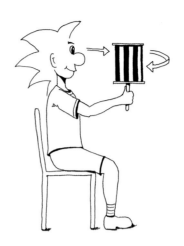

### OKN-Streifen

In 30 cm Abstand wird die Hand auf Augenhöhe seitlich des linken Auges gehalten. Der Beginn des Streifens wird zwischen Zeige- und Mittelfinger eingeklemmt, sodass die Bilder zum Gesicht des Patienten zeigen. Mit der anderen Hand wird der Streifen nach rechts (vom Patienten aus gesehen) gezogen. Anfangs wird dies langsam durchgeführt. Sind die Funktionen stark betroffen, kann der Patient sogar versuchen, jeweils einem Bild zu folgen und anschließend mit dem Blick zurück zu einem neuen Bild springen. Erst werden mehrere Bewegungen in dieselbe Richtung ausgeführt. Anschließend wird der Streifen von rechts nach links, von oben nach unten oder unten nach oben gezogen. Fällt es dem Patienten leichter, kann die Geschwindigkeit erhöht werden.

Dabei sollte der OKN automatisch auftreten. Auch hier wird mehrmals in eine Richtung, dann erst in die andere Richtung geübt. Für vertikale Bewegungen befindet sich der Patient in Seitlage, während sich der Ball in einem Abstand von 30 cm vor seinen Augen dreht.

### Optokinetisches Programm

Der Patient setzt sich so vor den Bildschirm, dass die Augen ca. 30 cm Abstand haben.

Erst wird die langsamste Geschwindigkeit gestartet. Je nach Vorlieben des Patienten kann der lange Balken oder das Smiley verwendet werden. Sobald der Balken (Smiley) erscheint, wird er fixiert, bis er wieder verschwunden ist. Wenn die Bewegung leichterfällt, wird eine andere Bewegungsrichtung (z. B. zur anderen Seite, nach oben oder unten) gewählt. Erst dann wird zur nächstschnelleren Geschwindigkeit gewechselt.

### OKN-Trommel

Die OKN-Trommel wird in 30 cm Abstand direkt vor die Augen gehalten. Der Patient soll auf die Mitte der Trommel blicken. Mit dem Daumen kann die Trommel am Antriebsrad in Bewegung gesetzt werden. Anfangs sollte die Geschwindigkeit sehr langsam sein und die Bewegungsrichtung nicht sofort gewechselt werden. Erst wenn sich die Funktionen verbessern, kann die Geschwindigkeit leicht gesteigert oder die Bewegungsrichtung häufiger gewechselt werden.

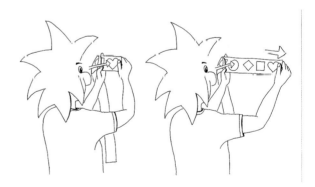

### Steigerung

Die Geschwindigkeit (Wasserball, Trommel etc.) wird gesteigert.

Der Patient sitzt im Zug oder im Auto und blickt bewusst in die sich bewegende Umgebung. Anfangs kann er jeweils einen Punkt fixieren und diesem folgen, bis er aus dem Blickfeld verschwunden ist, und dann wieder den nächsten Punkt fixieren. Später soll er die Landschaft vorbeiziehen lassen, ohne bewusst einen Punkt zu fixieren. Zuerst kann in kurzen Einheiten mit Pausen geübt werden. Die Pausen soll der Betroffene so gestalten, dass er sich möglichst rasch erholt. Dies kann z. B. durch das Schließen der Augen, Geradeaussehen, einen Punkt fixieren o. a. erfolgen. Sobald es leichterfällt, können die Einheiten mit Blick aus dem Fenster ausgedehnt werden.

In vertikaler Richtung kann der Patient üben, indem er sich auf eine Brücke über einem Fluss stellt und auf das fließende Wasser blickt, sowohl flussaufwärts als auch flussabwärts.

### 4.4.7 Synchronisation von Kopf- und Augenbewegungen

#### Ziel

Synchronisation von Kopf und Augenbewegungen

#### Einsatz

Nachlaufen des Bildes bei Drehungen bzw. schnellen Kopfbewegungen

#### Ausgangsstellung

Der Patient sitzt bequem auf einem Stuhl angelehnt. Bei Problemen mit der Halswirbelsäule, z. B. bei Schleudertrauma, sitzt der Patient auf einem drehbaren Bürostuhl mit Rückenlehne.
**Variante A:** Der Patient streckt einen Arm so vor sich aus, dass sich der nach oben zeigende Daumen auf Augenhöhe befindet.
**Variante B:** Der Betroffene sitzt vor einer freien Wand. Ein Laserpointer ist auf dem Kopf befestigt.

#### Durchführung

**Variante A:** Der Patient wird aufgefordert, seinen Daumen zu fixieren und seine Hand und den Kopf gleichzeitig nach links und rechts zu rotieren oder nach oben und unten zu bewegen.

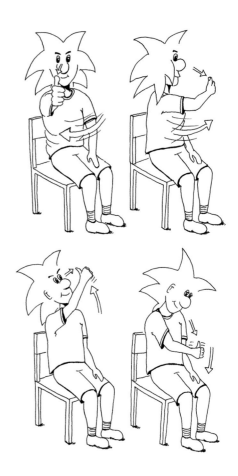

Sitzt der Patient auf einem Drehstuhl, dreht er sich mit dem Drehstuhl so, dass sich Kopf und Daumen gleichzeitig nach links und rechts drehen.

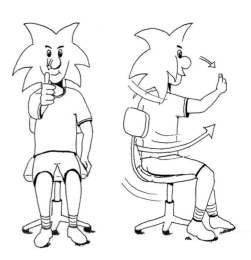

**Variante B:** Der Patient wird aufgefordert, den Punkt des Laserpointers an der Wand zu fixieren und nun den Kopf nach links und rechts, oben und unten zu bewegen.

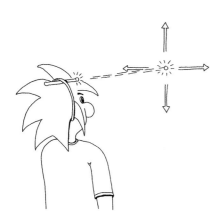

## Steigerung

Das Tempo wird gesteigert.

Bewegungen nach links und rechts bzw. oben und unten werden abgewechselt.

**Variante B:** Figuren werden an die Wand gehängt, denen der Patient mit dem Punkt des Laserpointers folgen soll.

## 4.4.8 Fixation eines Punktes bei Kopfbewegungen (VOR)

### Ziel

Stabiles Blickfeld bei Kopfbewegungen

### Einsatz

* Auffälliger VOR (Kopfimpulstest)
* Steigerung der Fixation und Konvergenz

### Ausgangsstellung

Der Patient sitzt bequem auf einem Stuhl angelehnt.

**Variante A:** Der Patient streckt einen Arm auf Schulterhöhe aus, die Hand zur Faust geballt, und fixiert den nach oben ausgestreckten Daumen.

**Variante B:** Der Patient fixiert einen Punkt auf Augenhöhe, z. B. an der Wand oder den Deckel einer Getränkeflasche.

Bei Problemen mit der Halswirbelsäule, z. B. bei Schleudertrauma, sitzt der Patient auf einem drehbaren Bürostuhl mit Rückenlehne.

**Variante C:** Der Patient sitzt auf einem Gymnastikball oder steht auf einem Trampolin und fixiert einen Punkt an der Wand.

## Durchführung

**Variante A + B:** Nun soll er den Kopf fließend nach links und rechts, oben und unten bewegen und weiterhin den Punkt fixieren.

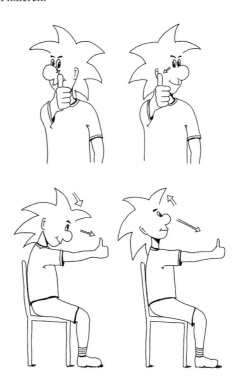

Sitzt der Patient auf einem Drehstuhl, wird er aufgefordert, den Stuhl fließend nach links und rechts zu bewegen, sodass der Kopf sich mitbewegt, und dabei ständig den Punkt zu fixieren.

**Variante C:** Der Betroffene hüpft in kurzen Einheiten mit Pausen, während er einen Punkt fixiert.

## Steigerung

Das Tempo wird gesteigert.

**Variante A:** Der Patient wird aufgefordert, den Daumen in die Gegenrichtung der Kopfbewegung zu bewegen. Er wird instruiert, den Kopf/Daumen so schnell wie möglich zu bewegen, solange er den Daumen noch im Fokus halten kann, am oberen Limit seiner Möglichkeiten.

4

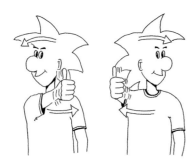

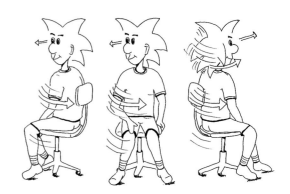

Die Übung sollte 5-mal täglich 1–2 Minuten lang ausgeführt werden (32).

## 4.4.9 Fixation unter erschwerten Bedingungen im Sitzen

### Ziel

- Stabiles klares Blickfeld unter erschwerten Bedingungen
- Steigerung der Blickstabilisation

### Einsatz

- Auffälliger VOR (Kopfimpulstest)
- Unklares Bild bei schnellen Drehungen

### Ausgangsstellung

Der Patient sitzt auf einem drehbaren Bürostuhl und fixiert auf Augenhöhe einen Punkt.

### Durchführung

Der Patient wird aufgefordert, den Punkt so lange wie möglich zu fixieren, während er sich auf dem Drehstuhl um die eigene Achse dreht. Sobald er den Punkt mit den Augen verliert, dreht er den Kopf schnell in die Drehrichtung und fixiert sofort wieder den Punkt. Dies wird bei jedem Durchgang gemacht. Nach einigen Runden soll der Patient so lange eine Pause einschalten, bis eventuelle Symptome verschwunden sind. Die Übung kann entweder in dieselbe Richtung oder in die Gegenrichtung fortgesetzt werden.

## 4.4.10 Fixation unter erschwerten Bedingungen im Gehen

### Ziel

Stabiles klares Blickfeld unter erschwerten Bedingungen

### Einsatz

- Steigerung der Blickfeldstabilisation
- Nur leicht auffälliger VOR (Kopfimpulstest)
- Steigerung bei Nachlaufen des Bildes bei Drehungen bzw. schnellen Kopfbewegungen

### Ausgangsstellung

Der Patient steht im Raum.

### Durchführung

Der Patient fixiert einen Punkt, geht auf diesen zu und fixiert dabei den Punkt so lange wie möglich. Erreicht er den Punkt, dreht er sich um 180°. Nach der Drehung soll er sofort einen neuen Punkt in seiner Gehrichtung fixieren. Er geht auf diesen zu, fixiert ihn so lange wie möglich und dreht sich wieder in die Gegenrichtung. Wieder fixiert er den Punkt so lange wie möglich und dreht rasch den Kopf, um sofort wieder den ersten Punkt zu fixieren.

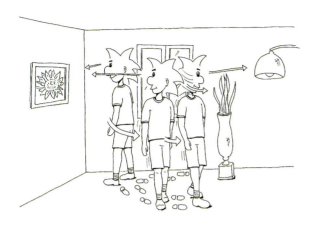

# 4.5 Evidenz

## 4.5.1 Übungen als Teil von vestibulären Rehabilitationsprogrammen

In zahlreichen Studien zu vestibulärer Rehabilitation sind Übungen zur Blickstabilisation und okulomotorisches Training enthalten (➤ Tab. 4.5). Die Effektivität vestibulärer Rehabilitation ist sehr gut mit qualitativ guten Studien beschrieben (➤ Kap. 5).

**Tab. 4.5** Okulomotorische Übungen und Training, integriert in Trainingsprogramme für vestibuläre Rehabilitation

| Krankheitsbild/ Diagnose | Maßnahme | Referenz |
|---|---|---|
| Akute/subakute Neuritis vestibularis | CC-Programm | (33) |
| Ältere Menschen | Teile des CC-Programms kombiniert mit kognitiver Verhaltenstherapie | (34) |
| Ältere Menschen mit BPLS | CC-Programm | (35) |
| Gleichgewichtsdysfunktionen | Blickstabilisation[1] u. a. | (36) |
| Peripher- und zentralvestibuläre Dysfunktionen | Diverse Kopf-Augen-Koordinationsübungen[1] u. a. | (37) |
| Chronischer Schwindel | CC-Programm | (38) |
| BPLS | CC-Programm | (39) |
| Peripheryestibulär mit und ohne diabetische Polyneuropathie | CC-Programm | (40) |
| Zentralvestibuläre Dysfunktionen | Visueller Sinn, VOR[1, 2] u. a. | (41) |
| Z. n. Akustikusneurinom-OP | Blickstabilisation u. a. | (42) |

[1] Individuell zugeschnittenes Programm abhängig von den Befunden
[2] Nicht detailliert beschrieben

Ein umfassendes Übungsprogramm (Gleichgewichtstraining, zielorientierte Kopf-Augen-Koordination kombiniert mit verschiedenen visuellen und somatosensorischen Bedingungen) ist besser als das zu Hause durchgeführte Cawthorne-Cooksey-Übungsprogramm (43).

## 4.5.2 Optokinetische Stimulation

Eine repetierte uni- und bidirektionale optokinetische Stimulation hat einen modulierenden Effekt auf vestibuläre Funktionen. Dabei hat ein breiter Blickwinkel (foveal-peripher) einen besseren Effekt als ein enger Blickwinkel (foveal) (44). Ein computerisiertes optokinetisches stochastisches Training verbessert gewisse Gleichgewichtsfunktionen im Stehen bei Patienten mit vestibulären Dysfunktionen. Allerdings fehlt eine Kontrollgruppe (45). Personen mit periphervestibulären Störungen werden mit einer computerisierten dynamischen Posturografie (CDP) oder einer optokinetischen Stimulation behandelt. Patienten mit schlechtem vestibulärem und visuellem Input oder mit einem reduzierten LOS (Limits of Stability) profitieren mehr von der CDP. Hingegen profitieren Patienten mit schlechter visueller Präferenz mehr von einer optokinetischen Stimulation.(46).

Ein optokinetisches Training wird bei 60 Patienten mit periphervestibulären Erkrankungen in 3 Gruppen untersucht (47):
- Mit Ganzfeld/Umgebungsrotation OKF (n = 20)
- Mit DVD und Supervision OKS (n = 20)
- Mit DVD ohne Supervision OKU (n = 20)

Zwischen den Gruppen wird kein signifikanter Unterschied festgestellt. Alle Gruppen verbessern sich in verschiedenen Funktionen, wobei die Gruppe OKF und OKS leichte Vorteile zeigt.

Ein optokinetisches Training hat in einer randomisierten kontrollierten Studie einen positiven Effekt auf die Seekrankheit. Allerdings ist die Gruppengröße klein (48).

**ZUSAMMENFASSUNG**

Eine optokinetische Stimulation verbessert verschiedene Funktionen bei periphervestibulären Störungen. Dabei scheint das periphere Gesichtsfeld fast wichtiger als das zentrale Gesichtsfeld zu sein.

## 4.5.3 Positive Effekte von Therapiemaßnahmen bei WAD

In ihrem systematischen Review zu okulären Dysfunktionen bei WAD-Patienten finden von Piekartz-Doppelhöfer und Kollegen (27) insgesamt 23 Studien. Sie können nur eine vorsichtige Empfehlung für neuromuskuloskeletale Therapiemaßnahmen geben. Die in den Studien gefundenen Behandlungen umfassen Balance, Kopf-Augen-Koordination, Bewegungs- und Körpersinn, Schmerzmanagement und zervikale Range-of-Motion-Übungen.

Bei 40 Patienten mit Schleudertrauma Grad 2 und okulomotorischen Dysfunktionen wird eine okulomotorische Rehabilitation durchgeführt. Das Programm beinhaltet 4 aufeinanderfolgende Zyklen mit je 10 Sitzungen. Eine Sitzung dauert 20 Minuten, in denen okulomotorische Konvergenz- und Motilitätsübungen ausgeführt werden. Das Programm basiert auf den Arbeiten von Hugonnier (49). Es kann beeinträchtigte vestibuläre Funktionen verbessern. Es sind aber mehr Therapiesitzungen nötig, wenn Patienten einen orthopädischen Kragen tragen oder die Therapie verzögert wird (50).

Luka und Kollegen (51) untersuchen in einer prospektiven Einzelfallstudie den Effekt eines speziellen okulomotorischen Trainingsprogramms (Augenfolgebewegungen, Augenbewegungen in physiologischen Nackenstellungen, Perlenkettenübung) bei einer Patientin mit chronischem WAD. Sie zeigen signifikante Verbesserungen in der Schmerzintensität (−50 %), beim Neck Disability Index (NDI) und beim Relokationstest (Joint Position Error, JPE), nicht jedoch in der Berg-Balance-Skala und im Cover-Test, wobei die Patientin in der BBS bereits vor Beginn den Maximalscore erreichte.

## 4.5.4 Behandlung von Neglekt durch okulomotorische Übungen

Das Training langsamer Folgebewegungen wird auch bei der Behandlung von Neglekt eingesetzt und zeigt gute Erfolge (52–55). Zahlreiche Studien zeigen gute Effekte von optokinetischer Stimulation zur Behandlung von Neglekt (56–59).

**MERKE**

Okulomotorische Übungen (langsame Blickfolge, optokinetische Stimulation) haben einen positiven Effekt auf Neglekt.

## 4.6 Lernzielkontrolle

1. Welcher Teil des Sehens dient vor allem der Raumwahrnehmung und Bewegungsmessung?
   ☐ Zentrales foveales Sehen
   ☐ Peripheres extrafoveales Sehen
2. Welcher Reflex stellt die Augen bei Kopfbewegungen ein?
   ☐ Vestibulo-okulärer Reflex (VOR)
   ☐ Optokinetischer Reflex (OKR)
3. Welcher der beiden genannten Reflexe ist schneller?
4. Im Alter nehmen VOR und OKR zu.
   ☐ Richtig
   ☐ Falsch

5. Mit welchem Test wird der VOR untersucht?
6. Welche Faktoren haben einen Einfluss auf die Genauigkeit der langsamen Folgebewegungen?
7. Wie kommt es zu Korrekturbewegungen der Augen bei langsamen Folgebewegungen?
8. Welchen Zusammenhang hat der COR mit dem VOR?
**Die Antworten finden Sie in ➤ Kap. 16.**

LITERATUR
1. Franko Zeitz P. Vertigo and dizziness. Ophthalmological addendum. Ophthalmologe 2013 Jan; 110(1): 39–40.
2. Thömke F. Augenbewegungsstörungen – Ein klinischer Leitfaden für Neurologen. Stuttgart: Thieme, 2008; 2. aktualisierte und erweiterte Auflage.
3. Trepel M. Neuroanatomie, Struktur und Funktion. München: Urban & Fischer/Elsevier, 2011; 5. Auflage.
4. Bähr M, Frotsche M. Duus' Neurologisch-topische Diagnostik. Anatomie – Funktion – Klinik. Stuttgart: Thieme, 2003; 8. Auflage.
5. Corneil BD, Olivier E, Munoz DP. Neck muscle responses to stimulation of monkey superior colliculus. I. Topography and manipulation of stimulation parameters. J Neurophysiol 2002 Oct; 88(4): 1980–99.
6. Kugler G, Huppert D, Schneider E, Brandt T. How acrophobia impairs visual exploration and gait. Nervenarzt 2013 Okt; 84(10): 1233–7.
7. Paige GD. Senescence of human visual-vestibular interactions: smooth pursuit, optokinetic, and vestibular control of eye movements with aging. Exp Brain Res 1994; 98(2): 355–72.
8. Chambers BR, Mai M, Barber HO. Bilateral vestibular loss, oscillopsia, and the cervico-ocular reflex. Otolaryngol Head Neck Surg 1985 Jun; 93(3): 403–7.
9. Aust G. The effect of age on vestibulo-ocular reactions. Laryngorhinootologie 1991 Mar; 70(3): 132–7.
10. Mergner T, Schweigart G, Botti F, Lehmann A. Eye movements evoked by proprioceptive stimulation along the body axis in humans. Exp Brain Res 1998 Jun; 120(4): 450–60.
11. Jurgens R, Mergner T. Interaction between cervico-ocular and vestibulo-ocular reflexes in normal adults. Exp Brain Res 1989; 77(2): 381–90.
12. Gdowski GT, Belton T, McCrea RA. The neurophysiological substrate for the cervico-ocular reflex in the squirrel monkey. Exp Brain Res 2001 Oct; 140(3): 253–64.
13. Bronstein AM, Mossman S, Luxon LM. The neck-eye reflex in patients with reduced vestibular and optokinetic function. Brain 1991 Feb; 114 (Pt 1A): 1–11.
14. Schubert MC, Das V, Tusa RJ, Herdman SJ. Cervico-ocular reflex in normal subjects and patients with unilateral vestibular hypofunction. Otol Neurotol 2004 Jan; 25(1): 65–71.
15. Kelders WP, Kleinrensink GJ, van der Geest JN, Feenstra L, de Zeeuw CI, Frens MA. Compensatory increase of the cervico-ocular reflex with age in healthy humans. J Physiol 2003 Nov 15; 553(Pt 1): 311–7.
16. Kelders WP, Kleinrensink GJ, van der Geest JN, Schipper IB, Feenstra L, De Zeeuw CI, Frens MA. The cervico-ocular reflex is increased in whiplash injury patients. J Neurotrauma 2005 Jan; 22(1): 133–7.
17. Hikosaka O, Maeda M. Cervical effects on abducens motoneurons and their interaction with vestibulo-ocular reflex. Exp Brain Res 1973 Dec 20; 18(5): 512–30.
18. Barlow D, Freedman W. Cervico-ocular reflex in the normal adult. Acta Otolaryngol 1980 May–Jun; 89(5–6): 487–96.

19. Bankoul S, Goto T, Yates B, Wilson VJ. Cervical primary afferent input to vestibulospinal neurons projecting to the cervical dorsal horn: an anterograde and retrograde tracing study in the cat. J Comp Neurol 1995 Mar 20; 353(4): 529–38.

20. Bankoul S, Neuhuber WL. A direct projection from the medial vestibular nucleus to the cervical spinal dorsal horn of the rat, as demonstrated by anterograde and retrograde tracing. Anat Embryol (Berl) 1992; 185(1): 77–85.

21. Mulch G, Petermann W. Influence of age on results of vestibular function tests. Review of literature and presentation of caloric test results. Ann Otol Rhinol Laryngol Suppl 1979 Mar–Apr; 88(2 Pt 2 Suppl 56): 1–17.

22. Schweigart G, Chien RD, Mergner T. Neck proprioception compensates for age-related deterioration of vestibular self-motion perception. Exp Brain Res 2002 Nov; 147(1): 89–97.

23. Huygen PL, Verhagen WI, Nicolasen MG. Cervico-ocular reflex enhancement in labyrinthine-defective and normal subjects. Exp Brain Res 1991; 87(2): 457–64.

24. Bronstein AM, Hood JD. The cervico-ocular reflex in normal subjects and patients with absent vestibular function. Brain Res 1986 May 14; 373(1–2): 399–408.

25. Heimbrand S, Bronstein AM, Gresty MA, Faldon ME. Optically induced plasticity of the cervico-ocular reflex in patients with bilateral absence of vestibular function. Exp Brain Res 1996 Dec; 112(3): 372–80.

26. Montfoort I, Kelders WP, van der Geest JN, Schipper IB, Feenstra L, de Zeeuw CI, Frens MA. Interaction between ocular stabilization reflexes in patients with whiplash injury. Invest Ophthalmol Vis Sci 2006 Jul; 47(7): 2881–4.

27. von Piekartz-Doppelhofer D, von Piekartz H, Hengeveld E. Okuläre Dysfunktionen bei WAD: Behandlungsmöglichkeiten und Effekte neuromuskuloskelettaler Therapie. Manuelle Therapie 2012; 16: 42–51.

28. Tjell C, Rosenhall U. Smooth pursuit neck torsion test: a specific test for cervical dizziness. Am J Otol 1998 Jan; 19(1): 76–81.

29. Tjell C, Tenenbaum A, Sandström S. Smooth pursuit neck torsion test – a specific test for whiplash associated disorders? Journal of Whiplash & Related Disorders 2002; 1(2): 9–24.

30. Treleaven J, Jull G, LowChoy N. Smooth pursuit neck torsion test in whiplash-associated disorders: relationship to self-reports of neck pain and disability, dizziness and anxiety. J Rehabil Med 2005 Jul; 37(4): 219–23.

31. Della Casa E, Affolter Helbling J, Meichtry A, Luomajoki H, Kool J. Head-eye movement control tests in patients with chronic neck pain; inter-observer reliability and discriminative validity. BMC Musculoskelet Disord 2014; 15: 16.

32. Herdman SJ. Role of vestibular adaptation in vestibular rehabilitation. Otolaryngol Head Neck Surg 1998 Jul; 119(1): 49–54.

33. Strupp M, Arbusow V, Maag KP, Gall C, Brandt T. Vestibular exercises improve central vestibulospinal compensation after vestibular neuritis. Neurology 1998 Sep; 51(3): 838–44.

34. Johansson M, Akerlund D, Larsen HC, Andersson G. Randomized controlled trial of vestibular rehabilitation combined with cognitive-behavioral therapy for dizziness in older people. Otolaryngol Head Neck Surg 2001 Sep; 125(3): 151–6.

35. Resende CR, Taguchi CK, Almeida JGD, Fujita RR. Vestibular rehabilitation in elderly patients with benign paroxysmal positional vertigo. Revista Brasileira de Otorrinolaringologia 2003; 69(4): 535–40.

36. Badke MB, Shea TA, Miedaner JA, Grove CR. Outcomes after rehabilitation for adults with balance dysfunction. Arch Phys Med Rehabil 2004 Feb; 85(2): 227–33.

37. Badke MB, Miedaner JA, Shea TA, Grove CR, Pyle GM. Effects of vestibular and balance rehabilitation on sensory organization and dizziness handicap. Ann Otol Rhinol Laryngol 2005 Jan; 114(1 Pt 1): 48–54.

38. Jauregui-Renaud K, Villanueva Padron LA, Cruz Gomez NS. The effect of vestibular rehabilitation supplemented by training of the breathing rhythm or proprioception exercises, in patients with chronic peripheral vestibular disease. J Vestib Res 2007; 17(1): 63–72.

39. Kulcu DG, Yanik B, Boynukalin S, Kurtais Y. Efficacy of a home-based exercise program on benign paroxysmal positional vertigo compared with betahistine. J Otolaryngol Head Neck Surg 2008 Jun; 37(3): 373–9.

40. Aranda C, Meza A, Rodriguez R, Mantilla MT, Jauregui-Renaud K. Diabetic polyneuropathy may increase the handicap related to vestibular disease. Arch Med Res 2009 Apr; 40(3): 180–5.

41. Brown KE, Whitney SL, Marchetti GF, Wrisley DM, Furman JM. Physical therapy for central vestibular dysfunction. Arch Phys Med Rehabil 2006 Jan; 87(1): 76–81.

42. Vereeck L, Wuyts FL, Truijen S, De Valck C, Van de Heyning PH. The effect of early customized vestibular rehabilitation on balance after acoustic neuroma resection. Clin Rehabil 2008 Aug; 22(8): 698–713.

43. Szturm T, Ireland DJ, Lessing-Turner M. Comparison of different exercise programs in the rehabilitation of patients with chronic peripheral vestibular dysfunction. J Vestib Res 1994 Nov–Dec; 4(6): 461–79.

44. Pfaltz CR, Novak B. Optokinetic training and vestibular habituation. ORL J Otorhinolaryngol Relat Spec 1977; 39(6): 309–20.

45. Loader B, Gruther W, Mueller CA, Neuwirth G, Thurner S, Ehrenberger K, Mittermaier C. Improved postural control after computerized optokinetic therapy based on stochastic visual stimulation in patients with vestibular dysfunction. J Vestib Res 2007; 17(2–3): 131–6.

46. Rossi-Izquierdo M, Santos-Perez S, Soto-Varela A. What is the most effective vestibular rehabilitation technique in patients with unilateral peripheral vestibular disorders? Eur Arch Otorhinolaryngol 2011 Nov; 268(11): 1569–74.

47. Pavlou M, Bronstein AM, Davies RA. Randomized trial of supervised versus unsupervised optokinetic exercise in persons with peripheral vestibular disorders. Neurorehabil Neural Repair 2013 Mar–Apr; 27(3): 208–18.

48. Ressiot E, Dolz M, Bonne L, Marianowski R. Prospective study on the efficacy of optokinetic training in the treatment of seasickness. Eur Ann Otorhinolaryngol Head Neck Dis 2013 Nov; 130(5): 263–8.

49. Hugonnier R. Traitment orthoptique des hétérophories et de l'insufficiance de convergence. In: Hugonnier R, Hugonnier S, eds. Strabismes, hétérophories-paralysies oculomotrices Masson, Paris 1970: 624–40.

50. Storaci R, Manelli A, Schiavone N, Mangia L, Prigione G, Sangiorgi S. Whiplash injury and oculomotor dysfunctions: clinical-posturographic correlations. Eur Spine J 2006 Dec; 15(12): 1811–6.

51. Luka K, v. Piekartz H. Okulomotorisches Training bei Whiplash-Associated Disorders, Fallstudie. Manuelle Therapie 2012; 16: 81–9.

52. Fong KN. Smooth pursuit eye movement training improves recovery from functional neglect in individuals with postacute stroke. J Physiother 2015 Jan; 61(1): 45.

53. Hopfner S, Cazzoli D, Muri RM, Nef T, Mosimann UP, Bohlhalter S, Vanbellingen T, Nyffeler T. Enhancing treatment effects by combining continuous theta burst stimulation with smooth pursuit training. Neuropsychologia 2015 Jul 23; 74: 145–51.

54. Kerkhoff G, Bucher L, Brasse M, Leonhart E, Holzgraefe M, Volzke V, Keller I, Reinhart S. Smooth Pursuit « Bedside » Training Reduces Disability and Unawareness During the Activities of Daily Li-

ving in Neglect: A Randomized Controlled Trial. Neurorehabil Neural Repair 2014 Jan 9; 28(6): 554–63.

55. Kerkhoff G, Reinhart S, Ziegler W, Artinger F, Marquardt C, Keller I. Smooth pursuit eye movement training promotes recovery from auditory and visual neglect: a randomized controlled study. Neurorehabil Neural Repair 2013 Nov–Dec; 27(9): 789–98.

56. Machner B, Konemund I, Sprenger A, von der Gablentz J, Helmchen C. Randomized controlled trial on hemifield eye patching and optokinetic stimulation in acute spatial neglect. Stroke 2014 Aug; 45(8): 2465–8.

57. Lisa LP, Jughters A, Kerckhofs E. The effectiveness of different treatment modalities for the rehabilitation of unilateral neglect in stroke patients: a systematic review. NeuroRehabilitation 2013; 33(4): 611–20.

58. Schroder A, Wist ER, Homberg V. TENS and optokinetic stimulation in neglect therapy after cerebrovascular accident: a randomized controlled study. Eur J Neurol 2008 Sep; 15(9): 922–7.

59. Pizzamiglio L, Fasotti L, Jehkonen M, Antonucci G, Magnotti L, Boelen D, Asa S. The use of optokinetic stimulation in rehabilitation of the hemineglect disorder. Cortex 2004 Jun; 40(3): 441–50.

**5**

━━━━━━━━━━━━━━━━━━━━━ **Fallbeispiel** ━━━━━━━━━━━━━━━━━━━━━

Eine 54-jährige Patientin meldet sich wegen persistierender Schwindelbeschwerden, 1 Monat nach einem akuten Vestibularisausfall rechts, zur Therapie. Aufgrund dieser Beschwerden konnte sie nicht mehr arbeiten. Im DHI gibt sie 54 von 100 Punkten an. Die Symptome treten vor allem bei schnellen Kopfbewegungen auf und sind abends besser. Sie berichtet, dass sie seither schlechter sieht. Im CTSIB zeigt sich ein vestibuläres Muster (1 | 1 | 1 | 1 | 3 | 2) mit Hinweisen auf visuelle Abhängigkeit. Der Romberg-Test ist positiv bei normalem Vibrationssinn. Der Kopfimpulstest nach rechts ist positiv. Bei der Testung der Mustererkennung mit Kopfrotation (2-mal) im Sitzen oder Stehen wird der typische Schwindel ausgelöst mit abnehmender Dauer nach jeder Bewegungseinheit (3/2,5/2,5/2/2/1,5/1 Sekunden). Diese dosierte Kopfbewegung wird als Heimübung mehrmals täglich empfohlen.

Im Weiteren wird eine Fußsohlenstimulation beidseits durchgeführt und das Stehen ohne Visus als Heimübung instruiert. In der 2. Sitzung nach 4 Tagen kann der Schwindel durch Kopfbewegungen nicht mehr ausgelöst werden. Als Steigerung wird das Kopfschütteln für 4–6 Sekunden durchgeführt. Die Übungen zum Abbau visueller Abhängigkeit werden gesteigert und Gangvariationen durchgeführt. In den folgenden Sitzungen werden Drehungen, Gangvariationen und Übungen zum Abbau visueller Abhängigkeit gesteigert sowie die hypertone Nackenmuskulatur behandelt. Nach 4 Wochen (5 Sitzungen) hat die Patientin ihre Arbeitstätigkeit wieder aufgenommen und die Behandlung wird bei einem DHI von 4 von 100 Punkten abgeschlossen.

Weitere Fallbeispiele finden Sie auf der Webseite: www.schwindeltherapie.ch.

## 5.1  Physiologie/Pathophysiologie

### 5.1.1  Sinneszellen, Ruheaktivität und Transduktion

Die Anatomie der Bogengänge, Utriculus und Sacculus sind in ➤ Kap. 3 beschrieben.

Die Haarzellen (Stereozilien) besitzen keine eigenen Nervenfortsätze (sekundäre Sinneszellen). Sie bilden Synapsen zu afferenten und efferenten Nervenfasern (➤ Abb. 5.1). Die Spitzen der Haarzellen sind mit Proteinfäden (Tip-Links) verbunden (➤ Abb. 5.2). Selbst in Ruhe entladen die Haarzellen des Vestibularorgans eine regelmäßige hohe **Ruheaktivität** (sogenannter **Labyrinthtonus**). Die Haarzellen besitzen teilweise offene Ionenkanäle an den Tip-Links, sodass sie auch in Ruhe Transmitter freisetzen und den Nerv erregen. Diese Ruheentladungsfrequenz beträgt 100 Hertz (mal 18 000 Fasern = 1,8 Mio. Aktionspotenziale pro Sekunde). Diese Ruheaktivität wird über den N. vestibularis als regelmäßige Aktionspotenziale an die Vestibulariskerne und andere Regionen gesendet.

Das Abknicken der Haarzellen führt zu einer Ab- oder Zunahme der Ruheaktivität (➤ Abb. 5.3) (1):
- Abknicken der Haarzellen (Zilien) in **Richtung auf das Kinozilium erhöht** die Entladungsrate.
- Abknicken der Haarzellen (Zilien) in **Gegenrichtung vermindert** die Entladungsrate.
- Absicherung **senkrecht auf die Haarzellen bleibt wirkungslos.**

> **MERKE**
>
> Die Rezeptoren des Vestibularorgans liefern selbst in Ruhe eine regelmäßige Ruheaktivität (Labyrinthtonus) zu den Vestibulariskernen und anderen Regionen. Diese wird durch Bewegungen verstärkt oder vermindert.

### 5.1.2  Bogengangpaare

In jeder Ebene sind zwei Bogengänge (BG) involviert, die zusammen ein Bogengangpaar bilden:

**Tab. 5.1**  Bogengangpaare

|  | Linker BG | Rechter BG |
|---|---|---|
| **Horizontale Bogengänge** | | |
| Rotation nach rechts | Hemmung | Aktivierung |
| Rotation nach links | Aktivierung | Hemmung |
| **Linker anteriorer und rechter posteriorer Bogengang (LARP)** | | |
| Flexion mit Lateralflexion nach links | Aktivierung | Hemmung |
| Extension mit Lateralflexion nach rechts | Hemmung | Aktivierung |
| **Rechter anteriorer und linker posteriorer Bogengang (RALP)** | | |
| Flexion mit Lateralflexion nach rechts | Hemmung | Aktivierung |
| Extension mit Lateralflexion nach links | Aktivierung | Hemmung |

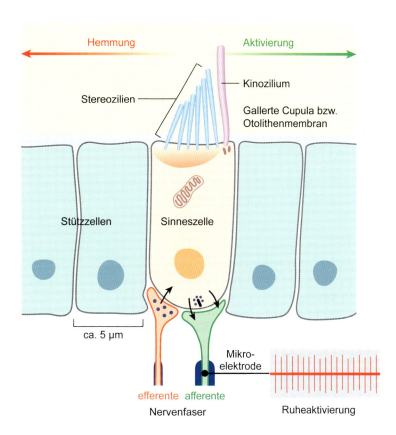

**Abb. 5.1** Haarzellen und Nervenfasern [L231]

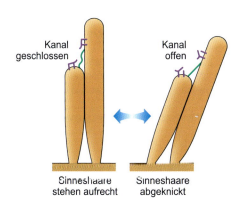

**Abb. 5.2** Öffnen und Schließen der Tip-Links [L107]

- Beide horizontalen Bogengänge
- Linker anteriorer und rechter posteriorer Bogengang (LARP)
- Rechter anteriorer und linker posteriorer Bogengang (RALP)

Je nach Fließrichtung der Endolymphe ist die Wirkung auf die Cupula aktivierend oder hemmend. Dreht der Kopf in einer dieser Ebenen, wird die Cupula der gleichen Seite aktiviert und die der anderen Seite gehemmt (> Tab. 5.1).

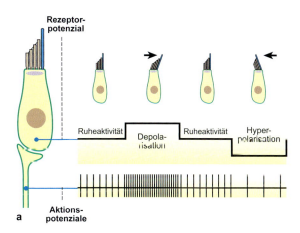

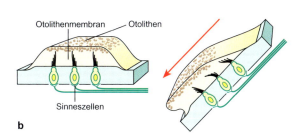

**Abb. 5.3** Abknicken der Haarzellen (a) und Schema der Haarzellen mit Stereozilien und aufliegenden Otolithen (b) [L112]

### 5.1.3 Mechanismen zur Wiedererlangung vestibulärer Funktionen

In ihrer Übersichtsarbeit beschreiben Herman und Kollegen (43, 44) mögliche Mechanismen der Erholung und zentralen Kompensation nach einem vestibulären Ausfall.

### Zelluläre Erholung

Bei Säugetieren ist die Produktion von Haarzellen nach einem vestibulären Verlust nachgewiesen (45, 46).

### Adaptation

Das vestibuläre System verfügt über adaptive Fähigkeiten bzw. Plastizität (44). Im Alter nimmt diese Fähigkeit ab (13, 43).

- **Kontextspezifisch:** Der Gain des VOR wird auf die trainierte Frequenz adaptiert, nicht aber auf andere Frequenzen. (47). Horizontale und vertikale Kopfbewegungen scheinen den größten Einfluss zu haben. Beim Einsatz von Blickzielen hat auch die Distanz zum Objekt einen Einfluss auf den VOR-Gain.
- **Fehlersignal:** Das Ausmaß der Veränderung des VOR-Gain ist abhängig vom Umfang der Abweichung des Bildes auf der Netzhaut („retinal slip"). Bestimmte Übungen der VR dienen dazu, durch Fehlermeldungen auf der Netzhaut den VOR-Gain zu verbessern. Wiederholte Retinal Slips führen zu einer Adaptation. Manche Autoren (48, 49) meinen, dass Kopfbewegungen für eine Adaptation nicht nötig seien. Ein Blick auf die drehende Optokinetik-Trommel genügt, um den VOR-Gain zu verbessern. Augenbewegungen selbst sind ein wichtiger Teil des Fehlersignals. Sowohl das zentrale (foveale) als auch das ganze Gesichtsfeld tragen gleich viel zur Adaptation bei.

### Substitution

Mechanismen der Substitution sind folgende:

- **Steigerung des zerviko-okulären Reflexes (COR)** ( ➤ Kap. 4): Es gibt laut Herdman keine Hinweise, dass der COR bei einseitigem vestibulärem Ausfall gesteigert wird.
- **Sakkadische Modifikationen:** Personen mit uni- oder bilateralem vestibulärem Ausfall nutzen sakkadische Augenbewegung, um den VOR zu ersetzen.
- **Zentrale Vorprogrammierung:** Ist eine Aufgabe vorhersehbar oder berechenbar, so zeigen viele Untersuchungen, wird der VOR-Gain vorprogrammiert. Dies ist nur möglich, wenn die Aufgabe antizipierbar ist.
- **Visuelles Tracking:** Hier dient die langsame Blickfolge zur Unterhaltung der Blickstabilisation bei Kopfbewegungen durch Fixation eines stabilen Blickziels (50).
- **Visuelle und somatosensorische Cues:** Patienten mit unilateralem vestibulärem Ausfall verlassen sich im akuten Stadium auf die Somatosensorik der unteren Extremitäten (43, 51), in der chronischen Phase mehr auf visuelle Anhaltspunkte (Cues) (52). Patienten mit bilateralem vestibulärem Ausfall tendieren während der Anfangsphase zu einer visuellen Abhängigkeit (53), aber während der zweijährigen Erholungsphase nimmt die Fähigkeit zur Verwendung der Somatosensorik zu.
- **Reduktion von Kopfbewegungen:** Es scheint eine ungeeignete Strategie zu sein, da dies zu einer Vermeidungshaltung und zu Einschränkungen der Beweglichkeit und normalen Aktivitäten führt.

Zu beachten gilt:

Modifikationen durch sakkadische Augenbewegungen sind keine adäquate Kompensation, da während der Augenbewegungen kein klares Bild entsteht. Sie können lediglich dazu dienen, ein Blickziel wiederzuerlangen (44).

Ohne adäquate vestibuläre Funktionen können die Augen während Kopfbewegungen nicht stabilisiert werden (44).

Visuelle und somatosensorische Cues können vestibuläre Funktionen nicht vollständig ersetzen (44).

Vestibuläre Rehabilitation scheint effektiver, wenn die Übungen zur Adaptation in normale Bewegungen und Aktivitäten wie beispielsweise das Gehen integriert werden (54, 55).

**ZUSAMMENFASSUNG**

**Adaptation**

- Übungen mit Kopfbewegungen sollten mit verschiedenen Frequenzen durchgeführt werden.
- Bei Verwendung von Blickzielen sollten unterschiedliche Distanzen eingesetzt werden.
- Der Blick auf eine drehende Optokinetik-Trommel wie auch Augenbewegungen tragen zur Adaptation bei.
- Das zentrale und das gesamte Gesichtsfeld tragen zur Adaptation bei.
- Übungen sollten in normale Aktivitäten, wie z. B. das Gehen, integriert werden.

**Substitution**

- Patienten können visuelle Funktionen wie sakkadische Augenbewegungen, langsame Blickfolge oder zentrale Vorprogrammierung trainieren und nutzen.
- Visuelle und somatosensorische Hilfen können jedoch vestibuläre Funktionen nicht vollständig ersetzen.
- Vermeidung von Kopfbewegungen ist langfristig keine hilfreiche Substitution, da sie Bewegungen und Aktivitäten einschränkt.

### 5.1.4 N. vestibularis

Der N. vestibularis ist Teil des VIII. Hirnnervs, dem N. vestibulocochlearis. Der Zellkern liegt im Scarpa-Ganglion. Der N. vestibularis leitet die Informationen über den Erregungszustand an das ZNS weiter und endet als 1. Neuron an den Vestibulariskernen ( ➤ Abb. 5.4) und ein Teil der Fasern im Zerebellum. Dieser Nerv zeigt bei der Ableitung eine Ruheaktivität, die von den Haarzellen herrührt.

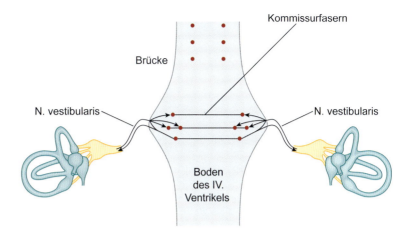

**Abb. 5.4** N. vestibularis, Vestibulariskerne, Kommissurfasern und efferente (hemmende) Fasern [L231]

## 5.1.5 Efferente Hemmung

Von den Vestibulariskernen ziehen efferente Fasern über den N. vestibularis nach peripher und bilden an den Haarzellen bzw. afferenten Nervenfasern Synapsen ( ➤ Abb. 5.1, ➤ Abb. 5.4). Diese Synapsen sind vorwiegend hemmend. Durch diese efferenten Fasern wird die Empfindlichkeit der Haarzellen von zentral her reguliert.

**MERKE**

Durch efferente Fasern wird die Empfindlichkeit der Haarzellen durch Hemmung reguliert.

## 5.1.6 Die Vestibulariskerne

Die Vestibulariskerne befinden sich in der pontomedullären Region im Hirnstamm. Links und rechts sind je vier Kerngebiete angeordnet. Die linken und rechten Vestibulariskerne sind durch Kommissurfasern eng miteinander verbunden

( ➤ Abb. 5.4). Durch die Ruheaktivität der Haarzellen des Labyrinths entsteht in den Vestibulariskernen eine dauernde Grundaktivität.

Offenbar erhalten die Vestibulariskerne auch Afferenzen der HWS (2, 3) (Details: ➤ Kap. 8.1.6 und ➤ Kap. 4.1.11).

Die vier Kernregionen auf beiden Seiten haben unterschiedliche afferente Zugänge, efferente Verbindungen und Funktionen ( ➤ Tab. 5.2).

Das vestibuläre System hat Verbindungen
- zu den Augenmuskeln (verantwortlich für Nystagmus),
- zum Rückenmark (verantwortlich für beobachtbare Lateropulsion),
- zu autonomen Zentren (verantwortlich für Nausea) und
- zum Kortex (vermittelt Empfindungen von Drehen und Schwindel) ( ➤ Abb. 5.5).

Das Zerebellum, insbesondere der Lobus flocculonodulare (Archizerebellum), kontrolliert insgesamt die Modulation dieser multisegmentalen vestibulären Projektionen (7).

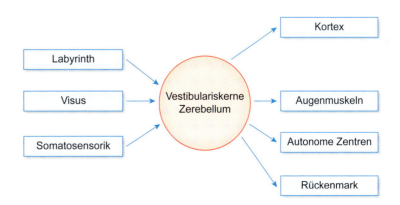

**Abb. 5.5** Projektionen des vestibulären Systems [L231]

**Tab. 5.2** Funktion der Vestibulariskerne (4–6)

| Kern | Afferenzen | Efferenzen |
|------|-----------|-----------|
| Ncl. vestibularis medialis (Schwalbe-Kern) | Lateraler Bogengang | • Aufsteigende Bahnen via medialen longitudinalen Fasciculus zum motorischen Augenmuskelkern<br>• Vestibulo-okulärer Reflex<br>• Kontrolle des vestibulospinalen Reflexes, bilateral im vestibulospinalen Trakt in die HWS<br>• Koordination von Kopf-/Nackenbewegungen |
| Ncl. vestibularis superior (Bechterew-Kern) | Superiorer und posteriorer Bogengang (6) | • Aufsteigende Bahnen via medialen longitudinalen Fasciculus zum motorischen Augenmuskelkern<br>• Vestibulo-okulärer Reflex<br>• Zerebellum<br>• Kräftige Kommissur zum kontralateralen Ncl. vestibularis superior |
| Ncl. vestibularis lateralis (Deiters-Kern) | Crista ampullaris, Macula und Vestibulozerebellum | • Ipsilateraler vestibulospinaler Trakt, vestibulospinaler Reflex, Rumpfmuskeln, proximale Extensoren der Extremitäten, Haltungskontrolle und Gleichgewicht<br>• Zerebellum |
| Ncl. vestibularis inferior (Roller-Kern) | Utriculus und Sacculus | • Andere 3 Vestibulariskerne<br>• Zerebellum |

## 5.1.7 Vestibulo-zerebelläre Verbindungen und Kleinhirnfunktionen

Das Kleinhirn (Zerebellum) hat die Funktion eines adaptiven Prozessors, überwacht vestibuläre Funktionen und reguliert diese, wenn nötig, durch inhibitorische Inputs (4). Das Vestibulozerebellum besteht aus dem Lobus flocculonodularis und den Kleinhirnhemisphären. Der vestibulo-okuläre Reflex (VOR) steht ebenfalls unter starker zerebellärer Kontrolle (7).

### Neurophysiologie

Ein Teil der Fasern des N. vestibularis ziehen direkt zum Lobus flocculonodularis (Archizerebellum) und zu den angrenzenden Kleinhirnhemisphären (4, 5). Von den Vestibulariskernen im Hirnstamm ziehen ebenfalls Projektionen ins Zerebellum (4, 5). Der zerebelläre Flocculus korrigiert den Gain des VOR. Der zerebelläre Nodulus korrigiert die Dauer des VOR und ist in die Verarbeitung von Afferenzen der Macula (Utriculus und Sacculus) involviert (4). Der anterior-superiore Teil des Vermis spielt in der Regulation des vestibulospinalen Reflexes bei der Entschlüsselung von vestibulären Signalen und propriozeptiven Inputs der Muskeln eine Rolle (4).

Das Zerebellum sendet direkte Projektionen zu den ipsilateralen Ncl. vestibularis und fastigii. Vom Ncl. fastigii ziehen Fasern zum kontralateralen Ncl. vestibularis und von da über den N. vestibularis mit einem regulierenden, meist hemmenden Einfluss zu den Haarzellen des Labyrinths (4, 5). Zudem werden direkte Efferenzen zu spinalen Motoneuronen über zerebelloretikuläre und retikulospinale Verbindungen weitergeleitet (➤ Abb. 5.6) (5).

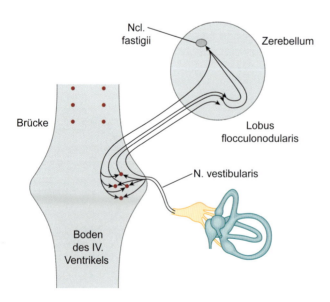

**Abb. 5.6** Vestibulo-zerebelläre Verbindungen [L231]

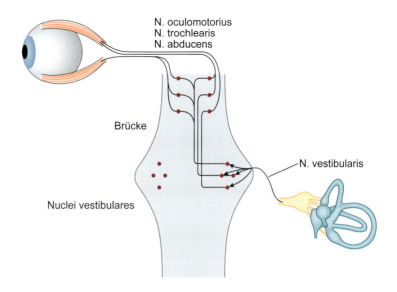

**Abb. 5.7** Verbindungen des VOR [L231]

## Veränderungen

Zahlreiche „zerebelläre Augen-Zeichen" gelten heute tatsächlich als „vestibulo-zerebelläre Zeichen" (7), darunter das Syndrom „Downbeatnystagmus" (8, 9).

## 5.1.8 Vestibulo-okulärer Reflex (VOR)

Der vestibulo-okuläre Reflex (VOR) ist ein sehr schneller Reflex, der bei Kopfbewegungen die Augen reflektorisch und rasch in die Gegenrichtung bewegt.

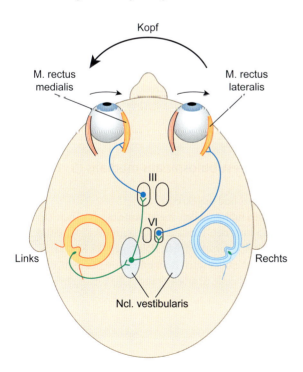

**Abb. 5.8** Gegenbewegung der Augen beim VOR [L231]

Der VOR ist ein 3-Neuronen-Reflexbogen (7) mit folgenden Bestandteilen:

- Primäres sensorisches Neuron, Zellkörper im Scarpa-Ganglion (N. vestibularis)
- Neuron des Ncl. vestibularis in der pontomedullaren Region
- Okulomotorisches Neuron im III., IV. oder VI. Nukleus im Hirnstamm (➤ Abb. 5.7)

Der 3-Neuronen-Reflexbogen ist für jeden Bogengang sowie Utriculus und Sacculus unterschiedlich (7).

Die gleiche Seite des Labyrinths sendet aktivierende Projektionen zum gegenseitigen okulomotorischen Neuron und hemmende Projektionen zu den antagonistischen okulomotorischen Neuronen der gleichen Seite (7). Bei einer Kopfbewegung entsteht damit reflektorisch eine Gegenbewegung der Augen (➤ Abb. 5.8). Der VOR steht unter Kontrolle des Zerebellums. Der vestibuläre Kortex hemmt den horizontalen VOR.

## VOR-Gain

Der Gain ist ein sehr häufig verwendeter Begriff und bezeichnet das Verhältnis von tatsächlicher und optimaler Bewegung der Augen. Der Verstärkungsfaktor des VOR wird als Quotient aus tatsächlicher und optimaler Reizantwort bei einer schnellen Kopfbewegung berechnet. Ein Gain von 1 ist somit optimal, wird aber im okulomotorischen System nur selten erreicht.

**M E R K E**

Der VOR ist ein sehr schneller Reflex, der dazu dient, in jeder Position und bei jeder Bewegung die beiden Augen so auszurichten und zu stabilisieren, dass jederzeit ein stabiles klares Bild besteht.
Eine Kopfbewegung löst reflektorisch eine Gegenbewegung der Augen aus.

## Veränderungen

Ist der VOR mehr als 50 % reduziert, ist die langsame Phase der Augenbewegungen nicht mehr in der Lage, einen Punkt zu fixieren, und es kommt zu einer Korrektursakkade (7).

Kortikale Läsionen können zu einer asymmetrischen Hemmung des VOR führen (7).

Ein höherer Angstscore steht in Zusammenhang mit der Geschwindigkeit der langsamen Phase des Nystagmus, ebenso wie eine stressvolle mentale Aufgabe. Man geht davon aus, dass Angst Einfluss auf den Gain des VOR hat (10), Angst und Panikstörungen auf die Funktion des VOR einwirken (Details: ➤ Kap. 11).

Frauen mit einer Hyperemesis gravidarum (unstillbares Schwangerschaftserbrechen) haben einen erhöhten Gain des horizontalen VOR und eine tiefere horizontale Phase, verglichen mit gesunden Personen (11).

Mit zunehmendem Alter nimmt der VOR ab (12–14).

**MERKE**

Im Alter nimmt der VOR ab.
Angst und Panikstörungen haben einen Einfluss auf den VOR.
Kortikale Läsionen haben einen Einfluss auf die Hemmung des VOR.

### 5.1.9 Velocity Storage

Der Velocity Storage Integrator (Geschwindigkeitsspeicher) ist ein polysynaptisches vestibulo-okuläres Netzwerk im Hirnstamm und im Kleinhirn. Mit dem Geschwindigkeitsspeicher werden bei anhaltenden Kopfbewegungen mit konstanter Geschwindigkeit längere und konstantere Augenbewegungen erreicht, als dies durch die Physiologie der Bogengänge möglich wäre (15). Es sind vor allem horizontale vestibuläre Stimuli mit niedriger Frequenz und langer Dauer, die verlängert werden. Diese werden so verarbeitet, dass vor allem die Dauer horizontaler vestibulo-okulärer Antworten ausgedehnt wird. Damit wird eine bessere kompensatorische Antwort des VOR auf rotatorische Stimuli (niedrige Frequenz und lange Dauer) erreicht (7, 16, 17). Der Velocity Storage Integrator ist neurophysiologische Grundlage des Kopfschüttelnystagmus (➤ Kap. 5.3.5).

Bei diesen zusätzlichen Kleinhirn- und Hirnstammverschaltungen findet wohl ein intensives Wechselspiel zwischen vestibulo-okulomotorischen und visuell-okulomotorischen Mechanismen statt (7). Es sind Inputs von visuellen bewegten Reizen, die im Geschwindigkeitsspeicher verarbeitet werden, beispielsweise für den optokinetischen Nystagmus. Die Wirkung des Geschwindigkeitsspeichers ist beim optokinetischen Nachnystagmus zu erkennen (15) (Details: ➤ Kap. 4).

Der vestibuläre Kortex hat einen hemmenden Einfluss auf die tieffrequenten Mechanismen des Velocity Storage und den VOR. Visuelle Inputs haben einen tiefgreifenden Einfluss auf vestibuläre Funktionen (7).

Es sind aber auch Inputs von visuellen bewegten Reizen, die im Geschwindigkeitsspeicher verarbeitet werden, beispielsweise für den optokinetischen Nystagmus. Die Wirkung des Geschwindigkeitsspeichers ist beim optokinetischen Nachnystagmus zu erkennen (15) (Details: ➤ Kap. 4).

**ZUSAMMENFASSUNG**

Der Velocity Storage (Geschwindigkeitsspeicher) ist ein vestibulo-okuläres polysynaptisches Netzwerk, das eingehende horizontale vestibuläre, aber auch visuelle Signale speichert und verlängert. Er dient einer konstanten längeren Augenbewegung bzw. -reaktion, z. B. beim VOR oder beim OKN.

## Veränderungen

Patienten mit Hinweisen auf einen beeinträchtigten Velocity Storage haben Störungen in posturaler Stabilität und Gang. 80 % dieser Personen zeigen pontine hypertense Läsionen im MRT (18).

### 5.1.10 Absteigende vestibulospinale Bahnen

Die absteigenden vestibulo-spinalen Bahnen sind vor allem für Haltungskontrolle, Haltungstonus, Extension, den Tonus der Nackenmuskulatur und Gleichgewichtsreaktionen verantwortlich.

### Tractus vestibulospinalis lateralis (5, 19, 20)

- Ipsilateral (ungekreuzt) im Vorderstrang.
- Bahnen ziehen zu Gamma- und Alpha-Motoneuronen des Spinalmarks.
- Bahnender Einfluss auf Streckreflexe.
- Gewährleistet einen der Gleichgewichtserhaltung dienenden adäquaten Muskeltonus.

### Tractus vestibulospinalis medialis (5, 19, 20)

- Gekreuzt und ungekreuzt.
- Bahnen führen zu den oberen Anteilen des Thorakalmarks.
- Beeinflusst den Tonus der Nackenmuskulatur entsprechend den verschiedenen Haltungen des Kopfes.
- Wahrscheinlich auch Bestandteil von Reflexen, die durch entsprechende Armbewegungen für Gleichgewichtserhaltung sorgen.

## Fasciculus longitudinalis medialis (5)

- Bahnen führen zu den Vorderhornzellen des Halsmarks.
- entspringt dem Ncl. vestibularis medialis.

**MERKE**

Die absteigenden vestibulospinalen Bahnen beeinflussen den Streckreflex, den Tonus der Haltungs- und Nackenmuskulatur und sind Teil von Gleichgewichtsreaktionen.

## 5.1.11 Vestibulospinaler Reflex (VSR)

Dieser Reflex beinhaltet mehrere komplexe Verbindungen in Hirnstamm und Kleinhirn, die Inputs der Maculae (Utriculus und Sacculus), der Crista ampullaris (Bogengänge), des visuellen Systems und der axialen und Extremitätenmuskeln erhalten. Dieser Reflex dient der Haltungskontrolle und der Erhaltung des Gleichgewichts (4).

### Neurophysiologie

Der laterale Ncl. vestibularis erhält Inputs von den Maculae (Utriculus und Sacculus) und sendet Signale ipsilateral über den lateralen vestibulospinalen Trakt zu Motoneuronen aller Segmente. Es führt zu einer monosynaptischen Aktivierung der ipsilateralen Rumpf- und proximalen Extremitätenmuskulatur und besitzt hemmende Einflüsse auf die kontralateralen proximalen Extensoren (4).

Kopfrotationen stimulieren die Cupula des Bogengangs und damit den medialen Ncl. vestibularis. Dieser aktiviert über den medialen vestibulospinalen Trakt die Motoneuronen der axialen zervikalen Muskulatur.

### Veränderungen

Ein vestibulärer Ausfall kann zu einer reduzierten Hüftstrategie führen (Details: ➤ Kap. 1). Das bedeutet, dass Patienten mit einem vestibulären Ausfall besonders im Tandemstand Schwierigkeiten haben.

Eine reduzierte Somatosensorik aufgrund einer diabetischen peripheren Neuropathie und das Stehen auf Schaumstoff führen zu einer erhöhten Empfindlichkeit des vestibulospinalen Systems (21, 22).

**MERKE**

Ein vestibulärer Ausfall führt zu reduzierter Hüftstrategie, z. B. im Tandemstand.
Das Stehen und Üben auf Schaumstoff erhöht die Empfindlichkeit des vestibulospinalen Systems.

## 5.1.12 Aufsteigende Bahnen und kortikale Areale

Vestibuläre Inputs beeinflussen und steuern über aufsteigende Bahnen maßgeblich die Okulomotorik. Über andere aufsteigende Bahnsysteme gelangen Informationen in den vestibulären Kortex. Dies ist ein weitverzweigtes Netzwerk, das mit anderen Sinnessystemen wie dem visuellen und somatosensorischen verknüpft ist.

### Neurophysiologie

Von allen Vestibulariskernen ziehen Fasern über den **Fasciculus longitudinalis medialis** zu den Augenmuskelkernen im Hirnstamm.

Im Verlauf der aufsteigenden Bahnen zum vestibulären Kortex bildet der posterolaterale Thalamus eine Relaisstation (23, 24), über die auch somatosensorische Informationen zu den multisensorischen vestibulären Kortexarealen laufen. Der posterolaterale Thalamus nimmt eine Schlüsselposition im Sinne eines Tores für die aufsteigenden Gleichgewichtsbahnen zum Kortex ein (24).

### Vestibulärer Kortex

Man geht von einem weitverbreiteten Netzwerk in frontalen und temporo-parietalen Arealen aus (7). Übersichtsarbeiten (4, 25) zeigen aufgrund zahlreicher Untersuchungen die hauptsächlichen Lokalisationen bzw. Aktivierungen des vestibulären Kortex:

- Temporo-insulärer Kortex
- Parieto-insulärer vestibulärer Kortex (PIVC)
- Temporo-parietaler Kortex

Insbesondere:

- Temporo-perisylvischer vestibularer Kortex (26)
- Parietales Operculum (27)

Der Hippocampus scheint eine wichtige Rolle in der Verarbeitung der Raumorientierung und des räumlichen Gedächtnisses zu spielen (4). Bei einer vestibulären Stimulation wird die Region des parietalen Operculums am meisten aktiviert (27). Der vestibuläre Kortex ist dominant in der rechten Hemisphäre lokalisiert (7, 27–29). Jedoch ist die Seite der Aktivierung offensichtlich von Folgendem abhängig (24):

- Händigkeit (Links- oder Rechtshänder)
- Seite des gereizten Organs
- Richtung der ausgelösten vestibulären Symptome

### Funktionen des vestibulären Kortex

Das Netzwerk des parietalen Kortex überlappt sich mit dem neuronalen Netzwerk für Raumaufmerksamkeit (30) mit einer rechtshemisphärischen Dominanz (28, 29).

Der vestibuläre Kortex ist in der Lage, den VOR herunterzuregulieren – mit speziellem Einfluss auf die tieffrequenten Komponenten der horizontalen Mechanismen des Velocity Storage (31). Die Hemmung des VOR erfolgt bei einer Aktivierung verschiedener Kortexareale (cingulär, superiorparietal, visuell, zerebellärer Vermis) (32).

### MERKE

Der vestibuläre Kortex ist ein weit verbreitetes Netzwerk mit einer rechtshemisphärischen Dominanz, deckt sich in weiten Teilen mit dem Areal der Raumaufmerksamkeit und hemmt den VOR.

### Aktivierungs- und Deaktivierungsmuster der sensorischen Areale

Bei einer vestibulären Reizung kommt es zu einer Deaktivierung im visuellen und somatosensorischen Kortex beider Hemisphären (33, 34). Aufgrund weiterer Untersuchungen (25, 35) besteht die Hypothese, dass eine sich gegenseitig hemmende kortikale Interaktion zwischen den vestibulären und visuellen Arealen besteht.

### MERKE

Zahlreiche Untersuchungen zeigen eine sich gegenseitig hemmende Interaktion der sensorischen Hirnareale. Bei einer vestibulären Stimulation kommt es zu einer Deaktivierung im visuellen und somatosensorischen Kortex und umgekehrt.

### Veränderungen

Im akuten Krankheitsstadium einer Neuritis vestibularis findet sich bei fünf rechtshändigen Patienten eine signifikante Minderung in visuellen und somatosensorischen Kortexarealen (34), ähnlich, wie dies bei einer vestibulären Stimulation bei Gesunden zu beobachten ist.

Bei einem bilateralen vestibulären Ausfall kann es zu einer Atrophie des Hippocampus und einer Störung des räumlichen Lernens und der Orientierung kommen (36), während diese Funktionen bei einem einseitigen Ausfall nicht auftreten (37, 38).

Läsionen der posterioren parietalen Region, insbesondere rechtshemisphärisch, führen zu Störungen der Raumaufmerksamkeit (7, 39). Es wird sogar vermutet, dass Neglekt eine vestibuläre Erkrankung ist (30). Störungen der Raumaufmerksamkeit können vorübergehend auch durch eine vestibuläre Stimulation (Kalorik) ausgelöst werden (40).

Läsionen des posterolateralen Thalamus ergeben eine Verkippung der subjektiven posturalen Vertikalen (SPV) bei weitgehend intakter subjektiver visueller Vertikalen (SVV) (41). Dies zeigt sich in einem ipsilateralen Pushen und der Fallneigung zur Gegenseite der Läsion. Bei diesen Patienten ist bei einer vestibulären Stimulation die Aktivierung sowohl der ipsilateralen als auch der kontralateralen Hemisphäre signifikant reduziert (42). Zudem sind die Aktivierungs-/De-

aktivierungsmuster bei Patienten mit Thalamusinfarkten anders als bei gesunden Personen (24).

### ZUSAMMENFASSUNG

Im akuten Krankheitsstadium kann es zu einer Deaktivierung von visuellen und/oder somatosensorischen Arealen kommen.
Ein beidseitiger vestibulärer Ausfall kann zu Störungen der räumlichen Orientierung führen.
Läsionen im vestibulären Kortex können Störungen der Raumaufmerksamkeit und der räumlichen Orientierung verursachen.

## 5.2  Anamnese

### 5.2.1  Symptome

- Drehschwindel, Schwindel mit klarer Richtung
- Schwindel bei Kopfbewegungen und/oder Lagewechseln
- Tritt sofort, während oder nach Bewegung auf
- Oft abhängig von Ausgangsstellung und Unterstützungsfläche

Weitere Fragen:
- Welche Kopfbewegungen/Lagewechsel?
- Dauer und Intensität des Schwindels (gibt Anhaltspunkte über die klinische Gruppe)?

### 5.2.2  Klinische Gruppen

Die Intensität und Irritierbarkeit der Symptome kann eingeteilt werden in:
- Akut (irritierbar)
- Subakut („ROM")
- Nur in bestimmten Situationen

## 5.3  Untersuchung

### 5.3.1  Kopfimpulstest (KIT)

Der Kopfimpulstest untersucht den VOR, insbesondere die Funktion der Bogengänge und/oder des N. vestibularis. Der KIT kann klinisch (Bedside-Test) sowie apparativ mit einer Video-Brille (Video-KIT) durchgeführt werden.

### Durchführung

Der Betroffene sitzt vor dem Untersucher und wird aufgefordert, die Nasenspitze des Untersuchers optisch zu fixieren.

Der Untersucher fasst den Kopf mit beiden Händen an den Schläfen. Der Kopf wird erst leicht hin- und herbewegt, um sicherzustellen, dass der Betroffene den Kopf frei bewegen kann.

Der Betroffene soll nun weiterhin den Kopf locker lassen und die Nase des Untersuchers fixieren. Der Kopf wird erst in einer ca. 30°-Rotation zur Seite positioniert, anschließend bewegt der Untersucher den Kopf in einer ruckartigen kleinen Bewegung zur Mittelstellung hin und beurteilt die Reaktion der Augen.

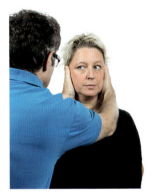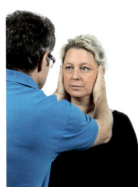

Nun wird der Kopf von der anderen Seite mit einer schnellen Bewegung in die Mittelstellung gebracht und die Reaktion der Augen beurteilt. Bei ruckartiger Rotation nach links wird das linke, bei Rotation nach rechts das rechte Gleichgewichtsorgan getestet.

## Befund

Normaler Befund: Die Augen bleiben stets nach vorn auf die Nase des Untersuchers gerichtet. Es ist keine Abweichung oder Korrektursakkade zu beobachten.

Rechtsseitig periphervestibuläre Funktionsstörung: Bei der schnellen Kopfbewegung nach rechts bewegen sich die Augen mit dem Kopf nach rechts.

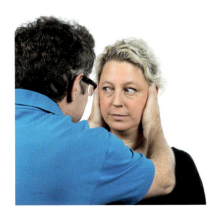

Nach ca. 100 Millisekunden erfolgt eine ruckartige Korrekturbewegung, um die Nase wieder zu fixieren. Bei diesem Test geht es darum, diese Einstellbewegung (Korrektur- oder Einstellsakkade) zu erkennen. Eine Korrektursakkade bei Kopfrotation nach rechts weist auf eine Funktionsstörung im rechten Organ oder Nerv hin.

**ZUSAMMENFASSUNG**

Bei auffälligem Test ist:
- die Ursache peripher-vestibulär,
- der VOR vermindert.

Lokalisation bei auffälligem KIT:
- Auffälliger KIT nach rechts: rechtes Organ/rechter Nerv ist betroffen.
- Auffälliger KIT nach links: linkes Organ/rechter Nerv ist betroffen.

### 5.3.2 Mustererkennung

Ergibt sich in der Anamnese, dass bei Kopfbewegungen oder Lagewechsel Schwindel auftritt und nach kurzer Zeit wieder verschwunden ist, wird je nach Intensität entschieden, welche Bewegung getestet wird. Die Ausgangsstellung kann je nach klinischer Gruppe ( ➤ Kap. 5.2.2) Rückenlage, Sitz, Stand oder Stand mit schmaler Spur sein.

- **Irritierbares oder akutes Problem:** Es wird in Rückenlage mit der Bewegungsrichtung getestet, die den Schwindel am wenigsten auslöst (z. B. nur Augenbewegungen, Kopfbewegung nur zu einer Seite).
- **Mäßig irritierbares oder subakutes Problem:** Es wird die Bewegungsrichtung getestet, die den Schwindel auslöst (z. B. Kopfbewegung im Sitz).
- **Nur in bestimmten Situationen:** Es wird genau diese Situation getestet.

Dafür werden häufig Kopfbewegungen eingesetzt, insbesondere die Rotation. Die Extension ist problematisch, weil sie eine funktionelle Instabilität der HWS fördern kann. Lateralflexion ist ungünstig, weil es vielen schwerfällt, diese Bewegung durchzuführen. Darum können auch andere Bewegungen zur Testung herangezogen werden, wie z. B.:

Augenbewegungen:
- Links/rechts
- Oben/unten

Körperbewegung ohne Kopfbewegungen:
- Bücken und aufrichten
- Drehen mit dem Oberkörper nach links und rechts im Sitz oder Stand

Lagewechsel:
- Drehen im Liegen nach links oder rechts
- Sitz – Unterarmstütz bzw. Unterarmstütz – Sitz
- Sitz – Seitlage bzw. Seitlage – Sitz

**C A V E**
Bei starken zervikalen Beschwerden oder Instabilität müssen Körperbewegungen bei stabilisierter HWS durchgeführt werden.

### Durchführung

Zu Beginn wird Folgendes definiert: Ausgangsstellung, Bewegung und Anzahl der Wiederholungen.

Der Patient führt die Bewegung durch und sagt „jetzt", wenn der Schwindel weg ist.

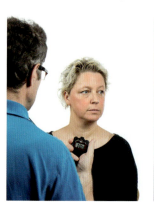
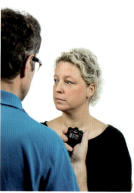

Der Therapeut misst die Zeit vom Bewegungsende bis zum Schwindelende.

Dies wird mehrmals wiederholt.

### Befund

Nach jeder Bewegungseinheit dauert der Schwindel weniger lang an oder verschwindet ganz: Dies ist das ideale Therapiefenster für eine dosierte VR.

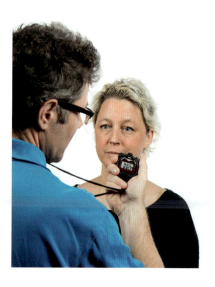

**M E R K E**
Dauert der Schwindel nach jeder Bewegung weniger lang an, ist diese Ausgangsstellung, Bewegung und Anzahl der Wiederholungen die ideale Dosierung für VR.

In der Praxis hat sich gezeigt, dass sich ein Schwindel, der weniger als 5 Sekunden dauert, sich meist gut behandeln lässt.

Dauert der Schwindel nur kurz oder ist er nach wenigen Bewegungen nicht mehr vorhanden, wird die Dosierung wahlweise gesteigert:
- Höhere Ausgangsstellung (z. B. Stand)
- Mehr Bewegungen (z. B. 2-mal Rotation)
- Schnellere Bewegung

Kann der Schwindel nicht ausgelöst werden oder ist er nur sehr gering, wird die Kopfbewegung in einem Rhythmus von 2 Hertz für einige Sekunden durchgeführt. Anfangs wird mit etwa 4 Sekunden Dauer getestet. Tritt der Schwindel kaum auf, kann auch mit einer Dauer von 8–10 Sekunden getestet werden.

Bleibt der Schwindel gleich, kann eine andere Bewegungsrichtung gesucht oder mit dieser Dosierung eine Probebehandlung (Heimprogramm bis zur nächsten Sitzung) durchgeführt werden.

Dauert der Schwindel lange oder nimmt er mit jeder Bewegung zu, sollte die Dosierung angepasst werden:
- Tiefere Ausgangsstellung (z. B. Rückenlage)
- Kleinere Bewegung (z. B. kleinere Amplitude, nur zu einer Seite)
- Langsamere Bewegung
- Andere Bewegungsrichtung

**C A V E**
Nimmt der Schwindel immer noch zu, sind diese Maßnahmen ungeeignet.

### 5.3.3 Clinical Test for Sensory Interaction in Balance (CTSIB)

#### Durchführung

Siehe hierzu ➤ Kap. 1.3.9.

#### Befund

Sind die Positionen 5 und 6 besonders auffällig, ist dies ein Hinweis auf eine zentral- oder periphervestibuläre Problematik.

## 5.3.4 Kalorische Prüfung

Die kalorische Prüfung untersucht die Funktion des periphervestibulären Systems (Labyrinth und N. vestibularis). Sie wird von einem Facharzt durchgeführt. Für die Therapie sind die Befunde von großer Bedeutung.

### Durchführung

Der Kopf des Patienten ist im Liegen um 30° erhöht, sodass der horizontale Bogengang vertikal steht. Die Untersuchung darf nur durchgeführt werden, wenn das Trommelfell intakt ist, weshalb vorher immer eine Ohruntersuchung erfolgt. Nun werden beide Ohren abwechselnd mit Wasser 30 Sekunden lang gespült.

Die Spülung löst beim Patienten einen Drehschwindel aus, sichtbar als Nystagmus. Um die visuelle Fixation auszuschalten, erfolgt die Untersuchung entweder mit der Frenzel-Brille oder einer Infrarot-Videobrille in absoluter Dunkelheit. Die Reaktionen auf die Spülung sind individuell sehr unterschiedlich.

Das Untersuchungsprozedere sieht folgendermaßen aus:
- Rechts: Warmspülung mit 44 °C für 30 Sekunden
- Links: Warmspülung mit 44 °C für 30 Sekunden
- Rechts: Kaltspülung mit 30 °C für 30 Sekunden
- Links: Kaltspülung mit 30 °C für 30 Sekunden

Eine Pause von 4–6 Minuten muss zwischen den Spülungen eingehalten werden.

### Befund

Bei der Auswertung werden die Reaktionen beider Seiten miteinander verglichen. Hierbei bestehen mehrere Möglichkeiten.

Mit einer Frenzel-Brille wird die Anzahl der Nystagmen pro Zeiteinheit gezählt. In der Regel beginnt man 30 Sekunden nach Ende der Spülung und zählt 30 Sekunden lang. Anschließend wird die Summe der Nystagmen beider Spülungen pro Ohr bestimmt und die Seitendifferenz berechnet.

Mit der Videobrille ist es möglich, die Geschwindigkeit der langsamen Nystagmusphase zu messen. Wie beim Auszählen der Nystagmen wird auch hier die Seitendifferenz berechnet.

Die Kalorik wird als pathologisch (Unterfunktion der weniger reagierenden Seite) beurteilt, wenn eine Seitendifferenz von mehr als 20 % vorliegt.

## 5.3.5 Kopfschüttelnystagmus

Die neurophysiologische Grundlage dieses Tests ist der Velocity Storage Integrator ( ➤ Kap. 5.1.8). Durch die periphervestibulären Afferenzen der linken und rechten Organe wird dieser „aufgeladen". Bei hohen Kopfbeschleunigungen überwiegen die erregenden gegenüber den hemmenden Signalen. Bei einseitiger periphervestibulärer Unterfunktion wird der Integrator asymmetrisch aufgeladen.

> **C A V E**
> Bei sehr starkem und/oder irritierbarem Schwindel oder bei Nackenbeschwerden ist dieser Test nicht geeignet.

### Durchführung

Etwa 10 Sekunden lang wird der Kopf durch den Untersucher oder den Betroffenen selbst in einer Geschwindigkeit von ca. 2 Hertz nach links und rechts rotiert. Danach hält der Patient den Kopf still und der Untersucher beurteilt die Bewegungen der Augen.

### Befund

In der Regel kann man einen vorübergehenden Nystagmus zur gesunden Seite hin beobachten. Die Seitenlokalisation ist unsicher, weil eine Nystagmusumkehr möglich ist.

Der Nystagmus ist auch bei asymmetrischen zentralvestibulären oder mittelliniennahen zerebellären Läsionen zu finden, dann gelegentlich mit vertikalem Nystagmus. Ein Kopfschüttelnystagmus ist ein Zeichen für fehlende zentrale Kompensation.

## 5.3.6 Funktionelle Tests

Bei vestibulären Defiziten ist die Hüftstrategie reduziert (56). Im Tandemstand (Tandem-Romberg-Test, Stehen auf einem Balken) kann nur die Hüftstrategie eingesetzt werden. Häufig ist zu beobachten, dass Personen mit vestibulären Dysfunktionen besonders im Tandemstand Schwierigkeiten haben.

### Durchführung

Der Betroffene wird aufgefordert, einen Fuß vor den anderen zu stellen, sodass die Ferse des vorderen Fußes die Zehenspitze des hinteren berührt. Die Füße sollten gerade nach vorn auf einer Linie ausgerichtet sein.

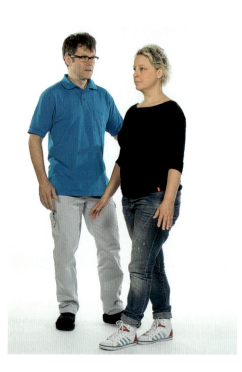

Dabei können Zeitlimits von 10 oder 30 Sekunden gewählt werden (57). Alternativ kann Item 13 der Berg-Balance-Skala ( ➤ Kap. 1.3.2) und deren Bewertung verwendet werden.

**Steigerung:**
- Kopf nach links und rechts rotieren
- Augen schließen

## Befund

Als auffällig wird interpretiert, wenn die Person das Zeitlimit von 30 Sekunden nicht einhalten kann, unsicher ist oder den Test nicht durchführen kann. Wenn Item 13 der Berg-Balance-Skala mit 3 oder weniger bewertet wird, besteht ebenfalls eine Auffälligkeit.

Es existieren auch schwierigere Varianten des Tandem-Romberg-Tests. Dabei muss beachtet werden, dass der Test auf Schaumstoff für 10 Sekunden nur noch von einem Teil (89–75 %) und mit geschlossenen Augen für 10 Sekunden nur noch von der Hälfte (64–54 %) der Personen über 70 Jahre erfüllt werden kann (57). Deshalb werden diese Varianten nur für jüngere Personen empfohlen.

### 5.3.7 Differenzierung von vestibulär und zervikogen

#### Durchführung

Der Patient sitzt auf einem Drehstuhl mit Rückenlehne. Nun werden 3 Tests durchgeführt. Nach jedem Test soll der Betroffene berichten, ob die typischen Symptome auftreten.

1. Der Patient wird angewiesen, ruhig sitzen zu bleiben und sich bewegen zu lassen. Der Drehstuhl wird in einer Frequenz von ca. einer Bewegung pro Sekunde nach links und rechts (2 Hertz) rotiert. Dabei bewegt sich der Kopf mit, das heißt ohne Bewegung in der HWS (links).
2. Die Untersuchungsperson fixiert mit einer Hand den Kopf von oben her, ohne diesen zu bewegen und rotiert mit der anderen Hand den Drehstuhl im selben Tempo wie vorher nach links und rechts (Mitte).

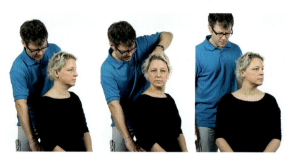

3. Der Drehstuhl bleibt ruhig stehen. Der Betroffene wird angewiesen, den Kopf im gleichen Tempo wie vorher nach links und rechts zu rotieren (rechts).

Es können auch unterschiedliche Amplituden und Geschwindigkeiten gewählt werden

## Befund

**Vestibulär:** Die typischen Symptome treten in Testsituation 1 und 3 auf.

**Zervikogen:** Die typischen Symptome treten in Testsituation 2 und 3 auf.

Der zerviko-okuläre Reflex (COR) kann klinisch nicht getestet werden. Der isolierte COR kann nur in Laboruntersuchung unter Ausschluss des VOR und OKR in völliger Dunkelheit untersucht werden (58).

**C A V E**
Der Unterberger-Tretversuch ist nicht valide und deshalb nicht für die Diagnostik vestibulärer Störungen geeignet (59, 60).

## 5.4 Behandlung

### 5.4.1 Stimulation des vestibulären Systems

**D E F I N I T I O N**
**Vestibuläre Rehabilitation (VR)** ist ein Überbegriff für verschiedenste Maßnahmen zur Behandlung einer zentral- oder periphervestibulären Funktionsstörung und beinhaltet u.a. Blickfeldstabilisation, vestibuläre Übungen, Habituierungsübungen, das

Cawthorne-Cooksey-Übungsprogramm, sensorische Stimulation, Gleichgewichts- und Gehtraining. In diesem Kapitel wird VR im engeren Sinn verstanden und angewendet.

Zur Stimulation des vestibulären Systems können verschiedene Bewegungen des Kopfes eingesetzt werden. Einfluss auf die Stimulation haben Ausgangsstellung (Liegen, Sitzen, Stehen), Ausmaß und Tempo der Bewegung sowie die Anzahl der Wiederholungen. Bei der Wahl der Übungen und Dosierung orientiert sich der Therapeut an den Ergebnissen des Befunds (Mustererkennung).

**C A V E**

**Flexion/Extension:** Keinesfalls dürfen endgradige Bewegungen der HWS ausgeführt werden. Insbesondere die Flexion/Extension des Kopfes kann eine Hypermobilität der mittleren Halswirbelsäule verstärken!
**Lateralflexion:** Instruktion und Durchführung der isolierten Lateralflexion des Kopfes ist schwierig.

Das Vestibulum kann durch verschiedene repetitive Bewegungen stimuliert werden:
**Utriculus (horizontale Beschleunigung):**
- Gehen mit Stop-and-go
- Gehen mit Tempowechsel
- Nach vorn und nach hinten lehnen: umgekehrtes Pendel
**Sacculus (vertikale Beschleunigung):**
- Hüpfen auf großem Gymnastikball
- Hüpfen im Stand auf Trampolin
- Gehen
- Treppe

## Dosierung der Behandlung

In der VR ist die Dosierung entscheidend! Ist die Dosierung zu hoch, wird sich der Schwindel nicht verbessern. Im Gegenteil: Durch die wiederholte Stimulation summieren sich die Reize und können zu einer Verstärkung des Schwindels führen. Ist die Dosierung zu gering, tritt keine Verbesserung ein.

**B E I S P I E L**

In einem Turnverein muss ein Teilnehmer nacheinander mehrere Vorwärtsrollen durchführen. Am Schluss klagt er über starken Schwindel. Von einem Kollegen wird er angeleitet, nur eine Rolle zu machen und zu warten, bis der Schwindel weg ist. Die nächste Rolle soll er erst nach Abklingen des Schwindels durchführen usw. Das Ergebnis ist verblüffend: Nach jeder Rolle ist der Schwindel kürzer, bis er schließlich ganz verschwindet.
Dieses Muster wurde auch bei anderen Bewegungen von zahlreichen Patienten bestätigt.

**M E R K E**

**Die Dosierung ist entscheidend!**
Ist der Reiz zu groß, nimmt der Schwindel zu (Kumulation).

Ist der Reiz mit Pausen richtig dosiert, nimmt der Schwindel mit jeder Bewegung ab.

Die Dosierung kann genau und fein eingestellt werden durch:
- Tempo der Bewegung
- Anzahl der Wiederholungen
- Ausmaß der Bewegung: z. B. nur auf einer Seite, auf beide Seiten
- Ausgangsstellung: Rückenlage – Sitz – Stand – Gang
- Unterstützungsfläche: groß – klein (Füße breit, enger, ganz zusammen)
- Unterstützungsfläche/Sensorik erschweren: 1 Matte, 2 Matten, 3 Matten; dicker Schaumstoff, Balance Pad, Kissen, Trampolin

**B E I S P I E L E**
**Dosierter Aufbau**

In der Praxis hat sich gezeigt, dass Patienten rascher Fortschritte machen, wenn ausgehend von einer sicheren Situation die Steigerung in fein abgestuften Schritten erfolgt. Beginnt man beispielsweise im Stand auf festem Boden mit wiederholten Bewegungen und Pausen, können bald Fortschritte beobachtet werden. Anschließend kann die Dosis gesteigert werden, indem der Patient auf einer dünnen Schaumstoffmatte steht. Verbessern sich die Gleichgewichtsfähigkeiten, kann nach einer kurzen Sitzpause auf einer doppelten Schaumstoffmatte weitergemacht werden usw.

**Pausen gezielt einsetzen**

Interessanterweise sind die Fähigkeiten nach einer kurzen Sitzpause oft besser als vorher. Daher sollten kurze Pausen gezielt eingesetzt werden.

## 5.4.2 Akuter oder irritierbarer Schwindel

Es handelt sich um einen intensiven und/oder lang anhaltenden Schwindel, der durch eine Bewegung ausgelöst wird.

Hier wird die Bewegungsrichtung wiederholt, die den Schwindel am wenigsten auslöst, maximal 1–5 Sekunden lang. In der Regel wird dies in einer tieferen Ausgangsstellung durchgeführt, vorzugsweise im Sitzen oder Liegen.

Nach jeder durchgeführten Bewegung muss der Patient abwarten, bis der Schwindel zurückgegangen oder auf seinem Ursprungsniveau ist. Erst dann darf er die nächste Bewegung ausführen. Nach jeder Bewegung sollte der Schwindel weniger oder gleich lang dauern.

Die Bewegungen werden nur etwa 5- bis 10-mal durchgeführt, jedoch mehrmals täglich.

**B E I S P I E L E**

Der Patient befindet sich in Rückenlage. Er bewegt den Kopf nur zu der Seite, die den Schwindel weniger auslöst, und wieder zurück. Er blickt geradeaus und wartet, bis der Schwindel vergangen ist. Dann bewegt er den Kopf wieder zur selben Seite und zurück und wartet, bis der Schwindel vorüber ist. Der Patient wiederholt die Übung ca. 10-mal und führt sie mehrmals täglich durch.

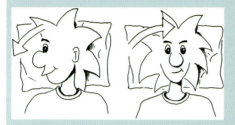

Der Patient liegt in Rückenlage. Er sieht nach links und rechts und wieder geradeaus und wartet, bis der Schwindel verschwunden ist. Dann wiederholt er diese Bewegung der Augen.

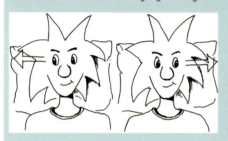

### 5.4.3 Subakuter Schwindel

Der Schwindel tritt bei bestimmten Bewegungen oder Lagewechsel auf und ist innerhalb von Sekunden wieder vorüber.

Nach dem Test (Mustererkennung) werden die Anzahl der Wiederholungen und die Häufigkeit festgelegt. Die Bewegungseinheiten sollten kurz sein, aber mehrmals täglich durchgeführt werden.

Dabei wird die Bewegungsrichtung oder der Lagewechsel durchgeführt, die den Schwindel maximal 1–5 Sekunden auslösen. Nach jeder Bewegungseinheit sieht der Patient geradeaus und wartet, bis der Schwindel aufhört. Der Schwindel sollte nach jeder Bewegungseinheit weniger oder höchstens gleich lang andauern.

**BEISPIELE**

Der Patient sitzt gerade. Er bewegt den Kopf einmal nach links und rechts (keine endgradigen Bewegungen!) und blickt geradeaus. Er wartet, bis der Schwindel ganz verschwunden ist und bewegt den Kopf wieder nach links und rechts. Auch nach dieser Bewegung sieht er wieder geradeaus und wartet, bis der Schwindel völlig abgeklungen ist. Dies wird 5- bis 10-mal wiederholt und mehrmals täglich durchgeführt.

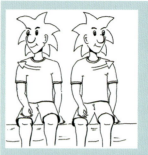

Der Patient steht in normaler Spurbreite. Er dreht den Kopf 3-mal nach links und rechts. Dabei darf sich der Oberkörper mitbewegen. Danach schaut er geradeaus und wartet, bis der Schwindel ganz vorüber ist. Erst dann wiederholt er die Bewegungseinheiten.

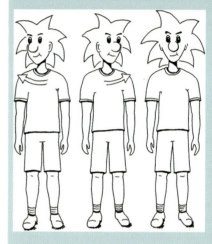

Tritt Schwindel v. a. beim Liftfahren oder Motorradfahren (holprige Straße) auf, kann der Sacculus gezielt stimuliert werden. Der Patient sitzt auf einem Gymnastikball. Er hüpft für eine kurze Zeit (z. B. 30 Sekunden), stoppt und blickt geradeaus. Er wartet, bis der Schwindel nachgelassen hat, und beginnt dann erneut mit dem Hüpfen. Nach einer bestimmten Zeit bleibt er still sitzen und wartet, bis der Schwindel verschwunden ist.

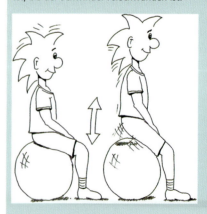

Die Übung kann auch im Stehen auf einem Trampolin durchgeführt werden.

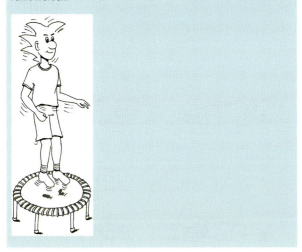

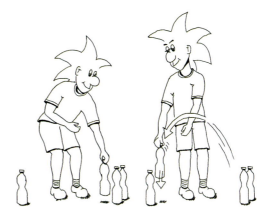

**MERKE**

Sind die Schwindelsymptome verschwunden, sollten auch die Übungen mit Kopfbewegungen eingestellt werden, um keine zervikogenen Beschwerden auszulösen.

### 5.4.4 Geringer Schwindel oder situationsbedingt

Es handelt sich um einen geringen Schwindel oder einen Schwindel, der nur in einer bestimmten Situation auftritt (z. B. bei schnellen Drehungen). Die Übung soll die zentrale Kompensation verbessern und kann im Stehen oder Sitzen erfolgen. Die Kopfbewegungen können in Tempo und Dauer gesteigert werden.

Der Patient schüttelt den Kopf in einer Frequenz von ca. 2 Hertz hin und her. Die Dauer richtet sich nach der im Befund gemessenen Dosierung und beträgt zwischen 4 und 10 Sekunden. Nach dieser Zeit hält der Betroffene den Kopf still und wartet, bis der Schwindel ganz verschwunden ist. Anschließend wiederholt er das Kopfschütteln

Manche Patienten können sich – aufgrund von Gedächtnisproblemen oder mangelndem Bewegungsgefühl – die Struktur der Aufgabe nicht merken. Dann sollten Angehörige den Patienten bei den Übungen zu Hause anleiten. Anderenfalls kann die vestibuläre Rehabilitation unspezifisch durchgeführt werden: Der Patient stapelt an seinem angestammten Sitzplatz zu Hause die Zeitschriften mehrmals am Tag von links nach rechts und umgekehrt um oder nimmt im Stand die Flaschen in einer Rotationsbewegung aus der Getränkekiste und stellt sie wieder zurück.

### Variante

Patient und Therapeut stehen in etwa 3–4 Meter Abstand mit dem Rücken zueinander. Beide drehen sich zu einer Seite und der Therapeut wirft dem Patienten einen Ball zu.

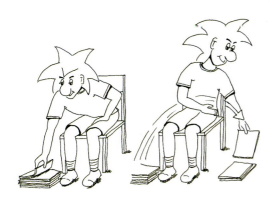

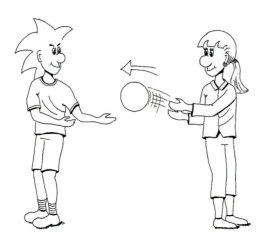

Beide drehen sich zur anderen Seite und der Patient wirft den Ball zum Therapeuten zurück.

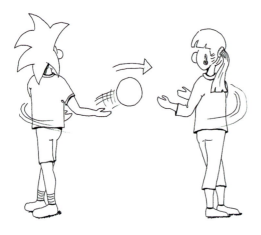

Beide drehen wieder usw. Der Betroffene hat die Aufgabe, die Anzahl der Drehungen und Pausen selbst zu bestimmen.

## Situations- oder problemorientiertes Training

Der Betroffene wird genau jener Situation oder Bewegung ausgesetzt, bei der der Schwindel auftritt. Der Patient soll dies täglich mehrmals üben.

**BEISPIELE**

Bei einem Patienten trat der Schwindel nur noch beim Liftfahren auf. In der Therapie konnte der Schwindel nur ausgelöst werden, wenn der Patient den Lift betrat, sich um die eigene Achse drehte und gleichzeitig der Lift gestartet wurde. Diese Situation wurde in der Therapie geübt.

Ein Patient sitzt am Bettrand, legt sich auf eine Seite und wartet, bis der Schwindel abgeklungen ist. Dann setzt er sich auf und wartet wiederum, bis der Schwindel verschwunden ist. Dasselbe kann auch zur anderen Seite geübt werden.

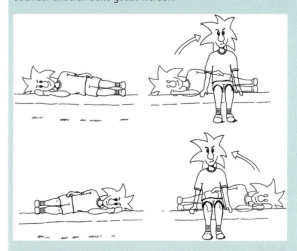

Zu Schwindel kommt es nur noch, wenn der Patient sich rasch bückt und wieder aufrichtet. Dies kann trainiert werden, indem der Patient Flaschen vom Boden auf eine höher gelegene Fläche stapelt und wieder zurückstellt. Das kann zusätzlich mit einer kognitiven Aufgabe kombiniert werden, indem dem Patienten vor jeder Bewegung die jeweilige Flaschennummer angesagt wird, die hoch- bzw. runtergestellt werden soll.

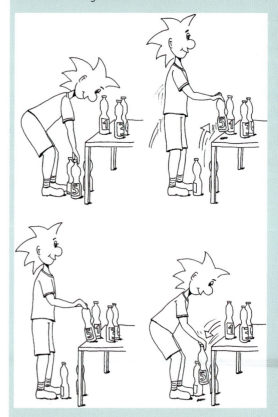

Bei einer Patientin zeigt sich nur noch Schwindel bei Kopfbewegungen im Stand auf dickem Schaumstoff. Sie wird aufgefordert, die Kopfbewegungen im Stehen auf dem dicken Schaumstoff durchzuführen.

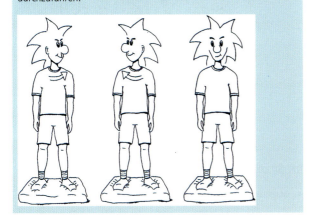

Schließlich sollten immer auch Gangvariationen mit Kopfbewegungen oder Drehungen in die Therapie integriert werden. Falls gleichzeitig noch Gleichgewichtsstörungen vorhanden sind, wird ein spezifisches Gleichgewichtstraining (➤ Kap. 1) begleitend durchgeführt.

### 5.4.5 Tandemstand üben

Bei auffälligem Tandemstand im Befund (➤ Kap. 5.3.6) sollte dieser ins Heimprogramm integriert werden.

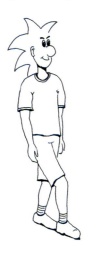

### 5.4.6 Cawthorne-Cooksey-Rehabilitationsprogramm

Das Cawthorne-Cooksey-Übungsprogramm (CC-Programm) (61, 62) wurde in verschiedenen Studien zu VR durchgeführt und untersucht (➤ Kap. 5.5.3). Es reduziert

die Symptome bei verschiedenen Schwindelformen und verbessert das Gleichgewicht. Tägliches mehrfaches Training ist die wichtigste Voraussetzung. Neben dem Übungsprogramm sind regelmäßige Bewegung (z. B. Gehtraining) und die Stimulation der Füße sehr hilfreich.

### Ziele

- Augen unabhängig vom Kopf bewegen können
- Kopfbewegungen zulassen können
- Verbesserung des Gleichgewichts
- Entspannung der Nackenmuskeln
- Vertrauen in Alltagsaktivitäten gewinnen

### Übungsanleitung

Üben Sie 3- bis 5-mal täglich. Üben Sie lieber mehrmals kurz als einmal lange.

Die Dosierung ist entscheidend!

Beginnen Sie langsam. Steigern Sie die Geschwindigkeit erst, wenn Sie ein gutes Gefühl haben. Gehen Sie erst zur nächsten Aufgabe über, wenn Sie ein gutes Gefühl haben.

Sollten sich die Symptome verstärken, machen Sie eine Pause und versuchen Sie es später wieder. Nehmen die Schwindelsymptome stark zu, sprechen Sie mit Ihrem Therapeuten.

### Übungsprogramm

Im Liegen oder Sitzen

- Augenbewegungen (Kopf bleibt ruhig): erst langsam, dann schneller
  - Nach oben und unten

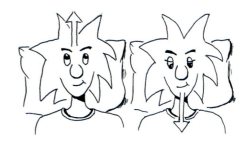

– Von einer Seite zur anderen

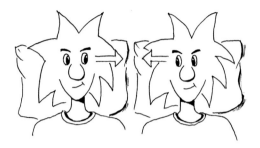

– Einen Finger fixieren und diesen vor dem Gesicht von ca. 90 cm auf 30 cm vor- und zurückführen

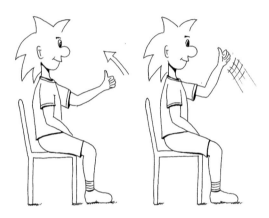

- Kopfbewegungen: erst langsam, dann schneller; später mit geschlossenen Augen
  – Kopf vorwärts- und rückwärts beugen

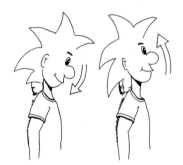

– Kopf von einer Seite zur anderen drehen

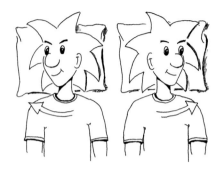

### Im Sitzen (ohne Armlehne)

- Augen- und Kopfbewegungen wie oben beschrieben

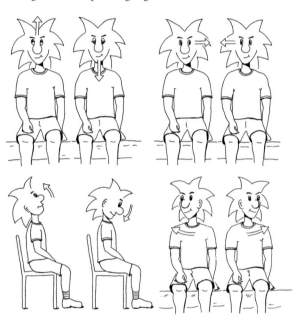

- Schulter nach oben und unten bewegen und kreisen lassen

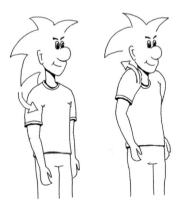

- Nach vorn beugen und einen Gegenstand vom Boden aufheben

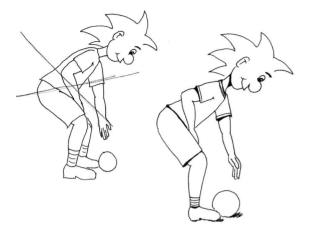

- Kopf und Schultern langsam drehen, allmählich das Tempo steigern, erst mit offenen, dann mit geschlossenen Augen

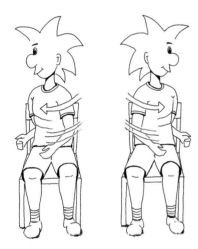

## Im Stehen

- Augen-, Kopf- und Schulterbewegungen wie oben beschrieben
- Aufstehen und absitzen, erst mit offenen und dann mit geschlossenen Augen

- Einen kleinen Ball über Augenhöhe von einer Hand zur anderen werfen

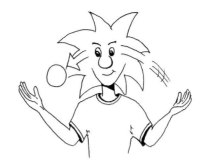

- Ball abwechselnd unter dem linken/rechten Knie durchwerfen, von einer Hand zur anderen werfen
- Aufstehen und absitzen und sich dazwischen umdrehen

## Im Gehen

- Eine Person umkreisen, sich dabei gegenseitig einen Ball zuwerfen

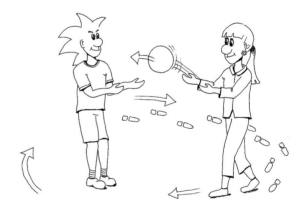

- Durch einen Raum gehen, erst mit offenen, dann mit geschlossenen Augen

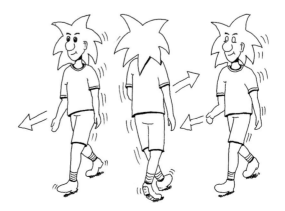

- Einen Hang oder eine Rampe hinauf- und hinuntergehen, erst mit offenen, dann mit geschlossenen Augen
- Stufen hoch- und runtersteigen, erst mit offenen, dann mit geschlossenen Augen
- Verschiedene Spiele mit Geh- und Stoppbewegungen wie Kegeln, Ballspiele etc.

## 5.5 Evidenz

Vestibuläre Rehabilitation (VR) ist ein Überbegriff für verschiedene Methoden und Maßnahmen und beinhaltet u. a. Blickstabilisation, vestibuläre Übungen, Habituierungsübungen, das Cawthorne-Cooksey-Übungsprogramm, sensorische Stimulation, Gleichgewichts- und Gehtraining. Die Wirksamkeit der vestibulären Rehabilitation ist sehr gut belegt.

In einem systematischen Review untersucht Hansson (63), für welche Patientengruppe und wie VR eingesetzt werden kann. Es besteht eine eindeutige Evidenz für die Behandlung mithilfe VR bei vestibulärer Unterfunktion, multisensorischem Schwindel und Morbus Menière. Eine moderate bis eindeutige Evidenz für VR besteht nach vestibulären Operationen. Für folgende Diagnosen scheint die Evidenz ungenügend zu sein: neurologische Ursachen von Schwindel, BPLS, PPV, Schwindel als Begleiterscheinung von WAD und Schwindel bei Migräne. Allerdings kommen die Autoren zu dem Schluss, dass die Resultate für die letzte Gruppe vielversprechend sind, hierzu aber noch mehr Studien nötig wären.

### ZUSAMMENFASSUNG
Die Wirksamkeit von VR ist bei zahlreichen Krankheitsbildern und Diagnosen belegt.

In einem Cochrane-Review zu VR bei periphervestibulärer Dysfunktion können Hillier und McDonnell (64) insgesamt 27 Studien einschließen. Die Untersuchungen sind auf die Effektivität der VR gegenüber einer Kontrollgruppe, Placebo- und medizinischen Interventionen oder den Vergleich verschiedener Behandlungsformen ausgelegt. VR ist effektiv bei periphervestibulären Dysfunktionen. Einzelne und gepoolte Daten zeigen, dass es einen statistischen Effekt für VR gegenüber Kontrollgruppen oder keiner Intervention gibt. Eine Ausnahme bildet der Vergleich von bewegungsbasierter VR mit Manövern für BPLS. Dabei erweisen sich Letztere kurzfristig als überlegen. Es gibt keine Hinweise auf Nebenwirkungen. Die Autoren schlussfolgern, basierend auf zahlreichen qualitativ hochstehenden RCTs, dass es eine moderate bis eindeutige Evidenz gibt, dass VR ein sicheres, effektives Management für unilaterale periphervestibuläre Dysfunktionen ist. Es gibt eine moderate Evidenz, dass VR mittelfristig die Symptome beseitigt und die Funktionsfähigkeit verbessert.

Es gibt Hinweise, dass bei der spezifischen diagnostischen Gruppe des BPLS die Repositionsmanöver kurzfristig effektiver sind als Übungen der VR. Allerdings ist eine Kombination der beiden Maßnahmen für eine längerfristige funktionelle Erholung sinnvoll. Es gibt zu wenig Evidenz, um zwischen den verschiedenen Formen (z. B. Cawthorne-Cooksey-Programm, Augenübungen, Augen-Kopf-Koordination, Gleichgewichtsübungen usw.) der VR unterscheiden zu können.

### ZUSAMMENFASSUNG
VR nützt bei periphervestibulären Dysfunktionen. Bei BPLS wirken kurzfristig die Lagerungsmanöver besser, langfristig ist eine Kombination mit VR sinnvoll.

In einer Literaturübersicht betreffend Patienten mit chronisch vestibulären Symptomen seit mehr als 6 Monaten, mit Schwindel und Gleichgewichtsproblemen, wird die Effektivität von VR, generellen Konditionierungsübungen und Medikation aufgezeigt. Dabei verbessert sich der Schwindel in allen 3 Gruppen. Das Gleichgewicht verbessert sich nur in der Gruppe mit VR (65).

Die Gruppe mit VR zeigt signifikante Verbesserungen bei allen Messungen verglichen mit der Kontrollgruppe (66).

In einer retrospektiven Studie werden 48 Patienten in verschiedene Subgruppen hinsichtlich der ursächlichen Diagnose eingeteilt: zentrale Vestibulopathie, zerebelläre Dysfunktion, Schlaganfall, gemischte zentrale und periphere Vestibulopathie und posttraumatische zentrale Beeinträchtigung. Die Interventionen bestehen aus einem individuell angepassten Programm, basierend auf der physiotherapeutischen Untersuchung. Es erfolgen 5 Besuche über 5 Monate durch Physiotherapeuten. Die Patienten mit einer zentralvestibulären Dysfunktion verbessern sich in subjektiven und objektiven Messungen, Patienten mit einer zerebellären Dysfunktion verbessern sich am wenigsten. Einschränkend ist, dass die Studie retrospektiv angelegt ist und ursprünglich 72 Patienten umfasste (67).

In einer RCT untersuchen Yardley und Kollegen (68) 170 Personen mit chronischem Schwindel, die durch geschulte Krankenschwestern (n = 23) betreut wurden. Die Intervention besteht aus einer einmaligen, halbtägigen Gruppenschulung, an der Übungen für VR für den Heimgebrauch instruiert werden. Dazu besteht eine detaillierte Anleitung für die Krankenschwestern. Die Gruppe mit VR ist nach 3 und 6 Monaten in allen Messungen signifikant besser als die Gruppe mit üblicher medizinischer Versorgung. Einschränkend meinen die Autoren, dass das Programm nur bei gut motivierten Personen effektiv ist und psychologische Elemente zu den Ergebnissen beigetragen haben.

Aranda und Kollegen (69) untersuchen den Einfluss des Cawthorne-und Cooksey-Programms zur VR bei Patienten mit periphervestibulärer Erkrankung mit diabetischer Polyneuropathie (n = 10) und ohne (n = 10). Beide Gruppen zeigen eine Verbesserung im DHI. Die Gruppe ohne Polyneuropathie verbessert sich in der statischen Posturografie in allen sensorischen Bedingungen, während sich die Gruppe mit Polyneuropathie nur mit geschlossenen Augen und weicher Unterlage verbessert.

Jauregui-Renaud und Kollegen (70) untersuchen den Effekt der VR bei Patienten mit periphervestibulärer Erkrankung und chronischem Schwindel seit mindestens 6 Monaten. Die Patienten werden in 3 Gruppen aufgeteilt. Alle 3 Gruppen erhalten die Cawthorne-Cooksey-Übungen nach Herdman und Kollegen (71). Anhand der zusätzlichen spezifischen Aufgaben bilden sich die Gruppen:

- Gruppe 1: zusätzliches Pacing des Atemrhythmus (0,2 Hertz, 12 Atemzüge pro Minute), 30 Minuten lang 2-mal täglich mithilfe eines Metronoms (auf Tonband) bei ihren Alltagsaktivitäten
- Gruppe 2: zusätzliche propriozeptive Übungen ( ➤ Kap. 6)
- Gruppe 3: ausschließlich VR

Dabei zeigt sich, dass sich alle 3 Gruppen im DHI verbessern. Gruppe 1 zeigt die größten Verbesserungen (94 %) gegenüber 70 % in Gruppe 3 und 53 % in Gruppe 2. In Gruppe 2 verbessert sich die posturale Kontrolle am meisten.

**ZUSAMMENFASSUNG**

Ein vestibuläres Übungsprogramm kann mit weiteren Übungen für die Atmung oder Propriozeption ergänzt werden und führt dadurch zu weiteren positiven Effekten.

VR und Gleichgewichtstraining verbessern Gleichgewicht und Schwindel sowohl bei peripher- als auch bei zentralvestibulären Störungen (72). Diese retrospektive Studie untersucht 12 Patienten mit periphervestibulären Störungen und 20 Patienten mit zentralvestibulären und Gleichgewichtsstörungen. Die Programme sind auf die Befunde der einzelnen Patienten abgestimmt und enthalten Blickstabilisation, Gleichgewichts- und Gehtraining sowie Habituierungsübungen. Die Übungen basieren auf den Publikationen von Badke und Kollegen (73).

Ein einfaches Heimprogramm zur vestibulären Habituation durch Kopfbewegungen wird bei 53 Patienten mit chronischem Schwindel aufgrund von periphervestibulären Beeinträchtigungen untersucht. Es besteht aus langsamen und schnellen Kopfbewegungen im Sitzen, Stehen und Gehen. Es wird 5-mal täglich für 5–10 Minuten 4 Wochen lang durchgeführt. Die Schwindelsymptome können reduziert, die Gangataxie, Gleichgewicht und Mobilität verbessert werden (74).

Bei 53 Patienten nach Operation eines Akustikusneurinoms werden allgemeine Instruktionen mit einer frühen individuell angepassten VR verglichen (75). Bei beiden Interventionen wird je 1 Gruppe mit jüngeren (< 50 Jahre) und älteren (> 50 Jahre) Personen gebildet. Die VR beginnt 3–5 Tage nach Operation und besteht je nach Zustand des Patienten aus Gehen unter Supervision, schrittweise schma-

lerer Spurbreite beim Gehen, wenn möglich mit gleichzeitigen Kopfbewegungen. Bei Austritt erhalten die Patienten auf der Basis ihrer Gleichgewichtstests ein individuell angepasstes schriftliches Übungsprogramm, das sie zu Hause 3-mal täglich (insgesamt 30 Minuten) durchführen. Bei regelmäßig stattfindenden Gleichgewichtstests werden die Übungsprogramme angepasst. Die Gruppe mit individuell angepasstem Programm zur VR verbessert sich in verschiedenen Tests nach 6 und 12 Wochen gegenüber der allgemeinen Gruppe. Ältere Patienten profitieren von einer frühen individuell angepassten VR und erreichen ihre präoperative Gleichgewichtsfähigkeiten 6 Wochen nach der Operation. Nach 12 Wochen sind ihre Gleichgewichtsfähigkeiten besser als präoperativ, dies auch 1 Jahr nach der Operation.

VR zeigt bei Patienten mit WAD positive Effekte auf subjektive (selbstberichtete) Behinderungen (DHI) und Gleichgewicht (76).

## 5.5.1 Cawthorne-Cooksey-Übungsprogramm

Das Cawthorne-Cooksey-Übungsprogramm (CC-Programm) ist weit verbreitet und in Varianten vorhanden. Es wurde von Cawthorne (61) und Cooksey (62) entwickelt und veröffentlicht. In zahlreichen Studien zeigt das Programm positive Effekte:

- Patienten mit chronischem Schwindel: Alle 3 Gruppen erhalten das CC-Programm und verbessern sich (70).
- Patienten mit periphervestibulärer Erkrankung: Beide Gruppen – mit und ohne diabetische Polyneuropathie – verbessern sich (69).
- Patienten mit BPLS: Das CC-Programm (6-mal pro Tag für 4 Wochen) ist besser als Medikamente (77).
- Patienten mit einer akuten/subakuten Neuritis vestibularis: Die Gruppe mit dem Übungsprogramm (n = 19) verbessert die vestibulospinale Kompensation (gesamter Schwankungsweg) gegenüber der Kontrollgruppe (n = 20). Hingegen sind die subjektive visuelle Vertikale (SVV) und die okuläre Torsion (OT) für das vestibulo-okuläre System gleich wie in den beiden anderen Gruppen (78).
- Ältere Menschen mit BPLS: Die Gruppe mit dem CC-Programm verbessert sich gegenüber den anderen Gruppen (79). Allerdings sind die Gruppengrößen klein.
- Ältere Menschen: Teile des CC-Programms werden individuell abgegeben, VR kombiniert mit kognitiver Verhaltenstherapie verbessert den Schwindel (80).
- Allerdings gibt es auch Untersuchungen, in denen die andere Interventionsgruppe bessere Resultate erzielt als die Gruppe mit dem CC-Programm:
  - Patienten mit chronischen periphervestibulären Dysfunktionen (n = 23) (81)
  - Patienten mit periphervestibulären Dysfunktionen (n = 14) (82)

**ZUSAMMENFASSUNG**

Es gibt genügend Hinweise, dass das CC-Programm verschiedene Schwindelformen und das Gleichgewicht verbessert.

## 5.6 Lernzielkontrolle

1. Welcher Bogengang ist in derselben Ebene angelegt wie der linke posteriore Bogengang?
   ☐ Rechter posteriorer Bogengang
   ☐ Linker superiorer Bogengang
   ☐ Rechter superiorer Bogengang
2. Wenn man den Kopf still hält, sind die Rezeptoren stumm.
   ☐ Richtig
   ☐ Falsch
3. Wie heißt der rasche Reflex, der bei Kopfbewegungen die Augen in die Gegenrichtung einstellt?
4. Wie heißt das Netzwerk, das horizontale Inputs speichert und vor allem für reflektorische horizontale Augenbewegungen verlängert?
5. Welche Hirnregion erhält direkte Fasern des Vestibularorgans, ist ein adaptiver Prozessor und überwacht die vestibulären Funktionen?
6. Welche Funktionen hat der vestibuläre Kortex u. a.?
7. Mit welchem Test wird der vestibulo-okuläre Reflex (VOR) getestet?
8. Die Übungen sollten immer so intensiv durchgeführt werden, dass die Patienten erbrechen müssen.
   ☐ Richtig
   ☐ Falsch
9. Welche Mechanismen der Wiedererlangung vestibulärer Funktionen gibt es?

**Die Antworten finden Sie in** ➤ Kap. 16.

LITERATUR

1. Birbaumer N, Schmidt RF. Biologische Psychologie. Heidelberg: Springer, 2006; 6. Auflage.
2. Bankoul S, Goto T, Yates B, Wilson VJ. Cervical primary afferent input to vestibulospinal neurons projecting to the cervical dorsal horn: an anterograde and retrograde tracing study in the cat. J Comp Neurol 1995 Mar 20; 353(4): 529–38.
3. Bankoul S, Neuhuber WL. A direct projection from the medial vestibular nucleus to the cervical spinal dorsal horn of the rat, as demonstrated by anterograde and retrograde tracing. Anat Embryol (Berl) 1992; 185(1): 77–85.
4. Khan S, Chang R. Anatomy of the vestibular system: a review. NeuroRehabilitation 2013; 32(3): 437–43.
5. Bähr M, Frotsche M. Duus' Neurologisch-topische Diagnostik. Anatomie – Funktion – Klinik. Stuttgart: Thieme, 2003; 8. Auflage.
6. Stoll W, Eckhard M, Tegenthoff M. Schwindel und Gleichgewichtsstörungen, Diagnostik, Klinik, Therapie, Begutachtung. Ein interdisziplinärer Leitfaden für die Praxis. Stuttgart: Thieme, 2004; 4. überarbeitete Auflage.
7. Bronstein AM, Patel M, Arshad Q. A brief review of the clinical anatomy of the vestibular-ocular connections – how much do we know? Eye (Lond) 2014 Nov 21.
8. Bronstein AM, Miller DH, Rudge P, Kendall BE. Down beating nystagmus: magnetic resonance imaging and neuro-otological findings. J Neurol Sci 1987 Nov; 81(2–3): 173–84.
9. Pierrot-Deseilligny C, Milea D. Vertical nystagmus: clinical facts and hypotheses. Brain 2005 Jun; 128(Pt 6): 1237–46.
10. Yardley L, Watson S, Britton J, Lear S, Bird J. Effects of anxiety arousal and mental stress on the vestibulo-ocular reflex. Acta Otolaryngol 1995 Sep; 115(5): 597–602.
11. Goodwin TM, Nwankwo OA, O'Leary LD, O'Leary D, Romero R, Korst LM. The first demonstration that a subset of women with hyperemesis gravidarum has abnormalities in the vestibuloocular reflex pathway. Am J Obstet Gynecol 2008 Oct; 199(4): 417 e1–9.
12. Aust G. The effect of age on vestibulo-ocular reactions. Laryngorhinootologie 1991 Mar; 70(3): 132–7.
13. Paige GD. Senescence of human visual-vestibular interactions: smooth pursuit, optokinetic, and vestibular control of eye movements with aging. Exp Brain Res 1994; 98(2): 355–72.
14. Mulch G, Petermann W. Influence of age on results of vestibular function tests. Review of literature and presentation of caloric test results. Ann Otol Rhinol Laryngol Suppl 1979 Mar–Apr; 88(2 Pt 2 Suppl 56): 1–17.
15. Thömke F. Augenbewegungsstörungen – Ein klinischer Leitfaden für Neurologen. Stuttgart: Thieme, 2008; 2. aktualisierte und erweiterte Auflage.
16. Raphan T. Velocity Storrage. Encyclopedia of Neuroscience, Heidelberg Berlin: Springer, 2009: 4163–9.
17. Anastasio TJ. Neural network models of velocity storage in the horizontal vestibulo-ocular reflex. Biol Cybern 1991; 64(3): 187–96.
18. Jacobson GP, McCaslin DL, Patel S, Barin K, Ramadan NM. Functional and anatomical correlates of impaired velocity storage. J Am Acad Audiol 2004 Apr; 15(4): 324–33.
19. Duus P. Neurologisch-topische Diagnostik. Anatomie – Physiologie – Klinik. Stuttgart: Thieme, 1990; 5. Auflage.
20. Umphred DA. Neurologische Rehabilitation. Bewegungskontrolle und Bewegungslernen in Theorie und Praxis. Heidelberg Berlin: Springer, 1995.
21. Horak FB, Hlavacka F. Somatosensory loss increases vestibulospinal sensitivity. J Neurophysiol 2001 Aug; 86(2): 575–85.
22. Hlavacka F, Horak FB. Somatosensory influence on postural response to galvanic vestibular stimulation. Physiol Res 2006; 55 Suppl 1: S121–7.
23. Akbarian S, Grusser OJ, Guldin WO. Thalamic connections of the vestibular cortical fields in the squirrel monkey (Saimiri sciureus). J Comp Neurol 1992 Dec 15; 326(3): 423–41.
24. Dieterich M. Veränderungen im Kortex nach peripher- und zentral-vestibulären Läsionen. In: Gleichgewichtssinn: Neues aus Forschung und Klinik 6 Hennig Symposium; Heidelberg Berlin: Springer, 2008: 117–23.
25. Dieterich M, Bucher SF, Seelos KC, Brandt T. Horizontal or vertical optokinetic stimulation activates visual motion-sensitive, ocular motor and vestibular cortex areas with right hemispheric dominance. An fMRI study. Brain 1998 Aug; 121 (Pt 8): 1479–95.
26. Lopez C, Blanke O, Mast FW. The human vestibular cortex revealed by coordinate-based activation likelihood estimation meta-analysis. Neuroscience 2012 Jun 14; 212: 159–79.
27. zu Eulenburg P, Caspers S, Roski C, Eickhoff SB. Meta-analytical definition and functional connectivity of the human vestibular cortex. Neuroimage 2012 Mar; 60(1): 162–9.
28. Corbetta M, Shulman GL. Spatial neglect and attention networks. Annu Rev Neurosci 2011; 34: 569–99.

29. Dieterich M, Bense S, Lutz S, Drzezga A, Stephan T, Bartenstein P, Brandt T. Dominance for vestibular cortical function in the non-dominant hemisphere. Cereb Cortex 2003 Sep; 13(9): 994–1007.

30. Karnath HO, Dieterich M. Spatial neglect – a vestibular disorder? Brain 2006 Feb; 129(Pt 2): 293–305.

31. Arshad Q, Nigmatullina Y, Roberts RE, Bhrugubanda V, Asavarut P, Bronstein AM. Left cathodal trans-cranial direct current stimulation of the parietal cortex leads to an asymmetrical modulation of the vestibular-ocular reflex. Brain Stimul 2014 Jan–Feb; 7(1): 85–91.

32. Naito Y, Tateya I, Hirano S, Inoue M, Funabiki K, Toyoda H, Ueno M, Ishizu K, Nagahama Y, Fukuyama H, Ito J. Cortical correlates of vestibulo-ocular reflex modulation: a PET study. Brain 2003 Jul; 126(Pt 7): 1562–78.

33. Wenzel R, Bartenstein P, Dieterich M, Danek A, Weindl A, Minoshima S, Ziegler S, Schwaiger M, Brandt T. Deactivation of human visual cortex during involuntary ocular oscillations. A PET activation study. Brain 1996 Feb; 119 (Pt 1): 101–10.

34. Bense S, Bartenstein P, Lochmann M, Schlindwein P, Brandt T, Dieterich M. Metabolic changes in vestibular and visual cortices in acute vestibular neuritis. Ann Neurol 2004 Nov; 56(5): 624–30.

35. Brandt T, Bartenstein P, Janek A, Dieterich M. Reciprocal inhibitory visual-vestibular interaction. Visual motion stimulation deactivates the parieto-insular vestibular cortex. Brain 1998 Sep; 121 (Pt 9): 1749–58.

36. Brandt T, Schautzer F, Hamilton DA, Bruning R, Markowitsch HJ, Kalla R, Darlington C, Smith P, Strupp M. Vestibular loss causes hippocampal atrophy and impaired spatial memory in humans. Brain 2005 Nov; 128(Pt 11): 2732–41.

37. Hufner K, Hamilton DA, Kalla R, Stephan T, Glasauer S, Ma J, Bruning R, Markowitsch HJ, Labudda K, Schichor C, Strupp M, Brandt T. Spatial memory and hippocampal volume in humans with unilateral vestibular deafferentation. Hippocampus 2007; 17(6): 471–85.

38. DGN/ÖGN. Leitlinien Schwindel – Diagnostik. Österreichische Gesellschaft für Neurologie, Deutsche Gesellschaft für Neurologie 2008; Kap. 051: 1–26.

39. Ventre-Dominey J, Nighoghossian N, Denise P. Evidence for interacting cortical control of vestibular function and spatial representation in man. Neuropsychologia 2003; 41(14): 1884–98.

40. Rubens AB. Caloric stimulation and unilateral visual neglect. Neurology 1985 Jul; 35(7): 1019–24.

41. Karnath HO, Ferber S, Dichgans J. The origin of contraversive pushing: evidence for a second graviceptive system in humans. Neurology 2000 Nov 14; 55(9): 1298–304.

42. Dieterich M, Bartenstein P, Spiegel S, Bense S, Schwaiger M, Brandt T. Thalamic infarctions cause side-specific suppression of vestibular cortex activations. Brain 2005 Sep; 128(Pt 9): 2052–67.

43. Herdman SJ, Clendaniel RA, Mattox DE, Holliday MJ, Niparko JK. Vestibular adaptation exercises and recovery: acute stage after acoustic neuroma resection. Otolaryngol Head Neck Surg 1995 Jul; 113(1): 77–87.

44. Herdman SJ. Role of vestibular adaptation in vestibular rehabilitation. Otolaryngol Head Neck Surg 1998 Jul; 119(1): 49–54.

45. Meza G, Solano-Flores LP, Poblano A. Recovery of vestibular function in young guinea pigs after streptomycin treatment. Glutamate decarboxylase activity and nystagmus response assessment. Int J Dev Neurosci 1992 Oct; 10(5): 407–11.

46. Forge A, Li L, Corwin JT, Nevill G. Ultrastructural evidence for hair cell regeneration in the mammalian inner ear. Science 1993 Mar 12; 259(5101): 1616–9.

47. Lisberger SG, Miles FA, Optican LM. Frequency-selective adaptation: evidence for channels in the vestibulo-ocular reflex? J Neurosci 1983 Jun; 3(6): 1234–44.

48. Shelhamer M, Tiliket C, Roberts D, Kramer PD, Zee DS. Short-term vestibulo-ocular reflex adaptation in humans. II. Error signals. Exp Brain Res 1994; 100(2): 328–36.

49. Tiliket C, Shelhamer M, Roberts D, Zee DS. Short-term vestibulo-ocular reflex adaptation in humans. I. Effect on the ocular motor velocity-to-position neural integrator. Exp Brain Res 1994; 100(2): 316–27.

50. Leigh RJ, Huebner WP, Gordon JL. Supplementation of the human vestibulo-ocular reflex by visual fixation and smooth pursuit. J Vestib Res 1994 Sep–Oct; 4(5): 347–53.

51. Black FO, Shupert CL, Peterka RJ, Nashner LM. Effects of unilateral loss of vestibular function on the vestibulo-ocular reflex and postural control. Ann Otol Rhinol Laryngol 1989 Nov; 98(11): 884–9.

52. Norre ME, Forrez G, Beckers A. Vestibulospinal findings in two syndromes with spontaneous vertigo attacks. Ann Otol Rhinol Laryngol 1989 Mar; 98(3): 191–5.

53. Bles W, Vianney de Jong JM, de Wit G. Compensation for labyrinthine defects examined by use of a tilting room. Acta Otolaryngol 1983 May–Jun; 95(5–6): 576–9.

54. Das VE, Leigh RJ, Thomas CW, Averbuch-Heller L, Zivotofsky AZ, Discenna AO, Dell'Osso LF. Modulation of high-frequency vestibuloocular reflex during visual tracking in humans. J Neurophysiol 1995 Aug; 74(2): 624–32.

55. Curthoys IS. Vestibular compensation and substitution. Curr Opin Neurol 2000 Feb; 13(1): 27–30.

56. Horak FB, Nashner LM, Diener HC. Postural strategies associated with somatosensory and vestibular loss. Exp Brain Res 1990; 82(1): 167–77.

57. Vereeck L, Wuyts F, Truijen S, Van de Heyning P. Clinical assessment of balance: normative data, and gender and age effects. Int J Audiol 2008 Feb; 47(2): 67–75.

58. Kelders WP, Kleinrensink GJ, van der Geest JN, Feenstra L, de Zeeuw CI, Frens MA. Compensatory increase of the cervico-ocular reflex with age in healthy humans. J Physiol 2003 Nov 15; 553(Pt 1): 311–7.

59. Kuipers-Upmeijer J, Oosterhuis HJ. Unterberger's test not useful in testing of vesitibular function. Ned Tijdschr Geneeskd 1994 Jan 15; 138(3): 136–9.

60. Hickey SA, Ford GR, Buckley JG, Fitzgerald O'Connor AF. Unterberger stepping test: a useful indicator of peripheral vestibular dysfunction? J Laryngol Otol 1990 Aug; 104(8): 599–602.

61. Cawthorne T. The physiological basis for head exercises. J Chart Soc Physiother 1944; 29: 106 e7.

62. Cooksey FS. Physical medicine. Practitioner 1945; 155: 300 e5.

63. Hansson EE. Vestibular rehabilitation – For whom and how? A systematic review. 2007; 9(3): 106–16.

64. Hillier SL, McDonnell M. Vestibular rehabilitation for unilateral peripheral vestibular dysfunction. Cochrane Database Syst Rev 2011(2): CD005397.

65. Horak FB, Jones-Rycewicz C, Black FO, Shumway-Cook A. Effects of vestibular rehabilitation on dizziness and imbalance. Otolaryngol Head Neck Surg 1992 Feb; 106(2): 175–80.

66. Yardley L, Beech S, Zander L, Evans T, Weinman J. A randomized controlled trial of exercise therapy for dizziness and vertigo in primary care. Br J Gen Pract 1998 Apr; 48(429): 1136–40.

67. Brown KE, Whitney SL, Marchetti GF, Wrisley DM, Furman JM. Physical therapy for central vestibular dysfunction. Arch Phys Med Rehabil 2006 Jan; 87(1): 76–81.

68. Yardley L, Donovan-Hall M, Smith HE, Walsh BM, Mullee M, Bronstein AM. Effectiveness of primary care-based vestibular rehabilitation for chronic dizziness. Ann Intern Med 2004 Oct 19; 141(8): 598–605.

5

69. Aranda C, Meza A, Rodriguez R, Mantilla MT, Jauregui-Renaud K. Diabetic polyneuropathy may increase the handicap related to vestibular disease. Arch Med Res 2009 Apr; 40(3): 180–5.

70. Jauregui-Renaud K, Villanueva Padron LA, Cruz Gomez NS. The effect of vestibular rehabilitation supplemented by training of the breathing rhythm or proprioception exercises, in patients with chronic peripheral vestibular disease. J Vestib Res 2007; 17(1): 63–72.

71. Herdman SJ, Whitney SL. Treatment of Vestibular Hypofunction. In: Herdman SJ, ed. Vestibular rehabilitation. Philadelphia: FA Davis Company, 2000: 387–423.

72. Badke MB, Miedaner JA, Shea TA, Grove CR, Pyle GM. Effects of vestibular and balance rehabilitation on sensory organization and dizziness handicap. Ann Otol Rhinol Laryngol 2005 Jan; 114(1 Pt 1): 48–54.

73. Badke MB, Shea TA, Miedaner JA, Grove CR. Outcomes after rehabilitation for adults with balance dysfunction. Arch Phys Med Rehabil 2004 Feb; 85(2): 227–33.

74. Cohen HS, Kimball KT. Decreased ataxia and improved balance after vestibular rehabilitation. Otolaryngol Head Neck Surg 2004 Apr; 130(4): 418–25.

75. Vereeck L, Wuyts FL, Truijen S, De Valck C, Van de Heyning PH. The effect of early customized vestibular rehabilitation on balance after acoustic neuroma resection. Clin Rehabil 2008 Aug; 22(8): 698–713.

76. Ekvall Hansson E, Mansson NO, Ringsberg KA, Hakansson A. Dizziness among patients with whiplash-associated disorder: a randomized controlled trial. J Rehabil Med 2006 Nov; 38(6): 387–90.

77. Kulcu DG, Yanik B, Boynukalin S, Kurtais Y. Efficacy of a home-based exercise program on benign paroxysmal positional vertigo compared with betahistine. J Otolaryngol Head Neck Surg 2008 Jun; 37(3): 373–9.

78. Strupp M, Arbusow V, Maag KP, Gall C, Brandt T. Vestibular exercises improve central vestibulospinal compensation after vestibular neuritis. Neurology 1998 Sep; 51(3): 838–44.

79. Resende CR, Taguchi CK, Almeida JGD, Fujita RR. Vestibular rehabilitation in elderly patients with benign paroxysmal positional vertigo. Revista Brasileira de Otorrinolaringologia 2003; 69(4): 535–40.

80. Johansson M, Akerlund D, Larsen HC, Andersson G. Randomized controlled trial of vestibular rehabilitation combined with cognitive-behavioral therapy for dizziness in older people. Otolaryngol Head Neck Surg 2001 Sep; 125(3): 151–6.

81. Szturm T, Ireland DJ, Lessing-Turner M. Comparison of different exercise programs in the rehabilitation of patients with chronic peripheral vestibular dysfunction. J Vestib Res 1994 Nov–Dec; 4(6): 461–79.

82. Zimbelman JE, Stoecker J, Haberkamp TJ. Outcomes in vestibular rehabilitation. Physical Therapy Case Reports 1999; 2: 232–40.

# 6 Somatosensorische Defizite

---
**Fallbeispiel**
---

Ein 68-jähriger Patient wird wegen Gangunsicherheit unklarer Ätiologie zugewiesen. Er beschreibt seine Symptome als Schwanken und komisches Gefühl. Die Symptome sind morgens stärker als abends und treten vor allem bei Kopfrotation oder schnellem nach links und rechts Schauen und freihändigem Bücken auf. Die Beschwerden bestehen seit mehreren Jahren und haben in letzter Zeit deutlich zugenommen. Im DHI gibt er 44 von 100 Punkten an (bei Kopfbewegungen) und erreicht in der BBS einen guten Wert von 54/56 Punkten. Im CTSIB gibt es Hinweise auf visuelle Abhängigkeit und vestibulär ( 1 | 1–2 | 1 | 1–2 | 4 | 3). In der Untersuchung lösen Kopfrotationen im Stehen keine Symptome aus. Bei der Prüfung der Somatosensorik fallen ein positiver Romberg-Test mit Auftreten der typischen Symptome sowie eine auffällige Fußstrategie auf. Der Vibrationssinn ist sehr stark vermindert (Metatarsale I: links 0,5/8 und rechts 1/8).

Durch die Fußsohlenbehandlung, Abklopfen der Beine und Stampfen ist der Patient bereits nach 2 Sitzungen deutlich sicherer. Eine weitere Verbesserung erreicht er durch die Bewegungsvorstellung (Motor Imagery) vor dem Gehen. Die Stimulation und weitere Übungen führt er zu Hause regelmäßig durch. Zur weiteren Unterstützung werden Fußschaukel sowie Übungen zum Abbau visueller Abhängigkeit, vestibuläre Reha mit dosierten Kopfrotationen und ein Krafttraining der Beine angewandt.

Später zeigt sich zusätzlich eine mögliche orthostatische Komponente (morgens stärker), die durch Gymnastik vor dem Aufstehen deutlich reduziert wird. Schließlich werden Gangvariationen mit Kopfbewegungen, Drehungen, Kreuzschritten und das Gehen auf unebenem Gelände draußen ausgeführt.

Nach 2 Monaten bzw. 6 Sitzungen ist der Patient bei Kopfbewegungen, Gangvariationen oder Stehen mit geschlossenen Augen symptomfrei und die Therapie wird abgeschlossen. Allerdings liegt der DHI immer noch bei 36 von 100 Punkten.

Weitere Fallbeispiele finden Sie auf der Webseite: www.schwindeltherapie.ch.

## 6.1 Physiologie/Pathophysiologie

Im ruhigen Stand ist die Propriozeption der Beine die wichtigste sensorische Informationsquelle. Bei größerem Schwanken spielt das visuelle System eine gewisse Rolle. Vestibuläre Informationen springen bei größeren Bewegungen an (Details: ➤ Kap. 1).

### 6.1.1 Sinnesphysiologie

Um die verschiedensten Sinnesreize aufzunehmen, bestehen verschiedene Rezeptoren mit unterschiedlichen Funktionen, die bestimmten Fasertypen zugeordnet sind ( ➤ Tab. 6.1).

Die Rezeptoren der Haut werden in langsam adaptierende („slow adapting", SA) und schnell adaptierende („fast adapting", FA) Rezeptoren unterteilt. Beide Typen können wiederum in zwei Eigenschaften unterteilt werden. FA-I- und SA-I-Rezeptoren haben kleine scharfe rezeptive Felder (ca. 8 mm Durchmesser). FA-II- und SA-II-Rezeptoren haben größere und weniger scharfe rezeptive Felder (2) ( ➤ Abb. 6.1) ( ➤ Tab. 6.2).

**Tab. 6.1** Klassifikation der Nervenfasern, Durchmesser, Rezeptortypen und Funktion (1)

| Sensorische und motorische Fasern | Sensorische Fasern | Durchmesser (nm) | Endorgan/Rezeptor | Funktion |
|---|---|---|---|---|
| Aα | Ia | 10–20 | M: Extrafusale Fasern | Muskelkontraktion |
| | | | S: Intrafusale Kernsack- und Kernkettenfasern | Messung der Längenveränderung und Schnelligkeit der Muskeldehnung |
| | Ib | 10–20 | S: Golgi-Sehnenorgan | Messung Muskelspannung |
| | | | S: Golgi-Rezeptor der Bänder | Messung der Spannung der Bänder |
| Aβ | II | 4–12 | S: Kernack-2- und Kernkettenfasern | Messung der Längenveränderung und Schnelligkeit der Muskeldehnung |
| | | | S: Meissner-Körperchen (Haut) | Vibration und diskriminative Berührung |
| | | | S: Pacini-Körperchen (Haut) | Vibration und diskriminative Berührung |
| | | | S: Merkel-Tastscheiben (Haut) | Druck auf die Haut |
| | | | S: Ruffini-Endigungen (Haut) | Zug der Haut |

**Tab. 6.1** Klassifikation der Nervenfasern, Durchmesser, Rezeptortypen und Funktion (1) *(Forts.)*

| Sensorische und motorische Fasern | Sensorische Fasern | Durchmesser (nm) | Endorgan/Rezeptor | Funktion |
|---|---|---|---|---|
| | | | S: Ruffini-Endigungen Gelenkrezeptoren | Endgradiges Bewegungsausmaß und vorwiegend passive als aktive Bewegung |
| | | | S: Pacini-Gelenkrezeptoren | Gelenkbewegungen |
| Aγ | | 2–8 | M: Dynamische Kernsackfasern 1 | Muskelspindel-Ausrichtung |
| | | | M: Statische Kernsack-2- und Kernkettenfasern | Muskelspindel-Ausrichtung |
| Aδ | III | 1–5 | S: Freie Nervenendigungen (Haut und Gelenk) | Grobe Berührung, Schmerz, Temperatur |
| C | IV | < 1 | S: Freie Nervenendigungen (Haut und Gelenk) | Schmerz, Temperatur |

**Tab. 6.2** Rezeptortypen der Haut

| Rezeptortyp | Adaptierung | Rezeptives Feld | Rezeptor |
|---|---|---|---|
| SAI | Langsam | Klein, scharf | Merkel-Tastscheiben |
| SAII | Langsam | Groß, weniger scharf | Ruffini-Rezeptoren |
| FAI | Schnell | Klein, scharf | Meissner-Tastkörperchen |
| FAII | Schnell | Groß, weniger scharf | Vater-Pacini-Rezeptoren |

## Rezeptoren für Gleichgewicht

Die langsam adaptierenden Merkel- und Ruffini-Rezeptoren haben gemäß einem systematischen Review offenbar eine Schlüsselrolle im ruhigen Stand (3; 1, 4, 5). Die Meissner-Tastkörperchen und die Vater-Pacini-Rezeptoren, verantwortlich für vibrotaktile Empfindung, scheinen weniger in die Gleichgewichtskontrolle im Stand involviert zu sein (1).

Für den Lage- und Bewegungssinn existieren zwei unabhängige und unterschiedliche sensorische Quellen. Die Informationen für den Lagesinn stammen offenbar von den Mus-

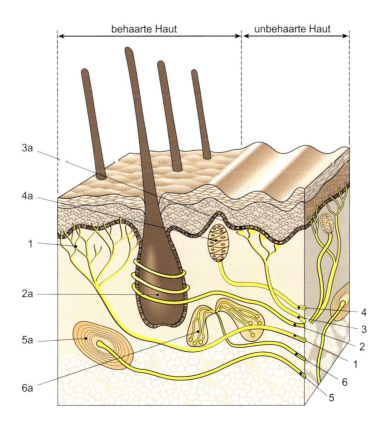

**Abb. 6.1** Rezeptortypen der Haut [L106]
1 : Freie Nervenendigungen
2–6 : Nervenendigungen an : 2a Haarfollikeln, 3a Merkel-Rezeptoren, 4a Meissner-Tastkörperchen, 5a Vater-Pacini-Rezeptoren, 6a Ruffini-Rezeptoren

keln. Clark und Kollegen (6) kommen durch die Anästhesie der Muskeln des Sprunggelenks oder der Hand (Mm. interossei) zu diesem Schluss.

Horak und Kollegen (7) schließen aus Studien (8, 9), dass nicht die Oberflächensensibilität oder Gelenkrezeptoren, sondern die Propriozeption der Muskeln eine wichtige Rolle in der Haltungskontrolle spielen. Allerdings kommt es auf die Konditionen an: Bei schnellen Verschiebungen der Unterlage sind die Propriozeptoren der Muskeln wichtiger als die Somatosensorik der Haut und Gelenke. Bei langsamen Veränderungen scheint dies aber nicht so zu sein (9).

In ihrem systematischen Review zum Effekt reduzierter Somatosensorik auf das Gleichgewicht im Stehen meinen Kars und Kollegen (3), dass vor allem die Rezeptoren der Fußsohle für das Gleichgewicht im Stehen verantwortlich sind. In 11 von 15 eingeschlossenen Studien zeigt sich ein erhöhtes Schwanken, wenn die taktile Empfindung durch eine Krankheit beeinträchtigt ist. Allerdings gibt es keine randomisierten kontrollierten Studien und die Gruppengröße der gefundenen Studien ist klein. Das propriozeptive Feedback der unteren Extremitäten ist entscheidend für automatische Haltungskorrekturen im Stehen (10–13). Offenbar kann keine Studie zeigen (3), dass Gleichgewichtsreaktionen durch propriozeptives Feedback getriggert werden können (14). Somit scheint die Propriozeption für das Triggern vieler Gleichgewichtsreaktionen nicht notwendig zu sein (15).

**ZUSAMMENFASSUNG**

Die Hautrezeptoren der Fußsohle scheinen einen wichtigen Einfluss auf die Haltungskorrekturen im Stehen zu haben.
Langsam adaptierende Merkel- und Ruffini-Rezeptoren spielen wohl eine Schlüsselrolle für das Gleichgewicht im ruhigen Stand.
Die Rolle der Propriozeption ist noch unklar und scheint für Gleichgewicht im Stand nicht primär notwendig zu sein.

### 6.1.2 Rolle der Rezeptoren der Fußsohle

Die Fußsohle bildet im freien Stehen und Gehen den einzigen somatosensorischen Kontakt zum festen Untergrund. Gewichtsverschiebungen des Schwerpunkts führen zu Druckveränderungen an der Fußsohle. In vielen Publikationen wird die Fußsohle als „unbehaarte Haut" bezeichnet, vergleichbar mit der Handfläche. Die Rezeptoren der Fußsohle spielen eine wichtige Rolle in der Haltungskontrolle. Sie registrieren kleine Druckveränderungen und lösen dadurch entsprechende Haltungskorrekturen aus (13).

### Rezeptortypen und Verteilung

Insgesamt finden sich 104 Mechanorezeptoren der Haut, die gleichmäßig auf der Fußsohle verteilt sind (16). Dabei findet man keine Häufung an bestimmten Zonen. Die Art der Rezeptoren teilt sich folgendermaßen auf:

- 15 (14 %) SA-I-Rezeptoren
- 16 (15 %) SAII-Rezeptoren
- 59 (57 %) FA-I-Rezeptoren
- 14 (14 %) FA-II-Rezeptoren

Demgegenüber finden andere Autoren (17, 18) Hinweise für regionale Unterschiede in der Verteilung und erstellen entsprechende Landkarten.

### Einfluss auf das Gleichgewicht

Durch Vibration mit hoher Frequenz und tiefer Amplitude wird an der Fußsohle im Stehen stimuliert (13, 19, 20). Dies erfolgt entweder an der Ferse oder am Vorfuß, links oder rechts, unilateral oder bilateral. Abhängig vom Ort der Stimulation der Fußsohle erfolgt das Schwanken im Stehen in die Gegenrichtung ( ➤ Abb. 6.2).

### Ausschalten der Rezeptoren

Das Kühlen der Fußsohle reduziert den Input der Rezeptoren und verstärkt das Schwanken im ruhigen Stand (18, 21). Werden die Füße stark gekühlt, nimmt das Schwanken bei einer Vibrationsanwendung der Muskeln im Stehen bei offenen und geschlossenen Augen zu. Bei geschlossenen Augen ist das Schwanken stärker (22). Das Kühlen der Fußsohlen verschlechtert das Gleichgewicht im Zweibeinstand, nicht jedoch im Einbeinstand (23). Bei 10 gesunden Personen wird entweder der Vorfuß, der Rückfuß oder die ganze Fußsohle mit Eis behandelt. Die Muskelaktivitäten beim Gehen werden mit und ohne Eisbehandlung gemessen. Abhängig von der gekühlten

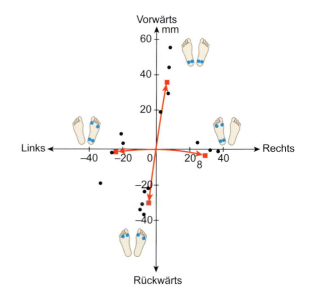

**Abb. 6.2** Stimulation der Fußsohle [L231]

Stelle verändern sich die Gangmuster und Muskelaktivierungen. Es zeigt sich, dass die Spitze der Belastungen und die Belastungszeit abnimmt und zu einer Verschiebung weg von den Zonen mit reduzierter Sensorik führt (24). Das Ausschalten der Fußsohle durch Eis hat einen Einfluss auf die antero-posteriore Kontrolle, nicht jedoch auf die medio-laterale Kontrolle des Gleichgewichts im ruhigen Stand (25).

Eine Anästhesie der Sohle des Vorfußes (mit Iontophorese) beeinflusst hauptsächlich die medio-laterale Kontrolle des Gleichgewichts. Hingegen hat die vollständige Anästhesie der Fußsohle einen Einfluss auf die antero-posteriore Kontrolle, aber nur bei geschlossenen Augen (26). Bei einer Ausschaltung der Rezeptoren der Fußsohle durch intradermale Injektionen kommt es im Stehen zu einer Verschiebung von Reaktionen des Fußes und Rumpfes hin zu Hüftreaktionen (27).

## Erkrankungen

Personen mit beidseitigen diabetischen Defiziten der Hautsensoren des Fußes zeigen eine erhöhte posturale Instabilität gegenüber der Kontrollgruppe (11).

**ZUSAMMENFASSUNG**

Durch ein Ausschalten der Rezeptoren der Fußsohle nimmt das Schwanken im Stehen zu.
Das Ausschalten der gesamten Fußsohle hat einen Einfluss auf die antero-posteriore Kontrolle. Das Ausschalten des Vorfußes wirkt sich auf die medio-laterale Kontrolle aus.
Je nachdem, welche Region der Fußsohle stimuliert bzw. ausgeschaltet wird, verändern sich die Haltung im Stehen bzw. das Bewegungsmuster im Gehen.

## 6.1.3 Messungen

Die meisten Studien (9 von 15) der systematischen Reviews nehmen den Vibrationssinn als Messgröße für die taktile Empfindung (3). Allerdings stellt sich aus oben genannten Ergebnissen die Frage, ob der Vibrationssinn als Maß für die langsam adaptierenden Rezeptoren geeignet ist. Mehrere Autoren schlagen die Posturografie vor (10).

## 6.1.4 Aufsteigende Bahnsysteme

### Fasertypen

Die Aα-Fasern sind vor allem für die Muskelspindeln und Golgi-Sehnenorgane verantwortlich. Die dünneren Aβ-Fasern sind für die Innervation der Hautrezeptoren (Merkel-, Pacini-, Ruffini-Rezeptoren und Meissner-Tastkörperchen) zuständig (1). Für das Gleichgewicht sind gemäß einem systematischen Review vor allem die Aβ-Fasern relevant (3).

Bei Patienten mit diabetischer Neuropathie (DN) und bei Charcot-Marie-Tooth Typ 2 (CMT 2) sind die Aβ-Fasern, die Aα-Fasern und das Gleichgewicht betroffen. Hingegen haben Patienten mit CMT 1A einen vollständigen funktionellen Verlust der Aα-Fasern. Die Aβ-Fasern sind wenig betroffen und sie verfügen über ein gutes Gleichgewicht (5, 28). Bei Patienten mit vollständigem Verlust der Propriozeption der Beine sind Gleichgewichtsreaktionen nur leicht oder gar nicht betroffen (15).

**MERKE**
Für das Gleichgewicht sind vor allem die Aβ-Fasern verantwortlich.

Die Informationen der Rezeptoren werden in verschiedenen Bahnsystemen nach zentral geleitet:
- Spinozerebelläre Bahnen
- Hinterstrangbahnen
- Vordere und seitliche spinothalamische Bahnen, retikuläre Bahnen

### Spinozerebelläre Verbindungen

Die aufsteigenden sensorischen Bahnen zum Zerebellum liefern die nötigen Informationen über Haltungsänderungen oder die tatsächlich durchgeführten Bewegungen bzw. Positionen des Körpers. Diese sind für das Zerebellum notwendig, um sie mit den geplanten Positionen und Bewegungen zu vergleichen und gegebenenfalls zu korrigieren. Damit verarbeitet das Zerebellum vorwiegend Information der Tiefensensibilität außerhalb des Bewusstseins (29).

### Verlauf

Die afferenten Aα-Fasern der tiefer liegenden Rezeptoren (Muskeln, Sehnen, Gelenke) werden im Hinterhorn auf das 2. Neuron umgeschaltet. Die spinozerebellären Bahnen verlaufen im hinteren bzw. vorderen Anteil des Seitenstrangs.

Der **Tractus spinocerebellaris posterior** entspringt der Hinterhornbasis (C8–L2), verläuft ipsilateral und gehört zu den schnellstleitenden Bahnen. Über den unteren Kleinhirnstiel (Pedunculus cerebellaris inferior) gelangen sie in den Wurmanteil des Spinozerebellums. Afferenzen aus dem zervikalen Bereich führen über den Fasciculus cuneatus zum Ncl. cuneatus accessorius in der Medulla oblongata und weiter zum Zerebellum.

Der **Tractus spinocerebellaris anterior** entspringt im unteren lumbalen Mark. Er führt ipsi- und kontralateral bis zum Mittelhirn hoch und von dort zurück über den oberen Kleinhirnstiel (Pedunculus cerebellaris superior) ins Zerebellum und dem Velum medullare superius zum Wurm des Zerebellums ( > Abb. 6.3) (29).

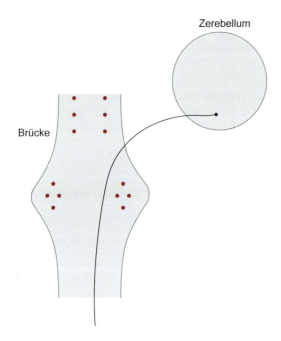

**Abb. 6.3** Tractus spinocerebellaris [L231]

> **M E R K E**
>
> Die spinozerebellären Bahnen gehören zu den schnellstleitenden Bahnen und liefern dem Zerebellum rasche Informationen über Haltungsänderungen und tatsächlich durchgeführte Bewegungen.
> - Tractus spinocerebellaris posterior: Informationen vom Rumpf (C8–L2)
> - Tractus spinocerebellaris anterior: Informationen vom Becken/ von den Beinen (L3 und tiefer)

## Hinterstrangbahnen

Die Hinterstrangbahnen gehören zum epikritischen System, das entwicklungsgeschichtlich jünger ist ( > Abb. 6.4). Sie übermitteln feine Tast- und Berührungsempfindungen. Die Fasern sind groß und gut myelinisiert und gehören damit zu den schnellleitenden Bahnen. Sie weisen ein Minimum von 3 synaptischen Umschaltungen auf. Damit hat der Mensch die Fähigkeit zur genauen Lokalisation und Diskrimination. Alle Bahnen und der sensorische Kortex sind somatotopisch geordnet, das heißt, dass sie entsprechend ihrer Herkunftsregion angeordnet sind.

### Verlauf

Die afferenten Signale tiefer liegender Rezeptoren (Muskeln, Sehnen, Faszien, Gelenkkapseln, Bindegewebe, Vater-Pacini- und Golgi-Mazzoni-Körperchen) (29) ziehen über die Hinterstrangbahnen nach zentral zu den Hinterstrangkernen im unteren Bereich der Medulla oblongata. Hier erfolgt die Umschaltung auf das 2. Neuron, das zum posterolateralen Thalamus (Ncl. ventralis posterolateralis) zieht. Von hier gelangen die Informationen über ein 3. Neuron in den sensorischen Kortex (29).

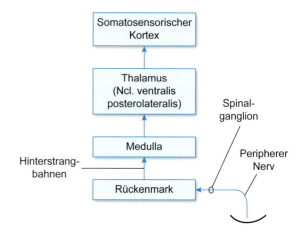

**Abb. 6.4** Epikritisches System [L231]

## Spinothalamische und spinoretikuläre Bahnen

Die vorderen und seitlichen Bahnen gehören zum protopathischen System, das entwicklungsgeschichtlich älter ist ( > Abb. 6.5). Übermittelt werden Druck und grobe Tast- und Berührungsempfindungen. Es sind eher einfache Reize, die Schutzreaktionen hervorrufen. Sie bilden Kollaterale zum vegetativen Nervensystem, zum limbischen System und zum Hirnstamm.

### Verlauf

Der **Tractus spinothalamicus anterior** leitet Informationen von Hautrezeptoren in den posterolateralen Thalamus (Ncl. ventralis posterolateralis) der Gegenseite.

Der **Tractus spinothalamicus lateralis** leitet Informationen von freien Nervenendigungen für Schmerz und Temperatur in den Thalamus (Ncl. ventralis posterolateralis).

Von hier verlaufen die Informationen über das 3. Neuron zum Gyrus postcentralis des Parietallappens (29).

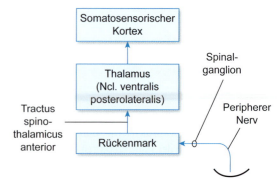

**Abb. 6.5** Protopathisches System [L231]

### 6.1.5 Somatosensorik der Halswirbelsäule

Die Muskulatur der Halswirbelsäule (HWS) hat ein mehrfaches an Muskelspindeln verglichen mit anderen Skelettmuskeln (s. auch ➤ Tab. 8.1 in ➤ Kap. 8.1.4). Im Tierversuch können direkte Verbindungen von der Zervikalregion insbesondere der obersten Segmente zu den Vestibulariskernen sowie Verbindungen zum Colliculus superior nachgewiesen werden. Es bestehen Hypothesen, dass Afferenzen der HWS Verbindungen (Konvergenz) zu anderen Funktionen des Hirnstamms bilden können. Manuelle Behandlungen der Zervikalregion können einen positiven Einfluss auf das Gleichgewicht haben (Details: ➤ Kap. 8).

### Veränderungen

Die Sensorik des Nackens (JPE/HRA) ist vor allem bei Patienten mit WAD/traumatischen Nackenschmerzen auffällig, weniger bei anderen Nackenbeschwerden (Details: ➤ Kap. 8).

### 6.1.6 Leichte Berührung als Gleichgewichtshilfe

Eine leichte Berührung mit der Fingerspitze (30) reduziert das Schwanken im Stehen auf einem Bein (31) oder im Tandemstand (32, 33) (➤ Abb. 6.6). Der Unterschied zwischen festem Halten und leichter Berührung ist gering, zwischen leichter Berührung und freiem Stehen jedoch groß

(➤ Abb. 6.7). Das heißt, dass eine leichte Berührung bereits eine deutliche Verbesserung des Gleichgewichts im Stehen bringt. Ein festes Halten ist nicht nötig.

> **MERKE**
> Bei leichtem Kontakt mit der Umwelt, z. B. mit der Fingerspitze, der Rückseite der Beine am Stuhl oder mit dem Handrücken an der Behandlungsbank, erhält das ZNS zusätzliche sensorische Informationen über das Schwanken.

Die Berührung mit der Fingerspitze ist auf wenige Rezeptoren beschränkt und genügt, um das Schwanken zu stabilisieren (2). Der notwendige Druck ist mit 5–10 Gramm ebenfalls gering. Das heißt, dass es keine mechanische Stabilisation ist, sondern als sensorische Referenz im Raum dient. Ein fester räumlicher Referenzpunkt hat einen besseren Effekt auf die Stabilisation als ein beweglicher. Es wird vermutet, dass – mit Ausnahme von FAII – alle Rezeptortypen (FAI, SAI, SAII) aktiviert werden. Bei einem Fingerspitzenkontakt tritt eine unabhängige Steuerung bzw. Kontrolle von Arm und Rumpf auf.

Personen mit beidseitigem vestibulärem Ausfall sind mit leichter Berührung des Zeigefingers im Dunkeln stabiler als bei guter Sicht ohne Berührung oder als gesunde Personen ohne Berührung. Sie schwanken auch weniger mit leichter Berührung und normaler Sicht (34).

> **BEISPIEL**
> Patienten mit somatosensorischen Defiziten berichten, dass sie sicherer sind oder keinen Schwindel haben, wenn sie Möbel berühren, einen Rollator oder Walkingstöcke verwenden.

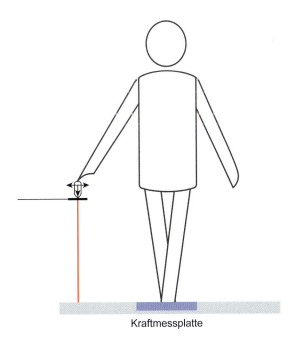

**Abb. 6.6** Untersuchung des Schwankens im Tandemstand mit leichter Berührung [L231]

Kraftmessplatte

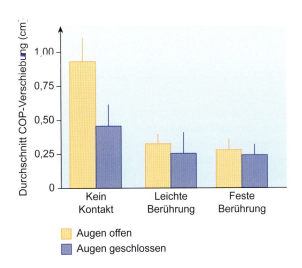

**Abb. 6.7** Ausmaß des Schwankens bei festem Halten, leichter Berührung und freiem Stehen im Tandemstand mit offenen und geschlossenen Augen [L231]

**ZUSAMMENFASSUNG**

Eine leichte Berührung mit der Fingerspitze ist eine Gleichgewichtshilfe. Ein festes Halten ist nicht nötig.

Der Effekt ist die sensorische Information und keine mechanische Hilfe.

Für das Ziel, das Gleichgewicht zu verbessern, muss die leichte Berührung aufgehoben und ohne Kontakt trainiert werden.

## 6.1.7 Verarbeitung/Wahrnehmung

Die aufsteigenden sensorischen Bahnen werden im Thalamus im Ncl. ventralis posterolateralis auf das 3. Neuron umgeschaltet. Über den posterolateralen Thalamus laufen auch vestibuläre Informationen und ziehen zu den multisensorischen vestibulären Kortexarealen (35). Der posterolaterale Thalamus nimmt eine Schlüsselposition im Sinne eines Tores für die aufsteigenden Gleichgewichtsbahnen zum Kortex ein (35).

Eine Stimulation der Muskelspindeln von Fuß und Sprunggelenk durch Vibration zeigt eine erhöhte Hirnaktivität in den parietalen, frontalen und insulären Regionen sowie in den Basalganglien (36) (Details: ➤ Kap. 6.5). Diese Areale überlappen sich weitgehend mit dem vestibulären Kortex (➤ Kap. 5).

Zahlreiche Untersuchungen zeigen, dass die sensorischen Areale in Konkurrenz zueinander stehen und sich gegenseitig deaktivieren können. Bei einer vestibulären Stimulation oder Erkrankung kommt es zu einer reduzierten Aktivität der somatosensorischen und visuellen Areale (Details: ➤ Kap. 5).

**MERKE**

Die bei einer Stimulation der Füße aktivierten Areale decken sich weitgehend mit dem vestibulären Kortex.

Bei einer vestibulären Stimulation oder Krankheit kann es zu einer Deaktivierung somatosensorischer Hirnareale kommen.

## 6.1.8 Somatosensorische Defizite

Kars und Kollegen (3) untersuchen in einem systematischen Review den Einfluss reduzierter Somatosensorik auf das Gleichgewicht im Stehen. Die taktile Empfindung ist bei diabetischer Neuropathie (DN), bei Charcot-Marie-Tooth-Erkrankung Typ 1A bzw. 2 (CMT 1A, CMT 2) sowie der Anästhesie der Fußsohle reduziert. Die Empfindung der Gelenkbewegung scheint bei DN vermindert zu sein. Patienten mit CMT 1A haben einen kompletten Verlust der Aα-Fasern, aber gute posturale Stabilität. Dabei sind die Aβ-Fasern bei dieser Krankheit weitgehend intakt (20, 37).

## Veränderungen im Alter

Mit zunehmendem Alter nimmt der Vibrationssinn ab. Dies zeigte sich bei Stimmgabeltests bei gesunden Personen unterschiedlichen Alters (38) (➤ Tab. 6.3 und ➤ Tab. 6.4).

Neben der Reduktion der Propriozeption bei älteren Menschen zeigt ein Review (40), dass auch altersbedingte Abbauprozesse zu den Gleichgewichtsproblemen beitragen. Die Koordination und das Ausmaß des Schwankens sind bei älteren Menschen gegenüber jüngeren verändert. Diese Unterschiede werden auf sensorische Störungen zurückgeführt oder auf eine verminderte Fähigkeit, kleine Bewegungen einer beweglichen Plattform zu erkennen (41).

## Fußstrategie

Eine reduzierte Somatosensorik führt zu einer Verschiebung von einer Fuß- zu einer Hüftstrategie (7, 11, 27, 42). Patienten mit DN zeigen eine verzögerte Reaktion der Fußstrategie (43) (Details: ➤ Kap. 1).

## Gleichgewicht/Schwanken

Bei einem Verlust der Propriozeption (beidseits verminderte oder fehlende Sehnenreflexe) nimmt das Schwanken bei geschlossenen Augen auf festem Boden und bei offenen Augen auf Schaumstoff zu (44). Die reduzierte Somatosensorik scheint bei DN und CMT 2 einen Einfluss auf das Gleichgewicht zu haben, nicht jedoch bei CMT 1A (3).

## Schutzschritte

Durch ein Ausschalten der Propriozeption der Wade (Anästhesie der Nervenwurzel S1) oder der Rezeptoren der Fußsohle sind Schutzschritte kürzer und EMG-Reaktionen der Wadenmuskeln des Standbeins reduziert. Das Ausschalten

**Tab. 6.3** Normalwerte der Rydel-Seiffer-Stimmgabel der unteren Extremitäten für verschiedene Altersgruppen* (39)

| Alter | Wert |
| --- | --- |
| ≤ 40 | ≥ 4,5 |
| 41–60 | ≥ 4,0 |
| 61–85 | ≥ 3,5 |
| > 85 | ≥ 3,0 |

* Gemessen an der Rückseite des Interphalangealgelenks des Hallux und am medialen Malleolus

der Propriozeption wirkt sich stärker aus als das der Rezeptoren der Fußsohle (45).

## 6.1.9 Diabetische periphere Neuropathie (DN)

### Sensorik

Ein verminderter Vibrationssinn ist ein frühes Zeichen einer peripheren Neuropathie (z. B. aufgrund toxischer Einflüsse wie bei Diabetes mellitus Typ II, einer Urämie oder von Alterungsprozessen) (38). Bei DN ist sowohl die taktile Empfindung als auch die Empfindung der Gelenkbewegung reduziert (3). Die reduzierte Somatosensorik scheint bei Patienten mit DN einen negativen Einfluss auf das Gleichgewicht zu haben. Die erhöhte Schwelle des Vibrationsempfindens mit verschiedenen Messungen bei Patienten mit DN zeigt, dass die Somatosensorik, oder genauer die vibrotaktile Empfindung, verschlechtert ist.

### Gleichgewicht

9 von 10 Studien eines systematischen Reviews zeigen, dass Patienten mit DN eine schlechte posturale Kontrolle im ruhigen Stand mit offenen und geschlossenen Augen haben. Offenbar genügen visuelle und vestibuläre Inputs nicht, um eine beeinträchtigte Somatosensorik bei DN zu kompensieren. Die reduzierte Somatosensorik korreliert mit dem Schwanken im Stehen und steigt mit zunehmender Neuropathie linear an (3).

Patienten mit DN haben Schwierigkeiten, ihre automatische Haltungskontrolle auf eine Störung hin anzupassen (43). Es zeigt sich ein erhöhtes Schwanken bei verschiedenen Bedingungen im Stehen gegenüber gesunden Personen (46). Uccioli und Kollegen (47) kommen zum Schluss, dass nur die DN für die posturale Instabilität verantwortlich ist. Grund dafür sei die verzögerte zentrale sensorische Leitung. Auch Jauregui-Renaud und Kollegen (48) gehen davon aus, dass die Propriozeption (gemessen mit Vibrameter an Metatarsale I) der einzige und wichtigste sensorische Input für posturale Kontrolle ist. Allerdings untersuchen sie bei Patienten mit chronischer Polyneuropathie nur den Vibrationssinn. Sie schlagen die Posturografie als objektives Instrument zur Untersuchung und Verlaufsmessung der Gleichgewichtsfähigkeit von Patienten mit Neuropathie vor.

Demgegenüber zeigt ein Review (49), dass nicht die DN als alleinige Ursache für das vermehrte Schwanken verantwortlich ist, sondern auch visuelle Beeinträchtigungen und verminderte posturale Koordination.

**ZUSAMMENFASSUNG**
Diabetische Neuropathie (DN) führt zu einem erhöhten Schwanken im Stehen und einer schlechteren posturalen Kontrolle. Die meisten Autoren führen dies auf die reduzierte Somatosensorik zurück. Andere Faktoren sind visuelle Beeinträchtigungen, die veränderte posturale Koordination und Alterungsprozesse.

### Schwindel

20 Patienten mit periphervestibulären Erkrankungen ohne (n = 10) und mit (n = 10) einer DN werden verglichen (50). Die Gruppe mit DN zeigte größere Beeinträchtigungen im DHI, jedoch keinen Unterschied in der statischen Posturografie.

**MERKE**
Diabetische periphere Neuropathie verstärkt Schwindel und Beeinträchtigungen bei einer vestibulären Erkrankung.

### Auswahl des sensorischen Kanals

Offenbar führt eine reduzierte Somatosensorik (DN oder das Stehen auf einem Schaumstoff) zu einer erhöhten vestibulospinalen Empfindlichkeit. Im Stand oder beim Stehen auf Schaumstoff wird bei Gesunden und Patienten mit DN ein vestibulärer galvanischer Stimulus angewandt. Bei Patienten mit Neuropathie oder im Stehen auf Schaumstoff ist der Winkel des Schwankens erhöht (51, 52).

**MERKE**
Das Stehen auf Schaumstoff reduziert die somatosensorischen Inputs an der Fußsohle und erhöht die Empfindlichkeit des vestibulospinalen Systems.
Demzufolge führen Übungen auf Schaumstoff eher zu einer kompensatorisch erhöhten Aktivität des vestibulospinalen Systems.

### Schnellkraft

Bei älteren Frauen führt eine DN zu einem Verlust der Schnellkraft der Sprunggelenkmuskeln und einer Abnahme der Gleichgewichtsreaktionen (53). Bei jüngeren Frauen mit Polyneuropathie ist nur die Schnellkraft betroffen, nicht aber die Gleichgewichtsreaktion.

## 6.2 Anamnese

### 6.2.1 Symptome

Unspezifischer Schwindel, Unsicherheitsgefühl, Schwanken
Schwindel/Symptome treten auf bei:
- Stehen und Gehen
- Tätigkeiten mit kleiner Unterstützungsfläche, wie z. B. Übersteigen eines Hindernisses, schnelles Drehen etc.

Kein oder deutlich weniger Schwindel findet sich bei:
- Rückenlage und Sitz
- Verwendung eines Gehhilfsmittels (Rollator, Walkingstöcke)
- Treppensteigen mit Geländer
- Festhalten/Berühren oder Entlanggehen an Möbelstücken/Wänden
- „Schlurfender Gang"
- Verwendung von visuellen Fixpunkten ( ➤ Kap. 7)

### 6.2.2 Entstehung/Verlauf/Hintergrund

- Schleichende Verschlechterung, über mehrere Wochen und Monate
- Stolperstürze
- Erkrankung (z. B. Polyneuropathie aufgrund von Diabetes, Vitamin-$B_{12}$-Mangel, Alkohol, Toxinen, Medikamenten, Chemotherapie etc.)
- Erkrankung/Ereignis im Rückenbereich

## 6.3 Untersuchung

Im klinischen Alltag ist häufig zu beobachten, dass bei einer reduzierten Somatosensorik (Vibrationssinn) auch der Romberg-Test und die Fußstrategie auffällig sind und umgekehrt. Dieser Zusammenhang wurde in Studien bisher noch nicht oder nur indirekt nachgewiesen.

### 6.3.1 Funktionelle Tests

Zu Beginn der Untersuchung werden funktionelle Tests (funktionelle Demo), die den Schwierigkeiten des Alltags entsprechen, durchgeführt.
Dabei werden das Schwanken und das Auftreten der subjektiven Symptome bei folgenden Aktivitäten beobachtet:
- Gehen ohne und **mit** einem Gehhilfsmittel ( ➤ Kap. 6.1.6)
- Stehen mit geschlossenen Augen (links)
- Stehen auf kleiner Unterstützungsfläche (Füße eng zusammen) (rechts)

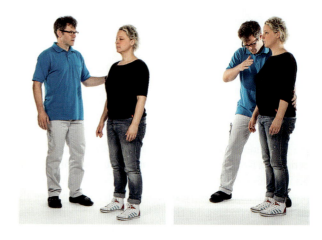

### Befund

Auffällig ist:
- Gehen: unsicher und/oder schlurfend, eventuell vergrößerte Spur, versucht sich überall zu halten
- Gehen **mit** einem Gehhilfsmittel: deutlich sicherer als ohne Hilfsmittel oder das typische Symptom verschwindet (sensorische Informationen über die Hände)
- Stand mit geschlossenen Augen oder kleiner Unterstützungsfläche: erhöhtes Schwanken und/oder typische Symptome treten auf

### 6.3.2 Romberg-Test

Zum Romberg-Test werden verschiedene Varianten und Bewertungen beschrieben. Hier wird die Durchführung aus Oesch (54) angewandt.

### Durchführung

Der Patient wird gebeten, seine Füße so eng wie möglich zusammenzustellen, die Arme hängen locker herunter. Der Untersucher steht vor dem Patienten, ohne diesen zu berühren, und garantiert so größtmögliche Sicherheit. Dann soll der Patient seine Augen für 20 Sekunden schließen (55, 56).

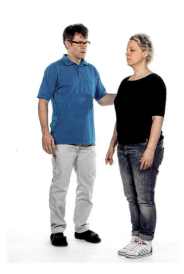

Leichter Impuls nach hinten: Gewichtsverlagerung auf Ferse, Zehen und Vorfuß heben ab (Dorsalextension, rechts)

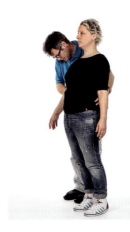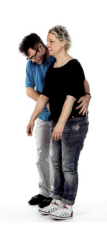

## Befund

Der Romberg-Test ist positiv, wenn die Standunsicherheit maßgeblich zunimmt (55, 56). Bei Gesunden sollte 20 Sekunden lang kein nennenswertes Schwanken zu beobachten sein (57).

### 6.3.3 Fußstrategie

Eine reduzierte Somatosensorik (z B. durch eine Polyneuropathie) führt zu einer verzögerten und/oder reduzierten Fußstrategie bzw. einer Verschiebung von der Fuß- zur Hüftstrategie (7, 11, 27, 42, 58) (➤ Kap. 1.1.9).

Die Fußstrategie wird üblicherweise durch eine dynamische Posturografie gemessen (Stand auf einer beweglichen Kraftmessplatte) (59). Ein standardisierter klinischer Test existiert bisher nicht.

### Reaktiver Test

#### Durchführung

Der Patient steht, ohne sich festzuhalten. Der Untersucher steht neben dem Patienten, beide Hände des Therapeuten befinden sich am Becken des Patienten.

Am Becken wird ein leichter Impuls ausgeübt, nach vorn oder nach hinten, sodass ausschließlich eine Reaktion der Füße erfolgt.

Als normale Reaktion wird erwartet:
* Leichter Impuls nach vorn: Gewichtsverlagerung auf den Vorfuß, Fersen heben ab (Plantarflexion) (links)

## Befund

Der Test ist auffällig/positiv, wenn:
* die Reaktion der Füße reduziert oder gar nicht vorhanden ist,
* der Patient unsicher ist,
* der Patient versucht sich festzuhalten oder gehalten werden muss, damit er nicht stürzt.

**Mögliche Bewertung (des Autors):**

**Leichter Impuls nach hinten:**

0 Patient macht einen Ausfallschritt oder muss gehalten werden, damit er nicht stürzt.

1 Patient hält das Gleichgewicht, ist aber unsicher oder die Dorsalextension ungenügend.

2 Patient zeigt normale Reaktion der Füße in Dorsalextension.

**Leichter Impuls nach vorn:**

0 Patient macht einen Ausfallschritt oder muss gehalten werden, damit er nicht stürzt.

1 Patient hält das Gleichgewicht, ist aber unsicher oder der Zehenstand ungenügend.

2 Patient zeigt normale Reaktion der Füße im Zehenstand (Plantarflexion).

### Aktiver Test

#### Durchführung

Dem Patienten wird die Fußschaukel gezeigt, eine fließende, rhythmisch abwechselnde Gewichtsverlagerung von der Ferse auf den Vorfuß mit Dorsalextension und Plantarflexion im freien Stand.

Der Patient wird aufgefordert, sich an einer hochgestellten Liege, einem Rollator oder Geländer festzuhalten und abwechselnd rhythmisch zwischen Vorfuß und Ferse zu wechseln (Fußschaukel).

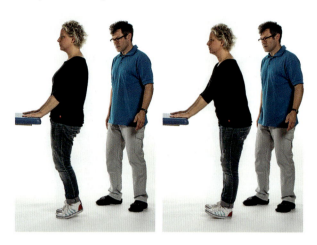

Dann soll er die Fußschaukel, ohne sich zu halten, im freien Stand ausführen.

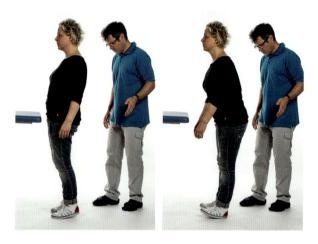

Als normale Ausführung gilt, wenn die Fußschaukel flüssig harmonisch und ohne Festhalten erfolgt.

## Befund

Der Test ist auffällig/positiv wenn:
- das Bewegungsausmaß der Füße in Dorsalextension/Plantarflexion reduziert ist,
- die Bewegungsabfolge unkoordiniert arrhythmisch ist,
- der Patient unsicher ist,
- der Patient sich festhalten oder gehalten werden muss, damit er nicht stürzt.

**Mögliche Bewertung (des Autors):**
**Patient hält sich fest:**
  0 Dorsalextension und/oder Plantarflexion nicht vorhanden
  1 Dorsalextension und Plantarflexion sind vorhanden, aber unkoordiniert oder große Bewegung des Beckens und/oder der Knie
  2 Koordinierte Bewegung mit ausreichender Dorsalextension und Plantarflexion
**Patient steht frei, ohne sich festzuhalten:**
  0 Unsicher, Patient fällt nach hinten, muss Ausweichschritte machen und/oder keine Dorsalextension oder Plantarflexion vorhanden
  1 Möglich, aber arrhythmisch oder reduzierte Dorsalextension oder Plantarflexion
  2 Flüssig rhythmisch und sicher

## 6.3.4 Clinical Test for Sensory Interaction in Balance (CTSIB)

### Durchführung

Siehe hierzu ➤ Kap. 1.3.9

### Befund

Wenn die Positionen 4–6 besonders auffällig sind, ist dies ein Hinweis auf somatosensorische Abhängigkeit bzw. ein somatosensorisches Defizit oder Wahrnehmungsproblem.

## 6.3.5 Stimmgabeltest

Mit dem Stimmgabeltest (60, 61) wird der Vibrationssinn überprüft. Für diesen Test wird eine medizinische Stimmgabel (128 Hertz, z. B. Rydel-Seiffer-Stimmgabel) mit einer Skalierung (0 = kein Vibrationsempfinden, 8 = normales Vibrationsempfinden) verwendet.

### Durchführung

Der Patient sitzt auf einem Stuhl angelehnt, die Füße stehen barfuß auf dem Boden.

Die Stimmgabel wird stark zum Schwingen gebracht und an den Radius gesetzt. Der Patient wird gefragt: „Spüren Sie das Vibrieren?". Dann wird die Stimmgabel erneut kräftig zum Schwingen gebracht und auf Metatarsale I (mediale Fläche, sodass die Stimmgabel 45° nach medial oben zeigt) aufgesetzt und gefragt: „Hier auch? Ist es gleich stark?".

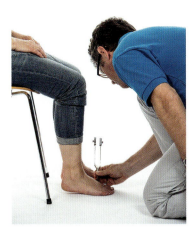

Spürt der Patient kein Vibrieren an Metatarsale I, ist der Wert = 0 (fehlender Vibrationssinn). Es ist auch möglich, dass der Patient das Vibrieren spürt, aber geringer als am Radius. Spürt der Patient das Vibrieren, wird die Messung fortgesetzt und er wird instruiert: „Schließen Sie die Augen. Ich setze die Stimmgabel wieder auf und Sie sagen ‚jetzt‘, wenn das Vibrieren weg ist." Die Stimmgabel wird erneut kräftig angeschlagen und auf Metatarsale I aufgesetzt.

Zur Messung wird die Skalierung am schwarzen Dreieck verwendet. Beim kräftigen Vibrieren wird das schwarze Dreieck grau. Mit abnehmendem Schwingen entsteht in der Mitte wieder ein schwarzes Dreieck, das langsam nach oben zunimmt. Sobald der Patient „jetzt" sagt, wird an der Spitze des neu entstandenen schwarzen Dreiecks der Messwert abgelesen ( ➤ Abb. 6.8). Die Messung wird noch 2-mal durchgeführt und von den insgesamt 3 Messungen der Mittelwert berechnet.

Nun wird die Messung auch am anderen Fuß auf die gleiche Weise durchgeführt.

Bei deutlich reduzierten Werten können auch Messungen an anderen knöchernen Punkten vorgenommen werden wie beispielsweise an Malleolus medialis und lateralis, Tuberositas Tibia, Beckenkamm.

## Befund

Ist der erreichte Durchschnittswert unterhalb des altersentsprechenden Normwerts ( ➤ Tab. 6.4), gilt der Vibrationssinn als auffällig. Bei einer Polyneuropathie kann beobachtet werden, dass die Werte an den proximalen Messpunkten besser werden.

Meijer und Kollegen (62) kommen in ihrer Studie zu dem Schluss, dass der alleinige Gebrauch der Stimmgabel genügt, um eine diabetische Polyneuropathie zu erkennen und auch bessere Werte als das Monofilament zeigt. Hingegen folgern Costa und Kollegen (63) in ihrer Untersuchung, dass mit der isolierten Testung durch ein einzelnes Instrument (Stimmgabel, Monofilament, Kältespatel) eine diabetische Polyneuropathie nicht nachgewiesen werden kann.

In der Klinik kann beobachtet werden, dass zwar die Messwerte innerhalb der Norm oder nur leicht reduziert sind, der Patient jedoch berichtet, dass die Intensität der Vibration deutlich geringer ist als am Radius. Möglich ist, dass es sich um eine Beeinträchtigung der aufsteigenden Bahnen handeln könnte. Weitere anamnestische Fragen und Tests sind notwendig.

**Tab. 6.4** Normwerte bei gesunden Personen (38)

| Alter | N = | Metatarsale I | Metacarpale II |
|---|---|---|---|
| 3–4,9 | 19 | 6,9 | 7,2 |
| 5–6,9 | 54 | 7,0 | 7,5 |
| 7–11 | 110 | 7,4 | 7,5 |
| 12–17 | 113 | 7,0 | 7,4 |
| 18–29 | 82 | 6,6 | 7,2 |
| 30–39 | 41 | 5,5 | 7,1 |
| 40–49 | 42 | 5,7 | 7,1 |
| 50–59 | 31 | 5,4 | 7,0 |
| 60–69 | 24 | 5,2 | 7,0 |
| 70–79 | 14 | 5,3 | 6,2 |

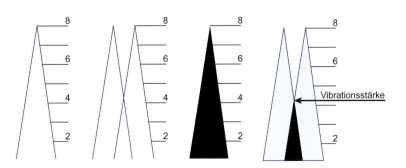

**Abb. 6.8** Skalierung der Stimmgabel [L231]

### 6.3.6 Weitere Tests der Somatosensorik der unteren Extremitäten

Es bestehen weitere Tests für die Somatosensorik. Allerdings existieren hierzu kaum Norm- und Grenzwerte. Zudem sollte bedacht werden, dass insbesondere die langen, schnellleitenden Fasern (Hinterstrangbahnen) für die Gleichgewichtsorganisation relevant sind. Diese werden klinisch mit dem Vibrationssinn (Stimmgabel) getestet.

Weitere mögliche Tests sind:

- Monofilament (s. u.)
- Spitz – stumpf
- Oberflächensensibilität
- Zwei-Punkt-Diskrimination
- Lage- und Bewegungssinn (Mirroring)
- Warm – kalt

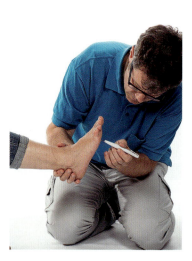

### 6.3.7 Joint Position Error (JPE) und Head Repositioning Accuracy Tests (HRA)

Mit diesen Tests wird die Sensorik der Wahrnehmung der Halswirbelsäule (HWS) getestet. Der Joint Position Error (JPE) wurde erstmals von Revel und Kollegen (64) als Cervicocephalic Kinesthetic Sensibility beschrieben. In einer Übersichtsarbeit haben Humphreys und Kollegen (65) den JPE und den Head Repositioning Accuracy Tests (HRA) und deren Interpretation beschrieben.

Man geht von einem Minimum von jeweils 5 Tests aus, damit eine adäquate Test-Retest-Reliabilität erreicht wird (66). Zudem müssen die Tests mit anderen zusammen (Stehtest, SPNT) erfolgen (67).

## Durchführung

Der Patient sitzt mit einem auf dem Kopf befestigten Laserpointer in einem Abstand von genau 90 cm vor einer Wand. HWS und Kopf werden in einer Neutralposition eingestellt. Ein leeres Blatt Papier wird so an der Wand befestigt, dass sich der Leuchtpunkt genau in der Mitte des Blatts befindet. Dieser Punkt wird als Neutral- oder Nullposition markiert. Empfohlen werden ein Gehörschutz sowie eine Augenbinde (65). Schließt der Patient zuverlässig die Augen, kann auf die Augenbinde verzichtet werden. So kann der Patient nach jedem Testdurchgang selbst erkennen, wie seine Genauigkeit ist.

### Joint Position Error (JPE)

Der Patient schließt die Augen oder die Augen werden zugedeckt. Der Patient wird aufgefordert, sich die Ausgangsposition zu merken.

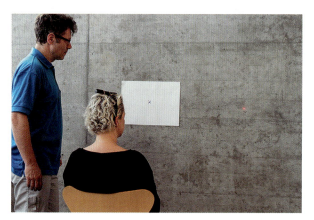

Der Kopf wird durch den Untersucher **passiv** zur Seite gedreht.

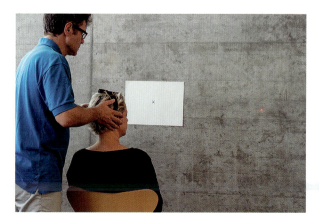

Der Patient wird nun aufgefordert, den Kopf wieder in die Neutralposition zurückzubewegen. Ist der Patient überzeugt, diese erreicht zu haben, sagt er dies. Der Untersucher markiert den Lichtpunkt und bezeichnet ihn mit der Bewegungsrichtung.

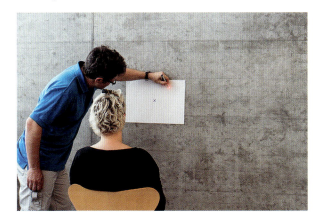

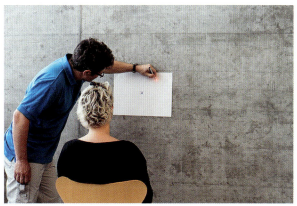

Der Patient öffnet die Augen, beurteilt sein Ergebnis und geht zur Startposition zurück. Dasselbe wird zur anderen Seite, in Extension und in Flexion, durchgeführt.

## Head Repositioning Accuracy Tests (HRA)

Der Patient schließt die Augen oder die Augen werden zugedeckt. Die Person wird aufgefordert, sich die Ausgangsposition zu merken.

Probedurchgang: Der Patient rotiert den Kopf **aktiv** zu einer Seite und kehrt wieder zum markierten Ausgangspunkt zurück. Der Patient öffnet die Augen.

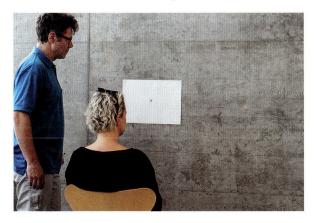

Testdurchgang: Der Patient schließt die Augen und rotiert den Kopf zur Seite und kehrt wieder in die Neutralposition zurück. Wenn der Patient überzeugt ist, diese erreicht zu haben, markiert der Untersucher den Lichtpunkt und bezeichnet ihn mit der Bewegungsrichtung.

Der Patient öffnet die Augen, beurteilt sein Ergebnis und kehrt zur Startposition zurück. Dasselbe wird zur anderen Seite sowie nach oben und unten durchgeführt.

**MERKE**

**Joint Position Error (JPE):** passive Bewegung weg und aktiv zurück
**Head Repositioning Accuracy Tests (HRA):** aktive Bewegung weg und aktiv zurück

Am Schluss erkennt man auf dem Blatt den Ausgangspunkt sowie 4 Messpunkte, die mit den 4 Bewegungsrichtungen (links, rechts, oben, unten) markiert sind.

## Befund

Der Abstand der 4 Punkte zum Ausgangspunkt wird gemessen.

Als normal gilt beim HRA (64) bei einem Abstand von 90 cm folgende Abweichung vom Neutralpunkt:

| Horizontal | $3,5° \pm 82°$ | $\leq 7,0\,cm$ |
|---|---|---|
| Vertikal | $3,37° \pm 73°$ | $\leq 6,5\,cm$ |

Revel und Kollegen (64) schlagen auch eine Vorlage mit einem inneren Kreis von 4,5° für gesunde Personen vor (89 % der Patienten mit Zervikalgie sind außerhalb dieses Kreises) ( ➤ Abb. 6.9).

Die Sensorik des Nackens (gemessen mit JPE oder HRA) ist vor allem bei Patienten mit WAD und traumatischen Nackenschmerzen betroffen, weniger jedoch bei anderen Nackenbeschwerden (Details: ➤ Kap. 8).

6

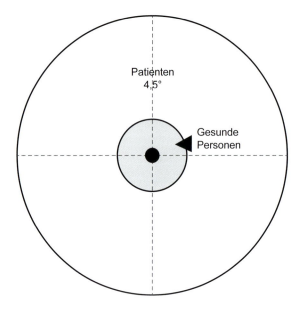

**Abb. 6.9** JPE und HRA [L231]

## 6.4 Behandlung

### 6.4.1 Allgemeine Bemerkungen

Das Ziel bei Schwindel, Unsicherheit und Gleichgewichtsstörungen aufgrund somatosensorischer Defizite ist, die somatosensorischen Inputs und deren Integration (Wahrnehmung) zu verbessern. Die Maßnahmen werden entsprechend ihrem spezifischen Reiz und Wirkungsort folgendermaßen unterschieden:

| Maßnahme | Wirkungsort |
|---|---|
| Strukturelle Behandlung | • Rezeptoren und umgebendes Gewebe<br>• Synapsen und Kortexareale |
| Spezifische Stimulation | • Rezeptoren, entsprechend dem spezifischen Reiz<br>• Synapsen und Kortexareale |
| Neurodynamik | Peripherer Nerv und Rückenmark |
| Wahrnehmungsförderung | Kortexareale, insbesondere Wahrnehmungsfunktionen |

### Strukturelle Behandlung

Rezeptoren der Somatosensorik werden manuell behandelt. Relevant für Gleichgewicht im Stehen sind vor allem die Rezeptoren der Fußsohle und der Muskeln (➤ Kap. 6.1.1). Mit einer strukturellen Behandlung sollen die Rezeptortätigkeit verbessert und die Reizschwelle gesenkt werden. Im Vordergrund steht die Fußsohlenbehandlung (➤ Kap. 6.4.3 und ➤ Kap. 6.4.6). Bei genügender Dosierung entsteht auch eine Bahnung der Synapsen aufsteigender Systeme und Aktivierung entsprechender Kortexareale. Es können aber auch Muskeln, Sehnen oder Gelenke behandelt werden.

### Spezifische Stimulation

Entsprechend dem spezifischen Reiz der einzelnen Rezeptoren wird stimuliert:
• Flächiger oder spitzer Druck
• Gehaltener oder intermitierender Druck
• Vibration
• Streichung
• Wärme und Kälte
• Muskelkontraktionen etc.

Für Gleichgewicht im Stehen spielen vor allem die langsam adaptierenden Merkel- und Ruffini-Rezeptoren eine Schlüsselrolle (➤ Kap. 6.1.1). Es kann auch zwischen Stimulation von Oberflächen- (Fußsohlenrezeptoren) und Tiefensensibilität (Propriozeption) unterschieden werden, wobei die Fußsohle im Stand eine etwas größere Rolle spielt (➤ Kap. 6.1.1). Bei gewissen Patienten, insbesondere bei emotionaler Beteiligung, wirkt das Abklopfen der Beine besser (➤ Kap. 6.4.4). Bei genügender Dosierung entsteht auch eine Bahnung der Synapsen aufsteigender Systeme und Aktivierung entsprechender Kortexareale.

### Neurodynamik

Durch Kompressionen und Erkrankungen kann die Reizleitung beeinträchtigt sein. Zur Verbesserung der Funktionen werden Mobilisationstechniken für die neuromeningealen Strukturen angewandt. Auf eine Beschreibung wird hier verzichtet und auf Kurse und die gängige Fachliteratur verwiesen (68).

### Wahrnehmungsförderung

Häufig ist die Wahrnehmung von Patienten mit Gleichgewichtsproblemen und Schwindel auf den Kopf und visuelle Informationen gerichtet. Vestibuläre Stimulation und Erkrankungen können zu einer Deaktivierung somatosensorischer Areale führen (➤ Kap. 5). Angst und ähnliche Emotionen können die Verarbeitung somatosensorischer Informationen stören (➤ Kap. 11). Dies führt zu einem erhöhten Schwanken im Stehen bei intakter Somatosensorik. Ziel der Wahrnehmungsförderung (➤ Kap. 6.4.5) ist die Integration somatosensorischer Informationen in die Gleichgewichtsverarbeitung. Aktiviert werden damit vor allem die somatosensorischen Kortexareale und möglicherweise absteigende modulierende Bahnsysteme.

### 6.4.2 Sensorische Stimulation

#### Reizdichte, spezifischer Reiz

Zum spezifischen Reiz für Somatosensorik (Art, Intensität, Dauer, Häufigkeit) ist aus der Trainingslehre noch wenig bekannt. Um eine Veränderung zu erzielen, muss der Reiz wie bei anderen Strukturen und Funktionen (z. B. Kraft, Ausdauer, Gleichgewicht) höher sein als die üblichen im Alltag eintreffenden Reize. Die klinische Erfahrung zeigt folgende Hinweise:

**Art:** Es gibt Hinweise, dass lokale Anwendungen (z. B. an Fuß und Unterschenkel) besser wirken als eine Ganzkörperbehandlung. Grundsätzlich können alle Qualitäten zur Stimulation verwendet werden. Für Gleichgewicht sind es eher die langsam adaptierenden Merkel- und Ruffini-Rezeptoren, die auf Druck reagieren.

**Dauer:** Um eine Wirkung zu erreichen, sollte der Reiz über eine längere Zeit angewendet werden (z. B. 8–10 Minuten pro Fußsohle). Eine kurze Anwendung hat keinen Effekt. Die Wirkung hält je nach Person zwischen wenigen Stunden und einigen Tagen an.

**Häufigkeit:** Aufgrund oben genannter Wirkungsdauer muss der Reiz wohl täglich oder alle 2 Tage angewendet werden.

Unklar ist, ob übliche Propriozeptionsübungen tatsächlich einen erhöhten Reiz gegenüber dem Alltag darstellen. Die Wirkung ist nicht belegt (69).

#### Oberflächensensibilität

Die Oberflächensensibilität kann je nach Befund mit folgenden Maßnahmen stimuliert werden:
- Verschiedene Oberflächen spüren, z. B. Handtuch, Kokosmatte, Wellkarton, Kieselsteine etc.
- Barfuß gehen drinnen und draußen

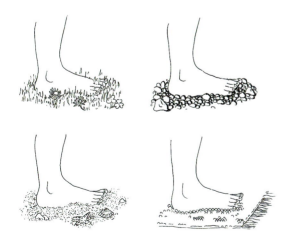

- Stimulation mit einem Igelball oder einer Igelrolle

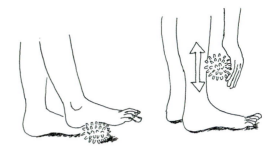

- Stimulation mit speziellen Massagerollen aus Holz

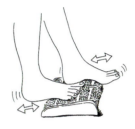

- Massageplatten mit Noppen
- Streichungen

**C A V E**
Bei Diabetikern und Patienten mit schlechter peripherer Durchblutung ist das Barfußlaufen nicht indiziert!

#### Tiefensensibilität

Zur Stimulation der Tiefensensibilität sind festere oder vibratorische Reize notwendig.
- Abklopfen eines oder beider Beine: Ein Bein wird im Sitz oder Stand mit beiden Händen von oben bis unten mit Tapping oder Abklopfen stimuliert (links)
- Stampfen: Der Betroffene stampft so auf den Boden, dass vor allem der Vorfuß auf den Boden klatscht (rechts). Dies kann sowohl nach dem Aufstehen als Vorbereitung für das Gehen als auch zwischendurch gemacht werden.

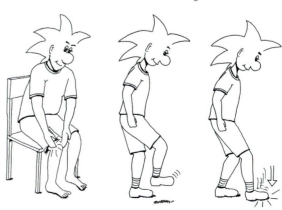

**6**

- Krafttraining der Extensoren der Beine und der Waden-
muskulatur stimulieren gleichzeitig die Tiefensensibilität.
Insbesondere das Training bei hoher Intensität im Kraft-
bereich mit viel Widerstand/Gewichten wirkt stark auf die
Muskelspindeln und die tiefer liegenden Rezeptoren. Die
Verbesserung der Muskelkraft und die Vergrößerung der
Muskelmasse bewirken, dass die Betroffenen sich beim
Stehen und Gehen sicherer fühlen.
- Vibrationsplatten: Untersuchungen zeigen, dass lokale
Vibrationsbehandlungen bessere Effekte bringen als sto-
chastische Ganzkörpervibration ( ➤ Kap. 6.5).
- Sind Muskeln (z. B. Wadenmuskulatur) hyperton oder
verhärtet, werden diese gezielt mit Bindegewebstechniken
behandelt. Durch Behandlung von Sehnen und Muskel-
Sehnen-Übergang werden Golgi-Sehnenorgane behandelt.
- Hypomobile Gelenke des Fußes können mobilisiert wer-
den.

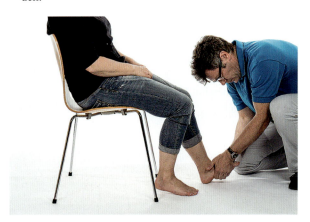

### 6.4.3 Fußsohlenbehandlung

Die Stimulation der Fußsohlen kann als Probebehandlung
eingesetzt werden, um den Effekt einer strukturellen Behandlung zu ermitteln. Die Behandlung besteht immer aus
zwei Teilen: die eigentliche Stimulation und die anschließende Wahrnehmung der Füße. Beide Elemente sind gleich
wichtig.

Oft beschreiben Patienten nach der Fußstimulation, dass
sie sich im Stehen und Gehen viel sicherer fühlen, dass
Schwindel und andere Symptome abgenommen haben. Häufig ist zu beobachten, dass Betroffene tatsächlich sicherer stehen (Romberg) und gehen und weniger schwanken. Allerdings hält die Wirkung dieser Behandlung nur Stunden bis
wenige Tage an. Dies bedeutet, dass die Patienten zu Hause
ihre Füße selbst stimulieren und wahrnehmen müssen.

### Ziel

Stimulation der Fußsohle, insbesondere der tiefer liegenden
Rezeptoren ( ➤ Kap. 6.1.2) zur Verbesserung des Gleichgewichts und der Wahrnehmung

### Einsatz

- Reduzierte oder fehlende Somatosensorik (Vibrations-
sinn)
- Erhöhtes Schwanken im Romberg-Test
- Auffällige Positionen 4–6 des CTSIB
- Auffällige reduzierte Wahrnehmung (der Füße/Beine
oder des Untergrunds)

### Ausgangsstellung

Der Patient sitzt barfuß bequem auf einem Stuhl mit Lehne
oder am Rand einer Therapieliege. Die Füße stehen barfuß
flach auf dem Boden.
Diese Ausgangsstellung hat verschiedene Vorteile:
- Der Patient kann die Behandlung seiner Füße ständig be-
obachten. Damit wird der Aufmerksamkeitsfokus auf die
Füße gelenkt.
- Es gibt keine Unterbrechung durch einen Lagewechsel
zwischen der Stimulation und der anschließenden Wahr-
nehmung der Füße auf dem Boden.
- Es ist hilfreich, dass während der Stimulation ein Teil des
Fußes den Boden berührt.

### Dosierung

Die Behandlung soll intensiv und lange genug (ca. 8–10 Minuten pro Fuß) durchgeführt werden. In der Praxis hat sich
gezeigt, dass eine zu geringe Intensität oder zu kurze Stimulation keinen Effekt hat. Die Patienten werden zu Beginn informiert, dass die Behandlung kräftig sein wird, aber keinesfalls unangenehm sein darf. Sie werden aufgefordert, „stopp"
zu sagen, wenn die Behandlung unangenehm, schmerzhaft
oder zu stark ist.

### Durchführung

Mit den Fingerkuppen wird die Plantaraponeurose/M. plan-
taris vom Calcaneus aus langsam und kräftig Richtung Fußballen ausgestrichen.

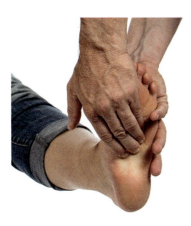

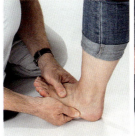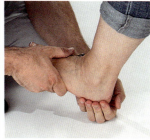

Anfangs kann der Druck zurückhaltend ausgeübt werden. Später wird der Druck besser toleriert und kann allmählich erhöht werden. Sind einzelne Fasern hyperton oder Myogelosen (Verhärtungen) zu spüren, werden diese gezielt behandelt. Je nach Situation kann die Plantaraponeurose auch quer von medial nach lateral behandelt werden.

- Ähnlich wird auch am Fußaußenrand von proximal nach distal oder gemäß der Aktivitätsrichtung des M. abductor digiti minimi pedis ausgestrichen.

- Beim Fußballen wird je nach Patient vorsichtiger Druck angewendet, da die Zehengrundgelenke und Sehnen häufig empfindlich und bei älteren Menschen schmerzhaft sind (unten links).
- Die Zehen können längs vom Grundgelenk nach distal ausgestrichen werden.
- Die Achillessehne und der Muskel-Sehnen-Übergang wird quer behandelt (unten rechts).

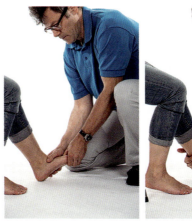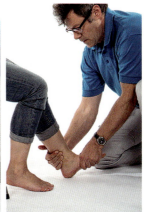

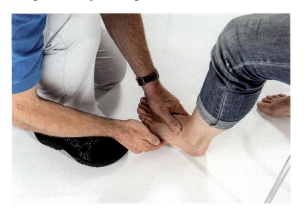

- Der Fußaußenrand zwischen Calcaneus und Metatarsale V (Bereich M. abductor digiti minimi) wird quer behandelt (unten links).
- Die Ferse wird geknetet oder mit dem Daumen bearbeitet. Der Innen- und Außenrand der Ferse kann quer behandelt werden (unten rechts).

Anschließend folgt der 2. Teil: **bewusste Wahrnehmung** der Füße und des Bodens. Nach der Stimulation wird der Fuß auf den Boden gestellt und der Patient neutral gefragt, ob er einen Unterschied spürt oder nicht. Unbedingt soll auf einen suggestiven Tonfall verzichtet werden. Der Patient schildern, was er spürt. Dies kann sehr unterschiedlich ausfallen. Der Patient soll sich bewusst der Wahrnehmung der Füße und des Bodens zuwenden. Nun soll er aufstehen und spüren, wie sich der Unterschied anfühlt. Danach wird dasselbe im Gehen praktiziert.

Anschließend wird der andere Fuß auf dieselbe Weise stimuliert. Nach der Stimulation des zweiten Fußes folgt erneut die Wahrnehmung der Füße im Sitzen, Stehen und Gehen.

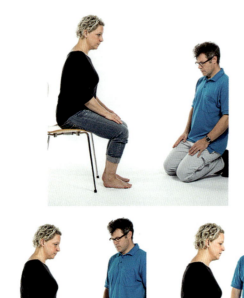

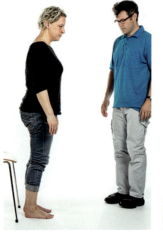

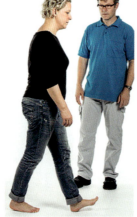

### Retest

Nach der Behandlung wird der subjektive und objektive Effekt mit einem Test (z. B. Romberg, Gang, Vibrationssinn) überprüft. Die Betroffenen berichten häufig, dass sie sich deutlich sicherer fühlen oder weniger Schwindel haben. Oft ist nach dieser Behandlung zu beobachten, dass die Betroffenen weniger schwanken und deutlich sicherer stehen und gehen. Meist wird anschließend ein besserer Wert mit der Stimmgabel gemessen.

### 6.4.4 Abklopfen der Beine

#### Ziel

Stimulation der Propriozeption der Beine, insbesondere der tiefer liegenden Rezeptoren

#### Einsatz

- Die Fußbehandlung oder andere Maßnahmen wirken ungenügend.
- Eine emotionale Beteiligung wird vermutet.

### Durchführung

Der Betroffene sitzt an der Stuhl- oder Bettkante, sodass die Oberschenkel frei sind. Er wird informiert, dass nun die Beine abgeklopft werden und er sich sofort melden muss, falls es unangenehm ist.

Mit beiden Händen (hohle Hand) wird ein Bein (über die Hosen) abgeklopft. Das Klopfen darf nicht unangenehm sein und der Therapeut sucht regelmäßig Blickkontakt zum Patienten.

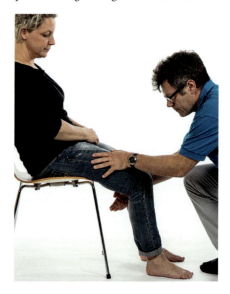

Die Dauer sollte 4–6 Minuten (pro Bein) betragen. Der Betroffene wird aufgefordert, zu spüren, wie es sich anfühlt (im Sitzen, Stehen und Gehen). Danach wird das andere Bein auf dieselbe Weise behandelt.

Nach der Behandlung werden subjektiver und objektiver Effekt mit einem Test (z. B. Romberg-Test) überprüft.

### 6.4.5 Wahrnehmungsschulung

Dabei geht es um die Integration somatosensorischer Informationen. Der Betroffene wird aufgefordert, beim Stehen und Gehen, auch im Alltag, vermehrt auf den Spürsinn der Füße zu achten oder den Boden bzw. verschiedene Unterlagen bewusst zu spüren. Häufig hilft das Bild, wach und präsent in den Füßen zu sein. Damit soll der Aufmerksamkeitsfokus weg von Kopf, Augen oder Händen hin zum Spürsinn der Füße gelenkt werden.

Bei den folgenden Übungen (70) geht es weniger um eine propriozeptive Stimulation, sondern vielmehr um die bewusste Wahrnehmung:

- Langsam (barfuß) 5 Minuten lang in einem Korridor von mindestens 4 m Länge gehen, bei gleichzeitiger Konzentration auf die Bewegung und die Empfindung jedes Fußes. Dies zunächst bei Tageslicht und – falls von den Betroffenen toleriert – bei schwachem Licht

- Im Stehen neben einer Wand das Körpergewicht auf jedes Bein verlagern, dabei besonders auf die Kraft und die Gelenkstellung achten; 5 Sekunden auf jedem Bein, mindestens 10-mal.
- Einbeinstand auf einer stabilen Oberfläche, das andere Bein in Knie und Hüftflexion langsam anbeugen und anheben (so hoch wie möglich) und dabei besonders auf die Kraft und die Bewegung achten; mindestens 10-mal bei jedem Bein.
- Sitzen auf einem Stuhl, barfuß, abwechselnd einen Fuß mindestens bis zum Knöchel in einen Behälter stellen, der mit Polypropylenkugeln gefüllt ist (5 mm Durchmesser); insgesamt 50-mal durchführen.

Weitere Maßnahmen zur Wahrnehmungsförderung sind u. a.:
- Basic Body Awareness
- Tai-Chi
- Qigong
- Feldenkrais
- Progressive Muskelentspannung nach Jacobson

### 6.4.6 Selbstständige Fußsohlenbehandlung mit einem Tennisball

#### Ziel

- Selbstständige Stimulation der Fußsohle
- Verbesserung des Gleichgewichts und der Wahrnehmung

#### Einsatz

- Reduzierter oder fehlender Vibrationssinn
- Auffällig reduzierte Wahrnehmung (der Füße/Beine oder des Untergrunds)

#### Ausgangsstellung

Im Sitzen oder Stehen mit Halten an einer festen Einrichtung. Stehen ist besser geeignet, weil damit ein größerer Druck entsteht und der manuellen Behandlung am nächsten kommt. Ein rutscharmer Boden ist von Vorteil (z. B. Teppich).

#### Durchführung

Die Fußsohle wird mit dem Tennisball langsam mit Druck massiert: vor allem die Plantaraponeurose, die Ferse, der Fußaußenrand, der Fußballen, die Zehen usw.

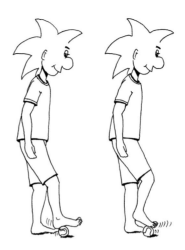

Danach soll der Betroffene die Füße im Stehen vergleichen und spüren, ob ein Unterschied besteht. Anschließend soll er einige Schritte gehen und dabei darauf achten, wie sich die Füße anfühlen. Nach der Stimulation des zweiten Fußes wird die Wahrnehmung beider Füße im Stehen und Gehen wiederholt.

#### Steigerung

Anfangs muss der Druck dosiert und zurückhaltend ausgeübt werden. Später kann er kontinuierlich gesteigert werden.

Die Dauer kann von Behandlung zu Behandlung so ausgedehnt werden, dass sie schließlich pro Fuß ca. 10 Minuten beträgt.

### 6.4.7 Fußschaukel

#### Ziel

- Verbesserung der Fußstrategie und des Gleichgewichts
- Verbesserung der Koordination/Ausdauer/Schnellkraft der Fußmuskulatur
- Stimulation der Somatosensorik der Füße

#### Einsatz

Reduzierte Fußstrategie, insbesondere bei ausgeprägter Polyneuropathie

**6**

## Ausgangsstellung

Mit dem Patienten wird besprochen, wo diese Aufgabe zu Hause geübt werden soll.

Stand vor einer festen Einrichtung oder einem Möbel (Küchenzeile, Waschbecken, Tisch etc.), dabei die Einrichtung nur leicht mit den Fingerspitzen berühren.

## Durchführung

Der Patient wird aufgefordert, fließend von der Ferse bis zum Vorfuß und zurück zu schaukeln.

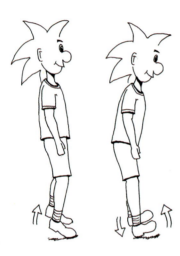

Ist die Bewegung anfangs unkoordiniert und unrhythmisch, besteht das Ziel darin, dass die Bewegung fließend koordiniert wird. Die Hüfte darf sich nicht zu weit nach vorn und hinten bewegen.

Die Aufgabe muss mehrmals täglich geübt werden. Der therapeutische Reiz zur Verbesserung von Koordination und Gleichgewicht besteht in häufigen Wiederholungen.

## Steigerung

Die Übung wird ohne Kontakthilfe durchgeführt.

## 6.5  Evidenz

Zu somatosensorisch bedingtem Schwindel existieren wenig Studien und dementsprechend kaum Interventionsstudien zu dieser Schwindelform. Allerdings gibt es einige Studien zu zentralem und multisensorischem Schwindel, die die Wirksamkeit der VR belegen. In einigen Programmen zur VR sind auch sensorische Übungen integriert. Die Ergebnisse sind in ➤ Kap. 5.5 zu finden.

### 6.5.1  Einfluss der VR auf DN

Aranda und Kollegen (50) untersuchten in ihrer Studie an 20 Patienten mit periphervestibulären Erkrankungen die Wirkung der Rehabilitation, wobei die Hälfte der Patienten eine diabetische Polyneuropathie aufwies. Zur Rehabilitation wurde das CC-Programm angewandt. Die Gruppe mit periphervestibulärer Erkrankung und DN hatte bereits vor der Rehabilitation schlechtere Werte des DHI gegenüber der Gruppe ohne DN. Der DHI verbesserte sich nach der Rehabilitation in beiden Gruppen, wobei der Unterschied zwischen den beiden Gruppen bestehen blieb. Die Gruppe mit DN weist weiterhin schlechtere Werte auf als die Gruppe ohne. Sie verbesserte sich in der statischen Posturografie nur mit geschlossenen Augen und weicher Unterlage, während sich die Gruppe ohne Polyneuropathie in allen sensorischen Bedingungen verbesserte.

**ZUSAMMENFASSUNG**

Diabetische Polyneuropathie verstärkt die Symptome bei periphervestibulären Erkrankungen. Fortschritte durch VR sind dennoch möglich, aber weniger erfolgreich als bei Patienten ohne Polyneuropathie.

Zum Einfluss von somatosensorischer Stimulation und propriozeptiven Übungen auf das Gleichgewicht existieren mehr Interventionsstudien. Nachfolgend werden einige davon aufgezeigt.

### 6.5.2  Propriozeptive Übungen und VR

In einer Untersuchung an Patienten mit chronischem Schwindel (seit mindestens 6 Monaten) aufgrund einer periphervestibulären Erkrankung wurden 3 Gruppen gebildet:
1. Gruppe: CC-Programm
2. Gruppe: CC-Programm und zusätzlich propriozeptive Übungen
3. Gruppe: CC-Programm und zusätzliche Atemübungen
Dabei verbesserten sich alle 3 Gruppen im DHI, wobei jedoch Gruppe 2 die geringste Verbesserung verzeichnete. Hingegen verbessern zusätzliche propriozeptive Übungen die posturale Kontrolle am besten im Vergleich zu den anderen beiden Gruppen. In der statischen Posturografie zeigte diese Gruppe eine signifikante Abnahme des Schwankens bei allen sensorischen Bedingungen (70).

Propriozeptive Übungen bei Frauen über 60 Jahren verbessern Gleichgewichtsfunktionen mehr als bioenergetische Aktivitäten (Jogging, Schwimmen, Fahrradfahren) und gegenüber einer Kontrollgruppe (71) (Details: ➤ Kap. 12.5).

### 6.5.3 Vibrationsbehandlung und Gleichgewicht

Eine sensorische Stimulation mittels Vibrationsgeräten an den Waden verbesserte bei Patienten 10 Tage nach einem Schlaganfall (Durchschnittsalter 75 Jahre) die Gleichgewichtsfunktionen. Dies war sogar 2 Jahre nach Ereignis und Behandlung immer noch signifikant nachweisbar. Neben Physio- und Ergotherapie wurden die Patienten mit Akupunktur behandelt. Die Patienten wurden in eine Gruppe mit zusätzlicher sensorischer Stimulation (n = 22) und eine Kontrollgruppe (n = 26) eingeteilt und mit gesunden Kontrollpersonen verglichen (n = 23) (72). Einschränkend muss erwähnt werden, dass von den ursprünglich 78 Patienten nach 2 Jahren nur noch die Ergebnisse von 48 Personen ausgewertet werden konnten.

Eine sensorische Stimulation der Muskelspindeln durch Vibration am Fuß und Sprunggelenk führt zu besseren Gleichgewichtsfunktionen und einer erhöhten Hirnaktivität in den parietalen, frontalen und insulären Arealen sowie in den Basalganglien. Diese Resultate waren unabhängig von Alter und Körperseite. Bei je 20 jüngeren und älteren Menschen wurden Muskelspindeln stimuliert und dabei die Hirnaktivität im fMRT untersucht. Dafür wurde ein pneumatisches Vibrationsgerät an den Sehnen des Fußrückens im Bereich der Os metatarsale II–V und am unteren Teil der Tibiakante angebracht. Zudem wurde der Einfluss auf das Gleichgewicht (Schwanken nach vorn und hinten) bei geschlossenen Augen untersucht (36).

Eine andere Vibrationsform, die stochastische Resonanztherapie, ist bei Patienten mit Polyneuropathie einer Wassertherapie nicht überlegen. Dabei wurden durch ein spezielles Trainingsgerät mechanische Ganzkörperschwingungen erzeugt. 32 Patienten mit Polyneuropathie wurden in zwei Gruppen randomisiert: eine Experimentalgruppe mit 2-mal wöchentlicher stochastischer Resonanztherapie und eine Kontrollgruppe mit Wassertherapie. Die Experimentalgruppe zeigte zwar klinisch positive Effekte (verbesserte statische und dynamische posturale Kontrolle), die Resultate waren jedoch nicht signifikant (73).

#### ZUSAMMENFASSUNG

Eine lokale Vibrationsanwendung an Fuß und Unterschenkel verbessert Gleichgewichtsfunktionen.
Eine stochastische Ganzkörpervibration ist bezüglich Gleichgewicht einer Wassertherapie nicht überlegen.

### 6.5.4 Hilfsmittel

Offenbar verbessert eine spezielle Einlagesohle zur Förderung des Gleichgewichts die seitliche Stabilität beim Gehen und reduziert Stürze. Untersucht wurde es bei 40 älteren Personen, die eine leichte Reduktion der Sensibilität der Fußsohle aufwiesen (74).

Eine Sprunggelenk-Fuß-Orthese bei Patienten mit peripherer Neuropathie trägt signifikant zur Haltungskontrolle bei. Es wird angenommen, dass durch die Orthese sensorische Informationen an gesundes Gewebe übertragen werden (12).

## 6.6 Lernzielkontrolle

1. Welche Rezeptoren scheinen eine Schlüsselrolle für das Gleichgewicht im ruhigen Stand zu haben?
   ☐ Langsam adaptierende Rezeptoren (Merkel und Ruffini)
   ☐ Schnell adaptierende Rezeptoren (Meissner, Vater-Pacini)
   ☐ C-Fasern
2. Die Hautrezeptoren der Fußsohle scheinen einen wichtigen Einfluss auf die Haltungskorrekturen im Stehen zu haben.
   ☐ Richtig
   ☐ Falsch
3. Welche Fasertypen sind vor allem für Gleichgewicht zuständig?
   ☐ Aα-Fasern
   ☐ Aβ-Fasern
   ☐ Aχ-Fasern
   ☐ Aδ-Fasern
   ☐ C-Fasern
4. Um das Gleichgewicht zu verbessern, ist ein fester Halt notwendig. Eine leichte Berührung genügt nicht.
   ☐ Richtig
   ☐ Falsch
5. Welche Auswirkungen kann eine diabetische periphere Neuropathie haben?
6. Welche Strategie ist bei einer Polyneuropathie oder reduzierten distalen Sensorik betroffen?
   ☐ Fußstrategie
   ☐ Hüftstrategie
7. Mit welchen Tests wird die periphere Sensorik getestet?

**Die Antworten finden Sie in** ➤ Kap. 16.

#### LITERATUR

1. Shaffer SW, Harrison AL. Aging of the somatosensory system: a translational perspective. Phys Ther 2007 Feb; 87(2): 193–207.
2. Lackner JR, Rabin E, DiZio P. Stabilization of posture by precision touch of the index finger with rigid and flexible filaments. Exp Brain Res 2001 Aug; 139(4): 454–64.
3. Kars HJ, Hijmans JM, Geertzen JH, Zijlstra W. The effect of reduced somatosensation on standing balance: a systematic review. J Diabetes Sci Technol 2009 Jul; 3(4): 931–43.
4. Perry SD, McIlroy WE, Maki BE. The role of plantar cutaneous mechanoreceptors in the control of compensatory stepping reactions evoked by unpredictable, multi-directional perturbation. Brain Res 2000 Sep 22; 877(2): 401–6.

5. Nardone A, Tarantola J, Miscio G, Pisano F, Schenone A, Schieppati M. Loss of large-diameter spindle afferent fibres is not detrimental to the control of body sway during upright stance: evidence from neuropathy. Exp Brain Res 2000 Nov; 135(2): 155–62.

6. Clark FJ, Burgess RC, Chapin JW, Lipscomb WT. Role of intramuscular receptors in the awareness of limb position. J Neurophysiol 1985 Dec; 54(6): 1529–40.

7. Horak FB, Nashner LM, Diener HC. Postural strategies associated with somatosensory and vestibular loss. Exp Brain Res 1990; 82(1): 167–77.

8. Mauritz KH, Dietz V, Haller M. Balancing as a clinical test in the differential diagnosis of sensory-motor disorders. J Neurol Neurosurg Psychiatry 1980 May; 43(5): 407–12.

9. Diener HC, Dichgans J, Guschlbauer B, Mau H. The significance of proprioception on postural stabilization as assessed by ischemia. Brain Res 1984 Mar 26; 296(1): 103–9.

10. van Deursen RW, Simoneau GG. Foot and ankle sensory neuropathy, proprioception, and postural stability. J Orthop Sports Phys Ther 1999 Dec; 29(12): 718–26.

11. Simmons RW, Richardson C, Pozos R. Postural stability of diabetic patients with and without cutaneous sensory deficit in the foot. Diabetes Res Clin Pract 1997 Jun; 36(3): 153–60.

12. Rao N, Aruin AS. Automatic postural responses in individuals with peripheral neuropathy and ankle-foot orthoses. Diabetes Res Clin Pract 2006 Oct; 74(1): 48–56.

13. Kavounoudias A, Roll R, Roll JP. The plantar sole is a "dynamometric map" for human balance control. Neuroreport 1998 Oct 5; 9(14): 3247–52.

14. Bloem BR, Allum JH, Carpenter MG, Honegger F. Is lower leg proprioception essential for triggering human automatic postural responses? Exp Brain Res 2000 Feb; 130(3): 375–91.

15. Bloem BR, Allum JH, Carpenter MG, Verschuuren JJ, Honegger F. Triggering of balance corrections and compensatory strategies in a patient with total leg proprioceptive loss. Exp Brain Res 2002 Jan; 142(1): 91–107.

16. Kennedy PM, Inglis JT. Distribution and behaviour of glabrous cutaneous receptors in the human foot sole. J Physiol 2002 Feb 1; 538(Pt 3): 995–1002.

17. Nurse MA, Nigg BM. Quantifying a relationship between tactile and vibration sensitivity of the human foot with plantar pressure distributions during gait. Clin Biomech (Bristol, Avon) 1999 Nov; 14(9): 667–72.

18. Inglis JT, Kennedy PM, Wells C, Chua R. The role of cutaneous receptors in the foot. In: Gandevia et al, Sensorimotor Control of Movement and Posture 2002; Kluwer Academic Plenum Publishers: 111–7.

19. Kavounoudias A, Roll R, Roll JP. Specific whole-body shifts induced by frequency-modulated vibrations of human plantar soles. Neurosci Lett 1999 May 14; 266(3): 181–4.

20. Kavounoudias A, Roll R, Roll JP. Foot sole and ankle muscle inputs contribute jointly to human erect posture regulation. J Physiol 2001 May 1; 532(Pt 3): 869–78.

21. Orma EJ. The effects of cooling the feet and closing the eyes on standing equilibrium, different patterns of standing equilibrium in young adult men and women. Acta Physiol Scand 1957 Mar 7; 38(3–4): 288–97.

22. Magnusson M, Enbom H, Johansson R, Pyykko I. Significance of pressor input from the human feet in anterior-posterior postural control. The effect of hypothermia on vibration-induced body-sway. Acta Otolaryngol 1990 Sep–Oct; 110(3–4): 182–8.

23. McKeon PO, Hertel J. Diminished plantar cutaneous sensation and postural control. Percept Mot Skills 2007 Feb; 104(1): 56–66.

24. Nurse MA, Nigg BM. The effect of changes in foot sensation on plantar pressure and muscle activity. Clin Biomech (Bristol, Avon) 2001 Nov; 16(9): 719–27.

25. McKeon PO, Hertel J. Plantar hypoesthesia alters time-to-boundary measures of postural control. Somatosens Mot Res 2007 Dec; 24(4): 171–7.

26. Meyer PF, Oddsson LI, De Luca CJ. The role of plantar cutaneous sensation in unperturbed stance. Exp Brain Res 2004 Jun; 156(4): 505–12.

27. Meyer PF, Oddsson LI, De Luca CJ. Reduced plantar sensitivity alters postural responses to lateral perturbations of balance. Exp Brain Res 2004 Aug; 157(4): 526–36.

28. Nardone A, Grasso M, Schieppati M. Balance control in peripheral neuropathy: are patients equally unstable under static and dynamic conditions? Gait Posture 2006 Apr; 23(3): 364–73.

29. Bähr M, Frotsche M. Duus' Neurologisch-topische Diagnostik. Anatomie – Funktion – Klinik. Stuttgart: Thieme, 2003; 8. Auflage.

30. Jeka JJ. Light touch contact as a balance aid. Phys Ther 1997 May; 77(5): 476–87.

31. Holden M, Ventura J, Lackner JR. Stabilization of posture by precision contact of the index finger. J Vestib Res 1994 Jul–Aug; 4(4): 285–301.

32. Jeka JJ, Lackner JR. Fingertip contact influences human postural control. Exp Brain Res 1994; 100(3): 495–502.

33. Jeka JJ, Lackner JR. The role of haptic cues from rough and slippery surfaces in human postural control. Exp Brain Res 1995; 103(2): 267–76.

34. Lackner JR, DiZio P, Jeka J, Horak F, Krebs D, Rabin E. Precision contact of the fingertip reduces postural sway of individuals with bilateral vestibular loss. Exp Brain Res 1999 Jun; 126(4): 459–66.

35. Dieterich M. Veränderungen im Kortex nach peripher- und zentral-vestibulären Läsionen, Kapitel 4. in: Gleichgewichtssinn: Neues aus Forschung und Klinik 6 Hennig Symposium. Heidelberg Berlin: Springer, 2008: 117–23.

36. Goble DJ, Coxon JP, Van Impe A, Geurts M, Doumas M, Wenderoth N, Swinnen SP. Brain activity during ankle proprioceptive stimulation predicts balance performance in young and older adults. J Neurosci 2011 Nov 9; 31(45): 16344–52.

37. Nardone A, Galante M, Pareyson D, Schieppati M. Balance control in Sensory Neuron Disease. Clin Neurophysiol 2007 Mar; 118(3): 538–50.

38. Hilz MJ, Axelrod FB, Hermann K, Haertl U, Duetsch M, Neundorfer B. Normative values of vibratory perception in 530 children, juveniles and adults aged 3–79 years. J Neurol Sci 1998 Aug 14; 159(2): 219–25.

39. Martina IS, van Koningsveld R, Schmitz PI, van der Meche FG, van Doorn PA. Measuring vibration threshold with a graduated tuning fork in normal aging and in patients with polyneuropathy. European Inflammatory Neuropathy Cause and Treatment (INCAT) group. J Neurol Neurosurg Psychiatry 1998 Nov; 65(5): 743–7.

40. Goble DJ, Coxon JP, Wenderoth N, Van Impe A, Swinnen SP. Proprioceptive sensibility in the elderly: degeneration, functional consequences and plastic-adaptive processes. Neurosci Biobehav Rev 2009 Mar; 33(3): 271–8.

41. Speers RA, Kuo AD, Horak FB. Contributions of altered sensation and feedback responses to changes in coordination of postural control due to aging. Gait Posture 2002 Aug; 16(1): 20–30.

42. Giacomini PG, Bruno E, Monticone G, Di Girolamo S, Magrini A, Parisi L, Menzinger G, Uccioli L. Postural rearrangement in IDDM patients with peripheral neuropathy. Diabetes Care 1996 Apr; 19(4): 372–4.

43. Inglis JT, Horak FB, Shupert CL, Jones-Rycewicz C. The importance of somatosensory information in triggering and scaling automatic postural responses in humans. Exp Brain Res 1994; 101(1): 159–64.

44. Horlings CG, Kung UM, Bloem BR, Honegger F, Van Alfen N, Van Engelen BG, Allum JH. Identifying deficits in balance control fol-

lowing vestibular or proprioceptive loss using posturographic analysis of stance tasks. Clin Neurophysiol 2008 Oct; 119(10): 2338–46.

45. Thoumie P, Do MC. Changes in motor activity and biomechanics during balance recovery following cutaneous and muscular deafferentation. Exp Brain Res 1996 Jul; 110(2): 289–97.

46. Horak FB, Dickstein R, Peterka RJ. Diabetic neuropathy and surface sway-referencing disrupt somatosensory information for postural stability in stance. Somatosens Mot Res 2002; 19(4): 316–26.

47. Uccioli L, Giacomini PG, Pasqualetti P, Di Girolamo S, Ferrigno P, Monticone G, Bruno E, Boccasena P, Magrini A, Parisi L, Menzinger G, Rossini PM. Contribution of central neuropathy to postural instability in IDDM patients with peripheral neuropathy. Diabetes Care 1997 Jun; 20(6): 929–34.

48. Jauregui-Renaud K, Kovacsovics B, Vrethem M, Odjvist LM, Ledin T. Dynamic and randomized perturbed posturography in the follow-up of patients with polyneuropathy. Arch Med Res 1998 Spring; 29(1): 39–44.

49. Bonnet CT, Ray C. Peripheral neuropathy may not be the only fundamental reason explaining increased sway in diabetic individuals. Clin Biomech (Bristol, Avon) 2011 Aug; 26(7): 699–706.

50. Aranda C, Meza A, Rodriguez R, Mantilla MT, Jauregui-Renaud K. Diabetic polyneuropathy may increase the handicap related to vestibular disease. Arch Med Res 2009 Apr; 40(3): 180–5.

51. Horak FB, Hlavacka F. Somatosensory loss increases vestibulospinal sensitivity. J Neurophysiol 2001 Aug; 86(2): 575–85.

52. Hlavacka F, Horak FB. Somatosensory influence on postural response to galvanic vestibular stimulation. Physiol Res 2006; 55 Suppl 1: S121–7.

53. Gutierrez EM, Helber MD, Dealva D, Ashton-Miller JA, Richardson JK. Mild diabetic neuropathy affects ankle motor function. Clin Biomech (Bristol, Avon) 2001 Jul; 16(6): 522–8.

54. Oesch P. Propriozeption und vestibuläre Funktion: Romberg-Test und Unterberger-Tretversuch. In: Assessments in der Rehabilitation – Band 1: Neurologie. Bern: Huber, 2012: 388–93.

55. Khasnis A, Gokula RM. Romberg's test. J Postgrad Med 2003 Apr–Jun; 49(2): 169–72.

56. Ross R. How to examine the nervous system. Stamford: Appleton&Lange, 1999; 3rd ed.

57. Mummenthaler M, Mattle H. Grundkurs Neurologie. Stuttgart: Thieme, 2002; 11. Auflage.

58. Inglis JT, Shupert CL, Hlavacka F, Horak FB. Effect of galvanic vestibular stimulation on human postural responses during support surface translations. J Neurophysiol 1995 Feb; 73(2): 896–901.

59. Horak FB, Henry SM, Shumway-Cook A. Postural perturbations: new insights for treatment of balance disorders. Phys Ther 1997 May; 77(5): 517–33.

60. Schädler S. Vibrationssinn: Stimmgabel. In: Assessments in der Rehabilitation – Band 1: Neurologie. Bern: Huber, 2012: 353–6.

61. Schädler S. Assessment: Bis es nicht mehr vibriert: Stimmgabeltest. Ergopraxis 2012(11–12): 30–1.

62. Meijer JW, Smit AJ, Lefrandt JD, van der Hoeven JH, Hoogenberg K, Links TP. Back to basics in diagnosing diabetic polyneuropathy with the tuning fork! Diabetes Care 2005 Sep; 28(9): 2201–5.

63. Costa LA, Maraschin JF, Xavier de Castro JH, Gross JL, Friedman R. A simplified protocol to screen for distal polyneuropathy in type 2 diabetic patients. Diabetes Res Clin Pract 2006 Sep; 73(3): 292–7.

64. Revel M, Andre-Deshays C, Minguet M. Cervicocephalic kinesthetic sensibility in patients with cervical pain. Arch Phys Med Rehabil 1991 Apr; 72(5): 288–91.

65. Humphreys BK. Cervical outcome measures: testing for postural stability and balance. J Manipulative Physiol Ther 2008 Sep; 31(7): 540–6.

66. Swait G, Rushton AB, Miall RC, Newell D. Evaluation of cervical proprioceptive function: optimizing protocols and comparison between tests in normal subjects. Spine (Phila Pa 1976) 2007 Nov 15; 32(24): E692–701.

67. Treleaven J, Jull G, LowChoy N. The relationship of cervical joint position error to balance and eye movement disturbances in persistent whiplash. Man Ther 2006 May; 11(2): 99–106.

68. Butler DS. Mobilisation des Nervensystems. Heidelberg Berlin: Springer, 2004.

69. McCaskey MA, Schuster-Amft C, Wirth B, Suica Z, de Bruin ED. Effects of proprioceptive exercises on pain and function in chronic neck- and low back pain rehabilitation: a systematic literature review. BMC Musculoskelet Disord 2014; 15: 382.

70. Jauregui-Renaud K, Villanueva Padron LA, Cruz Gomez NS. The effect of vestibular rehabilitation supplemented by training of the breathing rhythm or proprioception exercises in patients with chronic peripheral vestibular disease. J Vestib Res 2007; 17(1): 63–72.

71. Gauchard GC, Gangloff P, Jeandel C, Perrin PP. Influence of regular proprioceptive and bioenergetic physical activities on balance control in elderly women. J Gerontol A Biol Sci Med Sci 2003 Sep; 58(9): M846–50.

72. Magnusson M, Johansson K, Johansson BB. Sensory stimulation promotes normalization of postural control after stroke. Stroke 1994 Jun; 25(6): 1176–80.

73. Hartmann P, Mohokum M, Sitter H, Wolf U. Wirkung von stochastischer Resonanztherapie bei Patienten mit peripherer Neuropathie – Randomisierte klinische Studie. Physioscience 2011; 7: 6–13.

74. Perry SD, Radtke A, McIlroy WE, Fernie GR, Maki BE. Efficacy and effectiveness of a balance-enhancing insole. J Gerontol A Biol Sci Med Sci 2008 Jun; 63(6): 595–602.

6

---
**Fallbeispiel**
---

Eine 65-jährige Frau erlitt vor einem Monat einen rechts-zerebellären PICA-Infarkt und nimmt an einem stationären Reha-Programm teil. Sie leidet unter Drehschwindel, sodass sie nicht ohne Rollator gehen kann. Begeistert berichtet sie, dass sie im Akutspital gelernt hat, Punkte zu fixieren. Damit habe sie sehr große Fortschritte gemacht. Seit 2 Wochen beobachte sie aber eine Stagnation ihrer Fortschritte. Ihr Ziel ist es, selbstständig ohne Rollator zu gehen und an der fortgeschrittenen Balance-Gruppe teilzunehmen.

Der Schwindel wird vor allem bei Drehungen ausgelöst, so z. B. auch bei der Testung mit der Berg Balance Scale oder dem Dynamic Gait Index. In der Berg Balance Scale erreicht sie 47 von 56 Punkte. Beim Gehen fällt auf, dass sie Punkte fixiert und besonders bei Drehungen verlangsamt ist. Der Romberg-Test ist positiv, der Vibrationssinn ist jedoch normal. Im CTSIB bestätigte sich die Hypothese einer visuellen Abhängigkeit bei Position 2 und 5 (1 | 2 | 1 | 1 | 3 | 2–3). Eine Fußstimulation wird durchgeführt und ein aufbauendes Übungsprogramm zum Abbau visueller Abhängigkeit instruiert (Stand mit geschlossenen Augen, später Gehen mit geschlossenen Augen). In der Therapie werden weiter das Gehen ohne Fixpunkte, mit Kopfbewegungen sowie Richtungswechsel und Drehungen geübt. Nach 2 Wochen kann sie ohne Rollator frei gehen, dies auch mit Kopfbewegungen, Drehungen und weiteren Gangvariationen, ohne dass sich Schwindel einstellt. Bei der Entlassung ist das Gleichgewicht unauffällig und Schwindel tritt nur bei sehr raschen Bewegungen auf.

Weitere Fallbeispiele finden Sie auf der Webseite: www.schwindeltherapie.ch.

## 7.1 Physiologie/Pathophysiologie

### 7.1.1 Allgemeine Bemerkungen

Diese Symptomgruppe wurde bisher wenig beschrieben und untersucht. Im englischen Sprachgebrauch wird der Begriff visuelle Abhängigkeit („visually dependence") verwendet. In der Praxis finden sich regelmäßig Patienten mit dieser Problematik. Die Verwendung visueller Fixpunkte kann anfangs Hilfe und Kompensation sein. Später können Schwindel und Gleichgewichtsprobleme auftreten, sobald keine visuellen Fixpunkte mehr vorhanden sind, beispielsweise im Dunkeln, bei schnellen Drehungen oder in Menschenmengen. Ein großer Teil dieser Patienten spricht sehr positiv auf ein spezifisches aufbauendes Übungsprogramm zum Abbau visueller Abhängigkeit an. Einzig bei ausgeprägten Störungen und mehreren betroffenen Systemen ist der Abbau visueller Abhängigkeit nicht realistisch.

### 7.1.2 Funktionen des visuellen Systems

Das visuelle System hat folgende Hauptaufgaben:
- Exploration, Fixation und Erkennen von Objekten (unabhängig von Haltungskontrolle)
- Bewegungsmelder für Haltungskontrolle im Stehen
- Geschwindigkeitsmesser im Gehen
- Raumorientierung
- Kompensation unter erschwerten Gleichgewichtsbedingungen

Hauptsächlich dient das visuelle System der Exploration und dem Erkennen von Umgebungen und Objekten unabhängig von der Haltungskontrolle. In der Gleichgewichtsorganisation dient das visuelle System vor allem der Orientierung im Raum und Einschätzung von Distanzen, der Antizipation auf bevorstehende Hindernisse, Ereignisse oder die Planung von Anpassungen des Gleichgewichts. Zentrales und peripheres Gesichtsfeld dienen als Bewegungs- bzw. Geschwindigkeitsmesser im ruhigen Stand, bei größeren Bewegungen und beim Gehen. Die Orientierung erfolgt vor allem durch das periphere Gesichtsfeld. In schwierigen Situationen, wie z. B. beim Balancieren auf einem Seil, nach einem Sprung einer Eiskunstläuferin oder auf einem schwankenden Boot dient das visuelle System zur Kompensation.

Die verschiedenen Funktionen des visuellen Systems legen nahe, dass gesunde Personen im Alltag je nach Anforderung fließend, automatisch und unbewusst zwischen diesen umschalten oder sie parallel laufen lassen.

Das periphere Sehen spielt eine wichtige Rolle in der Raumorientierung und Haltungskontrolle (1). Das somatosensorische und das visuelle System sind empfindlich für tieffrequente Stimulation, beispielsweise das Schwanken im ruhigen Stand. Das visuelle System ist dabei empfindlicher als das vestibuläre, Letzteres jedoch bei hochfrequenten Bewegungen (1).

### 7.1.3 Modell der zwei Modi des Gesichtsfeldes

Wade und Jones (1) stellen ein 2-Modus-Modell vor: das zentrale und periphere visuelle Feld. Das Sehzentrum reagiert empfindlich auf radialen Flow. Bei Bewegungen wie Schwanken im Stehen oder Gehen bewegen sich die Punkte vom Sehzentrum (0-Punkt) radial auseinander. Anders das periphere Gesichtsfeld: Beim Gehen durch die Umgebung bewegen sich die Punkte linienförmig mit einem sogenannten la-

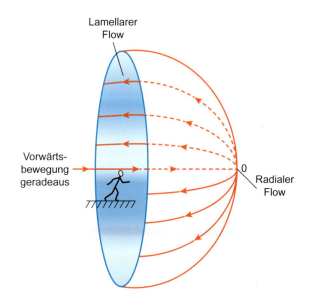

**Abb. 7.1** Optical Flow bei der Vorwärtsbewegung durch die Umgebung: radialer und lamellarer Flow [L231]

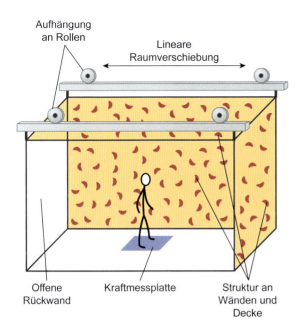

**Abb. 7.2** Beweglicher Raum um eine auf einer Kraftmessplatte stehende Person [L231]

mellaren Flow an der Person vorbei (2) (➤ Abb. 7.1). Diese beiden Modi betreffen nicht nur die Empfindlichkeit der Netzhaut, sondern auch die Struktur des Lichts, des Optical Flow, das radial oder laminar ist.

**M E R K E**

Das zentrale (foveale) Gesichtsfeld ist empfindlich auf radialen Flow.
Das periphere Gesichtsfeld ist empfindlich auf lamellaren Flow (➤ Abb. 7.1).

Eine Bewegung der Umgebung im ruhigen Stand (➤ Abb. 7.2) verursacht ein kompensatorisches Schwanken in die Gegenrichtung (3, 4). Dies wird vor allem mit dem peripheren Visus in Verbindung gebracht (4).

**B E I S P I E L E**

Eine Gruppe wartender Personen steht auf einem Bahnsteig, während ein Schnellzug durchfährt. Manchmal kann man beobachten, dass die Personen zu schwanken beginnen.
In einem Freizeitpark gibt es kuppelförmige Kinos, in denen die Zuschauer stehen. Während sie Filme von Achterbahnen oder sich bewegender Umgebungen betrachten, schwanken die Zuschauer oder verlieren gar ihr Gleichgewicht. Obwohl die Personen gesund sind und auf festem Boden stehen, dominiert das bewegte Bild insbesondere der Peripherie, das kompensatorische Bewegungen auslöst.

Personen, die sich aktiv in ihrer Umgebung bewegen, zeigen eine angepasstere vorausschauendere Orientierung im Gegensatz zu Personen, die ein dreidimensionales Video sehen (1).

## Aufmerksamkeit für das zentrale und periphere Sehen

Auch für die Aufmerksamkeit bestehen zwei verschiedene Modi für das zentrale und periphere visuelle Feld. Offenbar werden unterschiedliche Verarbeitungswege moduliert, wenn die Aufmerksamkeit auf verschiedene Regionen des visuellen Feldes gerichtet wird (5). Die Autoren schlussfolgern, dass die rechte Hemisphäre eine spezielle Rolle in der Raumaufmerksamkeit besitzt und diese in der Analyse von Informationen des peripheren Feldes limitiert wird.

**M E R K E**

Für das visuelle Feld bestehen offenbar zwei Modi für Aufmerksamkeit.
Das periphere Gesichtsfeld scheint eine wichtige Rolle bei der Haltungskontrolle im Stand und bei der Raumaufmerksamkeit zu spielen.

## Veränderungen

Es ist bekannt, dass das periphere Gesichtsfeld im Alter abnimmt und die Bedeutung des peripheren Sehens für Haltungskontrolle wird in mehreren Studien gezeigt (2, 6). In Abhängigkeit vom Alter sind verminderte Sehschärfe, Gesichtsfeldeinschränkungen, erhöhte Blendanfälligkeit und schlechte Tiefenwahrnehmung vorhanden (7). Das visuelle System älterer Menschen weist eine reduzierte Empfindlichkeit tiefer Raumfrequenzen auf. Deshalb benötigen ältere Menschen mehr Kontrast, um Raumunterschiede zu erkennen (1, 8).

Bei einer Verschiebung der Umgebung (sich bewegender Raum) schwanken ältere gesunde Menschen stärker als junge Menschen (9). Die Autoren führen es auf reduziert verfügbare somatosensorische Informationen zurück. Eine ähnliche Untersuchung zeigt, dass ältere Personen mit Gleichgewichtsproblemen mehr schwanken als ältere stabile oder jüngere Personen (3).

Bei Bewegungen des Sehzentrums (simuliert mit einem Bildschirm) schwanken Personen mit wiederholten Stürzen (in den letzten 2 Wochen) oder früheren Stürzen (im letzten Jahr) signifikant mehr als ältere Menschen ohne Sturz (10). Abhängig vom Fixationsziel (sich bewegender Hintergrund im Sehzentrum oder fixer Rahmen im Vordergrund) entsteht ein Schwanken in die gleiche bzw. in die entgegengesetzte Richtung (11).

Patienten mit unilateral vestibulärem Ausfall verlassen sich in der chronischen Phase auf visuelle Anhaltspunkte. Hingegen sind jene mit bilateralem Ausfall nur während der Anfangsphase visuell abhängig (Details: ➤ Kap. 5).

**M E R K E**

Mit zunehmendem Alter nehmen verschiedene Funktionen des visuellen Systems ab, u. a. die Empfindlichkeit des peripheren Gesichtsfeldes.

**7**

### 7.1.4 Visuelle Abhängigkeit

Eine visuelle Abhängigkeit ist oft Folge einer anderen Erkrankung wie einer somatosensorischen Störung (z. B. Polyneuropathie), einem Ausfall eines Vestibularorgans (z. B. periphere Vestibulopathie) oder einer zentralen Läsion (z. B. Schlaganfall). Fixpunkte können anfangs eine Hilfe sein, um einen stabilen klaren Blick zu erreichen und im Alltag rasch mobil zu sein. Mit fortschreitender Mobilität werden sie zu einer Behinderung. Gleichgewichtsprobleme und Schwindel treten immer dann auf, wenn keine visuellen Fixpunkte vorhanden sind.

Die Verwendung visueller Fixpunkte über Wochen und Monate wirkt sich auf verschiedene Funktionen des visuellen Systems aus:

- Bei der Fortbewegung wird durch visuelle Fixpunkte der physiologische optokinetische Nystagmus ausgeschaltet. Wird dieser über längere Zeit unterdrückt, geht diese Funktion verloren und führt zu zusätzlichen Problemen ( ➤ Kap. 4).
- Der Blick kann nicht mehr frei und unabhängig zur Exploration, Orientierung und damit zur Antizipation, z. B. auf Hindernisse beim Gehen, eingesetzt werden.
- Die Körperhaltung verändert sich, spontane Bewegungen des Kopfes und Rumpfes werden reduziert und damit auch kleine Haltungskorrekturen.
- Der Aufmerksamkeitsfokus der Person richtet sich auf das Sehzentrum. Bei der Bewegung und Orientierung im Raum ist jedoch die Peripherie relevant.
- Möglicherweise hat langfristig die Fokussierung der Aufmerksamkeit auf das Sehzentrum auch eine Auswirkung auf die Raumwahrnehmung.
- Über längere Zeit kann die Empfindlichkeit für Bewegungen im peripheren Gesichtsfeld abnehmen.

**MERKE**

Bei Verwendung visueller Fixpunkte können sich physiologische Funktionen verändern wie Optokinetik, Aufmerksamkeit für das periphere Blickfeld, Empfindlichkeit des peripheren Blickfelds, Raumaufmerksamkeit und -wahrnehmung sowie freie Augenbewegung.

## 7.2 Anamnese

### 7.2.1 Symptome

- Unsicherheitsgefühl, spezifischer oder unspezifischer Schwindel

- Schwindel tritt im Dunkeln oder bei schlechten Lichtverhältnissen auf.
- Schwindel bei schnellen Drehungen (keine Fixpunkte mehr) oder in Situationen (z. B. Menschenmenge), in denen kein Fixpunkt gefunden werden kann
- Aussage des Betroffenen: „Ich muss immer einen Punkt fixieren."

### 7.2.2 Entstehung/Verlauf/Hintergrund

- Nach akutem vestibulären Ereignis anfängliche Besserung und gute Fortschritte, dann Stagnation
- Über Wochen und Monate langsam zunehmend (z. B. Polyneuropathie)

## 7.3 Untersuchung

### 7.3.1 Beobachtung bei Alltagsaktivitäten

Bei der Ausführung verschiedener Aktivitäten werden die Augen des Patienten sowie sein Bewegungsverhalten beobachtet:
- Bei Lagewechsel
- Beim Drehen im Stehen
- Beim Gehen (s. u.)
- Beim Gehen mit Drehungen
- Beim Treppensteigen

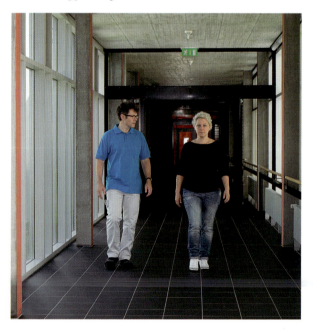

Beurteilt wird:
- Was machen die Augen?
- Verwendet der Betroffene visuelle Fixpunkte?

- Entstehen Gleichgewichtsprobleme und/oder typische Symptome, wenn der Betroffene die Fixpunkte verliert?

## 7.3.2 Funktionelle Tests

### Durchführung

- Stand, normale Spurbreite, Augen geschlossen
- Stand, normale Spurbreite, Kopfbewegungen (Augen bewegen mit, ohne Fixation)
- Geradeaus gehen mit Augenbewegungen
- Geradeaus gehen mit Kopf- und Augenbewegungen (s. u.)
- Geradeaus gehen und kurze Strecke mit geschlossenen Augen

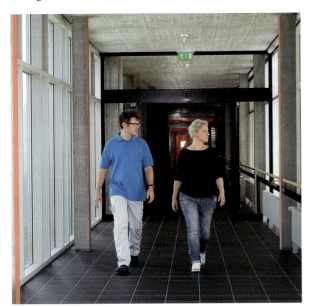

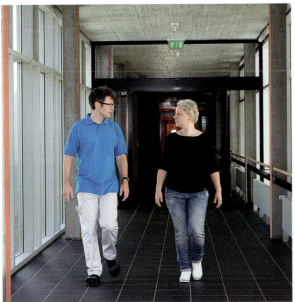

### Befund

Die Unsicherheit und/oder die typischen Symptome nehmen bei geschlossenen Augen oder bei Augen- und Kopfbewegungen (ohne Fixpunkte) zu.

## 7.3.3 Romberg-Test

### Durchführung

Siehe hierzu ➤ Kap. 6.3.2.

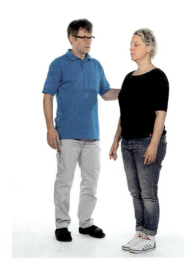

### Befund

Der Romberg-Test ist positiv und/oder es treten die typischen Symptome auf.

## 7.3.4 Clinical Test for Sensory Interaction in Balance (CTSIB)

### Durchführung

Siehe hierzu ➤ Kap. 1.3.9.

### Befund

Wenn die Positionen 2 und 5 oder 3 und 6 besonders auffällig sind, ist dies ein Hinweis auf eine visuelle Abhängigkeit.

## 7.3.5 Gehen ohne Visus mit Zielerreichung

Hierbei handelt es sich nicht um einen standardisierten Test, sondern um eine funktionelle Aktivität. Sie dient der Beurtei-

7

lung der Raumorientierung und der Gangsicherheit ohne Visus oder bei schlechten Lichtverhältnissen. Diese kann mögliche Probleme des Betroffenen im Alltag aufzeigen, wie Gehen im Dunkeln, bei schlechten Lichtverhältnissen oder ohne visuelle Fixpunkte.

### Durchführung

Der Betroffene steht ca. 5–10 m vor einem Ziel (z. B. Mattenwagen). Er erhält den Auftrag, sich den Weg bis zum Ziel einzuprägen. Er kann sich so lange Zeit dafür nehmen, bis er ein klares inneres Bild des Weges hat. Sobald er bereit ist, soll er die Augen schließen und mit geschlossenen Augen zu dem Ziel gehen und dieses berühren. Der Untersucher begleitet ihn so nahe, dass er jederzeit schützend eingreifen kann, aber nicht zu nahe, um keine Hilfestellung zu bieten.

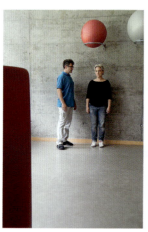 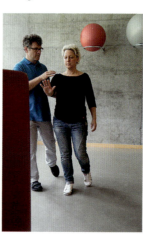

### Befund

Beurteilt wird:
- Zielgenauigkeit: Abweichung nach links oder rechts: Wie groß ist die Abweichung?
- Einschätzung der Distanz: Wurde die Distanz zu kurz oder zu lang eingeschätzt?
- Bewegungsqualität: Gang zögernd, schwankend, unkoordiniert oder flüssig und sicher?

### 7.3.6 Clinical Reasoning

Zur Hypothese einer visuellen Abhängigkeit sind mehrere Hinweise aus Anamnese und Tests notwendig. Anschließend sollte auch die Ursache einer visuellen Abhängigkeit abgeklärt werden.
- Entstand sie durch ein vestibuläres Ereignis, werden weitere Fragen gestellt und vestibuläre Tests durchgeführt (➤ Kap. 5).

- Entstand sie aufgrund eines somatosensorischen Defizits (z. B. Polyneuropathie), werden weitere Fragen gestellt und Tests der Somatosensorik durchgeführt (➤ Kap. 6).
- Entstand sie infolge einer visuellen Störung und/oder Übungen zur Blickstabilisation, wird überprüft, ob diese Übungen noch nötig sind oder ob das Verwenden von Fixpunkten im Alltag abgebaut werden kann.

## 7.4 Behandlung

Der Abbau der visuellen Abhängigkeit ist nur bei Betroffenen möglich, die über genügend Ressourcen verfügen (noch intakte andere sensorische Systeme, zentrale Verarbeitung, gute Compliance).

Personen, die schwer betroffen sind bzw. kein intaktes sensorisches System oder eine ausgeprägte zentrale Schädigung haben, benötigen die visuellen Fixpunkte, um sich im Alltag sicher bewegen zu können. Ein Abbau der visuellen Abhängigkeit ist hier nicht realistisch.

Sind im CTSIB vor allem Positionen 2 und 5 auffällig, ist das Ziel der Therapie das sichere Stehen ohne Visus. Sind es die Positionen 3 und 6, so wird mit offenen Augen, aber ohne visuelle Fixpunkte, z. B. mit Augen- oder Kopfbewegungen, gearbeitet. Ziel ist immer, die beeinträchtigte Alltagsaktivität wiederherzustellen, wie sicher im Dunkeln oder ohne visuelle Fixpunkte zu gehen.

Vor der Behandlung muss den Patienten eine Alternative angeboten werden. Als unterstützende Maßnahme (z. B. bei Polyneuropathie) können unmittelbar vor den Übungen die Fußsohlen bzw. die Propriozeptoren der Beine stimuliert und die Wahrnehmung gefördert werden.

Um das Vertrauen zu steigern und die Angst zu reduzieren, sollte der Abbau der visuellen Abhängigkeit möglichst durch den Patienten selbst gesteuert werden und in einer sicheren Umgebung stattfinden. Das Schließen der Augen und die Steigerung der Aufgabe soll aus einem „sicheren Gefühl" heraus erfolgen. Begleitend soll der Patient auf den Spürsinn der Füße aufmerksam gemacht werden.

Die Aufgaben werden mehrmals täglich durchgeführt. Dabei genügen kurze Sequenzen. Ziel ist es, die Zeit mit geschlossenen Augen bzw. ohne visuelle Abhängigkeit zu verlängern. Zwischen den Aufgaben oder vor einer Steigerung soll eine Pause von 1–3 Minuten, z. B. im Sitzen, eingeplant werden. Häufig ist nach einer solchen Pause ein besseres Gleichgewicht zu beobachten.

### 7.4.1 Stand ohne Visus

### Ziel

- Sicherer Stand ohne visuelle Kontrolle

- Lenkung des Aufmerksamkeitsfokus auf den Spürsinn, v. a. der Füße

## Einsatz

- Visuelle Abhängigkeit
- Unsicherheit im Dunkeln (z. B.: Frage Nr. F19 im DHI mit „Ja" beantwortet)
- Auffälligkeiten im CTSIB, v. a. in Position 2 und 5, im Romberg-Test oder BBS in Aufgabe 6

## Ausgangsstellung

Der Patient steht in normaler Spurbreite neben einer sicheren Einrichtung oder einem Möbelstück wie z. B. Waschbecken, Küchenzeile oder Tisch. Ein leichter Halt ist erlaubt.

## Durchführung

Dem Betroffenen wird die Frage gestellt, wo er zu Hause neben einer sicheren Einrichtung oder einem Möbelstück diese Aufgabe durchführen kann.

Der Betroffene wird aufgefordert, die Augen zu schließen. Wenn er sich sicher fühlt, kann er die Hand loslassen. Wenn er stark schwankt oder sich unsicher fühlt, soll er die Augen öffnen oder sich wieder halten.

Fällt es dem Patienten schwer, die Augen geschlossen zu halten, kann eine Dunkelbrille weiterhelfen.

Ziel ist es, so lange wie möglich mit geschlossenen Augen zu stehen, ohne sich zu halten (unten links).

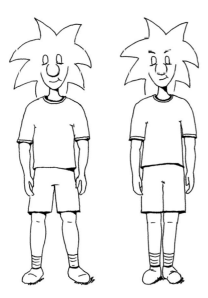

## Steigerung

Sobald der Patient ohne Visus sicher steht, können zusätzliche Aufgaben eingesetzt werden:
- Die Füße etwas näher zusammenstellen (oben rechts).
- Bei geschlossenen Augen die Hüfte kreisen lassen (bei normaler Spurbreite).

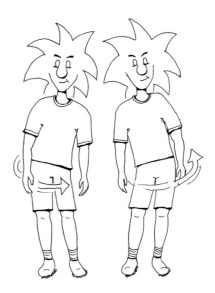

- Armbewegungen in Schrittstellungen (unten links) bis Tandemstand, Hüft- und Fußstrategie (➤ Kap. 1), durchführen.
- Auf einer Schaumgummimatte stehen, später auf 2, 3 etc. (unten rechts).
- Bei geschlossenen Augen im Stehen Kopfbewegungen ausführen (bei normaler Spurbreite).

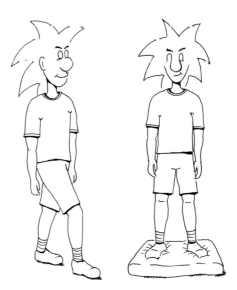

### 7.4.2 Gehen am Ort ohne Visus

#### Ziel

Sicheres Bewegen/dynamisches Gleichgewicht im Stand ohne Visus

#### Einsatz

Wenn der Patient sicher ohne Visus stehen kann, kann diese Aufgabe als Steigerung eingesetzt werden.

#### Ausgangsstellung

Der Patient steht in normaler Spurbreite neben einer sicheren Einrichtung oder einem Möbelstück, aber ohne sich zu halten.

#### Durchführung

Der Patient wird aufgefordert, die Augen zu schließen. Sobald er sich sicher fühlt, kann er am Ort gehen.

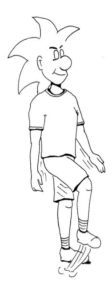

Fühlt er sich unsicher, bleibt er stehen und öffnet die Augen. Anfangs werden kürzere Sequenzen durchgeführt.
Ziel ist es schließlich, für längere Zeit ohne Visus am Ort zu gehen.

### 7.4.3 Mit offenen Augen

#### Ziel

Sicherer Stand oder Bewegungen ohne visuelle Fixpunkte

#### Einsatz

Sind beim CTSIB insbesondere Position 3 und 6 auffälliger als 2 und 5, wird der Abbau visueller Abhängigkeit vermehrt mit geöffneten Augen geübt.

#### Ausgangsstellung

Die Übung kann im Stehen und/oder Gehen durchgeführt werden.

#### Durchführung

Der Paient wirft einen Ball von einer Hand in die andere. Dies wird zunächst im Stehen geübt.

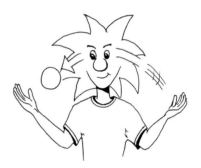

Bei entsprechender Sicherheit des Patienten wird dies im Gehen durchgeführt.

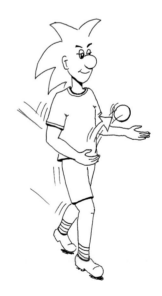

Der Betroffene steht einer Hilfsperson gegenüber. Diese wirft ihm einen Ball zu und geht um den Betroffenen herum. Der Betroffene wirft den Ball zurück und folgt der Hilfsperson, um den Ball wieder zu fangen. Anschließend kann dies auch

im Gehen durchgeführt werden. Die Hilfsperson geht dann neben dem Betroffenen her.

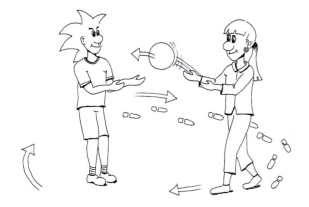

## 7.4.4 Kopf- und Augenbewegungen

Im Stehen und als Steigerung im Gehen können wiederholte Kopfbewegungen, z.B. mit Rotation nach links und rechts ( ➤ Kap. 5), durchgeführt werden. Hierbei bewegen sich Augen mit, jedoch ohne einen Punkt zu fixieren.

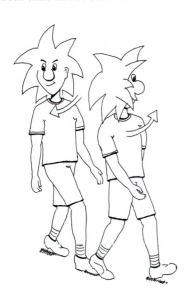

Die Bewegung erfolgt auf beide Seiten und wieder zurück in die Mitte. Der Therapeut wartet, bis der Patient wieder sicher steht bzw. ein sichereres Gefühl hat. Dann wird die Bewegung wiederholt.

Als Steigerung können während des Gehens Richtungsänderungen und Drehungen eingebaut werden (s. auch Gangvariationen in ➤ Kap. 1.4.13).

## 7.4.5 Vermeidung von visuellen Fixpunkten beim Gehen

Der Patient soll lernen, sich ohne visuelle Fixpunkten in Gebäuden sowie draußen zu bewegen. Als Hilfe dient die Vorstellung, beim Gehen die Umgebung „unbeteiligt" an sich vorbeiziehen zu lassen. Dies kann zunächst in Begleitung (Supervision) in einem langen Gang erfolgen. Dann kann dies in verschiedenen Umgebungen mit mehr äußeren Reizen (wie Licht, Lärm, Menschenansammlungen) geübt werden, später auch ohne Begleitung.

## 7.4.6 Training der Orientierung und Raumrepräsentation

Um sich in einem Raum oder im Dunkeln sicher bewegen zu können, ist eine innere Raumrepräsentation notwendig. Durch visuelle Fixpunkte richtet sich der Aufmerksamkeitsfokus auf das Sehzentrum, das aber nicht der räumlichen Orientierung dient. Gleichzeitig wird das periphere Sehen vernachlässigt.

### Ziel

- Fördern der inneren Raumrepräsentation
- Sich im Dunkeln bzw. ohne Visus sicher im Raum bewegen zu können
- Fördern des peripheren Sehens

### Einsatz

- Visuelle Abhängigkeit
- Unsicherheit im Dunkeln oder bei schlechten Lichtverhältnissen (z.B.: Frage Nr. F19 im DHI mit „Ja" beantwortet)

### Ausgangsstellung

Der Patient steht anfangs ca. 3 Meter, später 5–10 Meter gegenüber einem Zielpunkt (z.B. Gerät oder Möbelstück).

### Durchführung

Die Betroffenen werden aufgefordert, sich die Distanz und den Weg bis zum Ziel einzuprägen. Sie dürfen sich so lange Zeit nehmen, bis sie ein klares inneres Bild erstellt haben. Sobald sie bereit sind, sollen sie die Augen schließen, auf das Ziel zugehen und es mit der Hand berühren. Es kann helfen, wenn der Betroffene die Aufmerksamkeit auf die Füße lenkt, bevor er losgeht.

**Wichtig:** Der Therapeut muss neben dem Patienten mitgehen und für Sicherheit sorgen, damit dieser nicht gegen irgendetwas stößt. Mit den Armen kann er einen schützenden „Zaun" um die Person bilden, um ihr Sicherheit zu vermitteln.

Anschließend wird die Aufgabe analysiert:

• War die geplante Strecke zu kurz oder zu lang?
• War die Richtung gerade, zu weit links oder rechts?
• Wie war das Gefühl/Sicherheit während des Gehens?

Wurde der Zielpunkt verfehlt (zu kurz, zu lang, nach links oder rechts), wird die Aufgabe wiederholt, indem der Patient aufgefordert wird, die Abweichung zu korrigieren. Oft gelingt es dann, den Zielpunkt genauer zu erreichen.

### Steigerung

Als Ziel wird ein Weg mit einer Biegung gewählt.

## 7.5 Evidenz

Diese Symptomgruppe wird in der Literatur kaum erwähnt. Zurzeit liegen zu dieser Symptomgruppe keine Untersuchungen und Effektivitätsstudien vor. Einzelne Übungen sind in Programmen zu vestibulärer Rehabilitation enthalten (➤ Kap. 5).

Die Gruppe mit Übungen niedriger Belastung (Yoga, leichte Gymnastik) zeigt eine geringere visuelle Abhängigkeit gegenüber den beiden anderen Gruppen (12) (Details: ➤ Kap. 12).

## 7.6 Lernzielkontrolle

1. Welcher Teil des Blickfeldes ist vor allem empfindlich auf radialen Flow?
   ☐ Peripheres Gesichtsfeld
   ☐ Zentrales Gesichtsfeld
2. Das zentrale Gesichtsfeld scheint eine wichtige Rolle in der Haltungskontrolle im Stand und für Raumorientierung zu spielen.
   ☐ Richtig
   ☐ Falsch
3. Für das visuelle Feld gibt es eine weitere Funktion, die ebenfalls zwei unabhängige Modi hat. Um welche Funktion handelt es sich?
4. Im Alter ist die Empfindlichkeit des peripheren Sehens und das Schwanken im Stehen bei Umweltbewegungen unverändert und gleich gut wie bei jungen Menschen.
   ☐ Richtig
   ☐ Falsch
5. Welche Funktionen können sich verändern, wenn jemand über längere Zeit Punkte fixiert?
6. Welchen Einfluss hat das Ergebnis des CTSIB auf die Behandlungsplanung?
7. Mit welchem sensorischen System bzw. mit welchen Maßnahmen können Patienten darauf vorbreitet werden, den Visus auszuschalten?

**Die Antworten finden Sie in** ➤ Kap. 16.

### LITERATUR

1. Wade MG, Jones G. The role of vision and spatial orientation in the maintenance of posture. Phys Ther 1997 Jun; 77(6): 619–28.
2. Stoffregen TA. The role of optical velocity in the control of stance. Percept Psychophys 1986 May; 39(5): 355–60.
3. Sundermier L, Woollacott MH, Jensen JL, Moore S. Postural sensitivity to visual flow in aging adults with and without balance problems. J Gerontol A Biol Sci Med Sci 1996 Mar; 51(2): M45–52.
4. Lee DN, Lishman JR. Visual proprioceptive control of stance. Journal of Human Movement Studies 1975; 18: 263–325.
5. Neville HJ, Lawson D. Attention to central and peripheral visual space in a movement detection task: an event-related potential and behavioral study. I. Normal hearing adults. Brain Res 1987 Mar 10; 405(2): 253–67.
6. Berg WP, Alessio HM, Mills EM, Tong C. Correlates of recurrent falling in independent community-dwelling older adults. J Mot Behav 1997 Mar; 29(1): 5–16.
7. Brownlee MG, Banks MA, Crosbie WJ, Meldrum F, Nimmo MA. Consideration of spatial orientation mechanisms as related to elderly fallers. Gerontology 1989; 35(5–6): 323–31.
8. Lord SR, Clark RD, Webster IW. Visual acuity and contrast sensitivity in relation to falls in an elderly population. Age Ageing 1991 May; 20(3): 175–81.
9. Wade MG, Lindquist R, Taylor JR, Treat-Jacobson D. Optical flow, spatial orientation, and the control of posture in the elderly. J Gerontol B Psychol Sci Soc Sci1995 Jan; 50(1): P51–P8.
10. Ring C, Nayak US, Isaacs B. Balance function in elderly people who have and who have not fallen. Arch Phys Med Rehabil 1988 Apr; 69(4): 261–4.
11. Bronstein AM, Buckwell D. Automatic control of postural sway by visual motion parallax. Exp Brain Res 1997 Feb; 113(2): 243–8.
12. Gauchard GC, Jeandel C, Perrin PP. Physical and sporting activities improve vestibular afferent usage and balance in elderly human subjects. Gerontology 2001 Sep–Oct; 47(5): 263–70.

# 8

# Zervikogener Schwindel

―――――――――――――――――― **Fallbeispiel** ――――――――――――――――――

### Funktionelle Instabilität

Ein 64-jähriger Patient mit therapieresistentem Lagerungsschwindel rechts seit 2 Monaten berichtet über Schwindel beim Nachobenschauen (u. a. beim Gehen), beim Abliegen, bei Kopfbewegungen oder „sobald der Kopf entspannt ist". Im DHI hat er 44 von 100 Punkten, (vor allem bei Kopfbewegungen, Abliegen im Bett, ja = P1, F4, P11, P13, P25).

Bei der funktionellen Demonstration (Abliegen) tritt der typische Schwindel sofort auf oder sobald er den Kopf entspannt. Bei der funktionellen Demonstration (Abliegen) mit manueller Stabilisation der HWS durch den Therapeuten tritt kein Schwindel auf. Beim Abliegen mit aktiver Stabilisation durch den Patienten tritt nur geringer Schwindel auf. Die Untersuchung der aktiven und passiven Beweglichkeit zeigt hypomobile Abschnitte der BWS und hypermobile Segmente der mittleren HWS.

Der Patient wird über die aktive Stabilisation der HWS bei Lagewechsel instruiert. Hypomobile Abschnitte der BWS werden in der Therapie manuell mobilisiert und dem Patienten werden Übungen zur segmentalen Stabilisation für die hypermobilen Segmente gezeigt. Bereits eine Woche später berichtet er über deutlich weniger Schwindel bei Lagewechsel. Bei der Abklärung des auslösenden Faktors zeigt sich eine gute ergonomische Haltung am Arbeitsplatz (Büroarbeit und Bauarbeiten). Hingegen muss er während seines Hobbys, dem Segeln, sehr häufig (über 100-mal) mit einer maximalen HWS-Extension den Windmesser am Mastende konsultieren. Nach 9 Behandlungen ist der Patient beschwerdefrei mit einem DHI von 2 von 100 Punkten.

Weitere Fallbeispiele finden Sie auf der Webseite: www.schwindeltherapie.ch.

## 8.1 Physiologie/Pathophysiologie

Zervikogener Schwindel wurde erstmals von Ryan und Cope (1) beschrieben, die den Begriff „cervical vertigo" verwendeten. Zervikogener Schwindel ist seither ein umstrittenes Thema und wird kontrovers diskutiert.

### 8.1.1 Definitionen

Zervikogener Schwindel wird durch Positionsänderungen des Nacken ausgelöst oder hat seinen Ursprung in der zervikalen Region (2) ( ➤ Abb. 8.1).

Zervikogener Schwindel ist ein unspezifisches Gefühl von veränderter Orientierung im Raum und Gleichgewichtsstörungen mit Ursprung aus abnormalen Afferenzen des Nackens (3).

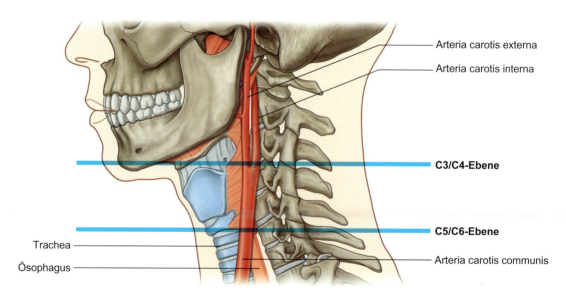

Arteria carotis externa
Arteria carotis interna
C3/C4-Ebene
C5/C6-Ebene
Trachea
Ösophagus
Arteria carotis communis

**Abb. 8.1** Anatomischer Überblick über die Zervikalregion [E402]

## 8.1.2 Epidemiologie

Ein Grund für Schwindel im Alter kann eine zervikale Spondylosis sein (4).

Nach einem Schleudertrauma (WAD) kommen Schwindel und Unsicherheit häufig vor (5). Der wahrscheinlichste Grund für den Schwindel ist eine Dysfunktion der Mechanorezeptoren der Halswirbelsäule. Die Symptome Schwindel und Gleichgewichtsstörungen treten bei 20–58 % der Patienten mit WAD auf (6), 40–80 % der Patienten berichten über Schwindel (7). Dabei kommt der BPLS klinisch weniger häufig vor (25 %), als es anamnestisch zu vermuten ist. Zudem kann es laut einem systematischen Review zu verschiedensten okulären Dysfunktionen kommen (8).

**MERKE**

Bei Schleudertrauma (WAD) kann es zu Schwindel, Unsicherheit und okulären Dysfunktionen kommen.

**Tab. 8.1** Dichte an Muskelspindeln der zervikalen Muskulatur im Vergleich zu anderen Muskeln (10–12)

| Muskel | Spindeln/Gramm |
|---|---|
| M. obliquus superior | 190 |
| M. obliquus inferior | 242 |
| M. rectus capitis posterior major | 98 |
| M. rectus capitis posterior minor | 98 |
| M. longus colli | 48,6 |
| M. multifidus | 24,3 |
| Mm. multifidi (C4) | 21–23* |
| M. pterygoideus lateralis | 20,3 |
| Mm. lumbricales | 16,5 |
| M. opponens pollicis | 17,3 |
| M. semispinalis | 16–27* |
| Mm. multifidi (C2–3, C5–7) | 3–12* |
| M. trapezius | 2,2 |
| M. latissimus dorsi | 1,4 |

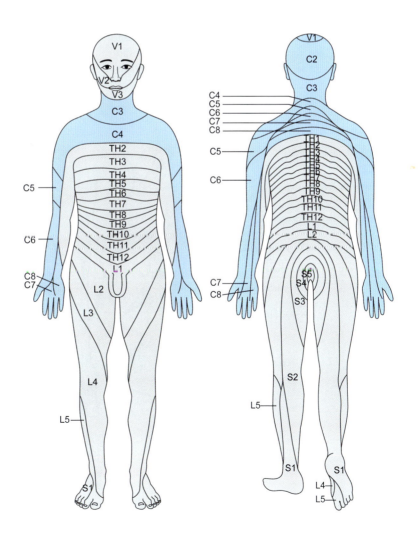

**Abb. 8.2** Sensorische Dermatome der Zervikalregion [L231]

### 8.1.3 Hypothesen und klinische Gruppen

Zur Entstehung des zervikogenen Schwindels existieren drei Hypothesen zur Pathologie (9):
- Vaskuläre Hypothese
- Neurovaskuläre Hypothese
- Hypothese des somatosensorischen Inputs

Im Alltag können vier klinische Gruppen mit unterschiedlichen Ursachen, Befunden und Behandlungsstrategien differenziert werden:

**A. Funktionelle Instabilität**

Der Schwindel wird durch eine funktionelle Instabilität ausgelöst, meist bei typischen Lagewechseln oder Kopfbewegungen. Ziel der Therapie ist die aktive Stabilisation hypermobiler Segmente und Mobilisation von hypomobilen Abschnitten, begleitet von einer Verhaltensänderung.

**B. Rezeptoren der myofaszialen Struturen und/oder Gelenke**

Ursache des Schwindels sind Dysfunktionen von Rezeptoren der HWS. Ziel der Therapie ist die manuelle Behandlung von muskulären Triggerpunkten/Verhärtungen und/oder Irritationen/Blockierungen von Wirbelgelenken.

**C. Vaskuläre oder neurovaskuläre Ursache**

Ursache sind Einengung, Abknickung oder Reizung von zervikalen Blutgefäßen, die durch bestimmte Hals- und Kopfpositionen verursacht werden. Ziel der Therapie ist die Erken-

nung dieser Problematik, eine Verhaltensänderung mit Verbesserung der HWS-Stellung oder Vermeidung potenziell ungünstiger Kopfpositionen. Auch medikamentöse Behandlungen sind bekannt.

**D. Vermeidungshaltung mit Hypertonus**

Ursache ist hier meist ein periphervestibuläres Ereignis, aufgrund dessen die Patienten Kopfbewegungen vermeiden und einen Hypertonus der Nackenmuskulatur entwickeln. Die Therapie ist hier vestibuläre Rehabilitation mit dosierten Kopfbewegung und Detonisierung hypertoner Muskulatur.

**KLINISCHE GRUPPEN**

A. Ursächlich: Funktionelle Instabilität
B. Ursächlich: Rezeptoren der Muskeln und/oder Gelenke
C. Ursächlich: Vaskulär oder neurovaskulär
D. Reaktiv: Vermeidungshaltung mit Hypertonus

### 8.1.4 Zervikale Propriozeption

Die zervikale Muskulatur hat ein mehrfaches an Muskelspindeln gegenüber anderen Skelettmuskeln ( > Tab. 8.1). Dies liegt möglicherweise daran, dass die zervikale Muskulatur fähig sein muss, kleine Positionsveränderungen zu erkennen und feine Einstellungen des Kopfes zu steuern sowie die Sinnesorgane des Kopfes in die richtige Position zu bringen. An-

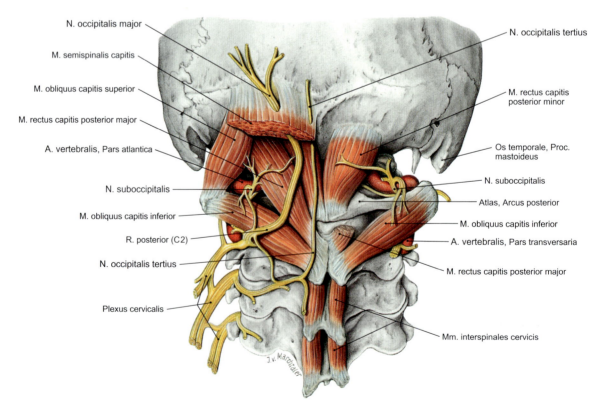

**Abb. 8.3** Tiefe dorsale Muskulatur [S007–23]

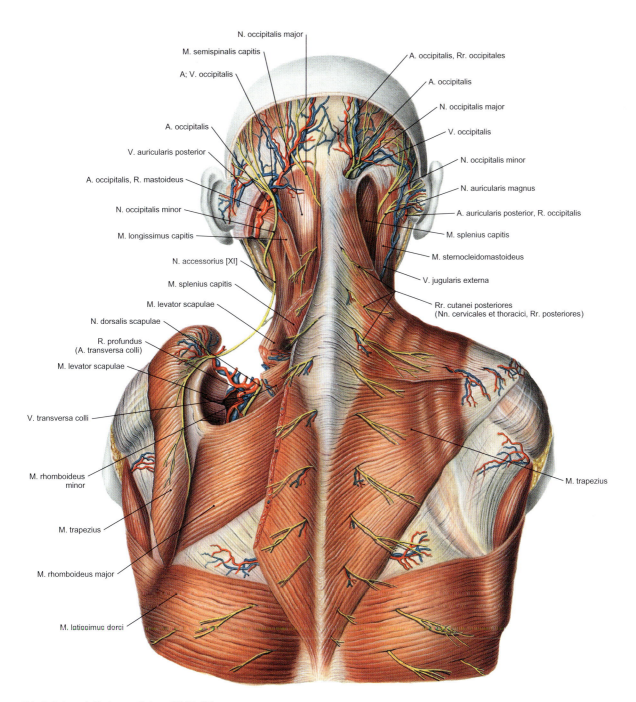

**Abb. 8.4** Dorsale Nackenmuskulatur [S007–23]

dere Muskeln mit einer hohen Anzahl an Muskelspindeln (z. B. Augenmuskeln, Fingermuskeln) haben ebenfalls die Fähigkeit zu fein abgestimmter Positionserkennung und Bewegung.

Die Länge und der Querschnitt der Spindeln von M. obliquus superior, inferior und M. rectus capitis posterior variieren stark. Sehnenorgane werden keine gefunden (10).

### 8.1.5 Innervation

Alle Strukturen der obersten zervikalen Segmente können durch eine gestörte Afferenz die Gleichgewichtsorganisation beeinflussen.

Die beiden Halsmuskeln M. trapezius (oberer Anteil) und M. sternocleidomastoideus werden durch den XI. Hirnnerv, den N. accessorius, versorgt. Dieser entspringt dem obersten Teil des Rückenmarks, zieht begleitet vom N. vagus nach un-

Labels in figure:
- N. occipitalis major
- M. semispinalis capitis
- A; V. occipitalis
- A. occipitalis
- V. auricularis posterior
- A. occipitalis, R. mastoideus
- N. occipitalis minor
- M. longissimus capitis
- N. accessorius [XI]
- M. splenius capitis
- M. levator scapulae
- N. dorsalis scapulae
- R. profundus (A. transversa colli)
- M. levator scapulae
- V. transversa colli
- M. rhomboideus minor
- M. trapezius
- M. rhomboideus major
- M. latissimus dorsi
- A. occipitalis, Rr. occipitales
- A. occipitalis
- N. occipitalis major
- V. occipitalis
- N. occipitalis minor
- N. auricularis magnus
- A. auricularis posterior, R. occipitalis
- M. splenius capitis
- M. sternocleidomastoideus
- V. jugularis externa
- Rr. cutanei posteriores (Nn. cervicales et thoracici, Rr. posteriores)
- M. trapezius

8

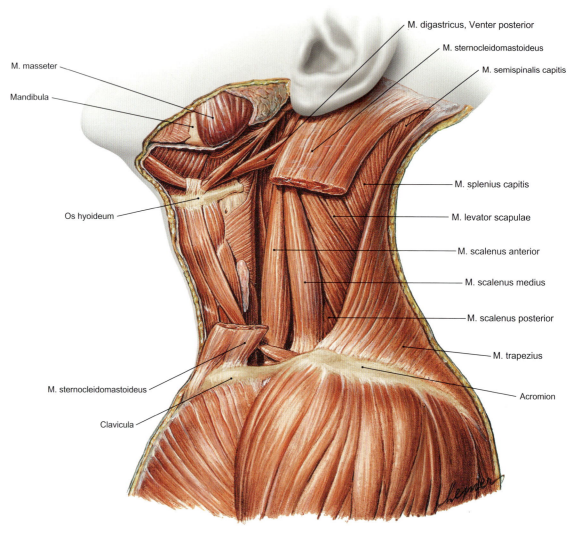

M. digastricus, Venter posterior

M. sternocleidomastoideus

M. semispinalis capitis

M. masseter

Mandibula

M. splenius capitis

M. levator scapulae

Os hyoideum

M. scalenus anterior

M. scalenus medius

M. scalenus posterior

M. trapezius

M. sternocleidomastoideus

Acromion

Clavicula

**Abb. 8.5** Ventrale Muskulatur [S007–23]

ten und tritt durch das Foramen magnum aus. Gemäß einer Literaturübersicht (13) verursachen einzig Triggerpunkte des M. sternocleidomastoideus und des M. trapezius Schwindel.

Im Bereich des Zervikalmarks gibt es zudem Verbindungsmöglichkeiten zwischen Hirnnerven und dem somatischen Nervensystem, das Einfluss auf Sklerotome, Myotome und Dermatome ( ➤ Abb. 8.2) haben kann. Konvergenz bedeutet den Verlust der Zuordnung durch das ZNS beispielsweise bei WAD, was zu Fehlinterpretationen von Symptomen führen kann.

Einzelne Hirnnerven stehen in Zusammenhang mit der oberen HWS. Der N. trigeminus (V. Hirnnerv) bildet mithilfe des Ncl. trigeminocervicalis im Halsmark die anatomische Möglichkeit der Konvergenz zwischen Hirnnerven und somatischen Strukturen der oberen HWS. Auch der N. hypoglossus hat durch Anastomosen zum zervikalen Plexus die Möglichkeit der Konvergenz.

Afferenzen der HWS haben Verbindungen zu den Vestibulariskernen (14, 15) und zu Zentren der Okulomotorik (16). Eine Stimulation der Nackenmuskulatur bewirkt eine Veränderung der Augenposition (17, 18) (Details: ➤ Kap. 8.1.6 bzw. ➤ 4.1.11)

**MERKE**

Afferenzen der HWS haben Verbindungen zu den Vestibulariskerne und Zentren der Okulomotorik.

Afferenzen der oberen Zervikalregion haben einen Einfluss auf die Gleichgewichtsorganisation und können durch Konvergenz zu Fehlinterpretationen durch das ZNS führen.

Durch Konvergenz und Anastomosen können Verbindungen zwischen Hirnnerven und somatischen Strukturen der oberen Zervikalregion entstehen.

Kompressionen/Schädigungen im Bereich des Foramen magnum können Funktionsstörungen u. a. des N. accessorius oder N. vagus verursachen.

**Tab. 8.2** Innervation der zervikalen Muskeln (19)

| Muskel | Innervation |
|--------|-------------|
| M. trapezius descendens | N. accessorius (XI. Hirnnerv und Plexus cervicalis C3–C4) |
| M. sternocleidomastoideus | N. accessorius (zervikaler Anteil des XI. Hirnnervs) Plexus cervicalis (C1–C2) |
| M. semispinalis capitis | Rami dorsales |
| M. semispinalis cervicis | Rami dorsales der Spinalnerven |
| M. splenius capitis | Rami dorsales der Spinalnerven (C1–C8) |
| M. splenius cervicis | Rami dorsales der mittleren und unteren Spinalnerven |
| Mm. suboccipitales:<br>• M. rectus capitis posterior minor<br>• M. rectus capitis posterior major<br>• M. obliquus capitis superior<br>• M. obliquus capitis inferior | N. suboccipitalis (C1) |
| M. levator scapulae | N. dorsalis scapulae |

In ➤ Tab. 8.2 ist die Innervation der zervikalen Muskulatur aufgelistet (➤ Abb. 8.3, ➤ Abb. 8.4, ➤ Abb. 8.5).

## 8.1.6 Einflüsse der Halswirbelsäule

### Visuelles System

Eine Vibration der Nackenmuskulatur kann eine Änderung der Augenposition bewirken. Dabei ist die Amplitude der Augenbewegungen fast identisch mit den Vibrationen der Nackenmuskulatur und es gibt keine Zeitverzögerung zwischen dem Auftreten visueller Illusionsbewegungen und den Augenbewegungen (17). Eine einseitige Nackenstimulation führt zu einer ipsilateralen horizontalen Abweichung der Augen und dem subjektiven Gefühl für Geradeaus im Vergleich zu gesunden Personen (18).

**Zerviko-okulärer Reflex (COR):** Rezeptoren der Muskeln und Facettengelenke der obersten zervikalen Segmente liefern Informationen zur Stabilisation des Blickfelds. Allerdings wird dieser Reflex kontrovers diskutiert und kann nur unter Laborbedingungen getestet werden. Zwischen VOR und COR scheint eine gegenläufige Beziehung zu bestehen. Bei Abnahme des VOR nimmt der COR zu und umgekehrt. Mit zunehmendem Alter nehmen VOR und OKR ab und der COR nimmt zu. Bei Ausfall oder Defiziten des VOR nimmt der COR zu. Bei WAD nimmt der COR zu, ohne dass VOR oder OKR abnimmt (Details: ➤ Kap. 4).

**M E R K E**

Eine Stimulation der Nackenmuskulatur bewirkt eine fast synchrone Veränderung der Augenposition.

Der zerviko-okuläre Reflex stammt aus Afferenzen der Muskeln und Facettengelenke der obersten zervikalen Segmente und dient sekundär der Einstellung der Augen bei Kopfbewegungen.
• Bei Abnahme/Verlust des VOR nimmt der COR zu.
• Bei WAD ist der COR bei normalem VOR gesteigert.
• Die Propriozeption der Nackenmuskulatur scheint einen Teil der verlorenen vestibulären Funktionen zu substituieren und trägt damit zur zentralen Kompensation bei.

## Gleichgewicht und Schwindel

### Ermüdete zervikale Muskulatur

Es gibt Hinweise, dass die Ermüdbarkeit der dorsalen Nackenmuskeln einen Zusammenhang mit Raumorientierung beim Gehen am Ort haben (20). Bei Fußballern haben ermüdete Nackenmuskeln einen negativen Einfluss auf das Gleichgewicht (21).

### Immobilisation der HWS

Bei asymptomatischen Probanden wird gezeigt, dass durch das Tragen eines steifen Kragens schon nach kurzer Zeit Gleichgewichtsstörungen und Schwindel ausgelöst werden können (22).

### Zervikale Interventionen

Afferenzen der Gelenkrezeptoren scheinen bei älteren Menschen einen Einfluss auf Gleichgewicht zu haben (23). Dass die HWS einen Einfluss auf das Gleichgewicht hat, zeigt sich bei Patienten mit Nackenbeschwerden (24): Eine chiropraktische Behandlung der HWS bringt eine deutliche Verbesserung des Gleichgewichts. Bei Patienten mit Verdacht auf zervikogenen Schwindel führt eine physiotherapeutische Behandlung zu einer Reduktion von Schwindel und besseren Fähigkeiten in der Haltungskontrolle (25) (Details: ➤ Kap. 8.5.1).

## Raumorientierung

Eine Stimulation der Propriozeption der Nackenmuskulatur durch Vibration hat einen Einfluss auf die subjektive Empfindung für „Geradeaus" („subjective straight ahead", SSA). Bei einer linksseitigen Stimulation kommt es zu einer Verschiebung der SSA des Rumpfes während und nach der Stimulation zur gleichen Seite. Dies wird mit einem Laserpunkt in völliger Dunkelheit gemessen (26). Eine einseitige Stimulation der posterioren Nackenmuskeln bei 25 Patienten mit vestibulärer Läsion verursacht eine horizontale Abweichung des Gefühls für Geradeaus („subjective visual straight ahead", SVA). Es gibt einen deutlichen Unterschied zu gesunden Kontrollpersonen und einen hohen Zusammenhang mit der horizontalen Abweichung der Augen (18).

### 8.1.7 Augen-Nacken-Verbindungen

Bei einer Blickbewegung zur Seite mit fixiertem Kopf werden die dorsalen Muskeln der gleichen Seite (M. splenius auf Höhe C4–C5) aktiviert (27). Die Aktivierung der Nackenmuskulatur ist auch bei Sakkaden messbar (28).

### 8.1.8 Anatomie und Medulla

Die Medulla oblongata befindet sich anatomisch auf der Höhe C1–C3. Sie enthält eine große Zahl an Zellkernen, Zellgruppen und Verbindungen, die für verschiedenste Funktionen (Wachheit, vegetative, vestibuläre, koordinative und Hirnnerven-Funktionen, Gleichgewicht etc.) verantwortlich sind. Untersuchungen zeigen, dass durch hochzervikale Instabilitäten oder Schädigungen durch das Foramen magnum aufgrund von Beschleunigungstraumata oder Hirndruck kleine Läsionen entstehen können. Diese sind radiologisch kaum erkennbar. Sie können aber durch funktionelle Tests nachgewiesen werden. In einem systematischen Review zu okulomotorischen Dysfunktionen bei WAD (8) kommen die meisten Studien zu dem Schluss, dass die Störungen durch Hirn- oder Hirnstammläsionen verursacht sind.

> **MERKE**
> Schädigungen/Kompressionen der Medulla im hochzervikalen Bereich oder des Foramen magnum können zu Funktionsstörungen führen.

### 8.1.9 Die zervikalen und hirnversorgenden Blutgefäße

Die vorderen und hinteren hirnversorgenden Blutgefäße führen durch den zervikalen Bereich (Details: ➤ Kap. 9).

### Vertebrobasiläre Insuffizienz (VBI)

> **DEFINITION**
> Vertebrobasiläre Insuffizienz (VBI) ist die vorübergehende oder permanente Reduktion oder der Wegfall der Blutversorgung der posterioren Hirnbereiche durch die linke und/oder rechte A. vertebralis und die A. basilaris (29).
> Kerry und Kollegen (30) schlagen eine Revision des Begriffs mit der neuen Bezeichnung „cervical arterial dysfunction" (CAD) vor.

Bei einer HWS-Rotation ist der Blutfluss der kontralateralen A. vertebralis während der Rotation in den meisten Fällen reduziert (➤ Abb. 8.6, ➤ Kap. 9). Schwindel ist eines der meistgenannten Symptome bei VBI (31), aber es gibt auch beschriebene Fälle ohne Schwindel (32). Es ist selten, dass sich CAD in nur einem Zeichen oder Symptom manifestiert (33). Isolierter

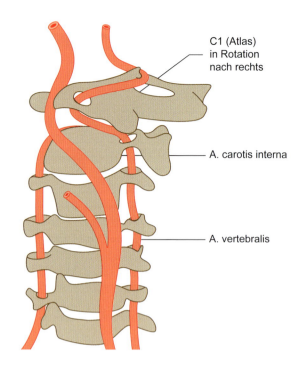

C1 (Atlas)
in Rotation
nach rechts

A. carotis interna

A. vertebralis

**Abb. 8.6** A. vertebralis und A. carotis interna während einer Rotation der oberen zervikalen Abschnitte [L231]

Schwindel oder vorübergehender Bewusstseinsverlust wird fälschlicherweise Ischämien der hinteren Versorgung zugeschrieben (34). Demgegenüber berichten zahlreiche neuere Studien, dass ein Infarkt im Bereich der hinteren Blutversorgung zu einem isolierten Schwindel führen kann (Details: ➤ Kap. 9). Klassische Zeichen und Symptome einer Ischämie der hinteren Hirnanteile werden als „5D" und „3N" nach Coman bezeichnet (➤ Tab. 8.3, ➤ Kap. 13).

Beeinträchtigungen der Nervenwurzeln (meist C2–C6) können auch durch eine lokale neurale Ischämie verursacht werden (36).

**Tab. 8.3** Zeichen und Symptome einer Ischämie der posterioren Blutversorgung (35)

| 5D | 3N |
|---|---|
| **D**izziness<br>**D**oppelbilder<br>**D**ysarthrie<br>**D**ysphagie<br>**D**rop-Attack | **N**ausea<br>**N**umbness (Gefühlsstörungen im Gesicht)<br>**N**ystagmus |

### Vestibularisparoxysmie

Kurze Schwindelattacken können durch Kompression des N. vestibulocochlearis (VIII. Hirnnerv) oder durch unmittelbaren Kontakt mit einem Blutgefäß in der Nähe des Hirnstamms ausgelöst werden. Dabei kann der Schwindel durch bestimmte Kopfpositionen hervorgerufen oder durch Veränderung der Kopfposition modifiziert werden (Details: ➤ Kap. 9).

## Diagnostik von zervikovaskulärem Schwindel

Zervikogener Schwindel mit positivem Nackenrotationstest wird durch transkranielle Ultraschalldoppler (15 % Abnahme des arteriellen vertrebralen Flows) und/oder Elektronystagmografie (zervikaler Nystagmus) untersucht (37). Bei 65 % der Patienten wird ein zervikogener Schwindel diagnostiziert. Die Autoren kommen zu dem Schluss, dass ein asymmetrischer Flow der A. vertrebralis der beste diagnostische Indikator für einen zervikogenen Schwindel ist.

VBI-induzierter Schwindel hat ein anderes Muster als vestibulärer Schwindel, der nur eine kurze Latenz hat und sich durch wiederholte Bewegungen verbessern kann (32).

Gehaltene Positionen verschlimmern den Schwindel.

## Risikoeinschätzung mit VBI-Tests

Eine Risikoeinschätzung für arterielle Komplikationen nach manueller Therapie ist sehr schwierig. Sie beträgt laut Kerry und Kollegen (30) je nach Literatur zwischen 1 : 9 122 bis 1 : 5 000 000 pro Behandlung. In ihrer Literaturübersicht zu zervikalen arteriellen Dysfunktionen und manueller Therapie kommen die Autoren (33) zu folgenden Schlüssen:

- Derzeit ist es unmöglich, die Höhe des Risikos für eine Komplikation nach einer Behandlung sinnvoll einzuschätzen.
- Existierende Testabläufe haben eingeschränkte klinische Verwendbarkeit.
- Eine Überlegung zwischen vorbestehenden vaskulären Risikofaktoren, kombiniert mit einem systemischen Ansatz der Hämodynamik der Zervikalarterie (inkl. A. carotis), unterstützt den Manualtherapeuten bei der Risikoeinschätzung.

Die VBI-Tests weisen zurzeit eine sehr schlechte diagnostische Qualität (Sensitivität und Spezifität) auf (32).

## 8.1.10 Somatosensorische Veränderungen

### Joint Position Error (JPE)

Hier wird getestet, wie genau jemand die neutrale Kopfposition nach einer passiven Bewegung erkennen bzw. wieder einstellen kann. Patienten mit Nackenschmerzen haben eine signifikant schlechtere Genauigkeit beim JPE (38). Bei Patienten mit mäßigem bis schwerem WAD ist der JPE gegenüber Kontrollpersonen größer, tritt innerhalb eines Monats nach WAD auf und bleibt 3 Monate lang (39).

Die psychische Belastung hat bei schwerem WAD keinen Effekt auf die Sensorik (JPE) (40).

## Head Repositioning Accuracy (HRA)

HRA testet, wie genau jemand die neutrale Kopfposition nach einer aktiven Bewegung wiedererkennen bzw. einstellen kann. Patienten mit WAD sind weniger genau im HRA-Test verglichen mit Kontrollpersonen und zeigen einen signifikanten Zusammenhang von okulomotorischen Dysfunktionen (SPNT) mit HRA (41). Patienten mit WAD sind beim HRA-Test deutlich mehr betroffen als Kontrollpersonen, wobei es keinen Zusammenhang mit Schmerzintensität gibt (42). Patienten mit nichttraumatischen Nackenschmerzen haben keinen beeinträchtigten HRA-Test verglichen mit Kontrollpersonen (43).

Der Fehler beim HRA ist bei älteren Personen aus der flektierten, extendierten und linksrotierten Position erheblich größer als bei jüngeren Kontrollpersonen. Die Geschichte von milden chronischen Nackenschmerzen hat keinen Effekt auf die Reposition (44).

Eine Muskelkontraktion der zervikalen paraspinalen Extensoren hat einen Einfluss auf die Wiedererkennung der Kopfposition in Flexion/Extension und zeigt ähnliche Ergebnisse wie bei WAD-Patienten. Die Autoren betonen die Rolle der paraspinalen Muskulatur bei sensomotorischen Dysfunktionen (45).

**MERKE**
Die Sensorik der HWS (gemessen mit JPE oder HRA) ist vor allem bei Personen mit WAD beeinträchtigt.

## 8.1.11 Veränderungen bei vestibulären Erkrankungen

Bei Patienten mit einseitigen vestibulären Läsionen (Neuritis vestibularis) kommt es zu einer Zunahme der Muskelspindelinputs. Dieser Input ist asymetrisch und steigert sich über Wochen (18).

## 8.1.12 WAD und okulomotorische Veränderungen

Einem systematischen Review (8) zufolge kann es bei Patienten mit WAD zu verschiedensten okulären Dysfunktionen kommen. Hauptursachen für die Störungen sind:
- Hirn- oder Hirnstammläsionen (11, 12, 21, 22, 31)
- Eingeschränkte Beweglichkeit der zervikalen Wirbelsäule (4, 5, 10, 15, 18, 26) mit Schmerzen (5)
- Veränderte Propriozeption des Nackens (8, 10, 15, 17, 24)

Weiter können eine Rolle spielen:

- Störungen der sympathischen Innervation des Auges (2, 3)
- Verhaltens- und emotionaler Stress (5)
- Störungen der Augen-Kopf-Koordination und Blickstabilität (9, 38, 39)

### Blickfolgetest bei WAD

Patienten mit WAD haben eine signifikant reduzierte langsame Blickfolge verglichen mit gesunden Kontrollpersonen (46, 47), wobei jene mit WAD und Schwindel am meisten betroffen sind.

### Blickfolgetest in Kopfrotation (SPNT)

Personen mit Nackenschmerzen aufgrund eines Traumas zeigen größere Defizite als Patienten mit idiopathischen Nackenschmerzen. Besonders Patienten mit WAD, die auch über Schwindel berichten, verfügen über eine schlechtere langsame Blickfolge (47, 48). Der SPNT ( ➤ Kap. 4.3.3) kann Patienten mit persistierendem WAD von anderen Gruppen differenzieren.

Der SPNT und eine Batterie von Tests kann Patienten mit persistierendem WAD von unilateral vestibulären Pathologien differenzieren (49). Die Ergebnisse werden nicht durch Angst, sondern durch nozizeptive und propriozeptive Faktoren beeinflusst (47). Der SPNT kann zwischen Abnormalitäten verschiedener Ursachen wie periphervestibulär, Hirnstamm oder höheren ZNS-Regionen, aber auch Gesunde von Betroffenen unterscheiden.

> **MERKE**
>
> Die langsame Blickfolge und insbesondere die langsame Blickfolge in Kopfrotation (SPNT) ist bei Patienten mit WAD auffällig, vor allem in Verbindung mit Schwindel.

## 8.2 Anamnese

### 8.2.1 Symptome

Ungerichteter Schwindel, Schwankschwindel, Unsicherheitsgefühl, auch Drehschwindel kann mit folgenden Symptomen verbunden sein:

- Gefühl, der Kopf wäre instabil
- Übelkeit
- Benommenheit
- Hirnstammsymptome
- „Steifer Nacken" (reaktive Verspannung) wegen Vermeidungshaltung, z. B. nach einem vestibulären Ereignis oder einem Schleudertrauma

Der Schwindel kommt meist während oder sofort nach einer Bewegung und dauert länger an (DD: BPLS). Er kann bei folgenden Ereignissen auftreten:

- Alltagsaktivitäten wie Abliegen, Aufsitzen, Bücken, Nachobenschauen, Zähne putzen
- Kopfbewegungen
- Nach Ruhephase, z. B. am Morgen, nach dem Liegen
- Schlechte Lagerung im Liegen oder Sitzen
- Schwindel oder „Schwarz werden" beim Nachobenschauen (DD: A. vertebralis)

### 8.2.2 Entstehung/Verlauf/Hintergrund

Der Patient berichtet über eine bekannte „Nackengeschichte".

Der Beginn der Symptome kann auf ein bestimmtes Ereignis zurückgeführt werden, wie z. B.:

- Starkes oder längeres Erbrechen (da dabei eine Mobilisation der HWS in Protraktion stattfindet)
- Länger andauerndes Nasenbluten oder nach Friseurbesuch (spezielle Haltung des Kopfes in Extension)
- Längere Fehlhaltung am Computer mit starker Protraktion der HWS oder Lehnstuhl mit Nackenextension
- Tätigkeit mit häufiger Nackenextension wie z. B. Gipser/Maler (Deckenanstrich), Windrichtungsanzeiger beim Segeln etc.

## 8.3 Untersuchung

Aufgrund der Anamnese kommen vier klinische Gruppen für einen zervikalen Schwindel infrage, die ein unterschiedliches Untersuchungsvorgehen verlangen.

**A. Funktionelle zervikale Instabilität**

- Inspektion von Haltung und spontanem Bewegungsverhalten
- Funktionelle Demonstration der Problembewegung oder -aktivität
- Funktionelle Demonstration mit manueller Stabilisation der HWS durch den Therapeuten
- Funktionelle Demonstration mit aktiver Stabilisation durch den Patienten
- Aktive Beweglichkeit (hypo- oder hypermobile Abschnitte?)
- Passive segmentale Beweglichkeitsprüfung
- Bei Bedarf Demonstration der Arbeitshaltung oder Lagerung

**B. Muskuläre und/oder artikuläre Ursache**

- Inspektion der Haltung
- Aktive Beweglichkeit
- Passive segmentale Bewegungsprüfung

- Muskuläre Untersuchung
- Untersuchung des neuromeningealen Systems (Neurodynamik)
- Bindegewebeuntersuchung
- Bei Bedarf Demonstration der Arbeitshaltung oder Lagerung

**C. Vaskuläre oder neurovaskuläre Ursache**
- Hinweise aus subjektiver Untersuchung (Anamnese)
- Gehaltene Kopfposition
- Tests der Hirnnerven und Hirnstammfunktionen
- Medizinische Abklärung (radiologische Darstellung der Hirngefäße)

**D. Vermeidungshaltung mit steifem Nacken und hypertoner Muskulatur**
- Beobachtung des allgemeinen Bewegungsverhaltens
- Abklärung anderer Ursachen, vor allem vestibulär (➤ Kap. 5)
- Aktive Beweglichkeit
- Muskuläre Untersuchung

### 8.3.1 Allgemeine Untersuchung

Bereits während der Anamnese können die spontan eingenommene Haltung und das spontane Bewegungsverhalten beobachtet werden:
- Spontane Haltung (Form der BWS und HWS), Hinweis auf Nackenkyphose, Protraktion oder Hyperlordose der HWS
- Spontanes Verhalten: häufige Kopfbewegungen
- Muskuläre Auffälligkeiten: besonders hervorspringende Muskeln, z. B. der M. sternocleidomastoideus
- Kopffehlhaltung bei vermuteten okulomotorischen Dysfunktionen, insbesondere bei einer Augenmuskelparese

### 8.3.2 Funktionelle zervikale Instabilität (A)

#### Funktionelle Demonstration beim Lagewechsel

Die funktionelle Demonstration zur Differenzierung der zervikalen Instabilität wird exemplarisch am Beispiel des Abliegens und Aufsitzens dargestellt.

In der Anamnese berichten Patienten, dass der Schwindel beim Abliegen sofort auftritt und manchmal länger anhält.

#### Durchführung

Der Patient soll sich so hinlegen wie zu Hause und berichten, falls Schwindel auftritt.

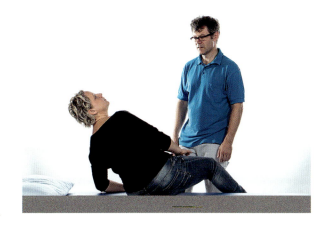

Folgende Punkte werden beobachtet:
- Wie ist die Bewegungsstrategie: Legt sich der Patient z. B. über die Seitlage oder direkt aus dem Sitz in Rückenlage hin?
- Wie ist das Bewegungsverhalten der HWS bzw. des Kopfes: Kann der Kopf in Flexion stabilisiert werden oder weicht das Kinn nach vorn aus? Die Bewegungsqualität muss bis zum Ende des Bewegungsablaufs beobachtet werden.
- Nennt der Patient Symptome?

#### Befund

Tritt der Schwindel bereits während oder sofort nach der Bewegung (z. B. dem Abliegen) auf und dauert länger an, besteht die Hypothese, dass ein zervikogener Schwindel vorliegt.

Weicht das Kinn während der Bewegung nach vorn aus, deutet dies auf eine ungenügende muskuläre Stabilisation hin.

#### Funktionelle Demonstration mit manueller Stabilisation

#### Durchführung

Hierbei erfolgt die Stabilisation der HWS durch den Therapeuten. Der Therapeut packt ein Kissen so an den Nacken, dass die HWS in der Neutralstellung stabilisiert bleibt. Hat sich der Patient seitlich hingelegt, ist das Kissen auf der Seite; hat er sich nach hinten abgelegt, wird das Kissen hinten am Nacken platziert. Mit einer Hand hält der Therapeut das Kissen von hinten, mit der anderen stabilisiert er das Kinn so, dass beim folgenden Bewegungsablauf keine Bewegung der HWS auftritt.

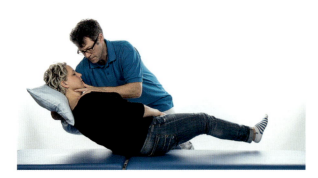

Nun liegt der Patient auf dieselbe Weise ab. Der Patient wird nach dem Symptom gefragt. Dasselbe wird beim Aufsitzen durchgeführt.

## Befund

Häufig berichtet er erstaunt, dass kein Schwindel aufgetreten ist. Tritt bei manuell stabilisierter HWS kein Schwindel auf, ist dies ein Hinweis auf eine funktionelle zervikale Instabilität.

## Funktionelle Demonstration mit aktiver Stabilisation

### Durchführung

Hier erfolgt die Stabilisation der HWS durch den Patienten. Der Patient wird instruiert, den Nacken während der folgenden Lagewechsel selbst zu stabilisieren. Dabei muss der Abstand vom Kinn zum Brustbein gleich bleiben.

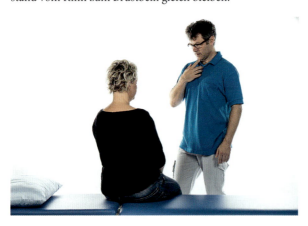

Diese Stabilisation muss unbedingt bis zum Schluss gehalten werden, bis der Kopf ganz in der Endposition auf dem Kissen liegt. Dasselbe wird beim Aufsitzen gemacht.
Weitere Aktivitäten, die Schwindel aufgrund einer funktionellen zervikalen Instabilität auslösen, sind:
- Drehen im Bett
- Bücken (DD: Orthostase)
- Mund spülen beim Zähneputzen
- Nach oben schauen

Bei diesen Aktivitäten wird ebenso vorgegangen, nur dass kein Kissen verwendet wird: Beim Bücken etwa erfolgt die Stabilisation manuell durch den Therapeuten (links) und aktiv durch den Patienten (rechts).

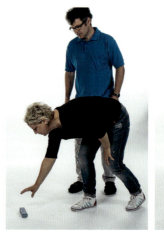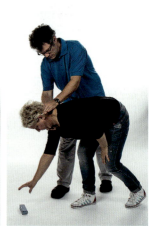

## Befund

Tritt bei aktiver Stabilisation durch den Patienten kein Schwindel auf, ist dies ebenfalls ein Hinweis auf eine zervikogene Ursache.

Tritt der Schwindel bei der passiven Stabilisation durch den Therapeuten nicht auf, jedoch bei der aktiven Stabilisation durch die Patienten, kann es sich um eine ungenügende aktive Stabilisation oder eine muskuläre Ursache (z. B. Hypertonus/Triggerpunkte des M. sternocleidomastoideus) handeln.

**CAVE**
Bei einem BPLS tritt der Schwindel mit einer Latenz von 2–4 Sekunden auf, hat einen Crescendo-Decrescendo-Charakter und verschwindet nach 30–60 Sekunden.

## Aktive Beweglichkeit von HWS und BWS

### Durchführung

Der Patient sitzt in einer aufgerichteten Haltung.
Der Patient wird instruiert, die gesamte Wirbelsäule in folgende Bewegungsrichtungen zu bewegen und zu berichten, falls Symptome auftreten:

• Flexion und Extension

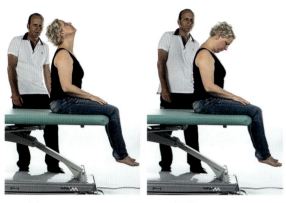

• Rotation nach links und rechts

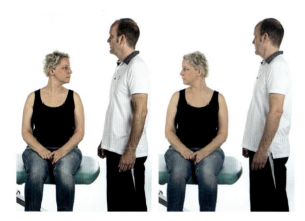

• Lateralflexion

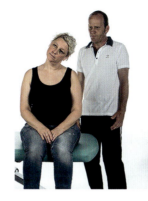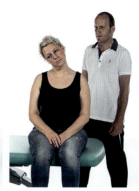

Beobachtet wird die Bewegungsqualität der einzelnen Abschnitte. Wie kongruent sind die Bewegungen und wo/in welchem Abschnitt finden die Bewegungen statt? Gibt es eine Knickstelle? Häufig ist das Zurückkommen aus der Position auffällig.

Treten keine Symptome auf und ist die Bewegungsqualität nicht besonders auffällig, wird der Patient aufgefordert, dieselben Bewegungen bis zum Bewegungsende durchzuführen.

### Befund

Ein normales Bewegungsverhalten liegt vor, wenn sich die Wirbelsäulenabschnitte gleichmäßig bewegen.

Auffällig ist, wenn Folgendes zu beobachten ist:

• Typische Symptome während oder nach der Bewegung (DD: vestibuläre Ursachen)
• Abschnitte mit vermehrter oder verminderter Beweglichkeit
• Auffällige Bewegungsqualität
• Seitliche Abweichungen
• Seitenunterschiede

Besonders bei Extension ist häufig eine übermäßige Beweglichkeit in der mittleren oder oberen HWS zu beobachten. Diese Befunde werden mit der spontanen Haltung (➤ Kap. 8.3.1) und passiven Bewegungsprüfung verglichen.

### Passive Beweglichkeit von BWS und HWS

#### Durchführung

Siehe hierzu ➤ Kap. 8.3.3

#### Befund

Auffällig ist, wenn

• Die typischen Symptome ausgelöst werden
• Hypermobile Segmente (z. B. mittlere HWS, siehe auch aktive Beweglichkeit) und benachbarte hypomobile Abschnitte (z. B. BWS) gefunden werden

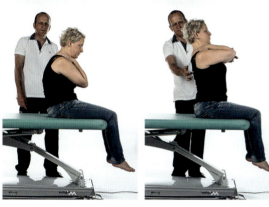

## Hochzervikale Instabilität

### Risikofaktoren

Verschiedene Risikofaktoren können eine hochzervikale Instabilität begünstigen bzw. verursachen und müssen bei Verdacht anamnestisch geklärt werden:

- Traumageschichte
- Halsinfektion
- Angeborene Kollagenveränderungen (Down-Syndrom, Grisel-Syndrom)
- Rheumatoide Arthritis/Spondylitis ankylosans
- Kürzliche Nacken-/Kopf-/Zahnoperation

### Untersuchung

- Kraniovertebrale ligamentäre Stabilisationstests für Lig. alare und Lig. transversum
- Hochzervikale Instabilitätstests

Details siehe Westerhuis und Wiesner (50).

## Funktionelle Stabilität der HWS in Flexion

Der Cranio Cervical Flexion Test (CCFT) (51–54) misst indirekt die Leistung der tiefen zervikalen Nackenflexoren.

### Durchführung

Der Patient befindet sich in Rückenlage. Unter die HWS wird subokzipital die Pressure Biofeedback Unit (PBU) gelegt, eine luftgefüllte Manschette mit Manometer.

Der Patient wird aufgefordert, eine Flexion der oberen HWS (Nickbewegung, kranio-zervikale Flexion) durchzuführen. Dadurch wird die HWS-Lordose leicht abgeflacht und der Druck auf die PBU erhöht. Begonnen wird mit einem Zieldruck von 22 mmHg. Dieser soll 10 Sekunden gehalten werden. Anschließend wird der Druck stufenweise um jeweils 2 mmHg erhöht. Dies erfolgt in der Regel in 5 Stufen bis zu einem maximalen Zieldruck von 30 mmHg.

### Befund

Die jeweilige Stufe gilt als nicht erfüllt, wenn
- die oberflächlichen Muskeln dominieren,
- Kompensations-/Ausweichbewegungen (z. B. Retraktion) zu beobachten sind.

## 8.3.3 Muskuläre oder artikuläre Ursache (B)

### Aktive Beweglichkeit von HWS und BWS

#### Durchführung

Siehe Abschnitt oben.

#### Befund

Auffällig ist, wenn
- die typischen Symptome während oder nach der Bewegung auftreten (DD: vestibulär),
- Bewegungsrichtungen deutlich eingeschränkt sind oder einzelne Abschnitte sich schlecht bewegen,
- gewisse Abschnitte exzessiv bewegt werden (z. B. Knickbildung).

### Tests der Hirnnerven und Hirnstammfunktion

Um kein Risiko bei manueller Untersuchung und Behandlung einzugehen, wird die Testung der Hirnnerven und Hirnstammfunktion empfohlen. Die folgenden Richtlinien beziehen sich auf den Vorschlag der International Federation of Orthopaedic Manipulative Physical Therapist (IFOMPT: www.ifompt.org):
- Neurologische Untersuchung: periphere Nerven, kraniale Nerven, Rückenmarkszeichen,
- Positionstests: Der Test in gehaltener zervikaler „end of range"-Rotation wird als am meisten provozierendes Manöver für die kontralaterale A. vertebralis beschrieben (55). Allerdings zeigen neuere Untersuchungen, dass diese Tests eine ungenügende diagnostische Qualität aufweisen (Details: ➤ Kap. 8.3.4).

### Passive Beweglichkeit von BWS und HWS

Die Untersuchung erfolgt durch Passive Accessory Intervertebral Movements (PAIVM) (Details: 50, 56, 57)

Bei all den Untersuchungstechniken wird nach Symptom (Schwindel) und Zeichen (Auffälligkeit, Steifigkeit oder lokaler Schmerz) gesucht.

**CAVE**

Vor einer hochzervikalen Mobilisation sollte mit einem sorgfältigen Clinical-Reasoning-Prozess nach Abwägung einer Risiko-Nutzen-Analyse eine Entscheidung getroffen werden, ob man bereit ist, die weitere Untersuchung oder Mobilisation anzuwenden oder ob weitere medizinische Abklärungen bei einem Facharzt notwendig sind. Bei Vorliegen von Red Flags (➤ Kap. 13) sollte der Patient an den Arzt weiterverwiesen werden.

## Durchführung

### BWS T10–T4

Der Patient befindet sich in Bauchlage mit den Armen seitlich am Körper, um die BWS nicht in einer endgradigen Extension vorzupositionieren, und mit dem Gesicht in der Kopföffnung der Behandlungsliege. Der Therapeut steht an der Seite und untersucht die BWS von T10–T4 zuerst flächig mit einem „Federtest".

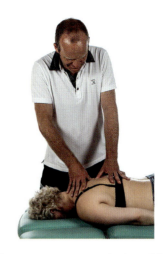

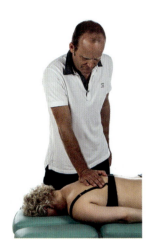

Dieser Griff wird angewandt, um einen Palpationskontakt mit dem Patienten aufzunehmen und einen globalen Überblick über die individuelle passive posterior-anteriore Beweglichkeit der BWS des Patienten zu erhalten. Mit einem zentral lokalisierten posterior-anterior oszillierenden Druck mit dem Pisiforme-Griff wird nach lokalen Druckdolenzen und Beweglichkeitsauffälligkeiten gesucht.

Danach wird die meist symptomatische Zone lokalisiert und über mehrere Segmente eine Probebehandlung durchgeführt.

Bei thorakalen Mobilisationstechniken wird in erster Linie keine Symptomreproduktion des Schwindels erwartet, vielmehr geht es darum, beitragende Faktoren der BWS für vegetative Reaktionen und eine mögliche hypomobile Zone für eine benachbarte zervikale Instabilität aufzufinden. Bei dieser Untersuchungstechnik ist besonders darauf zu achten, dass die Bewegung nicht exzessiv auf die benachbarte, eventuell hypermobile HWS weiterläuft. Gegebenenfalls muss die HWS während der Untersuchung manuell stabilisiert oder die Ausgangsstellung verändert werden.

### Untere/mittlere HWS T4–C3

Die mittlere HWS C3–C5 ist die Zone, in der bei Patienten mit Schwindel insbesondere bei Schleudertrauma funktionelle Instabilität als Ursache des Schwindels gefunden werden kann. Die zervikothorakale Übergangszone ist eher die Zone, die als beitragender Faktor einer Instabilität (Zone der benachbarten Hypomobilität) angesehen werden kann.

Der Patient befindet sich in Bauchlage und seine Hände liegen seitlich oder unter der Stirn. Die mittlere HWS wird untersucht, indem der Therapeut am Kopfende des Patienten steht. Die Daumen sind im 60°-Winkel auf dem Dornfortsatz positioniert und die Finger umgreifen sanft den Nacken.

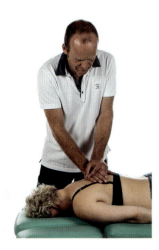

Nach erfolgter globaler Untersuchung wird in den gleichen Segmenten mit einem Daumengriff mit unilateral posterior-anteriorem Druck die Beweglichkeit geprüft.

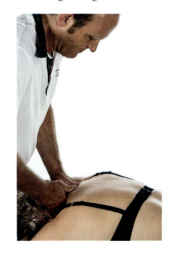

Mittels einer Körperbewegung untersucht der Therapeut oszillierend mit einem posterior-anterior gerichteten Druck die einzelnen Segmente zentral. Danach geht der Untersuchungsgang unilateral über die Facettengelenkzone.

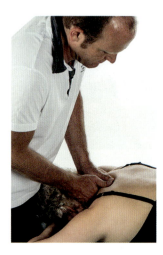

Es wird jeweils nach lokalen Zeichen oder Symptomen gesucht und mit den Segmenten oberhalb und unterhalb und an den Seiten verglichen. Im Bereich T4–T1 ist es notwendig, den Daumen-Griff anzupassen und eventuell auf den Pisiforme-Griff zu wechseln.

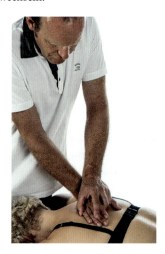

### Obere HWS C3–C1

Der Patient befindet sich in Bauchlage. Die Hände sind unter der Stirn platziert oder die Stirn ist mit einem gefalteten Handtuch so unterstützt, dass der Kopf nicht ganz in der Kopföffnung der Patientenliege versinkt.

Mit einem sanften Griff wird die posterior-anteriore segmentale oszillierende Bewegung untersucht.

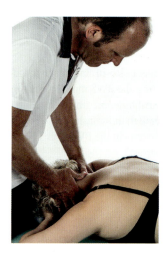

Die Daumen werden nebeneinander positioniert und bilden einen 60°-Winkel, die anderen Finger umfassen in einem weichen Griff den Kopf. Begonnen wird zentral über dem Dornfortsatz von C3, C2 und C1. Nachfolgend wird mit dem gleichen Griff unilateral im Bereich der Facetten in gleicher Reihenfolge untersucht.

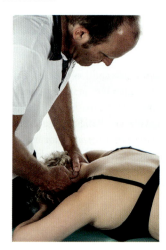

Die Bewegung sollte aus dem Körper des Therapeuten erfolgen und der Griff nicht spitz ankommen, um lokale Druckempfindlichkeiten zu vermeiden. Weil der Wirbelbogen von C1 sehr breit ist, wird mit mehreren Durchgängen die ganze Breite des Wirbelbogens nach unilateral untersucht. Die Bewegungsrichtung der Untersuchung auf C2 und C3 ist senkrecht zur Oberfläche zu lokalisieren, jedoch auf C1 wird die Bewegungsrichtung nach kranial anguliert. In Segmenten mit verstärkter Beweglichkeit bei der aktiven Prüfung sollte sehr vorsichtig und zurückhaltend untersucht werden. Die Bewegungsqualität und das Bewegungsausmaß der einzelnen Segmente werden miteinander verglichen. Bei Auffälligkeiten oder Symptomreproduktion, in diesem Fall Schwindel oder lokale Schmerzen, wird in diesem Bereich eine angepasst dosierte Probebehandlung durchgeführt. Als Wiederbefundparameter wird die schwindelauslösende Bewegung im Vergleich zur Situation vor der Behandlung durchgeführt.

Alle oben genannten Techniken können durch Vorpositionierung des Nackens in die Richtung der schwindelauslösenden Bewegung angepasst werden. Beispielsweise kann der Therapeut die passiven Untersuchungsgänge in leichter Rotationsvorpositionierung ausführen.

### Befund

Auffällig ist, wenn Folgendes zu beobachten ist:
- Typische Symptome
- Veränderte Bewegungsqualität
- Auffälligkeiten wie Steifigkeit, Schmerz, Hypermobilität und gegebenenfalls auch Stufenbildung
- Lokale segmentale Steifigkeiten oder Dysfunktionen, insbesondere der oberen HWS (C1–C3)

Diese Dysfunktionen können aufgrund der neurophysiologischen Reaktion aller darunterliegenden Strukturen zustande kommen.

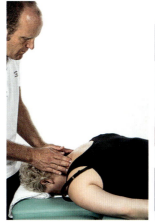
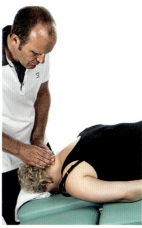

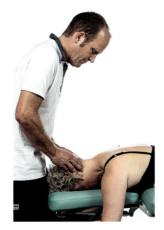

## Palpation: Muskulatur

### Durchführung

Der Patient befindet sich in Rückenlage. Der Therapeut sitzt am Kopfende. Mit einer Hand unterstützt er den Kopf, mit der anderen Hand palpiert er mit dem Daumen den M. sternocleidomastoideus im Faserverlauf von kranial nach kaudal oder quer zum Faserverlauf.

### Befund

Auffällig ist, wenn
- der Patient bei der Palpation über die typischen Schwindelsymptome oder über bekannte Symptome im Zusammenhang mit Schwindel berichtet.
- ein Hypertonus oder Hartspann zu erkennen ist, der gegenüber anderen Befunden sehr auffällig oder im Seitenvergleich deutlich asymmetrisch ist. Die Befunde werden mit den anderen Untersuchungsergebnissen und der Anamnese verglichen und dabei auf Zusammenhänge geachtet.

Eine Probebehandlung kann als Test gewertet werden. Sind die typischen Symptome nach der Behandlung geringer (oder deutlich verstärkt), wird damit die Hypothese weiter unterstützt.

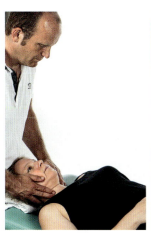
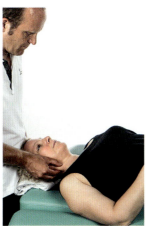

Der M. sternocleidomastoideus wird dann von lateral nach medial geschoben, sodass die Mm. scaleni palpiert werden können.

Der Patient sitzt oder liegt in Bauchlage. Die Muskeln M. levator scapulae, M. trapezius descendens, die paravertebrale zervikale Muskulatur und die kurzen Nackenextensoren werden quer zum Faserverlauf palpiert.

## Palpation: Bindegewebe

Besonders bei Operationsnarben im Okzipitalbereich, Sturz auf den Hinterkopf, WAD oder länger dauernden zervikogenen Syndromen sollte die Beweglichkeit der Narbe oder Kopfhaut untersucht werden.

### Durchführung

Im Sitz, in Bauch- oder Rückenlage wird die Verschieblichkeit der Kopfhaut, insbesondere der okzipitalen Region untersucht.

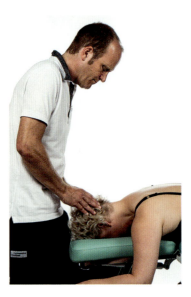

### Befund

Auffällig ist, wenn
- die typischen Symptome ausgelöst werden,
- die Hautverschieblichkeit deutlich reduziert ist.

Bei einem Verdacht auf eine Bindegewebsproblematik kann eine Narben- oder Kopfhautmobilisation als Probebehandlung durchgeführt werden. Entscheidend ist, ob die Behandlung einen Einfluss auf die typischen Symptome hat.

## 8.3.4 Vaskuläre oder neurovaskuläre Ursache (C)

### Hinweise aus der Anamnese

Die meisten Informationen zu Risikofaktoren für eine zervikale arterielle Dysfunktion erhält man während der Anamnese:
- Bestimmte Kopfpositionen
- Bekannte Gefäßveränderungen, Stenosen
- Plötzliche Schwäche der Beine

Aber auch Informationen wie (30, 32):
- Frühere Geschichte von HWS-Trauma, HWS-Gefäßverletzung oder triviales Schädel-Hirn-Trauma
- Frühere Geschichte von migräneartigem Kopfschmerz
- Bluthochdruck
- Hypercholesterinämie
- Herzerkrankung, Gefäßerkrankung, frühere CVI oder TIA insbesondere im Bereich Hirnstamm und Kleinhirn
- Diabetes mellitus
- Blutverdünnung

**Tab. 8.4** Diagnostische Verwendung der VBI-Tests (32)

| Referenz | Sensitivität | Spezifität | LR+ | LR– |
|---|---|---|---|---|
| Cote et al. 1996 (31) | 0,00 | 0,86 | 0,00 | 1,16 |
| Rivett et al. 2000 (60) | 0,10 | 0,39 | 0,16 | 2,30 |
| Kerry et al. 2003 (61) | 0,31 | 0,48 | 0,59 | 1,44 |
| Kerry 2006 (62) | 0,10 | 0,44 | 0,16 | 2,30 |

LR+: Likelihood-Ratio für positiven Test; LR–: Likelihood-Ratio für negativen Test.
Werte über 10 bedeuten eine gute L+ und Werte unter 0,01 einen guten L–.

- Raucher
- Unmittelbar nach Schwangerschaft
- Abwesenheit von erklärbarem mechanischem Verhalten der Symptome

### Medizinische Abklärung

Mittel der Wahl für die medizinische Abklärung ist die radiologische Darstellung der hirnversorgenden Gefäße (Ultraschalldoppler).

### Positionstests und Test der VBI

Bis heute fehlt die Evidenz zur Vorsehbarkeit einer Dysfunktion der A. vertebralis. Der Test selbst gilt als sehr belastend für das Gefäßsystem. Funktionelle Tests der HWS werden gewöhnlich verwendet, um eine VBI zu erkennen (32, 58, 59). Jedoch können Patienten eine signifikante Reduktion des Blutflusses ohne Symptome einer VBI haben und umgekehrt (30, 32). Daher ist erklärbar, warum die diagnostische Qualität (u. a. Sensitivität und Spezifität) der Tests schlecht ist ( ➤ Tab. 8.4). Allerdings sind die Resultate von drei dieser Referenzen nicht in Journals publiziert worden.

Deshalb empfehlen verschiedene Autoren (30, 63), die Tests zur VBI nicht mehr anzuwenden.

**MERKE**

Tests zur Untersuchung der vertebrobasilären Insuffizienz haben eine ungenügende diagnostische Qualität und sollten nicht mehr verwendet werden.

## 8.3.5 Vermeidungshaltung und Hypertonus (D)

### Beobachtung

Bei der Anamnese, funktionellen Aktivitäten und Tests (z. B. Dynamic Gait Index) ist zu beobachten, dass sich die Patienten mit einem steifen Nacken bewegen. Dabei drehen sie Kopf und Rumpf en bloc ohne oder nur mit geringer Bewegung des Kopfes gegenüber dem Rumpf.

### Aktive Beweglichkeit

Siehe Abschnitt oben.

### Muskuläre Untersuchung

Siehe Abschnitt oben.

### 8.3.6 Weitere ergänzende Tests

### Differenzierung von vestibulär und zervikal

#### Durchführung

Siehe hierzu ➤ Kap. 5.3.7.

#### Befund

Zervikogen: Die typischen Symptome treten in Testsituation 2 und 3 auf.

### Sensorik der HWS: JPE- und HRA-Test

#### Durchführung

Siehe hierzu ➤ Kap. 4.3.2.

#### Befund

Als normal gilt beim HRA (bei einem Abstand von 90 cm zur Wand) eine Abweichung vom Ausgangspunkt:
- Horizontal    ≤ 7,0 cm
- Vertikal    ≤ 6,5 cm

Man geht von einem Minimum an 5 Tests von JPE und HRA aus, damit eine adäquate Test-Retest-Reliabilität erreicht wird (64). Zudem müssen die Tests in Verbindung mit anderen Tests (Stehtest, SPNT) durchgeführt werden (65) (Details: ➤ Kap. 8.1.10 und ➤ Kap. 6).

### Blickfolgetest mit Kopfrotation (SPNT)

#### Durchführung

Siehe hierzu ➤ Kap. 4.3.3.

#### Befund

Ist die langsame Blickfolge in Kopfrotationsstellung auffälliger als in Neutralstellung, deutet dies auf eine zervikogene Ursache hin.

## 8.4 Behandlung

### 8.4.1 Funktionelle Instabilität (A)

Die funktionelle segmentale Instabilität ist die in der Praxis am häufigsten beobachtete Ursache eines zervikogenen Schwindels. Dieser ist häufig bei Steifigkeit in benachbarten Bewegungssegmenten (v. a. zervikothorakaler Übergang und BWS) und bei ungünstigen Arbeitshaltungen zu beobachten. Die Behandlung beinhaltet folgende Punkte:
- Modifikation von Problembewegungen durch Stabilisation der HWS
- Mobilisation hypomobiler Segmente
- Stabilisation hypermobiler Abschnitte durch die Aktivierung tiefer Muskeln
- Beseitigung auslösender Faktoren

### Stabilisation der HWS in Alltagsaktivitäten

In der Untersuchung hat sich gezeigt, dass bei zusätzlich manuell oder aktiv stabilisierter HWS bei einer bestimmten Bewegung (z. B. Abliegen oder Aufsitzen) der Schwindel nicht auftritt. Diese Befunde dienen unmittelbar der Behandlungsplanung und -ausführung: Ausgehend von der funktionellen Demonstration im Befund (➤ Kap. 8.3) wird mit den Patienten die Stabilisation der HWS bei den problematischen Alltagsaktivitäten erarbeitet. Dies wird unterstützt und vorbereitet durch nachfolgende Maßnahmen.

Bereits nach der funktionellen Demonstration im Befund wird den Patienten gezeigt, wie sie Alltagsaktivitäten mit stabilisierter HWS durchführen sollen.

Tritt der Schwindel morgens oder nach einer Ruhepause auf, sollten erst die tiefen Nackenmuskeln durch Übungen zur segmentalen Stabilisation tonisiert werden, bevor die Betroffenen aufstehen.

### Mobilisation hypomobiler benachbarter Bewegungsabschnitte

Eine funktionelle segmentale Instabilität kann auftreten, wenn benachbarte Wirbelsäulenabschnitte, wie z. B. der zervikothorakale Übergang und die BWS hypomobil sind und wenig Bewegung zulassen. Auch benachbarte hypomobile

Segmente der HWS können eine darüber- oder darunterliegende Instabilität begünstigen oder unterhalten. Dadurch werden Kopfbewegungen häufig in den gleichen Segmenten (meistens der mittleren HWS) lokalisiert. Somit sind sowohl die Mobilisation der steifen als auch die Stabilisation der hypermobilen Segmente notwendig.

Mit manuellen Techniken werden steife Abschnitte insbesondere der BWS mobilisiert.

> **CAVE**
>
> Die Mobilisation darf auf keinen Fall zu weiterlaufenden Bewegungen und damit zu einer Mobilisation der hypermobilen Segmente führen.

Eine Heimübung zur Selbstmobilisation der BWS darf nur ausgeführt werden, wenn die Patienten gleichzeitig die HWS und die LWS stabilisieren können bzw. keine weiterlaufenden Bewegungen in diese Regionen stattfinden. Ansonsten kann eine segmentale Hypermobilität verstärkt werden.

## Stabilisation durch die tiefe ventrale Nackenmuskulatur

### Ziel

Entspannung der oberflächlich hyperaktiven Nackenmuskeln und Aktivierung der tiefer liegenden Nackenflexoren (M. rectus capitis anterior und lateralis, M. longus colli, M. longus capitis)

### Einsatz

- Häufige Protraktionshaltung
- Kopf kann bei Aktivitäten/Lagewechsel nicht in Flexion stabilisiert werden (Kinn weicht nach vorn aus)

### Ausgangsstellung

Rückenlage, Kopf gut unterstützt mit einem Kissen, sodass HWS und Kopf in Neutralstellung liegen.

### Durchführung

Vorbereitung: leichte Aktivierung der Schulterblätter nach hinten/unten in Richtung Hosentaschen.

Zuerst soll der Patient lernen, die großen oberflächlichen Muskeln (M. sternocleidomastoideus und Mm. scaleni) zu entspannen. Mit der Hand kann er kontrollieren, ob diese Muskeln entspannt sind.

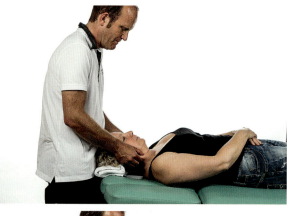

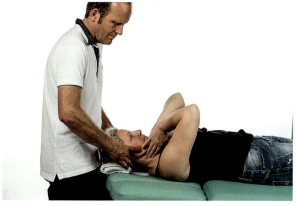

Der Patient soll sich eine Drehachse durchs Ohr vorstellen. Dann soll er eine Nickbewegung machen, wobei der Kopf mit gleichem Druck auf dem Kissen liegen bleiben soll. Diese Position in Flexion soll er 10-mal 10 Sekunden lang halten.

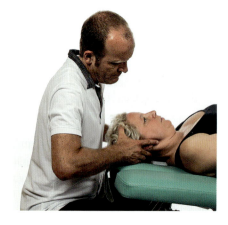

Mit seinen Händen kann er spüren, ob seine oberflächliche ventrale Muskulatur entspannt bleibt.

Während der Aufgabe sollte die Kiefermuskulatur entspannt bleiben.

## Alternativen/Hilfen

- Betroffene können versuchen, die Neutralstellung zu erreichen und zu halten. Damit werden auch bereits die tiefen Flexoren aktiviert.
- Eine weitere Hilfe zur Aktivierung der tiefen Flexoren ist die Instruktion, mit den Augen zum Bauchnabel zu schauen, ohne dass sich der Kopf bewegt.
- Auch mit konstantem Anpressdruck der Zunge an den oberen Gaumen kann der Tonus der tiefen Nackenmuskulatur erhöht werden; insbesondere in der oberen HWS.
- Ein Stabilizer (Pressure-Biofeedback-Unit, PBU) kann unter dem Nacken positioniert werden. Während der Druck unter dem Hinterkopf nicht zunehmen darf, soll er unter dem Nacken von 20 auf 22 mmHg ohne Kompensationsmanöver erhöht werden. Wenn dies möglich ist, sollte der Druck stufenweise 10-mal 10 Sekunden bis 30 mmHg erhöht gehalten werden.

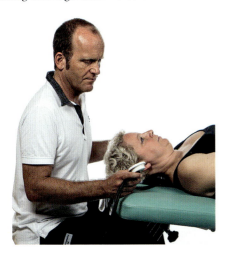

**CAVE**
Bei zunehmenden Schmerzen oder Schwindel sollte die Übung überprüft oder abgebrochen werden.
Bei hochzervikaler Instabilität kann die folgende Aktivität zu einer Verstärkung der Symptome führen.

## Steigerung der Stabilisation durch die tiefe ventrale Muskulatur

### Ziel

Aktivierung der tiefer liegenden Nackenflexoren ohne Aktivierung der oberflächlichen großen Nackenmuskeln

### Einsatz

- Häufige Protraktionshaltung
- Kopf kann bei Lagewechsel nicht in Flexion stabilisiert werden (Kinn weicht nach ventral aus)

### Ausgangsstellung

Angelehnter Sitz (z. B. hochgestellter Teil der Therapieliege, Fernsehsessel). Kopf und HWS sind mit einem Kissen unterstützt, sodass diese in Neutralstellung liegen.

### Durchführung

Es können die gleichen Instruktionen und Techniken wie bei obenstehender Übung angewendet werden. Dabei bleiben die großen ventralen Nackenmuskeln entspannt.

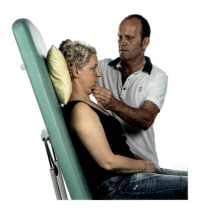

Sobald dies ohne Aktivierung der großen Muskeln möglich ist, stellt der Patient den Kopf in Neutralstellung ein. Das Kinn bleibt unten. Nun versucht er, den Kopf leicht zu machen (weniger Druck am Hinterkopf). Dabei darf das Kinn nicht nach ventral ausweichen.

### Steigerung

Die Steigerung erfolgt erst, wenn der Patient den Kopf leicht machen kann, ohne dass sich das Kinn nach ventral bewegt.

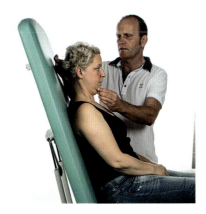

- Das Kopfteil der Liege wird stufenweise nach unten gestellt.
- Der Patient versucht, den Kopf etwas mehr abzuheben, wobei nun die oberflächlichen Muskeln auch aktiviert werden.

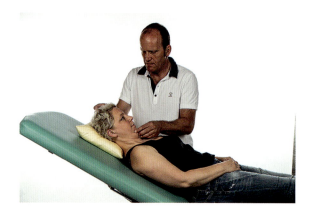

- Bewegungen der oberen Extremitäten bei gleich bleibender Stabilisation des Nackens.

## Aktivierung der tiefer liegenden dorsalen Nackenmuskulatur

### Ziel

Aktivierung der tiefer liegenden dorsalen Nackenmuskeln (M. semispinalis cervicis und M. multifidus) ohne Aktivierung der oberflächlichen Nackenmuskeln

### Einsatz

- Starke Lordose der HWS
- Funktionelle segmentale Instabilität, v. a. der mittleren HWS nach ventral

### Ausgangsstellung

Rückenlage, Kopf gut unterstützt mit einem Kissen, sodass HWS und Kopf in Neutralstellung gelagert sind.

Der Therapeut legt seine Fingerspitzen als Referenz unter die Dornfortsätze der mittleren Halswirbel des Patienten.

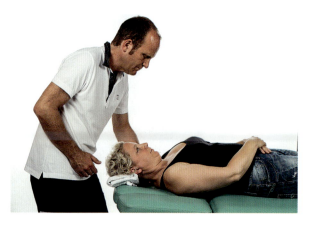

### Durchführung

Der Patient soll als Erstes die Fingerspitzen des Therapeuten unter seiner HWS wahrnehmen. Dabei helfen leichte Druckveränderungen/Vibrationen der Fingerkuppen des Therapeuten. Nun wird der Patient aufgefordert, einen leichten Druck nach dorsal in die Fingerspitzen des Therapeuten auszuüben, ohne dass der Druck am Hinterkopf zunimmt. Dabei sollen die oberflächlichen ventralen Halsmuskeln entspannt bleiben.

Anstelle der Fingerkuppen wird ein Stabilizer unter dem Nacken positioniert. Ein leichter Druck wird erzeugt und beibehalten.

### Alternativen

- Der Patient soll sich in Bauch- oder Rückenlage vorstellen, den Muskel, der vom Therapeuten palpiert wird, anschwellen zu lassen (wie z. B. den Bizeps), aber ohne dass eine Bewegung entsteht.
- Zur visuellen Kontrolle kann eine Blutdruckmanschette oder ein Stabilizer verwendet werden.

### Steigerung

Die Übung wird in Bauchlage, Unterarmstütz oder Vierfüßlerstand durchgeführt.

## Aktivierung der stabilisierenden Scapulamuskulatur

Wenn beobachtet wird, dass Patienten ihre Scapulae nicht nach hinten unten bzw. die BWS ungenügend in Extension stabilisieren können, muss diese Übung vor der nachfolgenden eingeschoben werden.

**CAVE**
Bei einer ausgeprägten BWS-Kyphose ist diese Übung nicht geeignet.

### Ziel

- Stabilisation beider Scapulae nach dorsal kaudal
- Aktivierung des M. trapezius ascendens
- Stabilisation der BWS in Extension

### Einsatz

- Ungenügende Stabilisation der Scapulae nach dorsal kaudal und der BWS in Extension
- Ungenügende Ausdauer der stabilisierenden Muskeln
- Vorbereitung für die Aktivierung der tiefen dorsalen Nackenmuskeln

## Ausgangsstellung

Bauchlage, die Stirn unterlagern oder ein Therapiekissen oder Kopfteil mit Loch verwenden. Die Arme liegen seitlich neben dem Körper.

## Durchführung

Der Therapeut führt beide Scapulae des Patienten passiv nach dorsal kaudal.

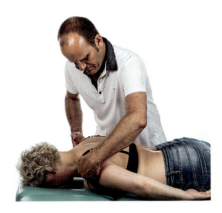

Der Patient wird aufgefordert, die Scapula dort zu halten.

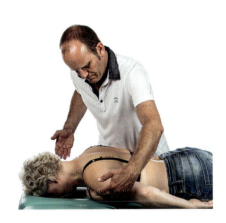

Die Arme sollen dabei locker bleiben. Damit wird vermieden, dass der M. latissimus dorsi aktiviert wird. Der Patient soll ruhig weiteratmen. Dies wird wiederholt, bis der Patient die Scapulae 10 Sekunden lang halten kann, bei gleich bleibendem Atemrhythmus und ohne die Arme zu aktivieren.

Dann wird der Patient aufgefordert, seine Scapulae selbst aktiv nach dorsal kaudal zu bewegen und die Position zu halten. Dabei sollen die Arme locker bleiben (ohne Aktivierung des M. latissimus dorsi).

Ziel ist es, die Position 10-mal für 10 Sekunden zu halten.

## Steigerung

Der Patient soll den Kopf abheben.

## Aktivierung der dorsalen Nackenmuskeln in Bauchlage

### Ziel

- Aktivierung der tiefer liegenden dorsalen Nackenmuskeln
- Stabilisation der HWS unter erschwerten Bedingungen

### Einsatz

- Funktionelle segmentale Instabilität, v. a. der mittleren HWS
- Steigerung der Aufgabe in Rückenlage
- Starke Lordose der HWS

**C A V E**
Bei starker BWS-Kyphose oder bei Nackenkyphose ist diese Übung nicht indiziert.

### Ausgangsstellung

Bauchlage, Stirn unterlagern oder ein Therapiekissen oder Kopfteil mit Loch verwenden. Die Arme liegen seitlich neben dem Körper.

### Durchführung

Erst stabilisiert der Patient beide Scapulae nach hinten unten.

Dann hebt er den Kopf so ab, dass eine Retraktionsbewegung ohne Extension in der HWS erfolgt (Kinn weicht nicht nach ventral aus).

Ziel ist es, die Position 10-mal für 10 Sekunden zu halten.

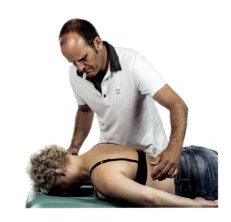

8

### Steigerung

Die Übung wird im Unterarmstütz oder Vierfüßlerstand durchgeführt.

### Haltungsinstruktion und Arbeitsplatzabklärung

Da sich funktionelle zervikale Instabilität meist durch häufige und lang andauernde Fehlhaltungen, z. B. am Arbeitsplatz, beim Fernsehen oder Lesen verstärkt und symptomatisch werden kann, muss unbedingt die Haltung bzw. das Verhalten im Alltag geändert werden.

Zur Progression können die Stabilisationsübungen in verschiedenen funktionellen Ausgangsstellungen, angepasst an das jeweilige Hauptproblem des Patienten, und in seinen Alltagspositionen erarbeitet und trainiert werden.

### Beseitigung auslösender Faktoren

Eine zervikale Instabilität kann durch bestimmte Bewegungen oder Haltungen ausgelöst oder verstärkt werden:
- Wiederholte Bewegungen in Extension in Beruf oder Freizeit
- Ungeeignete Haltung des Kopfes in HWS-Extension bei der Arbeit oder in der Freizeit
- Langes Nasenbluten, Regelmäßige Anwendung von Augentropfen
- Frisör- oder Zahnarztbesuch

Diese müssen in anamnestischen Fragen gesucht werden. Mit dem Patienten werden Strategien zur Vermeidung dieser auslösenden Bewegungen oder Haltungen erarbeitet.

### 8.4.2 Muskuläre und/oder artikuläre Ursache (B)

Muskuläre und/oder artikuläre Ursachen für Schwindel werden häufig bei Patienten mit Schleudertrauma und degenerativen Veränderungen beobachtet. Überlastungen in schlechter Haltung können zu Verspannungen der dorsalen Muskulatur führen und z. B. das Lesen im angelehnten Sitz zu Verspannungen der ventralen Muskulatur.

### Behandlung der ventralen Nackenmuskeln

#### Ausgangsstellung

Der Patient befindet sich in Rückenlage. Der Therapeut sitzt am Kopfende und nimmt den Kopf in seine Hand. Das Hal-

ten des Kopfgewichts wird für den Therapeuten erleichtert, wenn er die Hand auf das Kissen ablegt und möglichst nahe am Kopf sitzt oder sogar den Kopf mit seinem Rumpf stabilisiert.

#### Durchführung

Mit dem Daumen der anderen Hand streicht er auf dem M. sternocleidomastoideus erst mit leichtem Druck von kranial nach kaudal. Dazu ist etwas Massagecreme nötig. Nach einigen Minuten kann der Druck leicht erhöht werden. Die Streichungen können an Stellen mit Verhärtungen verstärkt werden. Bei Bedarf wird eine Triggerpunktbehandlung durchgeführt.

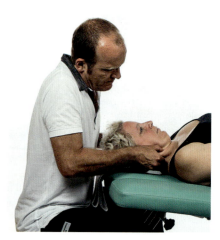

Später kann der M. sternocleidomastoideus leicht nach medial verschoben und darunter können auf dem M. scalenus erste leichte Streichungen von kranial nach kaudal ausgeführt werden. Dasselbe Vorgehen wird auf der anderen Seite angewandt, wenn dort ein Muskelhypertonus gefunden wird.

Häufig ist anschließend eine größere aktive Rotation des Kopfes zu beobachten. Patienten berichten über weniger Schwindel oder gelegentlich, dass sie klarer sehen.

### Behandlung der dorsalen Nackenmuskeln

Die Behandlung der dorsalen Nackenmuskulatur erfolgt durch klassische Massage, Bindegewebstechniken, Triggerpunktbehandlung oder manuelle Behndlungstechniken wie PAIVM oder PPIVM. Besonders bekannt für Schwindelsymptome sind der M. levator scapulae, der M. trapezius descendens, der M. splenius capitis, die kurzen Nackenextensoren und die subokzipitale Nackenmuskulatur oberhalb von C2.

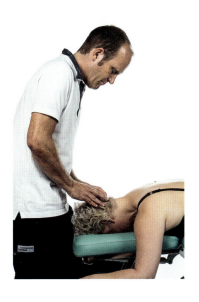

### Narbenbehandlung

Patienten nach einer Kopfoperation, z. B. wegen eines Akustikusneurinoms, haben eine Narbe am kaudalen Hinterkopf. Die Narbe und die umliegende Kopfhaut sind oft verklebt. Wiederholt wurde beobachtet, dass eine Mobilisation der umliegenden Kopfhaut und der Narbe durch Bindegewebstechniken zu einer Reduktion von Schwindelsymptomen führt.

### Durchführung

Erst werden die Fingerkuppen auf etwas weiter entfernte Kopfhaut aufgesetzt. Es wird nur so viel Druck ausgeübt, dass die Fingerkuppen nicht auf der Kopfhaut rutschen. Die Haut wird in alle Richtungen verschoben. Im Laufe der ersten oder folgenden Behandlungen erfolgt die Hautverschiebung immer näher an der Narbe. Schließlich werden die Fingerkuppen auf die Narbe gelegt und diese in alle Richtungen verschoben.

### Bindegewebe und Kopfhaut

Patienten mit Schleudertrauma zeigen oft eine Verspannung der Kopfhautmuskulatur, reduzierte Verschiebbarkeit der Kopfhaut und damit zusammenhängend Schmerzen oder as-

soziierte Symptome. Die Mobilisation der Kopfhaut kann Kopfschmerzen und Schwindel reduzieren.

### Durchführung

Die Fingerkuppen werden so leicht auf der Kopfhaut aufgesetzt, dass sie bei den folgenden Gewebeverschiebungen nicht rutschen. Erst wird die Kopfhaut an weniger schmerzhaften Stellen mobilisiert, später an den weniger beweglichen Stellen.

### Distraktion und Detonisierung der subokzipitalen Muskulatur

Mit folgender therapeutischen Maßnahme besteht die Möglichkeit, die oft hypertone subokzipitale Muskulatur zu entspannen. Diese Muskulatur kann als mögliche Reaktion einer tiefer gelegenen segmentalen Instabilität beobachtet werden oder aufgrund einer Verspannung oder Fehlhaltung entstehen. Durch lokalen Druck der Fingerkuppen setzt diese Maßnahme einen taktilen Input auf diese oft schmerzende Muskulatur. Über die oberflächlich gelegenen Nerven (N. occipitalis major, N. suboccipitalis) kann ein direkter neuraler Input angewendet werden. Die klinische Beobachtung zeigt, dass über diesen lokalen somatosensorischen Input am Hinterhaupt der Schwindel oft positiv beeinflusst werden kann.

### Durchführung

Der Patient befindet sich in Rückenlage. Der Therapeut sitzt am Kopfende und seine Hände liegen flach und parallel zu den Dornfortsätzen unter dem Hinterkopf des Patienten. Die Fingerkuppen von Finger II–IV kommen dabei am subokzipitalen Rand des Kopfes auf Höhe von C1 zu liegen. Durch eine Fingerflexion im distalen und proximalen Interphalangealgelenk der genannten Finger kann eine sanfte intermittierende Traktion auf den hochzervikalen Bereich ausgeübt werden.

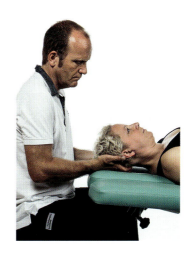

Diese Behandlung wird über einen Zeitraum von 2–3 Minuten als Probebehandlung durchgeführt und kann nach erfolgtem positiven Wiederbefund wiederholt werden.

## Gelenkmobilisationen/Neuromuskuloskelettale Mobilisation

Man kann die außerordentlich gut innervierte subokzipitale Muskulatur, die Facettengelenke, die Ligamente und die oberflächlich liegenden Nerven (N. occipitalis major, N. suboccipitalis) als mögliche Ursache nennen. Die Behandlung richtet sich nach den Befunden der körperlichen Untersuchung.

Ziel der Mobilisation dieser Zone ist es, durch Veränderung des somatosensorischen Inputs dieser Strukturen den Schwindel zu verändern.

> **C A V E**
>
> Prinzipiell sollte vor jeder ersten manuellen Mobilisationstechnik der oberen HWS durch sorgfältige subjektive und körperliche Untersuchung abgeklärt werden, ob vielleicht doch eine hochzervikale Instabilität die Ursache des Schwindels sein könnte. Dies gilt als Kontraindikation für die Mobilisation dieser Region.

Falls auch andere Red Flags, wie z. B. Osteoporose, vertebrobasiläre Insuffizienz, Rückenmarkszeichen, ausgeschlossen werden, können als effiziente Untersuchungs- und gleichzeitig Mobilisationstechniken folgende manuelle Techniken genannt werden.

### Passive Accessory Intervertebral Movements (PAIVM)

Bei den PAIVM wird die intersegmentale Mobilität in einer Zusatzbewegung untersucht.

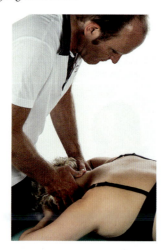

Dabei werden Widerstand-Symptom-Verhalten und eventuelle Schwindelauslösung analysiert. Das gleiche Vorgehen wird auch bei den nachfolgenden Möglichkeiten vorgeschlagen:

- Segmentale Zusatzbewegungen von posterior nach anterior von C1–C3
- Segmentale Zusatzbewegung mit transversaler Mobilisation von C1

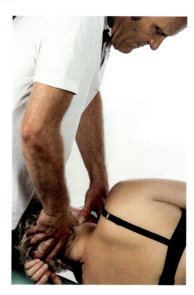

- Segmentale passive physiologische Mobilisationstechniken (PPIVM) in alle Bewegungsrichtungen

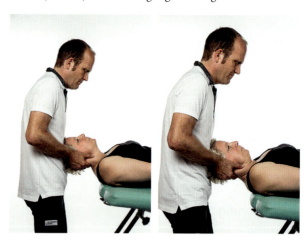

Diese oben erwähnten Untersuchungstechniken werden als oszillierende Behandlungsinterventionen zentral oder unilateral eingesetzt, um Zeichen und Symptome der HWS zu behandeln und somit den Schwindel zu beeinflussen.

### Passive Physiological Intervertebral Movements (PPIVM)

Bei den PPIVM untersucht der Therapeut die intersegmentale Mobilität in eine physiologische Richtung. Hierbei wird das Verhalten folgender Faktoren analysiert:

- Steifigkeit, Hypermobilität oder Instabilität der Segmente im Vergleich zueinander

- Bewegungsausmaß
- Auftreten von Symptomen (Schmerz, Schwindel, Übelkeit etc.) oder Zeichen wie lokale Steifigkeit oder Überempfindlichkeit
- Auftreten von Schutzspasmus

Die PPIVM können sowohl als Untersuchungs- wie auch als Behandlungstechniken verwendet werden (ausführliche Beschreibung: 50, 66).

## Passiv physiologische Mobilisationstechniken

Mit passiv physiologischen Behandlungstechniken der HWS, wie beispielsweise einer Rotations- oder Lateralflexionsbehandlungstechnik, können hypomobile Segmente und verspannte myofasziale Strukturen der HWS sanft gelöst werden. Vorteil dieser Behandlungstechniken ist, dass der Therapeut mit der Lokalisation seiner Grifftechniken die symptomatischen Stellen nicht noch zusätzlich reizt. Die Grifffassung ist nicht im betroffenen Segment lokalisiert (Details: 50, 66).

## Sustained Natural Apophyseal Glides (SNAG)

Hier handelt es sich um kombinierte Mobilisationstechniken aus aktiver Bewegung durch den Patienten mit passiv gehaltener Zusatzbewegung (z.B. Gleiten) durch den Therapeuten (67).

Das spezielle Ziel der SNAG ist die schmerzfreie Wiederherstellung der normalen Beweglichkeit, mit Verbesserung der physikalischen Einschränkungen der Gelenkbeweglichkeit und Reduktion des Schwindels ( ➤ Kap. 8.5).

Der Patient soll zuerst im Sitzen die schwindelauslösende Bewegung reproduzieren. Diese schwindelauslösende Bewegungsrichtung wird nochmals durch die vom Therapeuten gehaltene segmentale Zusatzbewegung/Gleiten auf Höhe C1 oder C2 aktiv ausgeführt; je nachdem, bei welcher Bewegung der Schwindel des Patienten ausgelöst wird. Bei Schwindel in Extension: zentrale Mobilisation von C2 nach ventral.

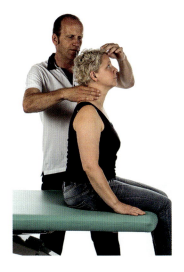

Bei Schwindel in Flexion: gehaltene Mobilisation von C2 nach ventral.

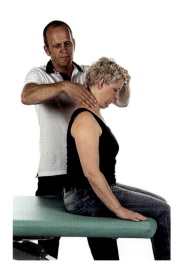

Bei Schwindel in Rotation: unilaterale Mobilisation von C1 nach ventral, meist ipsilateral.

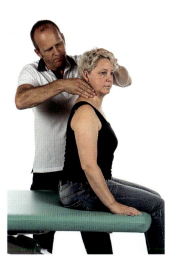

Unter dem SNAG sollte die Bewegung symptomfrei möglich sein. Bei einer Flexions- oder Extensionsrichtung wird das Gleiten nach anterior auf dem Processus spinosus von C2 appliziert. Wenn eine Rotationsbewegung den Schwindel auslöst, wird die anteriore Gleitbewegung auf dem ipsilateralen Querfortsatz/Wirbelbogen von C1 durchgeführt.

Als Variante, falls sich der Schwindel nicht reduzieren/eliminieren lässt, kann die Gleitbewegung bei der Rotation auch auf der kontralateralen Seite appliziert werden, um den Schwindel zu beseitigen. Falls eine Schwindelreduktion erreicht wird, sollte dieser Vorgang in einer Therapiesequenz zunächst 3- bis 6-mal wiederholt und in Selbstmobilisation geübt werden Bei Reduktion der Symptome ist die Instruktion eines Heimprogramms mit Gurt bzw. Handtuch indiziert.

8

### Behandlung eventuell beitragender Faktoren

Das Kiefergelenk kann als Schmerzauslöser als beitragender Faktor für einen Schwindel gesehen werden. Geleitete Schmerzen aus der Kieferregion können vom Patienten als Symptome in der HWS interpretiert werden. Diese Schmerzen führen vermutlich zu einer Missinterpretation des somatosensorischen Inputs zur Gleichgewichtsorganisation.

Hier kann eine manuelle Kiefergelenksmobilisation und/oder manuelle Mobilisation der zervikothorakalen Übergangsregion erfolgen.

### 8.4.3 Vaskuläre oder neurovaskuläre Ursache (C)

Bei vermuteter vaskulärer oder neurovaskulärer Ursache sollte der Patient zur weiteren Abklärung unbedingt an den Arzt verwiesen werden.

Die Behandlung von vaskulär und neurovaskulär bedingtem Schwindel sind beschränkt. Folgende Maßnahmen können unterstützend empfohlen werden:

- Haltungsverbesserung (Reduktion der Lordose und/oder Extension der HWS)
- Bei Auftreten von Symptomen in bestimmten Kopfpositionen werden die Patienten angewiesen, die Problembewegung zu vermeiden.
- Es sind auch medikamentöse Therapien möglich (67).

### 8.4.4 Vermeidungshaltung und Hypertonus (D)

Hierbei liegt die Ursache nicht in der HWS, sondern in einer reaktiven Problematik durch ein anderen Ereignis. Aufgrund eines peripher- oder zentralvestibulären Schwindels vermeiden Betroffene Kopfbewegungen oder berichten über einen steifen Nacken.

Dauert dies länger, kann eine Einschränkung der Beweglichkeit oder schmerzhafte Dysfunktion der HWS entstehen.

### Behandlungsansätze

- Vestibuläre Rehabilitation (➤ Kap. 5) mit wiederholten, dosierten Kopfbewegungen oder dem Cawthorne-Cooksey-Übungsprogramm ist zur Behandlung der primären Ursache und Verbesserung der Beweglichkeit geeignet.
- Verbesserung der aktiven Beweglichkeit durch Bewegungsförderung: Die Patienten sollen lernen, im Sitz, im Stand und beim Gehen den Kopf fließend zu bewegen.

- Detonisierung der hypertonen Nackenmuskulatur durch verschiedene Maßnahmen wie Bindegewebstechniken, Massage, Wärmeanwendung etc.
- Übungen mit dem Laserpointer.

### 8.4.5 Übungen mit dem Laserpointer

#### Synchronisation von Kopf- und Augenbewegungen

Siehe hierzu ➤ Kap. 4.

#### Propriozeption der HWS

Ziel

- Verbesserung der Wahrnehmung/Propriozeption der Nackenmuskulatur
- Entspannung der oberflächlichen hyperaktiven großen Nackenmuskeln
- Aktivierung der tiefen Nackenmuskeln

Einsatz

Auffälliger JPE- oder HRA-Test

Ausgangsstellung

Der Patient sitzt bequem angelehnt, HWS und Kopf sind in Neutralstellung. Ein Laserpointer ist auf dem Kopf so montiert, dass der Leuchtpunkt zur Wand zeigt, idealerweise mit einem Abstand des Laserpointers von 90 cm zur Wand.

Eine Zielscheibe ist mit dem Mittelpunkt beim Laserpunkt an der Wand aufgehängt.

Durchführung

Der Betroffene schließt die Augen und dreht den Kopf zur Seite und wieder zurück, bis er das Gefühl hat, der Laserpunkt ist wieder haargenau am Ausgangspunkt.

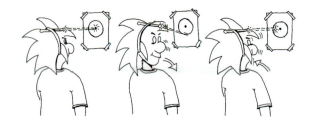

Nun öffnet er die Augen und beurteilt die Zielgenauigkeit. Die Bewegung kann zur selben oder anderen Seite wiederholt werden.

Diese Übung kann auch von zervikaler Extension in die Mitte und aus der Flexionsstellung zur Mitte durchgeführt werden. Die Richtungen sind abhängig von den Ergebnissen des Tests und der funktionellen Demonstration, in der der Schwindel ausgelöst wurde.

Ziel ist es, den Laserpunkt möglichst genau an den Ausgangspunkt zurückzuführen.

### Bedingungen

- Die aufrechte korrekte Haltung der BWS und HWS und des Kopfes sollen beibehalten werden.
- Die oberflächlichen großen Nackenmuskeln sollten möglichst entspannt bleiben.

### Steigerung

Die vorherigen Relocation-Laserübungen können im Stand oder auf einer Gymnastikmatte ausgeführt werden.

## Aktivierung der tiefen Nackenmuskeln

### Ziel

Koordinierte kleine Bewegungen des Kopfes ohne Aktivierung der großen oberflächlichen Nackenmuskeln

### Einsatz

- Ungenügende Aktivität der tiefer liegenden stabilisierenden Nackenmuskeln
- Überaktive oberflächliche große Nackenmuskeln
- Auffälliger Relocation-Test

### Ausgangsstellung

Der Patient sitzt bequem angelehnt, HWS und Kopf in Neutralstellung. Ein Laserpointer ist auf dem Kopf so montiert, dass der Leuchtpunkt zur Wand zeigt.
Eine Vorlage ist mit dem Mittelpunkt beim Laserpunkt an der Wand aufgehängt. Als Vorlage kommen infrage:
- Liegende 8
- Dreieck oder andere geometrische Figur
- Freihandlinie – einfach, mittel und schwierig

### Durchführung

Die Person folgt mit dem Laserpunkt der Figur im eigenen bequemen Tempo.

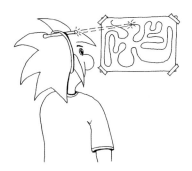

Ziel ist es, der Figur ohne Abweichung zu folgen. Die Anzahl der Fehler kann gezählt werden.

### Bedingungen

- Die aufrechte korrekte Haltung der BWS und HWS und des Kopfes sollen beibehalten werden.
- Die oberflächlichen großen Nackenmuskeln sollten möglichst entspannt bleiben.

## Erweiterung des Bewegungsausmaßes

### Ziel

Erweiterung des schwindelfreien Bewegungsausmaßes

### Ausgangsstellung

Der Patient sitzt bequem angelehnt, HWS und Kopf in Neutralstellung. Ein Laserpointer ist so auf dem Kopf montiert, dass der Leuchtpunkt zur Wand zeigt.

### Durchführung

Der Patient bewegt den Kopf in schwindelauslösender Richtung: Die Bewegung wird gestoppt, wenn der Schwindel auftritt, und der Therapeut positioniert einen Marker an diesem Punkt. Danach wird mit mehreren Wiederholungen in dieser Richtung versucht, diesen Markerpunkt zu erreichen. Als Steigerung wird dieses Bewegungsausmaß vergrößert.

## 8.5 Evidenz

### 8.5.1 Manuelle Therapie bei zervikogenem Schwindel

In ihrem systematischen Review zur Behandlung von zervikogenem Schwindel durch manuelle Therapie schließen Reid und Kollegen (2) sowohl RCT- als auch Nicht-RCT-Studien ein. 9 Studien können eingeschlossen und nach dem Cochrane-Format bewertet werden. Alle Studien haben eine geringe methodologische Qualität. Daneben finden die Autoren als weiteres Problem die schlechten Beschreibungen der Studien, wodurch oft nicht entschieden werden kann, welche Kriterien erfüllt sind. Alle Studien weisen positive Resultate mit signifikanter Verbesserung der Schwindelsymptome nach manueller Therapie auf. Bei den Studien werden folgende Messungen verwendet: für Schmerz VAS/NRS, für Schwindel DHI und VAS/NRS, Haltungsstabilität mittels Posturografie sowie globale Messungen (u.a. allgemeine Verbesserung, subjektive Verbesserung, funktionelle Veränderungen, Patientenzufriedenheit, Partizipation in Alltagsaktivitäten, global wahrgenommene Wirkung). Aufgrund der schlechten methodologischen Qualität besteht eine eingeschränkte Evidenz, dass manuelle Therapie den zervikogenen Schwindel verbessert.

In einer systematischen Literaturübersicht finden Lystad und Kollegen (68) 5 RCT-Studien und 8 prospektive, nichtkontrollierte Kohortenstudien. Die methodologische Qualität der Studien ist gering bis moderat. Außer 1 Studie berichteten alle über eine Verbesserung des Schwindels durch manuelle Therapie und einige zeigen Verbesserungen in anderen Funktionen wie Haltungskontrolle, Gelenkspositionserkennung, Bewegungsausmaß, erhöhte Muskelempfindlichkeit, Nackenschmerzen sowie Blutflussgeschwindigkeit der A. vertebralis. Die Kombination von manueller Therapie und VR scheint den anderen Behandlungen überlegen zu sein. Es besteht eine moderate Evidenz für die Verwendung von manueller Therapie und Manipulation bei zervikogenem Schwindel. Allerdings fehlt die Evidenz für die Kombination von manueller Therapie und VR. Die Autoren empfehlen sehr, das Potenzial von Synergien der manuellen Therapie und VR zu untersuchen.

In einer doppelblinden, randomisierten kontrollierten Studie untersuchen Reid und Kollegen (69) Patienten mit zervikogenem Schwindel. Die Interventionsgruppe (n = 17) erhält 4–6 Behandlungen mit speziellen Gelenkmobilisationen (SNAG), die Kontrollgruppe (n = 17) eine Placebobehandlung. Im Follow-up nach 6 und 12 Wochen zeigt die Interventionsgruppe mit SNAG weniger Schwindel und einen geringeren Score im DHI sowie eine Abnahme der Häufigkeit des Schwindels und geringere Nackenschmerzen.

Im Rahmen einer Literaturrecherche kommt Jäger (13) zu dem Schluss, dass es positive Effekte der Physiotherapie gibt, die bisher nicht eindeutig nachgewiesen sind. Es gibt keine verbindlichen Definitionen. Es fehlen sowohl eine HWS-typische Schwindelanamnese als auch ein Bezug der objektiven Befunde zu Schwindelrichtung und -seite. Für die gleichen Strukturen werden Schmerzen beschrieben, nicht jedoch Schwindelsymptome. Bei den Triggerpunkten werden nur der M. sternocleidomastoideus und der M. trapezius erwähnt. Die kurzen Nackenmuskeln konnten nur in Laborversuchen Schwindel auslösen.

Malmstrom und Kollegen (70) untersuchen den Langzeiteffekt einer muskuloskelettalen Behandlung bei 22 Patienten

mit vermutetem zervikogenem Schwindel. Abhängig von den Ergebnissen einer strukturierten Untersuchung – geleitet durch den klinischen Denkprozess – wird die Behandlung geplant. Allerdings sind die Untersuchungen nicht auf die Reproduktion des typischen Schwindelsymptoms ausgerichtet, sondern nur auf mögliche muskuloskelettale Befunde. Nach 6 Monaten haben 13 von 17 Personen keine oder weniger Nackenschmerzen und 14 keinen oder weniger Schwindel. Nach 2 Jahren haben 7 Personen keine oder weniger Schmerzen und 11 keinen oder weniger Schwindel.

In einer placebokontrollierten Studie untersuchen Reid und Kollegen (71) den Langzeiteffekt von Sustained Natural Apophyseal Glides (SNAG) nach Mulligan und Passive Joint Mobilisations (PJM) nach Maitland bei 68 Patienten. Aufgrund einer telefonischen Umfrage, gefolgt von klinischen Untersuchungen, werden Patienten gesucht (72). Eingeschlossen sind Patienten mit nichtrotatorischem Schwindel, der als Unsicherheit beschrieben ist und mit zervikalen Bewegungen ausgelöst werden kann, die über eine Geschichte mit Nackenschmerzen und/oder Steifigkeit berichten. Nach 12 Monaten haben beide Gruppen signifikant weniger Schwindel (DHI) und eine geringere Schwindelfrequenz gegenüber der Placebogruppe. Keinen Effekt haben die Behandlungen auf die Intensität von Schwindel und Schmerzen. Der Effekt auf das Gleichgewicht ist gering (72, 73).

### ZUSAMMENFASSUNG

Manuelle Therapie scheint einen positiven Effekt bei zervikogenem Schwindel zu haben. Hauptproblem ist, dass es keine eindeutigen Definitionen und Testverfahren für zervikogenen Schwindel gibt. Die Studien weisen methodische Mängel auf. Zudem wurde diese Schwindelform erst in jüngerer Zeit intensiver untersucht. Die Kombination mit VR bietet offenbar ein gutes Potenzial, muss aber noch untersucht werden.

### 8.5.2 VR bei WAD

In einer randomisierten kontrollierten Studie bei 29 Patienten mit WAD und Schwindel untersuchen Ekvall Hansson und Kollegen (74) den Einfluss der VR. Das Programm umfasste 2-mal pro Woche für 50 Minuten aufbauende Übungen von Augen-, Kopf- und Rumpfbewegungen im Stand. Nach 6 Wochen zeigt die Interventionsgruppe deutliche Verbesserungen gegenüber der Kontrollgruppe im DHI, nach 3 Monaten bessere Fähigkeiten bezüglich Gleichgewicht (Einbeinstand mit offenen Augen, Tandemstand) sowie im DHI.

### 8.5.3 Reposition des Kopfes bei WAD

Ein fünfwöchiges Rehabilitationsprogramm verbessert die aktive Reposition (HRA) bei 14 Patienten mit WAD (42). Zwei unterschiedliche Übungsprogramme (konventionelles

Propriozeptionstraining und das Training der kraniozervikalen Flexion) werden bei 64 Frauen mit persistierenden Nackenschmerzen und Defiziten bei JPE durchgeführt. Beide Programme verbessern den JPE, die Nackenschmerzen und wahrgenommene Einschränkungen mit einem leichten Vorteil für die Gruppe mit propriozeptivem Training (75).

Es stellt sich allerdings die Frage, ob die Propriozeption selbst oder die Wahrnehmung verbessert wird.

### 8.5.4 Okuläre Dysfunktionen bei WAD

Eine okulomotorische Rehabilitation kann bei 40 Patienten mit WAD und okulomotorischen Dysfunktionen die beeinträchtigten vestibulären Funktionen verbessern. Bei Patienten, die einen orthopädischen Kragen tragen, oder bei denen die Therapie verzögert wurde, sind mehr Therapiesitzungen nötig (76).

Es gibt Hinweise, dass bei WAD auch okulomotorische Dysfunktionen vorliegen, die mit verschiedenen Behandlungsansätzen behandelt werden können (8, 77) (Details : ➤ Kap. 4).

**ZUSAMMENFASSUNG**

VR, okulomotorische Übungen und weitere Therapiemaßnahmen haben einen positiven Effekt auf Schwindel, Gleichgewicht und Schmerzen bei WAD.

### 8.5.5 Behandlung von Nackenschmerzen

Ziel der nachfolgenden Studien war die Behandlung von Nackenschmerzen durch Maßnahmen, die in der Schwindeltherapie üblich sind.

Grip und Kollegen (78) berichten über zahlreiche Studien mit Rehabilitationsprogrammen, die besonders die Blickfeldstabilisation und die Kopf-Augen-Koordination betonen. Dabei wurden Nackenschmerzen reduziert und die sensomotorische Kontrolle bei Patienten mit Nackenbeschwerden verbessert.

Humphreys und Kollegen (79) führen bei 56 Patienten mit chronischen Nackenschmerzen, aufgeteilt in 4 Gruppen, ein Übungsprogramm durch. Dieses besteht aus Koordinationsübungen von Augen/Kopf/Nacken das 2-mal täglich für 4 Wochen durchgeführt wird. Die symptomatische Gruppe zeigt eine signifikante Reduktion der Schmerzen und Verbesserung der HRA.

In einer randomisierten kontrollierten Studie wird bei 30 Patienten mit chronischen Nackenschmerzen ein propriozeptives Rehabilitationsprogramm auf der Basis von Augen-Kopf-Kopplung mit einer Kontrollgruppe verglichen. Die Gruppe mit dem Programm hat 8 Wochen lang 2-mal pro Woche Einzelsitzungen mit Physiotherapeuten. Die Gruppe verbessert sich in der Wiedererkennung der HRA sowie in

klinischen Parametern (Schmerz, Medikamenteneinnahme, Bewegungsausmaß, selbst berichtete funktionelle Verbesserungen). Die Autoren betonen die Rolle der Propriozeption des Nackens bei chronischen Nackenschmerzen und dass ein Rehabilitationsprogramm mit gekoppelten Augen-Kopf-Bewegungen in die Behandlung integriert werden soll (80).

**ZUSAMMENFASSUNG**

Offenbar reduzieren Augen-Kopf-Koordinationsübungen und Repositionsübungen des Kopfes die Nackenschmerzen.

## 8.6 Lernzielkontrolle

1. Welche klinischen Gruppen des zervikogenen Schwindels gibt es, die unterschiedliche Ursachen und Behandlungsstrategien haben?
2. Bei WAD kommt es häufig zu okulomotorischen Dysfunktionen.
   ☐ Richtig
   ☐ Falsch
3. Welche Ursachen werden vermutet?
4. Welche Zeichen und Symptome einer Ischämie der posterioren Blutversorgung nach Coman gibt es?
5. Bei welchem der beiden Tests für die Somatosensorik der HWS wird der Kopf passiv aus der Neutralposition wegbewegt?
   ☐ Head Repositioning Accuracy (HRA)
   ☐ Joint Position Error (JPE)
6. Welche Tests sind vor allem bei WAD auffällig, nicht jedoch bei idiopathischen Nackenschmerzen?
7. Welche Behandlungsstrategien einer funktionellen Instabilität der HWS gibt es?

**Die Antworten finden Sie in** ➤ Kap. 16.

LITERATUR
1. Ryan GM, Cope S. Cervical vertigo. Lancet 1955 Dec 31; 269(6905): 1355–8.
2. Reid SA, Rivett DA. Manual therapy treatment of cervicogenic dizziness: a systematic review. Man Ther 2005 Feb; 10(1): 4–13.
3. Furman JM, Cass SP. Balance disorders: a case-study approach. Oxford University Press, 1996.
4. Colledge NR, Barr-Hamilton RM, Lewis SJ, Sellar RJ, Wilson JA. Evaluation of investigations to diagnose the cause of dizziness in elderly people: a community based controlled study. BMJ 1996 Sep 28; 313(7060): 788–92.
5. Treleaven J, Jull G, Sterling M. Dizziness and unsteadiness following whiplash injury: characteristic features and relationship with cervical joint position error. J Rehabil Med 2003 Jan; 35(1): 36–43.
6. Wrisley DM, Sparto PJ, Whitney SL, Furman JM. Cervicogenic dizziness: a review of diagnosis and treatment. J Orthop Sports Phys Ther 2000 Dec; 30(12): 755–66.
7. Oostendorp RA, VanEupen AA, VanErp JM, Elvers HW. Dizziness following whiplash injury: a neuro-otological study in manual the-

8

rapy practice and therapeutic implication. Journal of Manual & Manipulative Therapy 1999; 7(3): 123–30.

8. von Piekartz-Doppelhofer D, von Piekartz H, Hengeveld E. Okuläre Dysfunktionen bei WAD: Behandlungsmöglichkeiten und Effekte neuromuskuloskelettaler Therapie. Manuelle Therapie 2012; 16: 42–51.

9. Hauswirth J. Zervikogener Schwindel: Diagnose und manualtherapeutische Behandlung. Manuelle Therapie 2008(12): 80–93.

10. Kulkarni V, Chandy MJ, Babu KS. Quantitative study of muscle spindles in suboccipital muscles of human foetuses. Neurol India 2001 Dec; 49(4): 355–9.

11. Boyd-Clark LC, Briggs CA, Galea MP. Muscle spindle distribution, morphology, and density in longus colli and multifidus muscles of the cervical spine. Spine (Phila Pa 1976) 2002 Apr 1; 27(7): 694–701.

12. Amonoo-Kuofi HS. The number and distribution of muscle spindles in human intrinsic postvertebral muscles. J Anat 1982 Oct; 135(Pt 3): 585–99.

13. Jäger S. Zervikaler Schwindel in der Manuellen Therapie. Z f Physiotherapeuten 2004; 56(8): 1398–412.

14. Bankoul S, Goto T, Yates B, Wilson VJ. Cervical primary afferent input to vestibulospinal neurons projecting to the cervical dorsal horn: an anterograde and retrograde tracing study in the cat. J Comp Neurol 1995 Mar 20; 353(4): 529–38.

15. Bankoul S, Neuhuber WL. A direct projection from the medial vestibular nucleus to the cervical spinal dorsal horn of the rat, as demonstrated by anterograde and retrograde tracing. Anat Embryol (Berl) 1992; 185(1): 77–85.

16. Corneil BD, Olivier E, Munoz DP. Neck muscle responses to stimulation of monkey superior colliculus. I. Topography and manipulation of stimulation parameters. J Neurophysiol 2002 Oct; 88(4): 1980–99.

17. Lennerstrand G, Han Y, Velay JL. Properties of eye movements induced by activation of neck muscle proprioceptors. Graefes Arch Clin Exp Ophthalmol 1996 Nov; 234(11): 703–9.

18. Strupp M, Arbusow V, Dieterich M, Sautier W, Brandt T. Perceptual and oculomotor effects of neck muscle vibration in vestibular neuritis. Ipsilateral somatosensory substitution of vestibular function. Brain 1998 Apr; 121 (Pt 4): 677–85.

19. Tanno-Rast H. Praxisbuch Myofasziale Triggerpunkte, Diagnostik – Therapie – Wirkungen. München: Urban & Fischer/Elsevier, 2014.

20. Schmid M, Schieppati M. Neck muscle fatigue and spatial orientation during stepping in place in humans. J Appl Physiol (1985) 2005 Jul; 99(1): 141–53.

21. Gosselin G, Fagan MJ. The effects of cervical muscle fatigue on balance – a study with elite amateur rugby league players. J Sports Sci Med 2014 May; 13(2): 329–37.

22. Persson L, Karlberg M, Magnusson M. Effects of different treatments on postural performance in patients with cervical root compression. A randomized prospective study assessing the importance of the neck in postural control. J Vestib Res 1996 Nov–Dec; 6(6): 439–53.

23. Wyke B. Cervical articular contribution to posture and gait: their relation to senile disequilibrium. Age Ageing 1979 Nov; 8(4): 251–8.

24. Hulse M, Holzl M. Vestibulospinal reactions in cervicogenic disequilibrium. Cervicogenic imbalance. HNO 2000 Apr; 48(4): 295–301.

25. Karlberg M, Magnusson M, Malmstrom EM, Melander A, Moritz U. Postural and symptomatic improvement after physiotherapy in patients with dizziness of suspected cervical origin. Arch Phys Med Rehabil 1996 Sep; 77(9): 874–82.

26. Karnath HO, Reich E, Rorden C, Fetter M, Driver J. The perception of body orientation after neck-proprioceptive stimulation. Effects of time and of visual cueing. Exp Brain Res 2002 Apr; 143(3): 350–8.

27. Andre-Deshays C, Berthoz A, Revel M. Eye-head coupling in humans. I. Simultaneous recording of isolated motor units in dorsal neck muscles and horizontal eye movements. Exp Brain Res 1988; 69(2): 399–406.

28. Andre-Deshays C, Revel M, Berthoz A. Eye-head coupling in humans. II. Phasic components. Exp Brain Res 1991; 84(2): 359–66.

29. Rivett D. The vertebral artery and vertebrobasilar insufficiency. In: Boyling J, Jull G, eds Grieve's Modern Manual Therapy 3rd ed Edinburgh, UK: Churchill Livingstone, 2005.

30. Kerry R, Taylor AJ, Mitchell J, McCarthy C, Brew J. Manual therapy and cervical arterial dysfunction, directions for the future: a clinical perspective. J Man Manip Ther 2008; 16(1): 39–48.

31. Cote P, Kreitz BG, Cassidy JD, Thiel H. The validity of the extension-rotation test as a clinical screening procedure before neck manipulation: a secondary analysis. J Manipulative Physiol Ther 1996 Mar–Apr; 19(3): 159–64.

32. Kerry R, Taylor AJ. Cervical arterial dysfunction: knowledge and reasoning for manual physical therapists. J Orthop Sports Phys Ther 2009 May; 39(5): 378–87.

33. Kerry R, Taylor AJ, Mitchell J, McCarthy C. Cervical arterial dysfunction and manual therapy: a critical literature review to inform professional practice. Man Ther 2008 Aug; 13(4): 278–88.

34. Savitz SI, Caplan LR. Vertebrobasilar disease. N Engl J Med 2005 Jun 23; 352(25): 2618–26.

35. Coman W. Dizziness related to ENT conditions. In: Grieve GP, ed Grieve's Modern Manual Therapy of the Vertebral Column Edinburgh, UK: Churchill-Livingstone 1986.

36. Crum B, Mokri B, Fulgham J. Spinal manifestations of vertebral artery dissection. Neurology 2000 Jul 25; 55(2): 304–6.

37. Olszewski J, Majak J, Pietkiewicz P, Repetowski M. Analysis of select diagnostic examination results and their connection with cervical vertigo diagnosis. Pol Merkur Lekarski 2005 Sep; 19(111): 393–5.

38. Revel M, Andre-Deshays C, Minguet M. Cervicocephalic kinesthetic sensibility in patients with cervical pain. Arch Phys Med Rehabil 1991 Apr; 72(5): 288–91.

39. Sterling M, Jull G, Vicenzino B, Kenardy J, Darnell R. Development of motor system dysfunction following whiplash injury. Pain 2003 May; 103(1–2): 65–73.

40. Sterling M, Jull G, Vicenzino B, Kenardy J. Characterization of acute whiplash-associated disorders. Spine (Phila Pa 1976) 2004 Jan 15; 29(2): 182–8.

41. Heikkila HV, Wenngren BI. Cervicocephalic kinesthetic sensibility, active range of cervical motion, and oculomotor function in patients with whiplash injury. Arch Phys Med Rehabil 1998 Sep; 79(9): 1089–94.

42. Heikkila H, Astrom PG. Cervicocephalic kinesthetic sensibility in patients with whiplash injury. Scand J Rehabil Med 1996 Sep; 28(3): 133–8.

43. Rix GD, Bagust J. Cervicocephalic kinesthetic sensibility in patients with chronic, nontraumatic cervical spine pain. Arch Phys Med Rehabil 2001 Jul; 82(7): 911–9.

44. Teng CC, Chai H, Lai DM, Wang SF. Cervicocephalic kinesthetic sensibility in young and middle-aged adults with or without a history of mild neck pain. Manual therapy 2007; 12(1): 22–8.

45. Owens EF Jr., Henderson CN, Gudavalli MR, Pickar JG. Head repositioning errors in normal student volunteers: a possible tool to assess the neck's neuromuscular system. Chiropr Osteopat 2006; 14: 5.

46. Tjell C, Rosenhall U. Smooth pursuit neck torsion test: a specific test for cervical dizziness. Am J Otol 1998 Jan; 19(1): 76–81.

47. Treleaven J, Jull G, LowChoy N. Smooth pursuit neck torsion test in whiplash-associated disorders: relationship to self-reports of

neck pain and disability, dizziness and anxiety. J Rehabil Med 2005 Jul; 37(4): 219–23.

48. Tjell C, Tenenbaum A, Sandström S. Smooth Pursuit Neck Torsion Test – a specific test for shiplash associated disorders? 2003.

49. Treleaven J, LowChoy N, Darnell R, Panizza B, Brown-Rothwell D, Jull G. Comparison of sensorimotor disturbance between subjects with persistent whiplash-associated disorder and subjects with vestibular pathology associated with acoustic neuroma. Arch Phys Med Rehabil 2008 Mar; 89(3): 522–30.

50. Westerhuis P, Wiesner R. Klinische Muster in der Manuellen Therapie. IMTA-Kurshandbuch Level 2a und b, 1. Auflage Thieme, Stuttgart 2011.

51. Luomajoki H, Keller S. Funktionelle Stabilität der zervikalen Wirbelsäule: Cranio-Cervical Flexion Test (CCFT). In: Assessments in der Rehabilitation – Band 2: Bewegungsapparat; Verlag Hans Huber, Bern 2011.

52. Jull G, Trott P, Potter H, Zito G, Niere K, Shirley D, Emberson J, Marschner I, Richardson C. A randomized controlled trial of exercise and manipulative therapy for cervicogenic headache. Spine (Phila Pa 1976) 2002 Sep 1; 27(17): 1835–43; discussion 43.

53. Jull G, Kristjansson E, Dall'Alba P. Impairment in the cervical flexors: a comparison of whiplash and insidious onset neck pain patients. Man Ther 2004 May; 9(2): 89–94.

54. Jull GA, Sterling M, Falla D. Whiplash, headache, and neck pain: research-based directions for physical therapies. New York: Churchill Livingstone/Elsevier, 2008.

55. Mitchell J, Keene D, Dyson C, Harvey L, Pruvey C, Phillips R. Is cervical spine rotation, as used in the standard vertebrobasilar insufficiency test, associated with a measureable change in intracranial vertebral artery blood flow? Man Ther 2004 Nov; 9(4): 220–7.

56. Maitland GD, Hengeveld E, Banks K, English K. Manipulation der Wirbelsäule. Heidelberg Berlin: Springer, 2008; 4. Auflage.

57. Luomajoki H, Keller S. Segmentale zervikale Wirbelsäulenbeweglichkeit und -stabilität: Passive Accessory Intervertebral Movements (PAIVMs) und Passive Physiological Intervertebral Movements (PPIVMs). In: Assessments in der Rehabilitation – Band 2: Bewegungsapparat. Bern: Huber, 2011; 2. überarbeitete und erweiterte Auflage: 65–8.

58. Rivett DA. Clinical guidelines for assessing vertebrobasilar insufficiency in the management of cervical spine disorders: Australian Physiotherapy Association; 2006.

59. Grant R. Vertebral artery insufficiency: a clinical protocol for pre-manipulative testing of the cervical spine. In: Boyling JD, Palastanga N, eds. Grieve's modern manual therapy. The vertebral column, 2nd ed. Edinburgh: Churchill Livingstone, 1994: 371–80.

60. Rivett DA. Vertebral artery blood flow during pre-manipulative testing of the cervical spine. Dunedin: University of Otago, 2000.

61. Kerry R, Rushton A, eds. Decision theory in physical therapy. World Confederation for Physical Therapy 14th International Congress, 2003.

62. Kerry R. Vertebral artery testing: how certain are you that your pre-cervical manipulation and mobilisation tests are safe and specific? HES 2nd International Evidence Based Practice Conference Lindon UK, 2006.

63. Thiel H, Rix G. Is it time to stop functional pre-manipulation testing of the cervical spine? Man Ther 2005 May; 10(2): 154–8.

64. Swait G, Rushton AB, Miall RC, Newell D. Evaluation of cervical proprioceptive function: optimizing protocols and comparison between tests in normal subjects. Spine (Phila Pa 1976) 2007 Nov 15; 32(24): E692–701.

65. Treleaven J, Jull G, LowChoy N. The relationship of cervical joint position error to balance and eye movement disturbances in persistent whiplash. Man Ther 2006 May; 11(2): 99–106.

66. Maitland G, Hengeveld E, Banks K, English K. Maitland's vertebral manipulation. London: Butterworth Heinemann, 2001; 6th ed.

67. Mulligan B. Manual Therapy: "NAGS", "SNAGS", "MWMS" Etc. ed Plane View services, Wellington 2006; 5th ed.

68. Lystad RP, Bell G, Bonnevie-Svendsen M, Carter CV. Manual therapy with and without vestibular rehabilitation for cervicogenic dizziness: a systematic review. Chiropr Man Therap 2011; 19(1): 21.

69. Reid SA, Rivett DA, Katekar MG, Callister R. Sustained natural apophyseal glides (SNAGs) are an effective treatment for cervicogenic dizziness. Man Ther 2008 Aug; 13(4): 357–66.

70. Malmstrom EM, Karlberg M, Melander A, Magnusson M, Moritz U. Cervicogenic dizziness – musculoskeletal findings before and after treatment and long-term outcome. Disabil Rehabil 2007 Aug 15; 29(15): 1193–205.

71. Reid SA, Callister R, Snodgrass SJ, Katekar MG, Rivett DA. Manual therapy for cervicogenic dizziness: Long-term outcomes of a randomised trial. Man Ther 2015; 20(1): 148–56.

72. Reid SA, Callister R, Katekar MG, Rivett DA. Effects of cervical spine manual therapy on range of motion, head repositioning, and balance in participants with cervicogenic dizziness: a randomized controlled trial. Arch Phys Med Rehabil 2014 Sep; 95(9): 1603–12.

73. Heikkila H, Johansson M, Wenngren BI. Effects of acupuncture, cervical manipulation and NSAID therapy on dizziness and impaired head repositioning of suspected cervical origin: a pilot study. Man Ther 2000 Aug; 5(3): 151–7.

74. Ekvall Hansson E, Mansson NO, Ringsberg KA, Hakansson A. Dizziness among patients with whiplash-associated disorder: a randomized controlled trial. J Rehabil Med 2006 Nov; 38(6): 387–90.

75. Jull G, Falla D, Treleaven J, Hodges P, Vicenzino B. Retraining cervical joint position sense: the effect of two exercise regimes. J Orthop Res 2007 Mar; 25(3): 404–12.

76. Storaci R, Manelli A, Schiavone N, Mangia L, Prigione G, Sangiorgi S. Whiplash injury and oculomotor dysfunctions: clinical-posturographic correlations. Eur Spine J 2006 Dec; 15(12): 1811–6.

77. Luka K, v. Piekartz H. Okulomotorisches Training bei Whiplash-Associated Disorders, Fallstudie. Manuelle Therapie 2012; 16: 81 9.

78. Grip H, Jull G, Treleaven J. Head eye co-ordination using simultaneous measurement of eye in head and head in space movements: potential for use in subjects with a whiplash injury. J Clin Monit Comput 2009 Feb; 23(1): 31–40.

79. Humphreys B, Irgens P. The effect of a rehabilitation exercise program on head repositioning accuracy and reported levels of pain in chronic neck pain subjects. J Whiplash Relat Disord 2002; 1: 99–112.

80. Revel M, Minguet M, Gregoy P, Vaillant J, Manuel JL. Changes in cervicocephalic kinesthesia after a proprioceptive rehabilitation program in patients with neck pain: a randomized controlled study. Arch Phys Med Rehabil 1994 Aug; 75(8): 895–9.

# 9 Orthostase/Herz-/Gefäßsystem

---

**Fallbeispiel**

Ein 81-jähriger Patient mit chronischem Schwindel ist nach der erfolgreichen Behandlung eines zervikogenen Schwindels symptomfrei ( ➤ Kap. 8). Im Verlauf berichtet er jedoch über eine morgendliche Benommenheit, die noch ½ bis 2 Stunden nach dem Aufsitzen anhält. Sein Blutdruck ist unter Einnahme von Blutdruckmedikamenten normal (80/120 mmHg). Die tägliche Trinkmenge ist gering.

Er wird instruiert, am nächsten Morgen vor dem Aufstehen kreislauffördernde Gymnastik durchzuführen und nach dem Aufsitzen das Symptom der Benommenheit zu beurteilen. In der nächsten Sitzung berichtet er, dass die Benommenheit deutlich geringer war. Mit seinem Hausarzt bespricht er die Symptomatik und reduziert in Absprache das Blutdruckmedikament. Seither ist die Benommenheit morgens ohne Gymnastik deutlich geringer. Zudem hat er festgestellt, dass die Benommenheit abnimmt, wenn er allgemein mehr trinkt, insbesondere abends ein Glas Wasser.

Weitere Fallbeispiele finden Sie auf der Webseite: www.schwindeltherapie.ch.

## 9.1 Physiologie/Pathophysiologie

### 9.1.1 Orthostatische Regulation

In Rückenlage ist das Kreislaufsystem geringen Belastungen ausgesetzt. Blutdruck und Puls sind im Liegen im Normbereich. Besonders nach längeren Ruhephasen können sie tiefer liegen als tagsüber in aufrechter Position. Beim Aufstehen aus dem Liegen kommt es bei gesunden Personen zu einer Vasokonstriktion und einer Zunahme der Herzfrequenz (1). Bei einer normalen Regulation steigt der systolische Druck etwas, bleibt gleich oder fällt um 5–10, höchstens 15 mmHg ab, während der diastolische Druck gleich bleibt oder um einige mmHG ansteigt (2) (➤ Abb. 9.1). Bei längeren Ruhephasen und nachts sinkt der Blutdruck physiologisch ab.

Verschiedene Faktoren haben einen Einfluss auf die orthostatische Regulation (2):

- Nahrungsaufnahme
- Hydrierungszustand
- Hypertonie
- Tageszeit
- Umgebungstemperatur
- Medikamenteneinnahme

- Dekonditionierung der aufrechten Position (z. B. nach mehrtägiger Liegezeit oder Immobilisation)
- Vorherige Lage und deren Dauer
- Alter
- Vorheriger Salzkonsum, Kaffee, Tee
- Emotionaler Zustand

### 9.1.2 Orthostatische Dysregulation

**DEFINITION**

Hier gibt es große Unterschiede (2). Im angloamerikanischen Raum spricht man von einer orthostatischen Dysregulation bei einem zugrunde liegenden Primärleiden, z. B. einer Hypotonie. Im deutschsprachigen Raum gibt es unterschiedliche Begriffe, z. B. essenzielle, primäre Hypotonie.

Wenn das Herz-Kreislauf-System bei einem Lagewechsel von Rückenlage in den Stand nicht oder ungenügend reagiert, sackt der Blutdruck ab (➤ Abb. 9.2). Dies kann zu einer Minderversorgung wichtiger Gehirnareale (u. a. Hirnstamm) führen. Als Symptome werden beschrieben: Schwindel, Schwarzwerden vor Augen, vegetative Symptome (Schwitzen) oder weiche Knie, die bis zur Bewusstlosigkeit

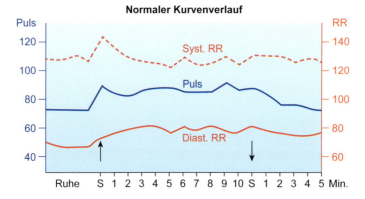

Normaler Kurvenverlauf

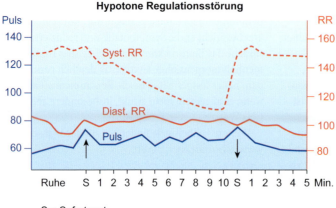

Hypotone Regulationsstörung

S = Sofortwert

**Abb. 9.1** Normale und hypotone Orthostasereaktion [L231]

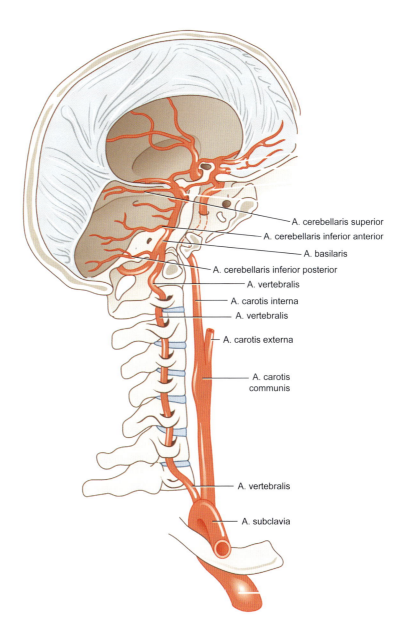

A. cerebellaris superior
A. cerebellaris inferior anterior
A. basilaris
A. cerebellaris inferior posterior
A. vertebralis
A. carotis interna
A. vertebralis
A. carotis externa
A. carotis communis
A. vertebralis
A. subclavia

**Abb. 9.2** Blutversorgung des Gehirns [L126]

führen können. Besonders nach längeren Ruhepausen, z. B. morgens oder nach längerem Sitzen, kann die Reaktion deutlicher ausfallen. Auch das Aufrichten aus gebückter Stellung kann zu einer ungenügenden, symptomatischen Reaktion führen.

Verstärkt werden orthostatische Dysregulationen durch Stenosen der hirnversorgenden Gefäße oder eine ungünstige Stellung der HWS, die zu einer Reduktion des Blutflusses führen kann.

### Diagnosekriterien und Grenzwerte

Bei den Diagnosekriterien bestehen große Unklarheiten (2, 3). Zahlreiche Autoren und Gruppierungen schlagen als Grenzwert einen Abfall von systolisch > 20 mmHg und diastolisch > 10 mmHg vor (2–7).

Allerdings kann eine orthostatische Dysregulation unterhalb dieser Grenzwerte symptomfrei verlaufen und Blutdruckwerte im Normbereich können eine symptomatische Reaktion aufweisen (3, 8).

Der Kipptischtest zeigt etwas bessere diagnostische Fähigkeiten bei Patienten mit orthostatischem Schwindel als die orthostatische Blutdruckmessung mittels Schellong-Test (9).

Ein Ruhewert von ≤ 100/60 mmHg als Diagnosekriterium wird als untauglich erachtet (2, 3). Keine der Personen mit symptomatischem Orthostaseversuch hätte mit diesem Kriterium erkannt werden können (3).

### 9.1.3 Epidemiologie

Bei 3858 älteren, zufällig ausgewählten Personen (> 65 Jahre) wird die orthostatische Hypotonie mit verschiedenen Diagnosekriterien untersucht:

- Blutdruckabfall systolisch > 20 mmHg (SOH)
- Blutdruckabfall systolisch > 20 mmHg und diastolisch > 10 mmHg (SDOH)
- Jeglicher Blutdruckabfall systolisch mit Symptomen (SyOH)

Je nach Diagnosekriterium liegt die Häufigkeit einer orthostatischen Hypotonie bei 25 % (SDOH), bei 36,3 % (SOH) und bei 43 % (SyOH) (10).

Es existierten bisher keine epidemiologischen Daten zu orthostatischer Hypotonie/Hypertonie in Bezug auf orthostatischen Schwindel (4). Bei 1638 Personen wird dies beim Aufstehen aus dem Liegen untersucht. Die orthostatische Hypotonie wird mit einem Blutdruckabfall von systolisch ≥ 20 mmHg und diastolisch ≥ 10 mmHg definiert. Es findet sich eine Prävalenz von:

- Orthostatische Hypotonie: 15,9 %
- Orthostatische Hypertonie: 1,1 %
- Orthostatischer Schwindel: 4,8 %

Bei den Untersuchungen finden sich zudem Zusammenhänge zwischen orthostatischer Hypertonie und Alter sowie Blutdruck im Liegen. Orthostatischer Schwindel wird mit Sedativa, Hypnotika und dem Geschlecht (weiblich) in Verbindung gebracht. Orthostatische Hypo- oder Hypertonie ist nicht allein für orthostatischen Schwindel verantwortlich. Bei älteren Menschen ist die Prävalenz höher:

  ≥ 65 Jahre        26,5 %
  ≥ 70 Jahre        31,7 %

Auch Bernard und Kollegen (3) finden bei älteren Menschen eine höhere Prävalenz für eine symptomatische orthostatische Dysregulation:

  ≤ 40 Jahre        12 %
  ≥ 60 Jahre        19 %

Als Diagnosekriterium verwenden sie eine Blutdruckänderung von > 15 mmHg und einen Pulsanstieg von über 30 Schlägen pro Minute. Ein anamnestischer Verdacht auf orthostatische Hypotonie kann nur bei einem Teil der Patienten mit einem objektiven Test bestätigt werden. Begünstigende Faktoren könnten gastrointestinale Erkrankungen, Diabetes oder Medikamente in Kombination mit weiteren Hypertensiva sein (3).

Orthostatischer Schwindel ist stark mit orthostatischer Hypotonie verbunden, aber die Evidenz ist widersprüchlich (4). Die Prävalenz reicht von 2–19 % bei älteren Menschen (11–13).

### 9.1.4 Hirnversorgende Blutgefäße

Die Blutversorgung des Gehirns kann in eine vordere und eine hintere unterteilt werden.

## Vordere Blutversorgung

Beidseitig entspringt die A. carotis communis dem Aortenbogen. Auf Höhe des Schildknorpels teilt sie sich in die A. carotis interna und A. carotis externa (15). Das anteriore arterielle System (A. carotis interna) versorgt die zerebralen Hemisphären und Augen.

Bei kortikalen Läsionen ist Schwindel selten (16). Demgegenüber berichten Pires und Kollegen (17), dass ein Ereignis im Stromgebiet der A. carotis zu Schwindel, Gleichgewichtsstörungen und Beeinträchtigungen von Augenbewegungen und vestibulären Funktionen führen kann.

## Hintere Blutversorgung

Das posteriore arterielle System (vertebrobasilär) versorgt die hinteren Hirnregionen mit Hirnstamm, Kleinhirn, Sehrinde etc. Diese Blutgefäße sind von besonderer Bedeutung, da diese Zielgebiete für vegetative, vestibuläre, okulomotorische und visuelle Funktionen sowie für Gleichgewicht verantwortlich sind. Die A. vertebralis weist häufig einen Seitenunterschied im Durchmesser auf.

Die A. vertebralis entspringt auf beiden Seiten der A. subclavia und zieht von Höhe C6 an durch die Kanäle der Querfortsätze. Auf der Höhe des Atlas verlässt die Arterie den knöchernen Kanal und zieht um die Massa lateralis des Atlas herum nach dorsal medial. Die Arterie zieht über den hinteren Atlasbogen (Sulcus arteriae vertebralis) weiter zwischen Okziput und Atlas nach ventral. Dabei passiert sie die Membrana atlanto-occipitalis. Der Durchtritt liegt gewöhnlich auf Höhe des Hinterhauptlochs. Im Subarachnoidalraum verläuft das Gefäß um den Hirnstamm herum nach ventral und kranial. Die Vertebralarterien beider Seiten vereinigen sich vor der unteren Brücke zur A. basilaris. Die A. vertebralis gibt zahlreiche kleinere Äste zur Muskulatur und zu den

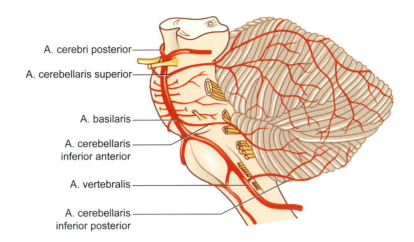

A. cerebri posterior

A. cerebellaris superior

A. basilaris

A. cerebellaris inferior anterior

A. vertebralis

A. cerebellaris inferior posterior

**Abb. 9.3** Versorgungsgebiet der Kleinhirn- und Hirnstammarterien [L126]

Weichteilen des Nackens ab, als größere Äste entlässt sie die hintere untere Kleinhirnarterie (15) (➤ Abb. 9.3).

## Vertebrobasiläre Insuffizienz (VBI)

Die vertebrobasiläre Insuffizienz (VBI) ist eine vorübergehende oder permanente Reduktion oder der Wegfall der Blutversorgung der posterioren Hirnbereiche durch die linke und/oder rechte A. vertebralis und die A. basilaris (18). Es werden zwei Phasen der Minderversorgung unterschieden: eine nichtischämische und eine ischämische Phase. Die Symptome einer VBI der posterioren Blutversorgung sind vielfältig und entsprechen den Funktionen des versorgten Zielgebiets.

Zusammengefasst können die Symptome mit den 5D und 3N nach Coman (20) beschrieben werden (➤ Kap. 13). Schwindel ist eines der meistgenannten Symptome bei VBI (21). Laut Kerry und Kollegen (22) gibt es auch beschriebene Fälle ohne Schwindel.

Eine HWS-Rotation kann den Blutfluss in der kontralateralen A. vertebralis während der Rotation reduzieren (Details: ➤ Kap. 8). Choi und Kollegen (23) untersuchen klinisch und radiologisch die Mechanismen einer Okklusion der A. vertebralis durch eine HWS-Rotation bei 21 Personen. Die Symptome bei den meisten Patienten können zwei Mechanismen zugeschrieben werden:

• Asymmetrische Erregung beider Labyrinthe durch vorübergehende Ischämie
• Enthemmung des unteren Kleinhirns durch Minderperfusion

Tests zur vertebrobasilären Insuffizienz haben eine ungenügende diagnostische Qualität. Deshalb wird empfohlen, diese Tests nicht mehr zu verwenden (Details: ➤ Kap. 8).

## Vestibularisparoxysmie

Kurze Schwindelepisoden können aufgrund einer Vestibularisparoxysmie entstehen (24). Sie wird wie folgt beschrieben (25):

• Kurze, Sekunden bis Minuten dauernde Schwindelattacken (rotatorisch, hin und her)
• Attacken häufig abhängig von bestimmten Kopfpositionen oder Änderung der Kopfposition
• Hyperakusis oder Tinnitus dauernd oder während der Attacke
• Messbare auditorische oder vestibuläre Defizite

Grund dafür kann eine Kompression oder ein Gefäß-Nerven-Kontakt des N. vestibulocochlearis (VIII. Hirnnerv) mit der A. cerebelli anterior inferior in der Nähe des Hirnstamms sein (26–33). Blutgefäßektasien führen zu Kompressionen des umliegenden Gewebes, u. a. von Nerven, und zu verschiedenen neurologischen Symptomen (34). Gemäß den Leitlinien (24) scheint es sich um eine Schlinge der A. cerebelli inferior anterior zu handeln. Neben der Elongation und vermehrten Schlängelung kann die Nervenkompression auch durch eine Gefäßmalformation oder arterielle Ektasie bedingt sein (34, 35). Neben der Kompression des Nervs kann es auch zu einer vorübergehenden pathologischen Reizübertragung zwischen Blutgefäßen und teilweise demyelinisierten Axonen kommen.

> **MERKE**
> Eine HWS-Rotation kann den Blutfluss der kontralateralen A. vertebralis während der Rotation reduzieren.
> Kopfrotationen oder bestimmte Kopfpositionen können zu intermittierendem Schwindel führen, Grund hierfür kann sein:
> • Abknicken der A. cerebelli inferior anterior (AICA)
> • Kompression des N. vestibulocochlearis

### 9.1.5 Herz-/Gefäßsystem

Herzrhythmusstörungen oder Herzinsuffizienz, insbesondere Bradykardien, können zu Blutdruckabfall und damit zu einer Minderversorgung beispielsweise im Gebiet der hinteren Blutversorgung des Gehirns führen. Dies gilt auch für vegetativ induzierte Blutdruckschwankungen. Diese Schwindelattacken treten plötzlich und unerwartet in unterschiedlichen Situationen auf.

Arteriosklerotische Veränderungen, vor allem der hirnversorgenden Gefäße, führen zu Verengungen/Stenosen. Einerseits kann dies zu einer chronischen Minderversorgung des Gehirns führen und wird als Dauerschwindel oder konstante Benommenheit wahrgenommen. Andererseits kann sich ein erniedrigter Blutdruck morgens oder ein Druckabfall tagsüber bei Stenosen vermehrt auswirken, indem der Druck für eine genügende Versorgung nicht ausreicht

Bei älteren Menschen kann es zu einer Kombination von arteriosklerotischen Veränderungen (Stenosen), ungünstiger Stellung der HWS und Hypotonie und/oder orthostatischen Dysregulationen kommen.

> **MERKE**
> Herzrhythmusstörungen, Herzinsuffizienz und Gefäßveränderungen können zu einer Minderversorgung wichtiger Hirnareale führen.

### 9.1.6 Isolierter Schwindel bei Infarkt der hinteren Blutversorgung

Bei einem Verschluss (Infarkt) eines Gefäßes der hinteren Blutversorgung kann es zu einem isolierten Schwindel ohne

andere neurologische Symptome kommen. Er tritt beispielsweise auf bei:
• Infarkt/Ischämie der posterioren Blutversorgung (36, 37)
• Hirnstamm- und/oder kleinen Kleinhirn-Strokes (38, 39)
• Lateralem medullärem Infarkt (40)
• Isoliertem Infarkt der Ncl. vestibularis (41)
• Posteriorer inferiorer zerebellärer Infarkt (42)
• Isolierter Gangataxie nach lateralem medullärem Infarkt nach Herpes Zoster (43)

## 9.2 Anamnese

### 9.2.1 Symptome

Schwarzwerden vor den Augen, weiche Knie, Schwindelattacken, Benommenheit kann in folgenden Situationen auftreten:
• Morgens beim Aufwachen
• Aufsitzen aus Rückenlage, v. a. morgens oder nach längerer Liegezeit bzw. Pause
• Aufstehen vom Sitzen
• Aufrichten nach dem Bücken
• Belastung
• Anfallartig bei bekannten Blutdruckschwankungen oder Rhythmusstörungen
• Geringe Trinkmenge
• Gehaltene Kopfpositionen, in Rotation oder beim Nachobenschauen (erst nach einigen Sekunden langsam zunehmend: A. vertebralis)

### 9.2.2 Entstehung/Verlauf/Hintergrund

• Bekannte Blutdruckprobleme, Blutdruckmedikamente
• Seit Einnahme eines neuen Medikaments (z. B. für Blutdruck)
• Allgemein tiefer Blutdruck
• Seit großem Gewichtsverlust oder Dehydrierung

## 9.3 Untersuchung

### 9.3.1 Funktioneller Test

Dieser Test wird eingesetzt, wenn Betroffene über Schwindel oder Benommenheit insbesondere nach dem Aufstehen am Morgen oder der Mittagspause berichten. Die Benommenheit kann von wenigen Minuten bis zu einigen Stunden dauern. Dieser Test ist kein standardisiertes Assessment, liefert jedoch wertvolle Hinweise. Indem der Patient den Test und dessen Ergebnis selbst erlebt, wird er in den klinischen Denkprozess integriert und seine Motivation für Verhaltensänderungen verbessert.

## Durchführung

Der Test beginnt in Rückenlage. Einführend wird erklärt, dass der Patient den Test am Morgen selbst durchführen und in der nächsten Therapiesitzung das Ergebnis mitteilen soll.

Der Betroffene soll sich vorstellen, dass er am nächsten Morgen eben aufgewacht sei und jetzt den Test durchführen soll. Er wird durch Vorzeigen angeleitet, seine Arme kräftig alternierend zu bewegen. Nach ca. 20 Sekunden soll der Betroffene die Arme ablegen und die Beine abwechselnd beugen und strecken. Zum Schluss werden Arme und Beine miteinander bewegt.

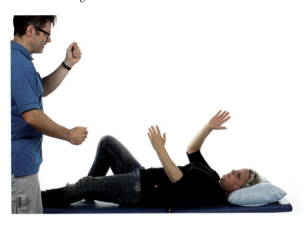

Dann wird der Betroffene angewiesen, aufzusitzen und zu beurteilen, wie die Symptome (Schwindel, Benommenheit) sind.

## Befund

Berichtet der Patient in der nächsten Sitzung, dass die Symptome nach der kreislaufffördernden Gymnastik deutlich geringer sind, ist dies ein Hinweis auf eine vaskuläre/orthostatische Ursache.

Weitere Abklärungen sind nun nötig wie etwa:
- Anamnestisch: Blutdruckwerte, Trinkmenge, Einnahme von Blutdruckmedikamenten und andere beeinflussende Faktoren ( ➤ Kap. 9.1)
- Objektiv: Blutdruckmessung, Schellong-Test

## 9.3.2 Blutdruckmessung

Die Blutdruckmessung ist nötig, wenn eine orthostatische Hypotonie/Dysregulation vermutet wird (44, 45).

## Durchführung

Der Blutdruck wird in der Therapie nach einer Liegezeit von 5–10 Minuten, zu Hause morgens vor dem Aufstehen oder tagsüber nach einer längeren Liegezeit mit einem handelsüblichen Blutdruckmessgerät gemessen. Zudem sollte der Blutdruck auch tagsüber in einer symptomfreien Phase bestimmt werden.

## Befund

Die Blutdruckwerte im Liegen nach einer längeren Liegezeit werden mit den Werten in der symptomfreien Zeit verglichen. Sind die Blutdruckwerte nach längerer Liegezeit deutlich tiefer als in der symptomfreien Zeit, wird die Hypothese einer orthostatischen Ursache unterstützt.

Bei Verdacht müssen die Betroffenen an den behandelnden Arzt verwiesen werden.

Zur genauen Untersuchung ist eine 24-Stunden-Blutdruckmessung kombiniert mit dem Führen eines Schwindeltagebuchs sinnvoll. Beurteilt wird, ob ein Zusammenhang zwischen tiefen Blutdruckwerten und Symptomen besteht.

Die 24-Stunden-Blutdruckmessung kann auch eingesetzt werden, wenn anamnestisch von Schwindelattacken unabhängig von Bewegungen und Aktivitäten sowie tagsüber von schwankendem Blutdruck berichtet wird.

### 9.3.3 Schellong-Test

Der Schellong-Test wird eingesetzt, wenn der Patient über Schwindel beim Aufstehen berichtet und eine orthostatische Dysregulation vermutet wird (46, 47).

## Durchführung

Der Test sollte nach einer Liegezeit von einigen Minuten durchgeführt werden. 5 Minuten lang werden in Rückenlage Blutdruck und Puls in regelmäßigen Abständen (z. B. jede Minute) gemessen und dokumentiert.

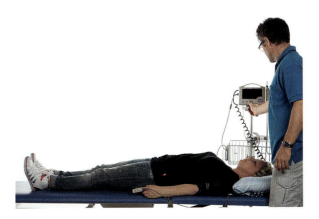

Dann steht der Patient zügig auf. Sofort werden Blutdruck und Puls im Stehen gemessen (Sofortwert).

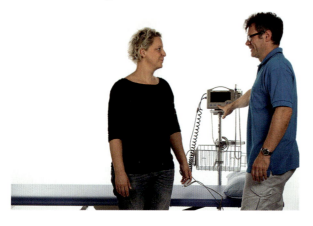

In den nächsten 10 Minuten werden nun regelmäßig (jede Minute) Blutdruck und Puls geprüft. Die Werte können in einer speziell vorbereiteten Excel-Tabelle mit Grafikanzeige ausgewertet werden.

### Befund

Es existieren unterschiedliche Grenzwerte für einen pathologischen Blutdruckabfall. Orthostatische Hypotonie wird gemäß einem systematischen Review bei einem systolischen Blutdruckabfall von mindestens 20 mmHg oder einem diastolischen von mehr als 10 mmHg innerhalb 3 Minuten Stehen nach dem zügigen Aufstehen diagnostiziert (48). Je nach Quelle deutet ein Pulsanstieg um 20–30 Schläge pro Minute nach dem zügigen Aufstehen als Hinweis auf eine orthostatische Dysregulation hin.

Der Schellong-Test kann Gesunde besser erkennen als Betroffene. Nur 25–43 % der Betroffenen werden durch den Schellong-Test erkannt (10). Ist der Test sowohl objektiv (Blutdruck und Puls) als auch subjektiv unauffällig, kann davon ausgegangen werden, dass die Person keine orthostatische Dysregulation hat (49).

Bei normalem Schellong-Test, aber klinischen Symptomen, wird der Kipptisch-Test empfohlen (49).

Sind die objektiven Messungen positiv (Blutdruckabfall und/oder Pulsanstieg unter bzw. über den Grenzwerten), obwohl der Betroffene keine subjektiven Symptome hat, besteht eine orthostatische Dysregulation, die sich aber für den Betroffenen subjektiv nicht auswirkt. In diesem Fall müssen die Patienten an den behandelnden Arzt verwiesen werden.

### 9.3.4  Pulsrhythmus

Der Pulsrhythmus wird palpiert, wenn über Schwindelattacken unabhängig von Bewegungen, Haltungen und Aktivitä-

ten berichtet wird und die Hypothese einer Herzrhythmusstörung besteht.

### Durchführung

Der Puls wird in der Therapie palpiert oder der Patient wird angeleitet, dies selbst durchzuführen, wenn der Schwindel auftritt.

### Befund

Pulsarrhythmien, insbesondere im Zusammenhang mit Schwindelattacken, können auf eine kardiale Ursache der Symptome hinweisen.

Bei Verdacht müssen die Betroffenen an den behandelnden Arzt verwiesen werden.

Besser geeignet ist ein 24-Stunden-EKG in Kombination mit dem Führen eines Schwindeltagebuchs. Dabei wird auf den Zusammenhang zwischen Rhythmusstörungen und Schwindelsymptomen geachtet.

> **MERKE**
> Bei Stenosen und arteriosklerotischen Veränderungen der hirnversorgenden Gefäße wirken sich Blutdruckschwankungen und/oder Rhythmusstörungen deutlicher aus. Die genannten Grenzwerte gelten nicht mehr oder müssen angepasst werden.

## 9.4  Behandlung

### 9.4.1  Rolle der Physiotherapie

Aufgabe der Physiotherapie ist es, diese Schwindelform von anderen Symptomgruppen zu differenzieren und den Patienten an den behandelnden Arzt zu verweisen und allenfalls Verhaltensänderungen zu instruieren.

Berichten Betroffene über einen konstant tiefen Blutdruck oder besteht der orthostatische Schwindel seit der Einnahme eines neuen Blutdruckmedikaments, sollte dies mit dem Arzt besprochen werden, um abzuklären, ob das morgendliche Benommenheitsgefühl durch die Reduktion des Blutdruckmedikaments vermindert werden kann.

> **CAVE**
> Nicht behandelbar sind anfallsartige Schwindelattacken aufgrund von Blutdruckschwankungen oder Herzrhythmusstörungen, die unabhängig von bestimmten Bewegungen oder Aktivitäten auftreten. Den Patienten wird empfohlen, möglichst rasch den behandelnden Arzt zu konsultieren.

9

### 9.4.2 Behandlungsansätze

Die Behandlung betrifft orthostatischen Schwindel, der v. a. morgens auftritt.

### Kreislauffördernde Gymnastik

Vor dem Aufstehen nach längeren Ruhepausen im Liegen oder Sitzen soll der Patient kreislaufanregende Gymnastik durchführen. Die Übung wird ihm in der Therapie gezeigt, damit er sie zu Hause durchführen kann. Der Patient liegt oder sitzt einige Minuten lang. Nun wird er angewiesen, erst die Arme kräftig zu bewegen. Anschließend werden die Beine alternierend kräftig bewegt. Schließlich werden Arme und Beine zusammen bewegt. Insgesamt dauert dies ca. 1 Minute.

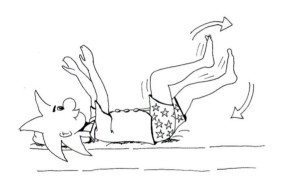

Danach setzt sich der Patient auf den Bettrand bzw. steht aus dem Sitzen auf.

### Trinkmenge

Trinkt jemand zu wenig, insbesondere abends, kann dies zu morgendlichem orthostatischem Schwindel oder Benommenheitsgefühl führen. Betroffene sollten darauf achten, dass sie auch abends 1–2 Gläser Wasser trinken. Eine Möglichkeit besteht darin, vor dem Aufsitzen Kaffee, Tee, Wasser oder salzige Bouillon zu trinken, um damit den Blutdruck ansteigen zu lassen.

### Beine einbinden

Das Bandagieren der Beine oder das Anlegen von Kompressionsstrümpfen zur Unterstützung des Blutdruckes ist bisher nicht eindeutig belegt. Es gibt jedoch Berichte von Patienten, die mit diesen Maßnahmen von einer subjektiven Besserung berichten.

Die orthostatische Regulation kann möglicherweise trainiert werden, indem tagsüber der Lagewechsel (Aufsitzen/Abliegen) wiederholt wird.

## 9.5 Evidenz

Van Lieshout und Kollegen (50) untersuchen 7 Patienten mit orthostatischer Hypotonie und 6 gesunde Personen. Fünf der Patienten berichten innerhalb von 10 Minuten nach dem Aufstehen über Schwindel. Durch Überkreuzen der Beine im Stehen ist es allen Patienten möglich, 10 Minuten oder länger zu stehen. Dies ist mit einem höheren durchschnittlichen Blutdruck verbunden (13 mmHg). Die Durchführung von Kniebeugen erhöht den Blutdruck um durchschnittlich 44 mmHg. Bei den gesunden Kontrollpersonen ist der durchschnittliche Blutdruck durch die Interventionen nur leicht erhöht mit 1 mmHg (Überkreuzen) und 8 mmHg (Kniebeugen).

## 9.6 Lernzielkontrolle

1. Welches Gefäßsystem im zervikalen Bereich versorgt vor allem die Zentren für Gleichgewicht im ZNS?
   ☐ Anteriore Blutversorgung
   ☐ Posteriore Blutversorgung
2. Welche Symptome von lokalen vertebrobasilären Gefäßschäden und Ischämie der hinteren Blutversorgung gibt es?
3. Welche Gefäße können bei einer Rotation der HWS eingeengt werden?
4. Welche Einflussfaktoren auf die orthostatische Regulation gibt es?
5. Wie ist der allgemein anerkannte Grenzwert für orthostatische Dysregulation?
6. Sinkt der Blutdruck unter diesen Grenzwert, ist der Schellong-Test immer auffällig.
   ☐ Richtig
   ☐ Falsch
7. Mit welchem Test wird die orthostatische Dysregulation untersucht?

**Die Antworten finden Sie in** ➤ Kap. 16.

LITERATUR
1. Matalon SV, Farhi LE. Cardiopulmonary readjustments in passive tilt. Journal of Applied Physiology 1979; 47(3): 503–7.
2. Shaikh KA, Fischer JE, Steurer J, Bachmann LM. Tests and criteria in diagnosis of chronic hypotension – a systematic review. Schweiz Rundsch Med Prax 2001 Apr 12; 90(15): 613–26.

3. Bernard A, Koch J, Vetter W. Prevalence of hypotension and symptomatic, orthostatic dysregulation in a patient sample of a medical polyclinic. Schweiz Rundsch Med Prax 1999 Mar 25; 88(13): 547–58.

4. Wu JS, Yang YC, Lu FH, Wu CH, Chang CJ. Population-based study on the prevalence and correlates of orthostatic hypotension/hypertension and orthostatic dizziness. Hypertension Research 2008; 31(5): 897.

5. Colledge NR, Barr-Hamilton RM, Lewis SJ, Sellar RJ, Wilson JA. Evaluation of investigations to diagnose the cause of dizziness in elderly people: a community based controlled study. BMJ 1996 Sep 28; 313(7060): 788–92.

6. Consensus statement on the definition of orthostatic hypotension, pure autonomic failure, and multiple system atrophy. The Consensus Committee of the American Autonomic Society and the American Academy of Neurology. Neurology 1996 May; 46(5): 1470.

7. The definition of orthostatic hypotension, pure autonomic failure, and multiple system atrophy. J Auton Nerv Syst 1996 Apr; 58(1–2): 123–4.

8. Wollner L, McCarthy ST, Soper ND, Macy DJ. Failure of cerebral autoregulation as a cause of brain dysfunction in the elderly. Br Med J 1979 Apr 28; 1(6171): 1117–8.

9. Faraji F, Kinsella LJ, Rutledge JC, Mikulec AA. The comparative usefulness of orthostatic testing and tilt table testing in the evaluation of autonomic-associated dizziness. Otol Neurotol 2011 Jun; 32(4): 654–9.

10. Alli C, Avanzini F, Bettelli G, Colombo F, Corso R, Di Tullio M, Marchioli R, Mariotti G, Radice M, Taioli E, Terzian E, Tognoni G, Zussino A. Prevalence and variability of orthostatic hypotension in the elderly. Results of the "Italian study on blood pressure in the elderly (SPAA)". The "Gruppo di Studio Sulla Pressione Arteriosa nell'Anziano". Eur Heart J 1992 Feb; 13(2): 178–82.

11. Tilvis RS, Hakala SM, Valvanne J, Erkinjuntti T. Postural hypotension and dizziness in a general aged population: a four-year follow-up of the Helsinki Aging Study. J Am Geriatr Soc 1996 Jul; 44(7): 809–14.

12. Rutan GH, Hermanson B, Bild DE, Kittner SJ, LaBaw F, Tell GS. Orthostatic hypotension in older adults. The Cardiovascular Health Study. CHS Collaborative Research Group. Hypertension 1992 Jun; 19(6 Pt 1): 508–19.

13. Ensrud KE, Nevitt MC, Yunis C, Hulley SB, Grimm RH, Cummings SR. Postural hypotension and postural dizziness in elderly women. The study of osteoporotic fractures. The Study of Osteoporotic Fractures Research Group. Arch Intern Med 1992 May; 152(5): 1058–64.

14. Drachman DA, Hart CW. An approach to the dizzy patient. Neurology 1972 Apr; 22(4): 323–34.

15. Bähr M, Frotsche M. Duus' Neurologisch-topische Diagnostik. Anatomie – Funktion – Klinik. Stuttgart: Thieme, 2003; 8. Auflage.

16. von Brevern M, Süssmilch S, Zeise D. Acute vertigo due to hemispheric stroke: a case report and comprehensive review of the literature. J Neurol Sci 2014 Apr 15; 339(1–2): 153–6.

17. Pires AP, Fukujima MM, Gananca FF, Aquino Lde M, Gananca MM, Caovilla HH. Vestibular function in carotid territory stroke patients. Braz J Otorhinolaryngol 2013 Jan–Feb; 79(1): 22–7.

18. Rivett D. The vertebral artery and vertebrobasilar insufficiency. In: Boyling J, Jull G, eds Grieve's Modern Manual Therapy. 3rd ed. Edinburgh: Churchill Livingstone, 2005.

19. Kerry R, Taylor AJ, Mitchell J, McCarthy C, Brew J. Manual therapy and cervical arterial dysfunction, directions for the future: a clinical perspective. J Man Manip Ther 2008; 16(1): 39–48.

20. Coman W. Dizziness related to ENT conditions. In: Grieve GP, ed Grieve's Modern Manual Therapy of the Vertebral Column. Edinburgh: Churchill Livingstone 1986.

21. Cote P, Kreitz BG, Cassidy JD, Thiel H. The validity of the extension-rotation test as a clinical screening procedure before neck manipulation: a secondary analysis. J Manipulative Physiol Ther 1996 Mar–Apr; 19(3): 159–64.

22. Kerry R, Taylor AJ. Cervical arterial dysfunction: knowledge and reasoning for manual physical therapists. J Orthop Sports Phys Ther 2009 May; 39(5): 378–87.

23. Choi KD, Choi JH, Kim JS, Kim HJ, Kim MJ, Lee TH, Lee H, Moon IS, Oh HJ, Kim JI. Rotational vertebral artery occlusion: mechanisms and long-term outcome. Stroke 2013 Jul; 44(7): 1817–24.

24. DGN/ÖGN. Leitlinien Schwindel – Diagnostik. Österreichische Gesellschaft für Neurologie, Deutsche Gesellschaft für Neurologie 2008; Kap. 051: 1–26.

25. Brandt T, Dieterich M. VIII[th] nerve vascular compression syndrome: vestibular paroxysmia. Baillieres Clin Neurol 1994 Nov; 3(3): 565–75.

26. Yousry I, Dieterich M, Naidich TP, Schmid UD, Yousry TA. Superior oblique myokymia: magnetic resonance imaging support for the neurovascular compression hypothesis. Ann Neurol 2002 Mar; 51(3): 361–8.

27. Straube A, Buttner U, Brandt T. Recurrent attacks with skew deviation, torsional nystagmus, and contraction of the left frontalis muscle. Neurology 1994 Jan; 44(1): 177–8.

28. Brandt T, Dieterich M. Vestibular paroxysmia: vascular compression of the eighth nerve? Lancet 1994 Mar 26; 343(8900): 798–9.

29. Moller MB. Controversy in meniere's disease: results of microvascular decompression of the eighth nerve. Am J Otol 1988 Jan; 9(1): 60–3.

30. Moller MB, Moller AR, Jannetta PJ, Sekhar L. Diagnosis and surgical treatment of disabling positional vertigo. J Neurosurg 1986 Jan; 64(1): 21–8.

31. Jannetta PJ. Neurovascular cross-compression in patients with hyperactive dysfunction symptoms of the eighth cranial nerve. Surg Forum 1975; 26: 467–9.

32. Jannetta PJ, Moller MB, Moller AR. Disabling positional vertigo. N Engl J Med 1984 Jun 28; 310(26): 1700–5.

33. Strupp M, Dieterich M, Brandt T. Periphere und zentrale vestibuläre Schwindelformen. Deutsches Ärzteblatt 2013; 110(29–30): 505–17.

34. Yu YL, Moseley IF, Pullicino P, McDonald WI. The clinical picture of ectasia of the intracerebral arteries. J Neurol Neurosurg Psychiatry 1982 Jan; 45(1): 29–36.

35. Buettner UW, Stohr M, Koletzki E. Brainstem auditory evoked potential abnormalities in vascular malformations of the posterior fossa. J Neurol 1983; 229(4): 247–54.

36. Schneider JI, Olshaker JS. Vertigo, vertebrobasilar disease, and posterior circulation ischemic stroke. Emerg Med Clin North Am 2012 Aug; 30(3): 681–93.

37. Kim JS, Lee H. Vertigo due to posterior circulation stroke. Semin Neurol 2013 Jul; 33(3): 179–84.

38. Johkura K. Dizziness/vertigo caused by small cerebellar/brainstem strokes. Rinsho Shinkeigaku 2011 Nov; 51(11): 1092–5.

39. Choi KD, Lee H, Kim JS. Vertigo in brainstem and cerebellar strokes. Curr Opin Neurol 2013 Feb; 26(1): 90–5.

40. Choi HS, Park SC, Lee YJ, Kang JW. Lateral medullary infarction presenting with vertigo without other neurological signs. Otolaryngol Head Neck Surg 2012 Dec; 147(6): 1162–3.

41. Kim HJ, Lee SH, Park JH, Choi JY, Kim JS. Isolated vestibular nuclear infarction: report of two cases and review of the literature. J Neurol 2014 Jan; 261(1): 121–9.

42. Mosarrezai A, Toghae M, Majed M, Aloosh M. Isolated vertigo and possibility of brain ischemia. Arch Iran Med 2012 Aug; 15(8): 469–71.

43. Lee SJ, Lee DG. Isolated Gait Ataxia as a Sole Manifestation of Right Lateral Medullary Infarct following Ipsilateral Trigeminal Herpes Zoster. Case Rep Neurol 2014 May; 6(2): 193–6.

44. Messmer G. Arterieller Blutdruck: Auskultatorische Blutdruckmessung. In: Assessments in der Rehabilitation – Band 3: Kardiologie und Pneumologie; Bern: Huber, 2009: 69–76.

45. Messmer G. Arterieller Blutdruck: Oszillometrische Blutdruckmessung. in: Assessments in der Rehabilitation – Band 3: Kardiologie und Pneumologie; Bern: Huber , 2009: 77–82.

46. Schädler S. Wenn das Blut versackt – Assessment: Schellong-Test. Physiopraxis 2011(9): 28–39.

47. Schädler S. Orthostatische Dysregulation: Schellong-Test (ST). in: Assessments in der Rehabilitation – Band 3: Kardiologie und Pneumologie; Bern: Huber, 2009: 113–5.

48. Neurology AASatAAo. Consensus statement on the definition of orthostatic hypotension, pure autonomic failure, and multiple system atrophy. The Consensus Committee of the American Autonomic Society and the American Academy of Neurology. Neurology 1996 May; 46(5): 1470.

49. Winker R, Prager W, Haider A, Salameh B, Rudiger HW. Schellong test in orthostatic dysregulation: a comparison with tilt-table testing. Wien Klin Wochenschr 2005 Jan; 117(1–2): 36–41.

50. van Lieshout JJ, ten Harkel AD, Wieling W. Physical manoeuvres for combating orthostatic dizziness in autonomic failure. Lancet 1992 Apr 11; 339(8798): 897–8.

9

# 10 Pacing – Aktivitäts- und Pausenmanagement

---

### Fallbeispiel

Bei einer 38-jährigen Patientin wird ein Akustikusneurinom diagnostiziert. Sie berichtet darüber, dass tagsüber Schwindel und Übelkeit zunehmen und sie sich nachmittags für 1–2 Stunden hinlegen muss. Im Alltag ist sie mit zwei kleinen Kindern gefordert, eine Teilzeitbeschäftigung hat sie beendet.

Im Rahmen einer Therapiesitzung wird ihr empfohlen, tagsüber frühzeitig, bereits am Vormittag, kürzere Pausen einzuschieben. Die Pausendauer und Gestaltung der Pause wird mit ihr besprochen. 10 Tage nach Beginn dieses Managements benötigt sie die längere Liegepause am Nach-

mittag nicht mehr. Nach 1 Jahr entscheidet sie sich, das Akustikusneurinom, obwohl Schwindel und Übelkeit nicht mehr vorhanden sind, operieren zu lassen. Nach der Operation beschreibt sie dasselbe Phänomen wie zu Beginn: tagsüber nehmen Übelkeit und Schwindel zu, sodass sie nachmittags eine längere Liegepause machen muss. Nun wendet sie dieselben Maßnahmen mit regelmäßigen Pausen an, was schließlich zu einer Abnahme der Symptome führt.

Weitere Fallbeispiele finden Sie auf der Webseite: www.schwindeltherapie.ch.

## 10.1 Physiologie/Pathophysiologie

### 10.1.1 Definition

Bei dieser Problematik geht es um die Dosierung von Aktivität und Pausen, also um Pacing bzw. „Aktivitäts- und Pausenmanagement". Beim chronischen Schmerz wird der Begriff „Pacing" für einen dosierten Aufbau von Aktivität bzw. gezielten Einsatz von Pausen verwendet.

### 10.1.2 Vermeidungsverhalten

Zum Vermeidungsverhalten bei Schwindel liegen zurzeit wenig Angaben vor. Dass eine längere Immobilität auf verschiedene Körperfunktionen wie Muskelkraft, Herz-Kreislauf-System, Knochendichte usw. Auswirkungen hat, ist belegt. Geringere körperliche Aktivität hat auch Auswirkungen auf verschiedene sensorische Funktionen und auf das Gleichgewicht. Vermehrte Aktivität verbessert diese Funktionen (> Kap. 12). Aus diesen Gründen müssen Strategien und Maßnahmen entwickelt werden, die allgemeine Aktivität dosiert zu fördern. Dazu gehört auch, dass „gefürchtete" Aktivitäten durchgeführt werden (1).

### 10.1.3 Überforderung/Exazerbation

Die Überforderung bei Schwindel ist in der Literatur noch kaum beschrieben. Dass übermäßige Reize zu einer Kumulation führen, zeigen Versuche bei gesunden Personen in Achterbahnen, bei Schifffahrten auf hoher See, bei Drehstuhltests u. a. Ein ähnlicher Mechanismus scheint bei Personen mit einer Erkrankung zugrunde zu liegen, sodass die Symptome tagsüber bei hohen Anforderungen zunehmen. Beim Drehstuhltest spielt offenbar der Velocity Storage (> Kap. 5) eine zentrale Rolle, ebenso wie bei der Entstehung der Bewegungskrankheit (2). So kommt es bei Betroffenen zu einer Kumulation der Reize und damit einer Zunahme des Schwindels.

## 10.2 Anamnese

### 10.2.1 Vermeidungsverhalten

Patienten liegen oder sitzen oft und berichten über einen stark zunehmenden Schwindel bei allen Aktivitäten, insbesondere beim Stehen und Gehen. Mobilität und Aktivitäten werden gemieden.

### 10.2.2 Überforderung/Exazerbation

Die Patienten berichten, dass sie bei intensiver oder längerer Aktivität eine deutliche Zunahme des Schwindels verzeichnen, der ihre körperlichen Tätigkeiten für eine bestimmte Zeit einschränkt.

**BEISPIELE**

„Ich wollte unbedingt mit dem Bügeln fertig werden, doch dann wurde mir derart schwindlig, dass ich mich für 2 Stunden hinlegen musste."

„Ich wollte unbedingt die ganze Wohnung fertig saugen. Nachher konnte ich einen Tag lang kaum mehr etwas tun, weil der Schwindel so stark war."

„Ich wollte wieder einmal einen Großeinkauf machen, doch das war zu viel. Ich musste danach einige Stunden ruhig liegen."

„Tagsüber nimmt die Übelkeit ständig zu, bis ich eine längere Pause machen oder mich hinlegen muss."

## 10.3 Untersuchung

Zusätzlich zu den Angaben der Anamnese, falls diese ungenügend oder zu ungenau sind, können Messinstrumente oder ein Schwindeltagebuch verwendet werden.

### 10.3.1 Messung der Symptomintensität

Die Intensität der auftretenden Symptome wird mithilfe der Visuellen Analogskala (VAS) bzw. der Numerischen Rating-Skala (NRS) gemessen. Der Patient beschreibt die Symptomstärke zu verschiedenen Tageszeiten oder nach anspruchsvollen Tätigkeiten.

### 10.3.2 Schwindeltagebuch

Im Schwindeltagebuch werden die Aktivitäten, die auftretenden Symptome und deren Ausprägung (z. B. mit VAS/NRS) notiert. Ein Beispiel finden Sie auf der Webseite www.schwindeltherapie.ch.

### Befund

**Vermeidung:**
Anhand des Schwindeltagebuchs ist ersichtlich, wie oft und wie viel sich der Patient bewegt. Ist eine ausgeprägte Vermeidung/Immobilität erkennbar, wird eine dosiert aufbauende Mobilisation instruiert.

10

**Überforderung:**

Nehmen die Symptome tagsüber oder bei anspruchsvollen Tätigkeiten zu, kommt es zu einer Kumulierung der Reize, die zu einer Exazerbation der Symptome führen. In diesem Fall ist Pacing angezeigt.

## 10.4 Behandlung

Die Symptome bei Schwindel und Schmerz sind ähnlich. Auch Schwindel kann zu Immobilisation und Vermeidungshaltung führen. Beim Pacing handelt es sich um die geschickte Dosierung von Aktivität und Pausen. Ziel ist es, aktiv zu sein, ohne dass der Schwindel ein unerträgliches oder immobilisierendes Ausmaß annimmt.

Beim akuten Schwindel sollen Betroffene dosiert aktiv werden, um ein Vermeidungsverhalten zu verhindern. Beim chronischen Schwindel geht es um eine Verhaltensänderung respektive der Änderung von Gewohnheiten im Alltag. Betroffene sollen lernen, frühzeitig Pausen einzulegen, damit sich der Schwindel nicht kumuliert und damit immobilisierend wird.

### 10.4.1 Pacing bei Vermeidung

In der Akutphase sollte darauf geachtet werden, dass keine Vermeidungshaltung entsteht. Der Betroffene sollte angewiesen werden, eine ausgewogene Mischung aus Ruhe/Entspannung und Aktivität zu finden. Anfangs sind oft nur kurze Aktivitäten, wie z.B. der Gang auf die Toilette möglich. Der Betroffene soll Mobilität, Gehstrecke und Alltagsaktivitäten kontinuierlich steigern. Beispielsweise kann er anfangs 3- bis 5-mal täglich im Zimmer umhergehen, nach 1–2 Tagen 3- bis 5-mal täglich eine halbe Ganglänge und dann eine ganze Ganglänge absolvieren oder die Zeitdauer beim Ausführen von Alltagaktivitäten erhöhen.

**MERKE**

Grundsätzlich ist es wichtig, die Mobilität wohldosiert zu steigern; das verbessert Körperfunktionen und reduziert den Schwindel.

Die Pause soll bewusst genutzt werden! Mit den Betroffenen wird individuell erarbeitet, wie die Pausen gestaltet werden können, damit sich der Schwindel rasch legt. Möglichkeiten sind: Augen schließen oder ins Grüne schauen oder eine Übung durchführen etc.

### 10.4.2 Pacing bei Überforderung

Die Betroffenen neigen dazu, zu viel auf einmal erledigen zu wollen. Sie müssen lernen, Pausen frühzeitig einzuschalten

– auch wenn sie es in der aktuellen Situation noch nicht als nötig erachten. Dabei geht es um die Veränderung ihres Verhaltens im Alltag.

Mit dem Patienten wird besprochen, wie viele Pausen pro Tag nötig sind, damit der Schwindel erträglich bleibt bzw. sich nicht mehr exazerbiert (ein unerträgliches Ausmaß annimmt). Damit soll eine Kumulation der Reize und damit des Schwindels durch zu viel Aktivität verhindert werden. Es wird auch diskutiert, wie lange die Pause dauern muss, bis der Schwindel zurückgeht, und welche Maßnahmen dabei hilfreich sind. Die Gestaltung der Pause zur Reduktion des Schwindels kann u. a. so aussehen:
- Augen schließen
- Ins Grüne schauen
- Eine bestimmte Übung durchführen

Mit diesen Maßnahmen soll erreicht werden, dass die Schwindelintensität keine Spitzenwerte mehr erreicht und die Betroffenen im Alltag wieder gleich viel oder mehr leisten können.

Im Verlauf kann erst die Pausendauer reduziert, danach die Anzahl der Pausen abgebaut oder die aktive Zeit ausgedehnt werden. Die regelmäßige Gehstrecke kann kontinuierlich verlängert werden. Allgemeines körperliches Training im Ausdauerbereich (z. B. Fahren auf dem Fahrradergometer, Nordic Walking, später leichtes Jogging oder Schwimmen etc.) unterstützt diese Maßnahmen.

## 10.5 Evidenz

Das Pacing wird in Studien kaum beschrieben oder untersucht. Zurzeit liegen keine Studien vor.

Einige Hinweise gibt die Untersuchung von Johansson und Kollegen (1) bei älteren Menschen. Die Intervention bestand aus einem vestibulären Rehabilitationsprogramm, das in Gruppen durchgeführt wurde. Das Programm wurde durch Maßnahmen kognitiver Verhaltenstherapie ergänzt. Diese waren bereits Inhalt der 1. Woche der Studie. Die Inhalte der kognitiven Verhaltenstherapie dienten zur Förderung der Entspannung, Reduktion der Angst und der Vermeidung von gefürchteten Situationen und Bewegungen (Details: ➤ Kap. 12).

## 10.6 Lernzielkontrolle

1. Welches neuronale Netzwerk spielt möglicherweise eine kritische Rolle bei der Bewegungskrankheit?

2. Hat jemand starken Schwindel, sollte die Person so lange liegen bleiben, bis der Schwindel wieder weg ist.
   ☐ Richtig
   ☐ Falsch

3. Auch Aktivitäten, bei denen Betroffene Schwindel befürchten, sollten nach und nach durchgeführt werden.
   ☐ Richtig
   ☐ Falsch

4. Bei Überforderung sollen die Betroffenen lernen, früh genug Pausen einzuschalten, damit Schwindel und andere Symptome sich durch die Aktivitäten nicht summieren.
   ☐ Richtig
   ☐ Falsch

5. Wie sieht die Beratung eines Patienten in Bezug auf Aktivitäts- und Pausenmanagement aus?

**Die Antworten finden Sie in** ➤ Kapitel 16.

LITERATUR
1. Johansson M, Akerlund D, Larsen HC, Andersson G. Randomized controlled trial of vestibular rehabilitation combined with cognitive-behavioral therapy for dizziness in older people. Otolaryngol Head Neck Surg 2001 Sep; 125(3): 151–6.
2. Cohen B, Dai M, Raphan T. The critical role of velocity storage in production of motion sickness. Ann N Y Acad Sci 2003 Oct; 1004: 359–76.

# 11 Emotionale Beteiligung

─── **Fallbeispiel** ───

Eine 71-jährige Patientin wird wegen Schwindel an die ambulante Therapie verwiesen. Sie berichtet über plötzlich auftretenden Schwindel mit Übelkeit und Erbrechen. Er nimmt im Liegen, in Ruhe oder beim Gehen durch einen Gang im Supermarkt zu. Verbessert wird der Schwindel durch Tätigkeiten und Medikamente (Lorazepam-Präparat). Im DHI hat sie 36 von 100 Punkten. Sie hatte früher schon einen Gehörsturz und einen Myokardinfarkt. Im CTSIB zeigt sie vor allem Hinweise auf somatosensorische und vestibuläre Störungen (1 | 1 | 1 | 1–2 | 2–3 | 3), wobei der Vibrationssinn im Normbereich ist.

In der Untersuchung fällt vor allem die langsame Blickfolge auf. Es fällt ihr sehr schwer, den Punkt zu fixieren, diesem zu folgen und dabei den Kopf ruhig zu halten. Der OKN kann kaum ausgelöst werden und ist in vertikaler Richtung mehr betroffen als in horizontaler. Als erste Heimübung soll sie mehrmals täglich in sitzender Position einen Punkt fixieren und den Kopf nach links und rechts drehen. Bereits in der nächsten Sitzung kann das Training durch Verfolgen eines Pendels und das OKN-Training mit einem Wasserball gesteigert werden. Später wird die hypertone Nackenmuskulatur behandelt und eine Fußsohlenbehandlung durchgeführt. Besonders die Fußsohlenstimulation und das Training der Okulomotorik können den Schwindel reduzieren. In der Therapie werden Gangvariationen mit Kopfbewegungen, Drehungen und Augenbewegungen trainiert.

Erst nach mehreren Behandlungen stellt sich heraus, dass sich der Schwindel verstärkt, wenn sie sich aufregt oder sich Sorgen macht. Auf Nachfrage zeigt sich, dass sie wegen Angstzuständen früher in ärztlicher Behandlung war. Daher wird sie ergänzend von einer Kollegin mit Maßnahmen aus dem Konzept „Basic Body Awareness" behandelt. Durch mehr Körperbewusstsein findet die Patientin wieder Zugang zu mehr Stabilität in der Funktion und zur Atmung. Sie kann auch noch vorhandene Ängste von einem früher erlebten Herzinfarkt benennen und etwas loslassen. In der Schwindeltherapie werden Übungen ohne Visus und der Tandemstand integriert.

Schließlich kann sie die Medikamente (Lorazepam-Präparat) deutlich reduzieren. Die Behandlung wird erfolgreich mit einem DHI von 14 von 100 Punkten abgeschlossen.

Weitere Fallbeispiele finden Sie auf der Webseite: www.schwindeltherapie.ch.

## 11.1 Physiologie/Pathophysiologie

**DEFINITION**

Agoraphobie ist die Angst oder das Unwohlsein an bestimmten Orten.
Für Höhenangst wird auch der Begriff Akrophobie verwendet.

### 11.1.1 Schwindel und psychiatrische Erkrankungen

In einer großen Umfrage wird festgestellt, dass Schwindel mit psychischen Erkrankungen verbunden sein kann (1). Weiter zeigt sich eine höhere Prävalenz von psychiatrischen Erkrankungen (2). Die Autoren kommen zum Schluss, dass Schwindel durch psychiatrische Störungen, wie beispielsweise Angst, Konzentrationsmangel und Fatigue begleitet wird. Die Kombination von physischen und psychiatrischen Störungen kann sehr hinderlich und anhaltend sein. Die Behandlung sollte im interdisziplinären Rahmen erfolgen.

### 11.1.2 Einfluss von Angst auf die posturale Kontrolle

Bei Untersuchungen (3) zum Zusammenhang von Angst und Schwanken im Stehen hat sich bei Studenten gezeigt, dass mit steigender Angst das Schwanken im Stehen zunimmt. Zudem hat ein höherer Angstscore eine verminderte Haltungskontrolle im Stehen zur Folge. Dieser Zusammenhang verschwindet bei geschlossenen Augen. Daraus wird gefolgert, dass die Angst die Verarbeitung von visuellen Inputs beeinflusst und sich auf die Fähigkeit der posturalen Kontrolle auswirkt.

In einer Studie (4) wurde der Einfluss von Angst bei Patienten mit Schwindel untersucht. Nach den Ergebnissen bei DHI und HADS werden 54 Patienten mit Schwindel in 3 Gruppen unterteilt:
1. Psychogen (n = 16) ohne vestibuläre Befunde
2. Organisch (n = 25) mit vestibulären Befunden und HADS-Score < 5
3. Gemischt (n = 13) mit Befunden und einem HADS-Score > 5

In der Posturografie finden die Forscher einen signifikanten Zusammenhang zwischen Angst und posturaler Instabilität in der anteroposterioren Achse bei allen Personen der Gruppen 1 und 3, nicht jedoch in Gruppe 2. Unterschiedliche Frequenzen von Schwanken können statistisch verschiedenen sensorischen Inputs zugeordnet werden. Dabei hat ein hoher Angstscore einen Einfluss auf diese Resultate. Dieses Phänomen verschwindet bei geschlossenen Augen. Die Ergebnisse zeigen, dass visueller Input bei Angst die vestibulären und somatosensorischen Inputs beeinflusst. Die Autoren kommen in ihrer Studie zu dem Schluss, dass Angst bei Patienten mit Schwindel Auswirkungen auf die Haltungskontrolle in der anteroposterioren Achse und die Interaktion von visuellen mit vestibulären und somatosensorischen Inputs im Stehen hat.

**MERKE**

Bei einem erhöhten Angstscore nimmt das Schwanken im Stehen zu.
Bei geschlossenen Augen fällt dieser Effekt weg.
Möglicherweise hat ein erhöhter Angstscore einen negativen Einfluss auf die Verarbeitung visueller Informationen.

202 Patienten werden blindiert neuro-otologisch und psychiatrisch untersucht und in 3 Gruppen unterteilt:
1. Organisch 28 % (n = 50)

11

2. Psychiatrisch 55,3 % (n = 99)

3. Gemischt 16,8 % (n = 30)

Bei 5,3 % (n = 10) kann weder eine organische noch eine psychiatrische Ursache gefunden werden. Verglichen mit der organischen Gruppe 1 hatten die Patienten der Gruppen 2 und 3 durch ihren Schwindel eine deutlich höhere Beeinträchtigung, intensivere emotionale Belastung (Angst, Depression), größere Behinderung und hohe Somatisierungsscores. Die Autoren kommen zu dem Schluss, dass bei Patienten mit lang andauerndem Schwindel und Behinderung die psychiatrischen Störungen zur Differenzialdiagnose gehören und eine interdisziplinäre Behandlung einer somatischen vorgezogen werden sollte (5).

Patienten mit Agoraphobie haben auf instabiler Unterlage ein signifikant schlechteres Gleichgewicht (6). Allerdings scheint der Unterschied noch viel größer bei geschlossenen Augen bzw. mit Lampenschirm auf Schaumstoff zu sein (Positionen 5 und 6). Diese Beobachtung ist tendenziell stärker ausgeprägt, wenn die Personen über „Space and Motion Discomfort" wie Höhenangst oder Angst auf Booten berichten. Sie verlassen sich für die Erhaltung des Gleichgewichts offenbar auf propriozeptive Signale. Durch instabile Oberflächen kann diese Strategie gestört werden. Bei 60 % von Personen mit Panikstörungen und Agoraphobie tritt eine Destabilisierung unter bestimmten Bedingungen auf, während dies nur bei 10 % der gesunden Personen auftritt (7).

## 11.1.3 Einfluss von Angst auf den VOR

Bei einer Untersuchung (8) ergibt sich, dass die gemessene Angst einen signifikanten Zusammenhang mit der maximalen Geschwindigkeit der langsamen Nystagmusphase des VOR hat, die bei der Kalorik gemessen wird. Die Autoren schlussfolgern, dass Angst einen Einfluss auf den Gain des VOR hat. In einer zweiten Studie untersuchen sie den Einfluss von körperlicher oder mentaler Aufregung auf den VOR und andere Funktionen. Es zeigt sich, dass sowohl körperliche als auch mentale Aufgaben den Puls erhöhen, aber nur die mentale Aufgabe einen signifikanten Einfluss auf den VOR hat.

Auch bei 19 Personen mit Panikstörungen findet man Abnormalitäten des VOR gegenüber Normalwerten (9). Ein höherer Angstscore steht in Zusammenhang mit der Geschwindigkeit der langsamen Phase des Nystagmus. Auch eine stressvolle mentale Aufgabe hat darauf einen Einfluss.

Bei Patienten mit Panikstörungen (n = 8) und mit Agoraphobie und Panikattacken (n = 13) findet man bei 56 % Auffälligkeiten in der kalorischen Testung, bei 35 % im Rotationstest und bei 32 % in der Posturografie. Zudem zeigen sich bei 6 von 8 Patienten abnormale auditorische Funktionen des Hirnstamms (10).

**MERKE**

Angst und Panikstörungen haben einen Einfluss auf den VOR.

Patienten mit abnormalen vestibulären Testresultaten haben einen höheren Angstscore als Patienten ohne vestibuläre Abnormalitäten (11). Unklar ist, ob beeinträchtigte vestibuläre Funktionen die Angst verstärken, ob Angst die vestibulären, visuellen und auditiven Funktionen beeinträchtigt oder beides sich gegenseitig beeinflusst.

Es gibt Hinweise, dass Patienten mit panischer Agoraphobie eine reduzierte Raumorientierung, Exploration und selbstbezogene Aufmerksamkeit im Vergleich zu Patienten mit allgemeiner Angst oder gesunden Kontrollpersonen haben (12, 13).

## 11.1.4 Phobischer Schwankschwindel

Siehe hierzu ➤ Kap. 14.5.

## 11.1.5 Höhenschwindel

Während im englischen Sprachraum nur ein Begriff existiert, bestehen in der deutschen Sprache die Begriffe Höhenangst und Höhenschwindel.

In einer deutschen Bevölkerungsgruppe (3 517 Personen) liegt die Lebensprävalenz von visueller Höhenintoleranz bei 28 %. Frauen sind häufiger betroffen. Die Häufigkeit kann mit familiärer Vorbelastung, Angststörungen, Migräne oder Bewegungskrankheit zusammenhängen. In höherem Alter kommt die visuelle Höhenintoleranz häufiger vor (14).

Visuelle Einflüsse (durch eine Raumverschiebung) verursachen einen Konflikt mit den vestibulären und somatosensorischen Inputs. Sind die Sehobjekte der natürlichen Umgebung weiter weg, nimmt das Schwanken im Stehen zu (15). Das Gehen in einer visuell veränderten Umgebung (22 cm breite Fläche auf 3,5 m Höhe) verändert verschiedene Parameter: Das Gehtempo ist langsamer, die Zeit in der Zweibeinphase ist verlängert und vegetative Hautveränderungen sind messbar (16). Bei Patienten mit Höhenschwindelanfällen (17) sind die Augenbewegungen (Sakkaden) kleiner und sie fixieren länger, wenn sie vom Balkon aus nach draußen blicken. Dabei fixieren sie vor allem Punkte in der Ferne und vermeiden es, nach unten zu sehen. Auch die spontanen Kopfbewegungen sind im Stehen und Gehen reduziert. Im Vergleich zu gesunden Kontrollpersonen ist die Gehgeschwindigkeit geringer. Dabei genügt offenbar auch das Betrachten eines Videos.

**MERKE**

Bei Höhenschwindel sind Augen- und Kopfbewegungen reduziert und der Blick ist vorwiegend in die Ferne gerichtet.

### 11.1.6 Sturzangst und Post-Fall-Syndrom

Ein Sturz kann nicht nur körperliche, sondern auch emotionale/psychische Folgen haben. Dies wird als Post-Fall-Syndrom bezeichnet. Die Betroffenen

- haben Angst vor einem erneuten Sturz,
- bewegen sich seit dem Sturz unsicher und halten sich überall fest und
- vermeiden die Mobilität.

Eine Untersuchung (18) des Post-Fall-Syndroms zeigt, dass nach einem Sturz 10 von 36 Patienten eine starke Tendenz zum Festhalten und Klammern entwickeln und nicht ohne Unterstützung gehen können. 9 dieser Personen sind nach 4 Monaten immer noch in der Klinik oder verstarben.

Nach einem systematischen Review liegt die Prävalenz einer Sturzangst zwischen 3 % und 85 % (19). Bei älteren, unabhängig zu Hause lebenden Personen liegt sie zwischen 12 % und 65 % (20). Die Sturzangst steigt mit zunehmendem Alter. Bei Patienten mit Schwindel liegt die Prävalenz bei 47 % (21). Zwei Monate nach einem Sturz findet man bei 30,5 % der gestürzten Personen einen erhöhten Angstscore und 26 % haben Anzeichen einer posttraumatischen Belastungsstörung (22). Die Folgen sind ein Rückgang von körperlicher und mentaler Leistungsfähigkeit, eine Zunahme des Sturzrisikos und der Verlust von Lebensqualität (19).

## 11.2 Anamnese

### 11.2.1 Symptome

- Benommenheit, Schwanken, subjektive Stand- und Gangunsicherheit
- Tritt in bestimmten Situationen oder an bestimmten Orten auf
- Wird durch Angst, Stress, Ärger, sich Sorgen machen oder ähnliche Gefühle ausgelöst
- Reduktion der Symptome:
  - Bei geschlossenen Augen?
  - Durch bestimmte (angstlösende) Medikamente (z. B. Temesta)?
  - Durch Alkohol?

### Weitere Fragen

- Vermeidungsverhalten: Einschränkung der Mobilität? Werden bestimmte Orte oder Situationen gemieden?
- Wann begann es? Gab es ein Ereignis, das zur Verstärkung der Symptome oder Gefühle führte. Gibt es einen Zusammenhang mit dem Schwindel?
- Bekannte Angst oder Besorgnis?

- Ressourcenorientierter Ansatz: Gibt es Ausnahmen? Wann trat der Schwindel in der gleichen Situation einmal nicht auf oder war viel weniger ausgeprägt? Was war dann anders? Konzentration auf Momente leiten, in denen es spürbar besser war, und dann die Wahrnehmung und die vorhandenen Ressourcen erfragen.
- Vorsichtig abklären, wie allgemein Angst/Besorgnis/Stressempfinden ist.
- Hat sie eine „kopflastige" Tätigkeit mit wenig Körpererfahrung?
- Ist die Person sehr kontrolliert, perfektionistisch, an Pflicht und Normen orientiert?

### 11.2.2 Sturzangst

- Angst vor einem Sturz
- Früherer Sturz mit Post-Fall-Syndrom
- Reduzierte Mobilität aus Angst vor einem Sturz, andere Hinweise auf ein Post-Fall-Syndrom

### 11.2.3 Höhenangst

- Wo tritt sie auf und wie äußert sie sich? Welche Orte werden gemieden?
- Wie war die Höhenangst früher?
- Hat sich etwas verändert und seit wann?

## 11.3 Untersuchung

### 11.3.1 Dizziness Handicap Inventory (DHI)

#### Beschreibung

Siehe hierzu ➤ Kap. 2.

#### Befund

Besonders viele Fragen der emotionalen Subskala (E) wurden mit „ja" oder „manchmal" beantwortet. Dies ist gegenüber den anderen Subskalen auffällig.

### 11.3.2 Vertigo Symptom Scale (VSS)

#### Beschreibung

Siehe hierzu ➤ Kap. 2.

## Befund

Die Subskala VSSanx hat gegenüber der Subskala VSSvest eine höhere Ausprägung. Der empfohlene Grenzwert für abnormale Angst ist 11 Punkte der Subskala VSSanx (36). Demnach deutet ein Wert über 11 Punkte der Subskala VSSanx auf abnormale Angst hin.

## 11.3.3 Falls Efficacy Scale (FES-I)

### Beschreibung

Systematische Reviews (19, 23) zeigen zahlreiche Messinstrumente für die psychischen Folgen eines Sturzes. Die FES und FES-I haben ausgezeichnete Gütekriterien.

Besteht eine Hypothese zur Sturzangst, kann zur Objektivierung der Fragebogen Falls Efficacy Scale (FES-I) zur Messung der Selbstwirksamkeit von Sturzangst abgegeben werden (Details: [24, 25]).

### Durchführung

Der Patient wird gebeten, den folgenden Einleitungstext des Fragebogens zu lesen oder der Text wird dem Patienten vom Untersucher vorgelesen:

„Wir würden Ihnen gerne einige Fragen darüber stellen, welche Bedenken Sie haben hinzufallen, wenn Sie bestimmte Aktivitäten ausführen. Bitte denken Sie noch einmal darüber nach, wie Sie diese Aktivität normalerweise ausführen. Wenn Sie die Aktivität zurzeit nicht ausführen (z. B. weil jemand ihren Einkauf erledigt), geben Sie bitte (trotzdem) eine Antwort, um anzuzeigen, ob Sie Bedenken hätten zu stürzen, wenn Sie die Aktivität ausführen würden. Markieren Sie bitte diejenige Angabe, die am ehesten ihrem eigenen Empfinden entspricht, um anzuzeigen welche Bedenken Sie haben zu stürzen, wenn Sie diese Aktivität ausüben." (26)
Der Patient füllt die Fragen mit folgenden möglichen Antwortkategorien aus:
- Keinerlei Bedenken = 1
- Einige Bedenken = 2
- Ziemliche Bedenken = 3
- Sehr große Bedenken = 4

### Befund

Der Score reicht von 16 bis zu 64 Punkten. Je höher der Gesamtscore, desto größer ist die Sturzangst. Weiter hilft es, die besonders auffälligen Fragen (ziemliche oder große Bedenken) zu betrachten und zu analysieren.

## 11.3.4 Hospital Anxiety and Depression Scale (HADS)

### Beschreibung

Die HADS (deutsche Version: HADS-D) ist ein Selbstbeurteilungsbogen zu Angst und Depression und wurde ausdrücklich für nicht psychiatrische Patienten entwickelt. Der HADS wird häufig in Studien im Zusammenhang mit Schwindel und Angst eingesetzt. Der Test ist lizenzpflichtig: (www.testzentrale.ch).

Colledge und Kollegen (27) empfehlen zur Untersuchung von Angst bei älteren Menschen mit Schwindel den Hospital Anxiety and Depression Scale (HADS). Als Testkriterium nennen sie einen Score von über 8 Punkten im HADS mit oder ohne Reproduktion der Symptome bei Hyperventilation (28, 29).

### Durchführung

Die Fragen beziehen sich ausdrücklich auf die allgemeine seelische Verfassung des Patienten. Der Patient sollte jede Frage so beantworten, wie es für ihn persönlich in der letzten Woche zutraf. Er sollte nicht lange überlegen, sondern die Antwort wählen, die ihm auf Anhieb am zutreffendsten erscheint (30).

Die Fragen werden in einer vierstufigen Skala beantwortet, wobei sich die Antwortmöglichkeiten nach den Subskalen unterscheiden ( ➤ Tab. 11.1).

### Befund

Der Gesamtscore beträgt maximal 42 Punkte, was einer maximalen Ausprägung von Angst und Depression entspricht. Es können zwei Subskalen berechnet werden:
- HADS-D/A Angstskala    Items 1, 4, 5, 8, 9, 12, 13 maximal 21 Punkte
- HADS-D/D Depressionsskala    Items 2, 3, 6, 7, 10, 11, 14 maximal 21 Punkte

Als Screening-Instrument können Grenzwerte verwendet werden, um die weitere Abklärung oder eine Überweisung

**Tab. 11.1** Angst- und Depressionsskala

| Angstskala | | Depressionsskala | |
|---|---|---|---|
| Ja, tatsächlich sehr | 3 | Fast immer | 3 |
| Ziemlich | 2 | Sehr oft | 2 |
| Nicht sehr | 1 | Manchmal | 1 |
| Überhaupt nicht | 0 | Überhaupt nicht | 0 |

**11**

an den Facharzt zu veranlassen. Ein Wert bei der HADS-D/A von ≥ 11 Punkten kann ein Hinweis auf eine Angststörung und bei der HADS-D/D von ≥ 9 Punkten auf eine depressive Verstimmung sein (31) (Details: [30]).

### 11.3.5 Funktionelle Tests

Je nach anamnestischen Angaben müssen Funktionen anderer Symptom- und Funktionsgruppen untersucht werden. Häufig zu beobachten sind:
- Gleichgewicht (➤ Kap. 1)
- Okulomotorische Dysfunktionen (➤ Kap. 4)
- Wahrnehmung der Somatosensorik (➤ Kap. 6)
- Halswirbelsäule (meist Hypertonus) (➤ Kap. 8)
- Orthostase bei sedierenden Medikamenten (➤ Kap. 9)

Die Untersuchungsmöglichkeiten sind in den entsprechenden Kapiteln zu finden.

### 11.3.6 Clinical Test for Sensory Interaction in Balance (CTSIB)

#### Durchführung

Siehe hierzu ➤ Kap. 1.3.9.

#### Befund

Sind die Positionen mit Lampenschirm 3 und 6 besonders auffällig, könnte dies ein Hinweis auf eine emotionale Beteiligung wie beispielsweise Angst oder Stress sein. Studien bei Personen mit erhöhtem Angstscore zeigen, dass der Effekt auf das Schwanken bei geschlossenen Augen wegfällt (3, 4). Dabei zeigt sich, dass die Positionen mit dem Lampenschirm schlechter sind als die mit verbundenen Augen: Position 3 ist schlechter als 2, Position 6 schlechter als 5 (Details: ➤ Kap. 1).

### 11.3.7 Romberg-Test

#### Durchführung

Siehe hierzu ➤ Kap. 6.3.2.

#### Befund

Der Romberg-Test ist häufig bei phobischem Schwankschwindel und emotionaler Beteiligung auffällig, obwohl die Somatosensorik (z. B. Vibrationssinn) normal ist. Hier wird besonders darauf geachtet, ob die typischen subjektiven Symptome auftreten.

## 11.4 Behandlung

### 11.4.1 Selbststeuerung der Therapie

Wichtigster Grundsatz bei der Behandlung des angst- oder stressbedingten Schwindels bzw. einer emotionalen Beteiligung ist die Selbststeuerung der Therapie und deren Dosierung durch die Betroffenen. Sie sollen selbst den Start, die Intensität oder Dauer der Interventionen bestimmen. Dabei nehmen die Therapeuten die Rolle eines Coaches ein.

### 11.4.2 Kommunikation und Aufklärung

Grundsätzlich ist ein empathischer positiver Kommunikationsstil zu wählen. Den Betroffenen wird gezeigt, dass ihre Symptome ernst genommen werden.

Schwieriger ist es, die Betroffenen auf die emotionale Beteiligung hinzuweisen. Am besten geschieht dies durch neutrale Fragestellungen über konkrete Situationen und Aktivitäten, wodurch die Betroffenen selbst erkennen, dass der Schwindel einen Zusammenhang mit Angst/Besorgnis/Aufregung oder anderen Gefühlen haben könnte. Hilfreiche Fragen können sein:
- Wann kommt der Schwindel genau oder was geschah, bevor der Schwindel auftrat?
- Ging dem Schwindel ein Ereignis mit entsprechendem emotionallem Zustand voraus, kann weiter gefragt werden:
  - Was war in anderen ähnlichen Situationen, als der Schwindel auftrat?
  - Gibt es Ähnlichkeiten zu anderen Situationen, in denen Schwindel auftrat?

Ist es tatsächlich so, dass der Schwindel immer dann auftritt, wenn Betroffene sich aufregen, Angst oder Stress erleben, kann ihnen sachlich der Zusammenhang Schwindel und Emotionen erklärt werden. Oder Sie fragen: „Was meinen Sie, hängt der Schwindel mit Ihrer Angst/Aufregung zusammen oder mit etwas anderem zusammen?". Dies geschieht empathisch, neutral und sachlich, ohne dass die Symptome als „psychisch" abgetan werden. Der Betroffene wird informiert, dass die Entstehung dieser Symptome erklärt werden kann.

In einem Fallbericht einer älteren Person mit Angst bei BPLS betont Fife (32) die Bedeutung der Kommunikation. Der Therapeut muss ein Verständnis für die Sicht des Patienten und seiner Probleme entwickeln. Der Patient muss dem Behandlungsplan zustimmen. Das Vertrauen und die Empathie zwischen Therapeut und Patient beeinflusst, wie der Betroffene mit dem Behandlungsplan einverstanden ist.

Sehr hilfreich ist, zu Beginn der Therapie eine Vereinbarung (Vertrag) zu treffen, dass der Patient für die Dosierung verantwortlich ist. Das heißt, der Patient muss sagen, wenn er eine Pause benötigt oder die Übungsdauer oder -intensität ausreichend bzw. zu viel ist. Damit wird die Selbststeuerung an den Patienten übertragen und Fremdbestimmung vermieden.

### 11.4.3 Symptomorientierte Behandlungsziele

Die Inhalte der Therapie richten sich sowohl nach den objektiven Befunden als auch den subjektiven Angaben. Bei der Behandlung wird die Selbststeuerung durch die Betroffenen in den Vordergrund gestellt.

### Pacing

Die Dosierung von Aktivität und Pausen ist bei diesen Patienten oft ein zentrales Thema. Pflichtgefühl und Perfektionismus kann zur Überforderung führen. Sie müssen lernen, eine Balance von Aktivität und Pausen zu erreichen ( > Kap. 10). Entscheidend ist dabei, ob das soziale Umfeld (Arbeitsplatz) dieses Pacing toleriert.

### Visuelle Störungen

Häufig sind bei einer emotionalen Beteiligung auch okulomotorische Störungen zu finden. Angst oder ähnliche Gefühle können die Verarbeitung visueller Informationen stören. Sind Befunde der Okulomotorik vorhanden, werden diese gezielt behandelt ( > Kap. 4).

### Somatosensorik/Körperwahrnehmung

Aufgrund von emotionaler Beteiligung und kognitivem Kontrollverhalten entstehen Beeinträchtigungen der Körperwahrnehmung. Die Körperwahrnehmung ist häufig auf Kopf/Augen oder das Schwanken fokussiert. Werden die Betroffenen gefragt: „Wo sind Sie in ihrem Körper?", werden häufig Kopf/Augen oder das Schwanken genannt. Der Bezug zum Körper, zur Somatosensorik insbesondere der Füße/Beine kann beeinträchtigt sein. Auch wenn die Somatosensorik normal ist, können vergleichbare objektive Befunde und Symptome wie bei somatosensorischen Störungen vorliegen (z. B. sind Romberg-Test oder CTSIB auffällig).
Ziel ist es, die Wahrnehmung und Aufmerksamkeit weg vom Kopf hin zu den Füßen/zum Boden zu lenken:
- Mithilfe einer Probebehandlung kann die Wirkung einer Fußstimulation ermittelt werden ( > Kap. 6).
- Abklopfen der Beine ( > Kap. 6): Patienten mit emotional bedingtem Schwindel reagieren häufig besser auf das Abklopfen der Beine als auf die Fußsohlenstimulation.
- Zur Förderung der Integration von Körperwahrnehmung sind besonders Konzepte wie Basic Body Awareness, Feldenkrais etc. zu empfehlen.

**C A V E**

Bei bestimmten psychiatrischen Erkrankungen sind körperfokussierte Behandlungen kontraindiziert. Im Zweifelsfall muss erst der behandelnde Arzt gefragt werden.

### Visuelle Abhängigkeit

Liegt eine visuelle Abhängigkeit vor, wird nach vorausgegangener Fußstimulation und mit gezielten Übungen gearbeitet ( > Kap. 7).

### Halswirbelsäule

Je nach Befund können gezielt die Probleme der Halswirbelsäule behandelt werden ( > Kap. 8).

### 11.4.4 Maßnahmen bei orts- oder situationsabhängigem Schwindel

Ursache für diesen Schwindel kann ein phobischer Schwankschwindel oder Agoraphobie sein. In der Regel ist ein Vermeidungsverhalten zu beobachten, indem die Betroffenen diese Orte bzw. Situationen vermeiden. Mit der Zeit kann dies zu einer immer ausgeprägteren Einschränkung des Mobilitätsradius führen. Ziel der Behandlung ist daher eine dosiert aufbauende Exposition und Reduktion des Vermeidungsverhaltens.

### Vorbereitungen

Vorbereitende Maßnahmen zur Unterstützung einer dosierten Exposition können folgende sein:
- Fußstimulation ( > Kap. 6) und Körperwahrnehmung
- Stehen und Gehen mit besonderer Wahrnehmung der Füße
- Maßnahmen zum Abbau visueller Abhängigkeit ( > Kap. 7)

Treten bei diesen Maßnahmen oder Übungen Verbesserungen und positive Gefühle auf, können diese gespeichert werden: „Wie fühlen Sie sich? Wenn Sie ein gutes Gefühl haben, speichern Sie dieses. Wo im Körper ist dieses Gefühl verankert? Welche Farbe oder welches Wort haben Sie dafür? Wenn Sie später in der bestimmten Situation sind, versuchen Sie dieses Gefühl abzurufen."

#### Mentale Vorstellung (Mental Imagery)

Der Patient sitzt zu Hause oder in der Therapie bequem angelehnt. Er schließt die Augen und stellt sich die Situation der bevorstehenden Exposition vor, als ob nichts wäre, also völlig normal. Er soll sich das bildlich vorstellen und wenn möglich mit positiven Gefühlen oder Wahrnehmungen verbinden.

Manchmal ist es sinnvoll und nötig, mentale Übungen über längere Zeit innerhalb der Therapie zu üben, bis eine selbstständige Umsetzung möglich ist. Oder es können Hilfsmittel wie CDs eingesetzt werden. Beispielsweise kann innerhalb einer Therapiesitzung auch eine Aufnahme mit dem Handy gemacht werden.

**11**

## Phobietechnik mit Ressourcenanker

- Anker testen – z. B. am Knie oder Arm eine Stelle berühren, die für den Patienten akzeptabel wäre, um die Ressourcen sozusagen einfließen zu lassen.
- Situation: Welches starke, unangenehme Gefühl möchte der Patient verändern?
- Ökologietest: Gibt es Situationen, in denen dieses Gefühl angebracht wäre? Vor was möchte dieses Gefühl den Patienten eventuell bewahren? Was würde verloren gehen, wenn dieses Gefühl nicht mehr auftauchen würde?
- Ressourcen finden: Welche Fähigkeiten aus früheren Situationen könnten helfen, die Situation anders zu erleben?
- Der Patient soll sich die erlebte Situation und die damit verbundenen Ressourcen vergegenwärtigen; während der Aufzählung soll der Therapeut eben diese getestete Stelle am Patienten berühren: In welcher Situation hat er genau diese Fähigkeiten zur Verfügung gehabt? Was hat er dann gefühlt und wo, was gehört, gesehen, geschmeckt, gerochen?
- Den Patienten die alte Situation mit den neu gespeicherten Gefühlen erleben lassen und ankern, das heißt, wieder die Stelle berühren, wo vorher alles eingespeist wurde. Wenn die Gefühle zu heftige Reaktionen auslösen, dann den Patienten die Situation von außen betrachten lassen, z. B. sieht er sich in dieser Situation von Weitem auf einer Leinwand, als würde er sich einen Film ansehen – somit wird das Erlebte abgeschwächt.
- Futur Pace, Transfer in die Zukunft: Wann wird die nächste Situation sein, in der der Patient es testen kann? Der Patient soll sich diese Situation vorstellen.

## Frühere positive Erlebnisse nutzen

Der Patient sitzt in einem bequemen Stuhl. Es wird besprochen, welches die schönsten Erlebnisse oder größten Erfolge seines Lebens waren. Nun soll er die Augen schließen und sich diese Situation mit allen Sinnen vorstellen und wahrnehmen. Er beschreibt, was er spürt, hört, riecht, sieht etc. Sobald diese sensorischen Bilder intensiv genug sind, kann er sie speichern. Oft bietet sich ein Raum im Brustkorb oder Bauch an. Der Patient öffnet die Augen und ihm wird erklärt, dass er vor und während der nächsten Situation diese sensorischen Bilder wieder abrufen kann.

## Dosiertes Expositionstraining

Ziel der Therapie ist es, dass sich der Betroffene langsam aufbauend und selbstbestimmt in die Situation oder an den Ort begibt.

Dem Patienten wird das Vorgehen erklärt und ausdrücklich gefragt, ob er damit einverstanden ist. Zudem ist es nötig, genau zu klären, in welchen Situationen oder an welchen Orten die Probleme auftreten, nach welcher Zeit und in welcher Intensität.

Mit vorbereitenden Maßnahmen wird der Patient auf die bevorstehende Exposition eingestimmt. Ihm wird erklärt, dass er selbst bestimmt, wie weit er in die bevorstehende Situation hineingeht und wie lange er dort bleibt.

Sind die Symptome stark oder treten sie sofort auf, begibt sich der Betroffene nur in die Nähe dieser Situation und bestimmt selbst, wie lange er dort bleibt. Während der Exposition kann sich die betroffene Person auf den Spürsinn der Füße fokussieren oder ein positives Gefühl aus der Vorbereitungsphase abrufen.

Nach der Exposition wird das Verhalten gemeinsam besprochen. War es zu lang oder hätte er länger bleiben können? Wie hat es sich angefühlt?

War die Exposition erfolgreich, kann beim nächsten Mal die Dauer verlängert werden oder die Person kann sich näher in die Situation oder an den Ort begeben. Nähe und Dauer der Exposition werden kontinuierlich gesteigert.

### BEISPIELE
**Höhenangst**

Anfangs werden nur kleine Absätze – z. B. eine Terrasse, eine Treppe oder ein leicht erhöhter Platz von 1–2 Metern gewählt. Später werden höhere Positionen wie Fenster oder Balkon im ersten Stock ausgesucht.

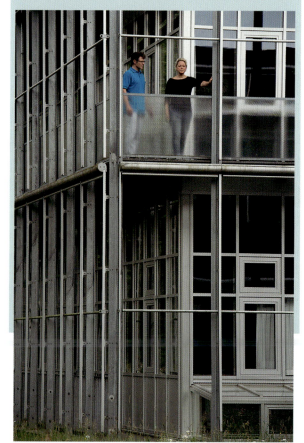

Zentral ist die Fokussierung der Aufmerksamkeit auf die Füße/den Boden. Erst später können schwierigere Expositionen wie ein höheres Stockwerk, eine Galerie mit Geländer in einem Innenhof oder eine Leiter bestimmt werden. Als Abschluss kann eine Brücke, ein Kirchturm oder ein Berg in Betracht gezogen werden.

**Angst/Panik in einem Einkaufsladen**

Anfangs geht der Betroffene nur in die Nähe des Einkaufsladens oder zu einer Tageszeit mit wenig Kunden. Der Patient bestimmt selbst, wie lange er sich dort aufhält. Vor und während der Exposition kann er sich auf den Spürsinn der Füße fokussieren oder gespeicherte positive Emotionen abrufen. Später wird die Dauer verlängert und/oder der Zeitpunkt verändert.

**Angst in einem Auto**

Anfangs bewegt sich der Betroffene nur in die Nähe des Autos oder öffnet die Tür, schließt sie und geht wieder weg. Beim nächsten Mal öffnet er die Tür und setzt sich ins Auto, steigt wieder aus und geht weg. Später setzt er sich ins Auto, schließt die Tür, bleibt so lange er sich gut fühlt oder fährt wenige Meter. Die Exposition wird dosiert verlängert und die Fahrstrecke erweitert.

Die Betroffenen können, sofern sie damit einverstanden sind, an andere Fachärzte/Therapeuten verwiesen werden, wie z. B.:

- Körperpsychotherapeuten, Psychologen oder Psychiater zur Behandlung der Angst/Stresssymptomatik – idealerweise mit Erfahrung in ähnlichen Maßnahmen der dosierten Exposition
- Physiotherapeuten mit Zusatzausbildungen, z. B. in Basic Body Awareness, Feldenkrais oder ähnlichen Methoden für Körperwahrnehmung

## 11.4.5 Maßnahmen bei Sturzangst

Sturzangst tritt häufig ohne Schwindelsymptome auf. Die Betroffenen fühlen sich jedoch sehr unsicher, zeigen ein verändertes Bewegungsverhalten und reduzieren bzw. vermeiden ihre Mobilität.

Das Mittel der Wahl bei einer Sturzangst ist der Transfer auf den Boden und die Bodenarbeit. Erkennen Betroffene, dass sie sich allein oder mit Hilfe auf den Boden begeben und wieder erheben können, nimmt die Angst vor Stürzen ab. Häufig ist zu beobachten, dass Betroffene nur dadurch wesentlich sicherer gehen, ohne dass am Gleichgewicht oder Gang gearbeitet wurde. Hauptproblem ist die Angst, die Gleichgewicht und Bewegungsverhalten beeinflusst.

### Vorbereitungen

Vor einem Transfer auf den Boden muss einiges abgeklärt werden:
- Liegen Gelenkbeschwerden, insbesondere der Hüfte, Knie und Füße vor?

- Problembereiche im Hüftgelenk sind häufig der verkürzte M. rectus femoris oder die schwachen Abduktoren und Extensoren. Bei Befunden können diese gezielt vorbereitet werden.
- Bei Kniebeschwerden muss erst die Beweglichkeit der Knie insbesondere in Flexion untersucht werden. Ist diese eingeschränkt, muss die Knieflexion mobilisiert oder für den Transfer eine Strategie gewählt werden, die keine zu starke Knieflexion verursacht. Zudem kann ein Kissen bereitgelegt werden, das vor dem Bodenkontakt unter das Kniegelenk gelegt wird.
- Hat der Patient Beschwerden an den Füßen/Zehen, muss geklärt werden, ob der Transfer mit oder ohne Schuhe durchgeführt werden soll. Ist die Beweglichkeit in der Plantarflexion eingeschränkt, muss diese mobilisiert und/oder ein Kissen unter das Sprunggelenk gelegt werden.
- Der Patient muss ausdrücklich damit einverstanden sein. Wird er wider Willen dazu gedrängt, kann dies die Angst verstärken. Dem Patienten wird erklärt, dass die Behandlung jederzeit abgebrochen werden kann. Manchmal ist es nötig, dem Patienten in einer ersten Therapiesitzung zunächst die Behandlung nur anzubieten, damit er es sich bis zur nächsten Sitzung überlegen und sich darauf vorbereiten kann.

### Vorgehen

Bei einem Patienten, der keine deutliche Einschränkung durch eine Lähmung (z. B. Hemiparese) oder eine ausgeprägte Einschränkung am Bewegungsapparat hat, wird die von ihm spontan gewählte Strategie verwendet. In der Stresssituation nach einem Sturz wird er automatisch seine gewohnte Strategie wählen.

Eine Matte und ein Kissen werden auf den Boden gelegt. Daneben wird ein Stuhl platziert. Die Person wird aufgefordert, sich auf ihre Weise auf den Boden zu legen.

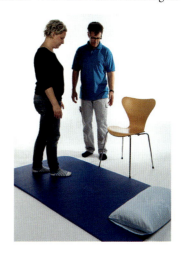

Dabei ist der Therapeut nah, hilft aber nur dort, wo es nötig ist. Die häufigste Strategie ist über das Abstützen mit den Händen auf dem Stuhl, in den Halbkniestand und Kniestand in den Vierfüßlerstand zu gelangen.

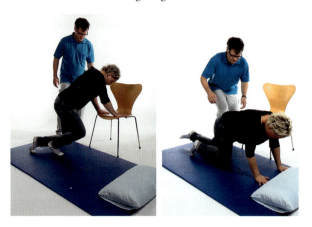

Vom Vierfüßlerstand aus bewegen sich manche über den Seitsitz, andere über die Bauchlage auf den Boden. Die Strategie wird nur modifiziert, wenn Schwierigkeiten auftreten. Findet der Betroffene keine Strategie, um sich auf den Boden zu legen, wird der Weg mit ihm erarbeitet und wiederholt. Am Boden wird eine Pause eingelegt.

Erfolgserlebnisse können positiv verstärkt werden. Hat sich der Patient genügend ausgeruht, wird er aufgefordert, wieder aufzustehen und sich auf den Stuhl oder die Liege zu setzen. Wo es nötig ist, wird Unterstützung geleistet. Das Aufstehen erfolgt in der Regel in der umgekehrten Bewegungsabfolge.

Anschließend wird besprochen, was Schwierigkeiten bereitet hatte. Mögliche Problembereiche können in der Therapie gezielt behandelt werden wie etwa:

- Kräftigung von Hüftflexoren, -abduktoren oder -extensoren, Knieflexoren etc.
- Kräftigung der Arme, v. a. in Ellbogenextension
- Dehnung verkürzter Muskeln, v. a. M. rectus femoris
- Verbesserung der Beweglichkeit von Hüfte, Knie oder der Füße

### Anpassungen

- Bei Knieprothesen oder starken Kniebeschwerden können zwei Stühle so hingestellt werden, dass sich der Patient mit beiden Armen abstützen kann. Bei Bedarf kann ein Kissen unter die Knie oder das Sprunggelenk gelegt werden.
- Bei Einschränkungen der Hüfte oder Knie in Flexion wird der Betroffene aufgefordert, sich aus dem Kniestand über den Vierfüßlerstand in Bauchlage auf den Boden zu legen. Dies verhindert eine Flexion in Hüft- und Kniegelenken über 90°.

- Ist der Betroffene sehr schwer oder extrem unsicher, kann anstelle eines Stuhls die Behandlungsliege verwendet werden.
- Bei Bedarf wird eine Hilfsperson hinzugezogen.

## 11.5 Evidenz

Einige Hinweise liefert die Untersuchung von Johansson und Kollegen (33) bei älteren Menschen. Die Intervention besteht aus einem vestibulären Rehabilitationsprogramm, das in Gruppen durchgeführt wird. Das Programm wird mit Maßnahmen kognitiver Verhaltenstherapie ergänzt, die bereits Inhalt der 1. Woche sind. Die kognitive Verhaltenstherapie umfasst die Förderung der Entspannung, Reduktion der Angst und Reduktion der Vermeidung von gefürchteten Situationen und Bewegungen.

Holmberg und Kollegen (34) untersuchen den Effekt einer kognitiven Verhaltenstherapie bei 20 Personen mit einem phobischen Schwankschwindel 1 Jahr nach Abschluss der Therapie. Sie finden keine signifikante Veränderung gegenüber dem Zustand vor der Therapie. Sie kommen zu dem Schluss, dass kognitive Verhaltenstherapie bei phobischem Schwankschwindel keinen Langzeiteffekt hat und dieser schwieriger zu behandeln ist als phobische Störungen mit Agoraphobie. Sie meinen, dass vestibuläre Rehabilitation und Medikamente die geeigneten Komponenten einer Behandlung sind.

In einem Einzelfallbericht zeigt Rufer (35), wie sich ein Patient durch regelmäßige Psychotherapie ohne andere Therapien (Medikamente, Physiotherapie) nach 1 Jahr nahezu vollständig erholt hat.

## 11.6 Lernzielkontrolle

1. Welchen Einfluss hat Angst auf das Gleichgewicht?
2. Wenn Personen mit einem höheren Angstscore die Augen schließen, nimmt das Schwanken stark zu.
   ☐ Richtig
   ☐ Falsch
3. Angst und Panikstörungen haben einen Einfluss auf okulomotorische Funktionen.
   ☐ Richtig
   ☐ Falsch
4. Was ist bei Personen mit Höhenintoleranz während der Exposition verändert?
5. Was bedeutet „Post-Fall-Syndrom"?
6. Wie kann Sturzangst gemessen werden?
7. Was ist das therapeutische Mittel der Wahl bei Sturzangst?

**Die Antworten finden Sie in** ➤ Kap. 16.

LITERATUR

1. Yardley L, Owen N, Nazareth I, Luxon L. Prevalence and presentation of dizziness in a general practice community sample of working age people. Br J Gen Pract 1998 Apr; 48(429): 1131–5.
2. Yardley L, Burgneay J, Nazareth I, Luxon L. Neuro-otological and psychiatric abnormalities in a community sample of people with dizziness: a blind, controlled investigation. J Neurol Neurosurg Psychiatry 1998 Nov; 65(5): 679–84.
3. Ohno H, Wada M, Saitoh J, Sunaga N, Nagai M. The effect of anxiety on postural control in humans depends on visual information processing. Neurosci Lett 2004 Jun 24; 364(1): 37–9.
4. Goto F, Kabeya M, Kushiro K, Tsutsumi T, Hayashi K. Effect of anxiety on antero-posterior postural stability in patients with dizziness. Neurosci Lett 2011 Jan 7; 487(2): 204–6.
5. Eckhardt-Henn A, Breuer P, Thomalske C, Hoffmann SO, Hopf HC. Anxiety disorders and other psychiatric subgroups in patients complaining of dizziness. J Anxiety Disord 2003; 17(4): 369–88.
6. Jacob RG, Furman JM, Durrant JD, Turner SM. Surface dependence: a balance control strategy in panic disorder with agoraphobia. Psychosom Med 1997 May–Jun; 59(3): 323–30.
7. Yardley L, Britton J, Lear S, Bird J, Luxon LM. Relationship between balance system function and agoraphobic avoidance. Behav Res Ther 1995 May; 33(4): 435–9.
8. Yardley L, Watson S, Britton J, Lear S, Bird J. Effects of anxiety arousal and mental stress on the vestibulo-ocular reflex. Acta Otolaryngol 1995 Sep; 115(5): 597–602.
9. Hoffman DL, O'Leary DP, Munjack DJ. Autorotation test abnormalities of the horizontal and vertical vestibulo-ocular reflexes in panic disorder. Otolaryngol Head Neck Surg 1994 Mar; 110(3): 259–69.
10. Jacob RG, Moller MB, Turner SM, Wall C, 3rd. Otoneurological examination in panic disorder and agoraphobia with panic attacks: a pilot study. Am J Psychiatry 1985 Jun; 142(6): 715–20.
11. Sklare DA, Stein MB, Pikus AM, Uhde TW. Dysequilibrium and audiovestibular function in panic disorder: symptom profiles and test findings. Am J Otol 1990 Sep; 11(5): 338–41.
12. Kállai J, Kóczán G, Szabó I, Molnár P, Varga J. An experimental study to operationally define and measure spatial orientation in panic agoraphobic subjects, generalized anxiety and healthy control groups. Behavioural and Cognitive Psychotherapy 1995; 23(02): 145–52.
13. Bogels SM, Mansell W. Attention processes in the maintenance and treatment of social phobia: hypervigilance, avoidance and self-focused attention. Clin Psychol Rev 2004 Nov; 24(7): 827–56.
14. Huppert D, Grill E, Brandt T. Down on heights? One in three has visual height intolerance. J Neurol 2013 Feb; 260(2): 597–604.
15. Bles W, Kapteyn TS, Brandt T, Arnold F. The mechanism of physiological height vertigo. II. Posturography. Acta Otolaryngol 1980 May–Jun; 89(5–6): 534–40.
16. Tersteeg MC, Marple-Horvat DE, Loram ID. Cautious gait in relation to knowledge and vision of height: is altered visual information the dominant influence? J Neurophysiol 2012 May; 107(10): 2686–91.
17. Kugler G, Huppert D, Schneider E, Brandt T. How acrophobia impairs visual exploration and gait. Nervenarzt 2013 Okt; 84(10): 1233–7.
18. Murphy J, Isaacs B. The post-fall syndrome. A study of 36 elderly patients. Gerontology 1982; 28(4): 265–70.
19. Scheffer AC, Schuurmans MJ, van Dijk N, van der Hooft T, de Rooij SE. Fear of falling: measurement strategy, prevalence, risk factors and consequences among older persons. Age Ageing 2008 Jan; 37(1): 19–24.
20. Legters K. Fear of falling. Phys Ther 2002 Mar; 82(3): 264–72.
21. McKee KJ, Orbell S, Radley KA. Predicting perceived recovered activity in older people after a fall. Disabil Rehabil 1999 Dec; 21(12): 555–62.
22. Bloch F, Blandin M, Ranerison R, Claessens YE, Rigaud AS, Kemoun G. Anxiety after a fall in elderly subjects and subsequent risk of developing post traumatic stress disorder at two months. A pilot study. J Nutr Health Aging 2014 Mar; 18(3): 303–6.
23. Jorstad EC, Hauer K, Becker C, Lamb SE. Measuring the psychological outcomes of falling: a systematic review. J Am Geriatr Soc 2005 Mar; 53(3): 501–10.
24. Wirz M. Die Angst vorm Fallen messen: Assessment: Falls Efficacy Scale – internationale Version (FES-I). physiopraxis 2010(2): 34–5.
25. Wirz M. Sturzangst: Falls Efficacy Scale-International Version (FES-I). in: Assessments in der Rehabilitation – Band 1: Neurologie. Bern: Huber, 2012: 336–41.
26. Dias N, Kempen GI, Todd CJ, Beyer N, Freiberger E, Piot-Ziegler C, Yardley L, Hauer K. The German version of the Falls Efficacy Scale-International Version (FES-I). Zeitschrift fur Gerontologie und Geriatrie. Comparative Study. 2006 Aug; 39(4): 297–300.
27. Colledge NR, Barr-Hamilton RM, Lewis SJ, Sellar RJ, Wilson JA. Evaluation of investigations to diagnose the cause of dizziness in elderly people: a community based controlled study. BMJ 1996 Sep 28; 313(7060): 788–92.
28. Zigmond AS, Snaith RP. The hospital anxiety and depression scale. Acta Psychiatr Scand 1983 Jun; 67(6): 361–70.
29. Drachman DA, Hart CW. An approach to the dizzy patient. Neurology 1972 Apr; 22(4): 323–34.
30. Verra M. Angst und Depression: Hospital Anxiety and Depression Scale – Deutsche Version (HADS-D). In: Assessments in der Rehabilitation – Band 2: Bewegungsapparat. Bern: Huber, 2011: 305–8.
31. Herrmann C, Buss U, Snaith R. HADS-D: Ein Fragebogen zur Erfassung von Angst und Depressivität in der somatischen Medizin. Testdokumentation und Handanweisung. Bern: Huber, 1995.
32. Fife TD. Anxiety in a dizzy patient: the importance of communication in improving outcome. Continuum (Minneap Minn) 2012 Oct; 18(5 Neuro-otology): 1163–6.
33. Johansson M, Akerlund D, Larsen HC, Andersson G. Randomized controlled trial of vestibular rehabilitation combined with cognitive-behavioral therapy for dizziness in older people. Otolaryngol Head Neck Surg 2001 Sep; 125(3): 151–6.
34. Holmberg J, Karlberg M, Harlacher U, Magnusson M. One-year follow-up of cognitive behavioral therapy for phobic postural vertigo. J Neurol 2007 Sep; 254(9): 1189–92.
35. Rufer M. Psychotherapie bei Schwindel: Erlärungsmodell und Fallbeispiel. Schweizer Archiv für Neurologie und Psychiatrie 2011; 162(8): 318.
36. Herrmann C. International experiences with the Hospital Anxiety and Depression Scale – a review of validation data and clinical results. J Psychosom Res 1997 Jan; 42(1): 17–41.

**11**

# 12 Multifaktorieller Schwindel

## Fallbeispiel

Eine 78-jährige Patientin mit chronischem Vestibularisausfall (seit 10 Monaten) berichtet über Unsicherheit auf der Straße, beim Treppensteigen abwärts sowie über Benommenheit morgens beim Aufsitzen an den Bettrand. Zudem lösen Kopfbewegungen und Aufrichten nach dem Bücken ihre Symptome aus. Sie berichtet auch von Stürzen auf der Straße. Im DHI hat sie 48 von 100 Punkten. Der CTSIB zeigt Hinweise auf vestibuläre Probleme und visuelle Abhängigkeit (1 | 2 | 1–2 | 2 | 4 | 4). Bei Kopfrotation (1-mal im Sitz) zeigt sie das typische vestibuläre Muster (5/4/3,5/3,5/3/2,5 Sekunden). In der Untersuchung der So-

matosensorik fällt ein positiver Romberg-Test, eine auffällige Fußstrategie sowie ein reduzierter Vibrationssinn (Metatarsale I: links 3,5/8, rechts 4/8) auf.

Als erste Maßnahme wird vestibuläre Rehabilitation mit dosierter Kopfrotation gemäß dem Untersuchungsbefund (1-mal Kopfrotation im Sitz, warten, bis der Schwindel weg ist, wiederholen) instruiert. Bereits in der 2. Sitzung nach 2 Tagen kann der Schwindel durch Kopfbewegungen nicht mehr ausgelöst werden. In der Folge wird die Fußsohlenbehandlung angewendet und das Übungsprogramm zum Abbau visueller Abhängigkeit instruiert. Nach 1 Woche berichtet die Patientin, praktisch keinen Schwindel mehr zu haben, aber noch über leichte Unsicherheit. Zur Verbesserung der Stand- und Gangsicherheit werden Gangvariationen (Gehen mit Kopfbewegungen oder Drehungen) und alltagsorientiertes Training (repetiertes Bücken) durchgeführt. Durch eine verbesserte Stellung der HWS (Aufrichtung) nimmt auch die Benommenheit ab.

Hypomobile Abschnitte der BWS werden mobilisiert und der Hypertonus des M. trapezius werden behandelt. Nach 9 Sitzungen ist die Patienten beschwerdefrei (mit Ausnahme von wetterabhängigem Schwindel) mit einem DHI von 22 von 100 Punkten.

Weitere Fallbeispiele finden Sie auf der Webseite: www.schwindeltherapie.ch.

## 12.1 Physiologie/Pathophysiologie

### 12.1.1 Chronischer Schwindel

Bei der Auswertung der Fragebogen von 2064 Personen im Alter von 18–64 Jahren (1) ergibt sich, dass Schwindel ein chronisches und oft unbehandeltes Symptom ist, das mit starken Behinderungen oder psychischen Erkrankungen verbunden sein kann. Allerdings kann durch auditive, vestibuläre und okulomotorische Tests nicht zwischen Patienten mit Schwindel und Kontrollpersonen unterschieden werden (2). Die Patienten mit Schwindel zeigen jedoch ein signifikant schlechteres Gleichgewicht in der Posturografie. Es wurden zudem mehrere medizinische Störungen diagnostiziert und eine höhere Prävalenz bei psychiatrischen Erkrankungen. Die Autoren kommen zu dem Schluss, dass Schwindel durch milde physische Defizite charakterisiert wird, die durch psychiatrische Störungen wie z. B. Angst, Konzentrationsmangel oder Fatigue begleitet werden. Weitere Autoren finden einen Zusammenhang von chronischem Schwindel und psychischen/psychiatrischen Erkrankungen (1, 3) (Details: ➤ Kap. 11).

Der chronische Schwindel hat nach über 1 Jahr keinen Zusammenhang mit Mortalität, Hospitalisation oder Veränderungen in den basalen oder instrumentalen Alltagsaktivitäten. Der chronische Schwindel ist aber mit Sturzrisiko und erlebten Synkopen assoziiert. Er ist mit einer Verschlechterung von depressiven Symptomen, selbstbewerteter Gesundheit, Selbstwirksamkeit bei Sturz (FES-I) und sozialen Aktivitäten verbunden (4).

Chronischer Schwindel ist meist multifaktoriell bedingt (5). Folgende Ansätze werden vorgeschlagen:
- Versuch einer retrospektiven Diagnose
- Multifaktorieller Ansatz
- Multidisziplinäre Behandlung
- Sicherstellen, dass der chronische Schwindel keine Gangstörung ist

### 12.1.2 Schwindel im Alter

Bei älteren Menschen kann der Schwindel als „geriatrisches Syndrom" gesehen werden (6). Hier müssen die zugrunde liegenden Ursachen erkannt und behandelt werden. In einer Untersuchung (7) finden sich bei 345 Personen mit chronischem Schwindel (Alter 15–89 Jahre) verschiedene Gründe, insbesondere Angststörungen, Migräne, Schädel-Hirn-Trauma, Orthostase, Herzrhythmusstörungen u. a.

Schwindel im Alter wird häufig als multisensorischer oder multifaktorieller Schwindel bezeichnet. Im Alter verschlechtern sich verschiedene Körperfunktionen wie sensorische Empfindlichkeit, zentrale Verarbeitung, orthostatische Regulation, Muskelfunktionen usw. Deshalb zeigen sich mit zunehmendem Alter gleichzeitig mehrere Schwindelformen und -ursachen.

Die Gründe für Schwindel bei älteren Menschen können in den meisten Fällen durch eine klinische Untersuchung gefunden werden. Eine teure stationäre Untersuchung ist selten hilfreich (8). Die Autoren beschreiben folgende Diagnosekriterien mit ihren Symptomen:
- BPLS (Details: ➤ Kap. 3)
- Zervikale Spondylosis
- Posturale Hypotonie (Details: ➤ Kap. 9)
- Zentralvaskuläre Erkrankung (Details: ➤ Kap. 9)
- Angst oder Hyperventilation (Details: ➤ Kap. 11)
- Schlechter Visus
- Keine Diagnose möglich

### Epidemiologie

Schwindel ist ein geriatrisches Syndrom. 30 % der älteren Menschen über 65 Jahre haben Erfahrungen mit Schwindel. Diese Zahl steigt auf 50 % bei hochbetagten Menschen über 85 Jahre (9). 60 % der Patienten mit moderatem bis schwerem Schwindel sind in ihrem täglichen Alltag eingeschränkt.

Von 1087 zu Hause lebenden älteren Menschen (über 72 Jahre) berichten 24 % über Schwindel, davon 56 % über verschiedene Empfindungen und 74 % über mehrere auslösende Aktivitäten. Die Verschiedenartigkeit des Schwindels und der auslösenden Aktivitäten bei älteren Menschen ist mit multiplen Eigenschaften verbunden wie etwa:
- Hoher Angstscore
- Depressive Symptome
- Verminderte Balancefähigkeit

- Anamnestischer Myokardinfarkt
- Lageabhängige Hypotonie
- Einnahme von fünf oder mehr Medikamenten
- Verminderte Hörfähigkeit

Geht man von einem geriatrischen Syndrom ähnlich wie beim Delirium oder Sturz aus, empfiehlt sich eine multifaktorielle Behandlung der Körperfunktionsstörungen (10).

Auch Salles und Kollegen (6) sind der Meinung, dass Schwindel im Alter oft multifaktoriell ist und damit als geriatrisches Syndrom behandelt werden sollte.

### Schwindel und Stürze

Der Zusammenhang von Schwindel und Sturz wird bei 64 älteren Patienten (≥ 65 Jahre) mit vestibulären Erkrankungen untersucht (11). Eingeschlossen werden Personen, die Stürze erlebt haben und bei denen eine chronisch vestibuläre Dysfunktion diagnostiziert wurde. 81,5 % dieser Personen haben eine periphere Vestibulopathie (häufigste Hypothese ist BPLS mit 43,8 % und metabolische Innenohrerkrankung mit 42,2 %).

Die Mehrheit der älteren Patienten mit chronischem Schwindel neigt zu Stürzen und hat Angst davor. Die Stürze ereignen sich vor allem morgens (51,6 %), im Haus und beim Gehen. Die meisten Stürze sind mit Mobilitätseinschränkungen nach dem letzten Sturz sowie mit den Ursachen (Ausrutschen und Schwindel) verbunden. Grund für die Hälfte der Propulsionsstürze und die meisten anderen Stürze waren Schwindel und Stolpern. Patienten, die mehr als einmal stürzten, gaben Schwindel als Ursache an.

Auch andere Autoren berichten über Stürze aufgrund von Schwindel (26 von 40 Stürzen) bei älteren Menschen mit multisensorischem Schwindel. Schlechte Fähigkeiten im Tandemstand sind ein Indikator dafür, dass sich das Sturzrisiko verdoppelt (12).

> **ZUSAMMENFASSUNG**
> Schwindel und eingeschränkte Mobilität führen häufiger zu rezidivierenden Stürzen.
> Schlechte Fähigkeiten im Tandemstand verdoppeln das Risiko für Stürze bei älteren Menschen.

### 12.1.3 Regelmäßige körperliche Aktivität

Regelmäßige körperliche Aktivität (leichte Gymnastik, Yoga etc.) verbessert sensorische Funktionen (vestibuläre, visuelle und propriozeptive Empfindlichkeit) sowie das Gleichgewicht (13–16). Auch ein später Beginn der Aktivität kann sich positiv auswirken. Im Gegenzug dazu verschlechtern sich die sensorischen Funktionen, wenn regelmäßige körperliche Aktivität gestoppt wird (Details: ➤ Kap. 12.5.2).

## 12.2 Anamnese

### 12.2.1 Chronischer Schwindel

Nicht nur die aktuellen Symptome sind wichtig, sondern die gesamte Geschichte und die Entstehung der Symptome (5). Um das Ausmaß der mit Schwindel assoziierten Folgen zu erfassen, wird der DHI empfohlen (6).

Die Krankengeschichte und Differenzialdiagnose scheint bei Personen mit chronischem Schwindel wichtig zu sein (7). Schlüsselmerkmale der Krankengeschichte sollten verschiedene Krankheiten unterscheiden und von neurologischen Störungen differenzieren.

Die detaillierte typische Anamnese ist in den einzelnen Kapiteln der Symptom- und Funktionsgruppen zu finden.

### 12.2.2 Sturzrisikoeinschätzung

Um das Sturzrisiko einzuschätzen, werden gemäß Leitlinien (17) folgende Fragen zum Screening für Stürze empfohlen:
- Traten zwei oder mehr Stürze in den letzten 12 Monaten auf?
- Besteht ein akutes Sturzereignis?
- Bestehen Schwierigkeiten mit Gehen oder Gleichgewicht?

Wird eine dieser Fragen mit „Ja" beantwortet, muss ein multifaktorielles Sturzrisikoassessment (Risikofaktoren für Stürze) erhoben werden (➤ Kap. 12.3.2).

### 12.2.3 Sturzanamnese

Ist jemand bereits gestürzt (aktuelles oder früheres Ereignis), werden folgende Faktoren erfragt:
- Ort/Räumlichkeit
- Tageszeit
- Genauer Sturzhergang
- Was ging dem Sturz voraus: unmittelbar vor dem Sturz (Befinden usw.) bzw. in den letzten Wochen?
- Was war nach dem Sturz: Verletzung, Liegezeit, Aufstehen usw.?

## 12.3 Untersuchung

In der medizinischen Grundversorgung kann man bei älteren Menschen mit 6 einfachen Indikatoren diejenigen erkennen, die am meisten unter ihrem Schwindel leiden (9). Dies ist möglich, ohne die exakte Ursache des Schwindels zu kennen.
- Beginn: vor 6 Monaten oder länger
- Häufigkeit: mindestens 1-mal täglich

**12**

- Dauer: 1 Minute oder weniger
- Angst und/oder depressive Störung
- Verwendung von Sedativa
- Funktionale Mobilität (TUG)

Andere Autoren meinen hingegen (6), dass die verschiedenen Risikofaktoren identifiziert und behandelt werden müssen. Sie empfehlen den DHI, um den Umfang des Schwindelproblems zu erfassen.

### 12.3.1 Chronischer Schwindel

Selbst bei Patienten mit chronischem Schwindel sollte im Nachhinein eine Diagnose gestellt werden (6). Neben der Evaluation, ob der Schwindel zentral kompensiert ist, sollten andere zusätzliche Probleme wie visuelle oder propriozeptive Defizite, neurologische oder orthopädische Probleme, Mobilitätseinschränkungen sowie Angst oder Sturzangst geklärt werden. Abgesehen von den aktuellen Symptomen sind Krankengeschichte und Differenzialdiagnose relevant (7).

### 12.3.2 Multifaktorelle Sturzrisikoabklärung

Zur Bestimmung des Sturzrisikos genügt ein einziger Test nicht. Es müssen weitere Risikofaktoren für Stürze erhoben werden (18–21).

**MERKE**

Zur Bestimmung des Sturzrisikos genügt ein Test nicht. Es müssen immer mehrere Risikofaktoren für Stürze erhoben werden.

Leitlinien zur Sturzprävention und zahlreiche Konzepte in der Geriatrie empfehlen eine multifaktorielle Sturzrisikoabklärung. Die Leitlinien der amerikanischen und britischen geriatrischen Gesellschaft empfehlen folgendes Vorgehen: Wird eine der Screeningfragen (➤ Kap. 12.2.2) mit „Ja" beantwortet, sollte Folgendes abgeklärt werden (17):

- Relevante Anamnese, körperliche Untersuchung, kognitive und funktionelle Beurteilung (Assessments)
- Bestimmung des multifaktoriellen Sturzrisikos:
  - Frühere Stürze
  - Medikamente
  - Gang, Gleichgewicht und Mobilität
  - Sehschärfe
  - Andere neurologische Einschränkungen
  - Muskelkraft
  - Herzfrequenz und -rhythmus
  - Orthostatische Hypotonie
  - Füße und Schuhwerk
  - Umgebungsfaktoren

Es existieren verschiedene Sturzrisikoskalen wie beispielsweise die Morse-Sturz-Skala (MSS) (22). Allerdings fehlen bei solchen Skalen relevante Risikofaktoren. Zudem werden die Risikofaktoren meist gleichwertig zusammengezählt und nicht entsprechend ihrer Gewichtung bewertet.

### Gewichtung der Risikofaktoren

Die vorhandenen Risikofaktoren haben einen unterschiedlichen Einfluss auf das Sturzrisiko (23). Das bedeutet, die auffälligen Risikofaktoren dürfen nicht einfach summiert, sondern müssen entsprechend ihrer Gewichtung bewertet werden (➤ Tab. 12.1). Eine Übersicht über Risikofaktoren und deren Gewichtung bei hospitalisierten Patienten gibt der systematische Review (23).

**Tab. 12.1** Beispiel für Gewichtung der Risikofaktoren: Chance für einen Sturz – Odds ratio: je höher der Wert, desto größer das Risiko (20)

| Risikofaktor | Sturzrisiko erhöht |
| --- | --- |
| Verwendete Sedativa | 28,3 |
| Kognitive Beeinträchtigungen | 5,0 |
| Beeinträchtigungen der unteren Extremität | 3,8 |
| Fußsohlenreflex | 3,0 |
| Abnormalitäten von Gleichgewicht und Gang | 1,9 |
| Fußprobleme | 1,8 |

### 12.3.3 Verlaufsmessung des Sturzrisikos

Eine Verlaufsmessung des Sturzrisikos ist kaum möglich, da die Sturzrate kurvenförmig verläuft. Das Sturzrisiko steigt bei abnehmender Punktzahl bis zu einem bestimmten Punkt, danach sinkt das Risiko wieder (➤ Tab. 12.2). Grund dafür ist, dass sich Patienten mit schlechteren Testergebnissen weniger bewegen und dadurch einem geringeren Risiko aussetzen (21, 24, 25).

**Tab. 12.2** Kurvenförmiger Verlauf des Sturzrisikos

| Test | Maximale Punktzahl | Erhöhtes Risiko für wiederholte Stürze |
| --- | --- | --- |
| Berg Balance Scale (BBS) | 56 | 45–30 Punkte (21) |
| Performance Oriented Mobility Assessment (POMA) | 28 | 8–20 Punkte (14 Punkte ±6) (24) |
| FIM-Score | 126 | 18–35 Punkte (25) |

Dies wird in weiteren Untersuchungen bestätigt (25). Patienten mit hohen FIM-Werten haben ein niedriges, solche mit mittleren FIM-Werten ein höheres und diejenigen mit tieferen FIM-Werte wiederum ein niedrigeres Sturzrisiko (➤ Abb. 12.1). Auch bei einer Verbesserung des POMA in der Interventionsgruppe bleibt die Sturzrate gleich hoch (26).

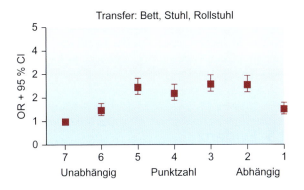

**Abb. 12.1** Kurvernförmiger Verlauf des Sturzrisikos [L231]

Personen, die sich verbessern, trauen sich mehr zu und setzen sich dadurch einem höheren Risiko zu stürzen aus. Andererseits sind Personen mit einer sehr tiefen Punktzahl (hohes Sturzrisiko) meistens weniger mobil oder in Begleitung unterwegs und dadurch einem geringeren Sturzrisiko ausgesetzt. Auch Bogle Thorbahn und Kollegen (27) zeigen, dass bei einer Abnahme des Testscores (Verschlechterung) die Sturzrate nicht zunehmen muss.

Ist allerdings jemand mit einer schlechten Punktzahl trotzdem selbstständig mobil, ist das Sturzrisiko dennoch hoch, weil er sich diesem Risiko aussetzt.

> **MERKE**
> Eine Verlaufsmessung von Sturzrisiko mit einem Test ist nicht möglich, da sie kurvenförmig verläuft.
> Die Punktzahl muss immer in Bezug zur aktuellen Mobilität gesetzt werden.

### 12.3.4 Grenzwerte von Sturzassessments

Zu vielen Assessments bestehen Studien zur prädiktiven Validität von Sturzrisiko. Dabei werden die Stürze retrospektiv oder prospektiv registriert und mit den Testwerten vergli

**Tab. 12.3** Sturzrisikoassessments, Maximalscores und Grenzwerte für das Sturzrisiko (28)

| Test | Anzahl Studien | Maximal-score | Grenzwerte (Cut-off) |
|---|---|---|---|
| Berg Balance Scale (BBS) | 17 | 56 Punkte | 55–38 Punkte |
| Performance Oriented Mobility Assessment (POMA) | 4 | 28 Punkte | 23–19 Punkte |
| Dynamic Gait Index (DGI) | 4 | 24 Punkte | 19–12 Punkte |
| Timed Up and Go (TUG) | 16 | | 8–40 Sek. |
| Functional Reach (FR) | 2 | | 25,4 bzw. 18,5 cm |

chen. Aus den statistischen Analysen ergeben sich dann Grenzwerte, sogenannte Cut-off-Werte, sowie die diagnostische Qualität (Sensitivität und Spezifität). In einer Literatursuche (28) wird ein sehr breites Spektrum an Grenzwerten gefunden ( ➤ Tab. 12.3).

Um den Grenzwert für den aktuellen Patienten auszuwählen, muss die Studie gesucht werden, deren Kollektiv am besten zutrifft. Gibt es mehrere Studien, wird der Grenzwert mit der besten Sensitivität verwendet.

> **MERKE**
> Gängige Grenzwerte müssen kritisch betrachtet werden.
> Grenzwerte von Sturzrisikoassessments müssen auf den aktuellen Patienten bezogen ausgewählt werden.

### 12.3.5 Clinical Test for Sensory Interaction in Balance (CTSIB)

#### Durchführung

Siehe hierzu ➤ Kap. 1.3.9

#### Befund

Der CTSIB ist nicht geeignet, um das Sturzrisiko zu erkennen (29, 30).

Sind die Positionen 3 bis 6 besonders auffällig, deutet dies auf ein sensorisches Selektionsproblem (zentrale Störung) hin.

## 12.4 Behandlung

### 12.4.1 Multifaktorielle Intervention

Viele Schwindelformen und insbesondere Schwindel im Alter sind häufig multifaktoriell. Eine Intervention sollte daher auch die Behandlung mehrerer Faktoren beinhalten. Dies erfordert meist eine interdisziplinäre Intervention und Koordination (6).

Die gefundenen Risikofaktoren bzw. Funktionsstörungen werden aufgelistet und nach Priorität und Beeinflussbarkeit geordnet. Als Erstes sollen die Funktionseinschränkungen behandelt werden, die vom Patienten als Hauptproblem im Alltag geschildert werden und die am besten beeinflussbar sind.

**Chronischer Schwindel**

Beim chronischen Schwindel empfehlen Bronstein und Kollegen (5) eine multidisziplinäre Intervention und Medikamente zu reduzieren oder abzusetzen (wie Medikamente zur vestibulären Dämpfung oder Beruhigungsmittel).

### 12.4.2 Sturzprävention

Zur Sturzprävention liegen unzählige Studien vor. Ganz allgemein ist eine Reduktion der Sturzrate nur durch eine multifaktorielle Intervention möglich. Das heißt, dass die beim Patienten gefundenen Risikofaktoren allenfalls in einem multiprofessionellen Team behandelt werden. Dazu gehört ein individuell abgestimmtes Übungsprogramm mit Gleichgewichts-, Gang- und Krafttraining. Beweglichkeit und Ausdauertraining sollten aber nicht alleinige Komponente des Programms sein (Details: ➤ Kap. 12.5.1).

### 12.4.3 Förderung regelmäßiger körperlicher Aktivitäten

Die Betroffenen sollten angeleitet werden, sich regelmäßig körperlich zu betätigen. Geeignete Aktivitäten können u.a. sein:
- Regelmäßiges Gehtraining (s.u.), Nordic Walking
- Leichte Gymnastik
- Tai-Chi
- Yoga
- Schwimmen
- Radfahren
- Jogging

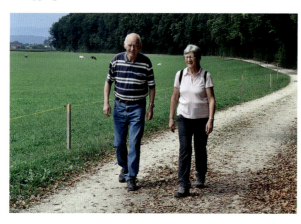

Es werden Aktivitäten gewählt, die den Interessen und Neigungen des Patienten entsprechen. Er muss seine Gewohnheiten ändern und lernen, sich regelmäßig körperlich zu betätigen. Therapeutisch steht das Coaching im Vordergrund. Damit werden die Selbstwirksamkeit und das Erarbeiten von eigenen Lösungsansätzen durch die Patienten selbst gefördert. Positive Erfahrungen mit regelmäßiger körperlicher Aktivität werden verstärkt. Barrieren werden gemeinsam betrachtet und Lösungsstrategien gesucht. Hilfen können sein:
- Trainingstagebuch
- Pulsuhr oder GPS-Trainingsgerät
- Verwandte, Bekannte oder Nachbarn

### 12.4.4 Vestibuläre Rehabilitation

Für ältere Menschen eignet sich das Cawthorne-Cooksey-Übungsprogramm (weitere Möglichkeiten: ➤ Kap. 5 und ➤ Kap. 12.5.3).

## 12.5 Evidenz

Zum Management des Schwindels bei älteren Menschen gehören laut Salles und Kollegen (6) neben einer Klärung der spezifischen Ursache des Schwindels und einer Überprüfung der Medikamente auch vestibuläre und Gleichgewichtsrehabilitation sowie eine frühe interdisziplinäre Zusammenarbeit. Auch Alrwaily und Kollegen (31) beschreiben in ihrer Übersichtsarbeit eine Bandbreite von Maßnahmen für die vielschichtigen Schwindel- und Gleichgewichtsprobleme älterer Menschen.

### 12.5.1 Sturzprävention

Hierzu existieren zahlreiche Studien. Allgemein ist eine Reduktion der Sturzrate nur durch eine multifaktorielle Intervention möglich. Das heißt, dass die auffälligen Sturzrisikofaktoren beeinflusst werden müssen.

Die Leitlinien zur Sturzprävention bei älteren Menschen der amerikanischen und britischen Geriatrischen Gesellschaft empfehlen zu Hause lebenden Personen eine auf die gefundenen Risikofaktoren individuell abgestimmte Behandlung mit einem entsprechenden Übungsprogramm (multifaktorielle Intervention).

Dazu gehören:
- Übungen, v.a. Gleichgewicht, Kraft und Gehtraining [A]
- Adaptation oder Modifikation der Umgebung zuhause [A]
- Absetzung oder Minimierung von psychoaktiven Medikamenten [B]
- Absetzung oder Minimierung anderer Medikamente [C]
- Management der orthostatischen Hypotonie [C]
- Management von Fußproblemen und Schuhen [C]
- Multifaktorielles Assessment mit den bekannten Sturzrisikofaktoren [A]

> **DEFINITION**
> **Empfehlungsgrade**
>
> [A] Starke Empfehlung
> [B] Empfehlung
> [C] Empfehlung offen

Allen älteren Personen mit einem Sturzrisiko sollte ein Übungsprogramm mit Gleichgewichts-, Gang- und Krafttraining angeboten werden. Beweglichkeit und Ausdauertraining sollten miteinbezogen werden, aber nicht als alleinige Komponente des Programms [A] (17).

Sturzpräventionsprogramme sollten bezüglich der Sturzhäufigkeit nicht überschätzt werden, wie folgende Berichte zeigen:

Rubenstein und Kollegen (26) finden, dass eine multifaktorielle Intervention in zwei Jahren bei 160 Altersheimbewohnern die Sturzrate gegenüber der Kontrollgruppe nicht signifikant senken kann, obwohl das POMA eine wesentliche Verbesserung zeigt. Die Autoren argumentieren, dass die Personen der Interventionsgruppe mobiler werden, sich mehr zutrauen und sich dadurch einem höheren Risiko aussetzen. Die Interventionen führen allerdings zu weniger Hospitalisationen und weniger Hospitalisationstagen.

**ZUSAMMENFASSUNG**

Eine Intervention zur Reduktion von Stürzen muss multifaktoriell sein.
Eine Verschlechterung oder Verbesserung von Testresultaten hat nicht unbedingt einen Einfluss auf die Sturzhäufigkeit.

In einer kontrollierten Interventionsstudie bei 58 Personen im Alter von 65 Jahren erhält eine Gruppe 2-mal pro Woche ein Programm zur VR. Die Interventionsgruppe verbessert sich nur in Gleichgewichtsmessungen, nicht jedoch in der Sturzhäufigkeit nach 6, 9 und 12 Monaten (12). Grund für dieses Resultat liegt vermutlich in der geringen Dosierung (nur 2-mal pro Woche). In anderen Studien mit gutem Effekt werden die Übungen häufiger (täglich oder mehrmals täglich) durchgeführt, was wohl dem spezifischen Reiz für VR und Gleichgewicht entspricht. Zudem ist für eine Reduktion der Sturzrate eine multifaktorielle Intervention nötig.

## 12.5.2 Einfluss körperlicher Aktivität auf Körperfunktionen bei älteren Menschen

Bei 18 gesunden Personen über 60 Jahren wird der Effekt von körperlichen Aktivitäten in zwei Gruppen untersucht: Gruppe 1a (n = 7) mit Übungen niedriger Belastung (Yoga, leichte Gymnastik) und eine Gruppe 1b (n = 11) mit bioenergetischen Aktivitäten (Schwimmen, Radfahren, Jogging). Diese werden mit einer Kontrollgruppe (n = 18) verglichen. Gemessen werden Blickkontrolle und posturale Stabilität (Romberg-Test mit offenen und geschlossenen Augen), Kalorik und vestibuläre Rotation. Gruppe 1a zeigt ein besseres Gleichgewicht, höhere vestibuläre Empfindlichkeit und eine geringere visuelle Abhängigkeit gegenüber der Kontrollgruppe. Gruppe 1b ist durchschnittlich und benötigt eine höhere visuelle Abhängigkeit (15).

In einer anderen Studie werden 13 gesunde ältere Frauen, die regelmäßig körperliche Aktivitäten praktizieren (Yoga, leichte Gymnastik), mit einer Kontrollgruppe verglichen. In

der Gruppe mit körperlicher Aktivität ist die Blick- und Haltungskontrolle besser, die propriozeptive und vestibuläre Empfindlichkeit höher, die visuelle Erkennungsqualität gut und die Reaktionszeit kurz (14).

Bei 44 Frauen (> 60 Jahre) wird der Einfluss von regelmäßigen propriozeptiven Übungen (Gruppe I, n = 15) und regelmäßigen bioenergetischen Aktivitäten (Gruppe II, n = 12) gegenüber einer Kontrollgruppe (Gruppe III, n = 18) untersucht. Gemessen wird die Haltungskontrolle durch Posturografie bei offenen und geschlossenen Augen. Propriozeptive Übungen zeigen den größten Einfluss auf die Gleichgewichtsfunktionen. Bioenergetische Aktivitäten verbessern das Gleichgewicht bei einfachen, nicht aber bei schwierigeren Aufgaben (13).

Gauchard und Kollegen (16) untersuchen die vestibulären Funktionen bei 36 Personen (> 60 Jahre) in 4 Gruppen mit unterschiedlicher Ausübung körperlicher Aktivität (aktiv-aktiv, inaktiv-aktiv, aktiv-inaktiv und inaktiv-inaktiv). Personen, die regelmäßig körperliche Aktivitäten ausführen, haben bessere vestibuläre Funktionen (z. B. VOR). Dieser Effekt tritt auch ein, wenn erst spät mit damit begonnen wird, und geht verloren, wenn die körperlichen Aktivitäten gestoppt werden.

**ZUSAMMENFASSUNG**

Regelmäßige körperliche Aktivitäten und propriozeptive Übungen bei Menschen über 60 Jahre verbessern die sensorische Empfindlichkeit (vestibulär, visuell, propriozeptiv) und das Gleichgewicht. Dies kann auch erreicht werden, wenn später mit regelmäßigen körperlichen Aktivitäten begonnen wird.

## 12.5.3 Vestibuläre Rehabilitation

Kognitive Verhaltenstherapie kombiniert mit VR reduziert den Schwindel bei älteren Menschen. Individuell angepasste vestibuläre Übungen basierend auf den Arbeiten von Yardley und Kollegen (32) (Teile des Cawthorne-Cooksey-Programms, Stimulation zur vestibulären Kompensation, Gleichgewichtsübungen) werden 7 Wochen lang in 5 Gruppen durchgeführt. Ergänzt werden diese mit kognitiven Verhaltensmaßnahmen, die auf Entspannung, Angstreduktion und Reduktion von Vermeidung gefürchteter Situationen oder Bewegungen abzielen (33). Einschränkend ist, dass es sich um eine kleine Interventionsgruppe (n = 9) handelt.

Ältere Menschen mit BPLS verbessern sich mit dem Cawthorn-Cooksey-Übungsprogramm (34) (Details: ➤ Kap. 3).

## 12.5.4 Tai-Chi

Tai-Chi verbessert bei 22 Personen mit mäßigen Gleichgewichtsproblemen sehr deutlich das Gleichgewicht (Posturografie) und den Schwindel (DHI). Allerdings sind die Verbes-

**12**

serungen für Schwindel in den Altersgruppen 61–75 und > 75 Jahre nicht signifikant (35).

Bei 200 älteren, zu Hause lebenden Personen (> 70 Jahre, Durchschnittsalter 76 Jahre) werden zwei Übungsprogramme (Tai-Chi, Gruppe 1, und computerisiertes Gleichgewichtstraining, Gruppe 2) gegenüber einer Kontrollgruppe untersucht. Tai-Chi (kleine Unterstützungsfläche, Rotationsbewegungen, reziproke Armbewegungen) wird 15 Wochen lang 2-mal pro Woche 45 Minuten in der Gruppe 1 durchgeführt, wobei die Personen die Empfehlung erhalten, zusätzlich 2-mal pro Tag 15 Minuten selbstständig zu Hause zu üben. Das computerisierte Gleichgewichtstraining fand 1-mal pro Woche für 45 Minuten statt. Die regelmäßige Durchführung von Tai-Chi führt zu positiven Effekten: Sturzrisikoreduktion (47,5 %), tieferer Blutdruck vor und nach einem 12-Minuten-Gehtest, Reduktion der Angst zu fallen und sich-mehr-zutrauen bei Aktivitäten (36). Die Aussagen werden durch die unterschiedliche Dosierung (Gruppe 1 bis 4h 15min/Woche vs. Gruppe 2 mit 45 Minuten/Woche) eingeschränkt. Möglicherweise ist das Ergebnis von der Dosierung abhängig.

## 12.6  Lernzielkontrolle

1. Schwindel im Alter hat meist nur eine bestimmte Ursache.
   ☐ Richtig
   ☐ Falsch
2. Wie lauten die Screeningfragen für Sturzrisiko?
3. Welche anamnestischen Fragen sind bei chronischem Schwindel relevant?
4. Welche begleitenden Befunde sind bei chronischem Schwindel häufig zu beobachten?
5. Was ist der Effekt regelmäßiger Bewegung?
6. Um das Sturzrisiko zu bestimmen, genügt ein Test.
7. Je schlechter der Wert eines Sturzrisikoassessments, desto höher ist das Sturzrisiko.
   ☐ Richtig
   ☐ Falsch

**Die Antworten finden Sie in** ➤ Kap. 16.

### LITERATUR

1. Yardley L, Owen N, Nazareth I, Luxon L. Prevalence and presentation of dizziness in a general practice community sample of working age people. Br J Gen Pract 1998 Apr; 48(429): 1131–5.
2. Yardley L, Burgneay J, Nazareth I, Luxon L. Neuro-otological and psychiatric abnormalities in a community sample of people with dizziness: a blind, controlled investigation. J Neurol Neurosurg Psychiatry 1998 Nov; 65(5): 679–84.
3. Eckhardt-Henn A, Breuer P, Thomalske C, Hoffmann SO, Hopf HC. Anxiety disorders and other psychiatric subgroups in patients complaining of dizziness. J Anxiety Disord 2003; 17(4): 369–88.
4. Tinetti ME, Williams CS, Gill TM. Health, functional, and psychological outcomes among older persons with chronic dizziness. J Am Geriatr Soc 2000 Apr; 48(4): 417–21.
5. Bronstein AM, Lempert T. Management of the patient with chronic dizziness. Restor Neurol Neurosci 2010; 28(1): 83–90.
6. Salles N, Kressig RW, Michel JP. Management of chronic dizziness in elderly people. Z Gerontol Geriatr 2003 Feb; 36(1): 10–5.
7. Staab JP, Ruckenstein MJ. Expanding the differential diagnosis of chronic dizziness. Arch Otolaryngol Head Neck Surg 2007 Feb; 133(2): 170–6.
8. Colledge NR, Barr-Hamilton RM, Lewis SJ, Sellar RJ, Wilson JA. Evaluation of investigations to diagnose the cause of dizziness in elderly people: a community based controlled study. BMJ 1996 Sep 28; 313(7060): 788–92.
9. Dros J, Maarsingh OR, Beem L, van der Horst HE, ter Riet G, Schellevis FG, van Weert HC. Impact of dizziness on everyday life in older primary care patients: a cross-sectional study. Health Qual Life Outcomes 2011; 9: 44.
10. Tinetti ME, Williams CS, Gill TM. Dizziness among older adults: a possible geriatric syndrome. Ann Intern Med 2000 Mar 7; 132(5): 337–44.
11. Gazzola JM, Gananca FF, Aratani MC, Perracini MR, Gananca MM. Circumstances and consequences of falls in elderly people with vestibular disorder. Braz J Otorhinolaryngol 2006 May–Jun; 72(3): 388–92.
12. Hansson EE, Mansson NO, Ringsberg KA, Hakansson A. Falls among dizzy patients in primary healthcare: an intervention study with control group. Int J Rehabil Res 2008 Mar; 31(1): 51–7.
13. Gauchard GC, Gangloff P, Jeandel C, Perrin PP. Influence of regular proprioceptive and bioenergetic physical activities on balance control in elderly women. J Gerontol A Biol Sci Med Sci 2003 Sep; 58(9): M846–50.
14. Gauchard GC, Gangloff P, Jeandel C, Perrin PP. Physical activity improves gaze and posture control in the elderly. Neurosci Res 2003 Apr; 45(4): 409–17.
15. Gauchard GC, Jeandel C, Perrin PP. Physical and sporting activities improve vestibular afferent usage and balance in elderly human subjects. Gerontology 2001 Sep–Oct; 47(5): 263–70.
16. Gauchard GC, Vancon G, Gentine A, Jeandel C, Perrin PP. Physical activity after retirement enhances vestibulo-ocular reflex in elderly humans. Neurosci Lett 2004 Apr 22; 360(1–2): 17–20.
17. Summary of the Updated American Geriatrics Society/British Geriatrics Society clinical practice guideline for prevention of falls in older persons. J Am Geriatr Soc 2011 Jan; 59(1): 148–57.
18. Neuls PD, Clark TL, Van Heuklon NC, Proctor JE, Kilker BJ, Bieber ME, Donlan AV, Carr-Jules SA, Neidel WH, Newton RA. Usefulness of the Berg Balance Scale to predict falls in the elderly. J Geriatr Phys Ther 2011 Jan–Mar; 34(1): 3–10.
19. Raiche M, Hebert R, Prince F, Corriveau H. Screening older adults at risk of falling with the Tinetti balance scale. Lancet 2000 Sep 16; 356(9234): 1001–2.
20. Tinetti ME, Speechley M, Ginter SF. Risk factors for falls among elderly persons living in the community. N Engl J Med 1988 Dec 29; 319(26): 1701–7.
21. Berg KO, Wood-Dauphinee SL, Williams JI, Maki B. Measuring balance in the elderly: validation of an instrument. Can J Public Health 1992 Jul–Aug; 83 Suppl 2: S7–11.
22. Morse JM. Computerized evaluation of a scale to identify the fall-prone patient. Can J Public Health 1986 May–Jun; 77 Suppl 1: 21–5.
23. Oliver D, Daly F, Martin FC, McMurdo ME. Risk factors and risk assessment tools for falls in hospital in-patients: a systematic review. Age Ageing 2004 Mar; 33(2): 122–30.

24. Tinetti ME, Williams TF, Mayewski R. Fall risk index for elderly patients based on number of chronic disabilities. Am J Med 1986 Mar; 80(3): 429–34.

25. Petitpierre NJ, Trombetti A, Carroll I, Michel JP, Herrmann FR. The FIM instrument to identify patients at risk of falling in geriatric wards: a 10-year retrospective study. Age Ageing 2010 May; 39(3): 326–31.

26. Rubenstein LZ, Robbins AS, Josephson KR, Schulman BL, Osterweil D. The value of assessing falls in an elderly population. A randomized clinical trial. Ann Intern Med 1990 Aug 15; 113(4): 308–16.

27. Bogle Thorbahn LD, Newton RA. Use of the Berg Balance Test to predict falls in elderly persons. Phys Ther 1996 Jun; 76(6): 576–83; discussion 84–5.

28. Schädler S, Kool J, Lüthi H, Marks D, Oesch P, Pfeffer A, Wirz M. Assessments in der Rehabilitation – Band 1: Neurologie. Bern: Huber, 2012; 3. überarbeitete und erweiterte Auflage.

29. Boulgarides LK, McGinty SM, Willett JA, Barnes CW. Use of clinical and impairment-based tests to predict falls by community-dwelling older adults. Phys Ther 2003 Apr; 83(4): 328–39.

30. Gamper UN, Kool JP, Beer S. Untersuchung der Gleichgewichtsfunktion und des Sturzrisikos bei einer älteren Bevölkerungsgruppe in der Ostschweiz. Fisio active 2005(10): 4–16.

31. Alrwaily M, Whitney SL. Vestibular rehabilitation of older adults with dizziness. Otolaryngol Clin North Am 2011 Apr; 44(2): 473–96, x.

32. Yardley L, Burgneay J, Andersson G, Owen N, Nazareth I, Luxon L. Feasibility and effectiveness of providing vestibular rehabilitation for dizzy patients in the community. Clin Otolaryngol Allied Sci 1998 Oct; 23(5): 442–8.

33. Johansson M, Akerlund D, Larsen HC, Andersson G. Randomized controlled trial of vestibular rehabilitation combined with cognitive-behavioral therapy for dizziness in older people. Otolaryngol Head Neck Surg 2001 Sep; 125(3): 151–6.

34. Resende CR, Taguchi CK, Almeida JGD, Fujita RR. Vestibular rehabilitation in elderly patients with benign paroxysmal positional vertigo. Revista Brasileira de Otorrinolaringologia 2003; 69(4): 535–40.

35. Hain TC, Fuller L, Weil L, Kotsias J. Effects of T'ai Chi on balance. Arch Otolaryngol Head Neck Surg 1999 Nov; 125(11): 1191–5.

36. Wolf SL, Barnhart HX, Kutner NG, McNeely E, Coogler C, Xu T. Reducing frailty and falls in older persons: an investigation of Tai Chi and computerized balance training. Atlanta FICSIT Group. Frailty and Injuries: Cooperative Studies of Intervention Techniques. J Am Geriatr Soc 1996 May; 44(5): 489–97.

# 13 Red Flags und Differenzierungen

## 13.1 Red Flags

Red Flags sind Warnzeichen, die auf eine ernsthafte Erkrankung hinweisen. Die Patienten müssen in diesem Fall sofort an den behandelnden Arzt verwiesen werden.
Beispiele für Red Flags sind folgende:

- Vertikale Doppelbilder (1): Sie deuten auf einen Hirnschlag im Bereich des Hirnstamms hin.
- Der Spontannystagmus ändert bei exzentrischem Blick seine Richtung (1).
- Akuter Schwindel und Nystagmus, auch ohne neurologische Befunde mit einem normalen (negativen) Kopfimpulstest (2).

### 13.1.1 Akutes zentrales Ereignis: HINTS

Bei akutem Schwindel ohne weitere neurologische Zeichen wird das Testprogramm HINTS angewendet. Es umfasst drei einfache klinische Tests: Kopfimpulstest, Blickrichtungsnystagmus

und Cover-Test ( ➤ Tab. 13.1). HINTS kann einen akuten Schlaganfall zuverlässiger erkennen als ein frühes MRT (3, 4).

### Kopfimpulstest

Durchführung

Siehe hierzu ➤ Kap. 5.3.1.

**Tab. 13.1** Drei einfache klinische Tests (HINTS) zur Erkennung eines akuten zentralen Ereignisses, Befunde bei einem zentralen Ereignis

| | **Test** | **Befund bei zentralem Ereignis** |
|---|---|---|
| **H** | Head | Normaler Kopfimpulstest |
| **I** | Impulse | |
| **N** | Nystagmus | Blickrichtungsnystagmus |
| **T** | Test | Skew Deviation |
| **S** | Skew | |

13

Befund

Der Kopfimpulstest ist bei einem zentralen Ereignis normal.

### Blickrichtungsnystagmus

Durchführung

Der Patient wird aufgefordert, nach links zu schauen. Es wird beurteilt, ob ein Nystagmus ausgelöst wird. Das Gleiche wird für die rechte Seite untersucht.

Befund

Bei einem zentralen Ereignis ist ein Blickrichtungsnystagmus zu beobachten. Der Nystagmus wechselt seine Richtung: Bei einem Blick nach rechts schlägt er (schnelle Phase) nach rechts und bei einem Blick nach links schlägt er nach links (➤ Kap. 15.4.3).

### Cover-Test

Durchführung

Siehe hierzu ➤ Kap. 4.3.8.

Befund

Bei einem zentralen Ereignis ist der Test positiv, eine vertikale Verschiebung ist zu beobachten.

**C A V E**
Bei einem akuten Schwindel mit positivem HINTS muss der Patient unverzüglich als Notfall eingewiesen werden.

## 13.1.2 Vertebrobasiläre Insuffizienz

Akute Zeichen und Symptome einer Ischämie der posterioren Blutversorgung des Gehirns sind Red Flags (5) (➤ Kap. 8.1.9). Weitere Symptome von lokalen vertebrobasilären Gefäßschäden und Ischämie der hinteren Blutversorgung (6) sind zu beachten:

- Anhidrosis (Mangel an Schwitzen im Gesicht)
- Ataxie
- Ungeschicktheit und Unruhe
- Doppelbilder
- Schwindel
- Drop-Attacks
- Dysarthrie
- Dysphagie
- Taubheit im Gesicht
- Hörstörungen
- Heiserkeit
- Hypotonie, Schwäche von Arm oder Bein
- Verlust des Kurzzeitgedächtnisses
- Unwohlsein
- Übelkeit
- Nystagmus
- Blässe/Tremor
- Papilläre Veränderungen
- Periorale Dysästhesie
- Fotophobie
- Verschwommenheit
- Erbrechen

**C A V E**
Tests und Manipulationen des Kopfes und der HWS müssen bei akuten Zeichen und Symptomen dringend vermieden und der Patient für weitere Abklärungen an den Arzt verwiesen werden.

### Dissektion der A. vertebralis

**Fallbeispiele**

Ein 48-jähriger Patient kommt auf die Notfallstation mit akutem Schwindel und Gleichgewichtsproblemen. Dort werden an der HWS Tests durchgeführt. Anschließend ist eine Verstärkung der Symptome zu beobachten. In der bildgebenden Untersuchung findet sich eine beidseitige Vertebralisdissektion.

Eine 30-jährige Patientin ist mit heftigem Schwindel, Übelkeit, Erbrechen, Sehstörungen mit Doppelbildern und heftigen Nacken- und Kopfschmerzen im Krankenhaus. Erst in einem ambulanten MRI 3 Wochen nach der Entlassung wird ein Kleinhirninfarkt gefunden und es besteht ein Verdacht auf eine Vertebralisdissektion.

Bestehen neben einem akuten heftigen Schwindel noch weitere Symptome wie Übelkeit, Erbrechen, visuelle Störungen, Gleichgewichtsprobleme und akute Nacken- und Kopfschmerzen, kann es sich um eine Vertebralisdissektion handeln.

**C A V E**
Bei Verdacht auf eine Vertebralisdissektion müssen jegliche Tests und Manipulationen der HWS dringend vermieden und der Patient muss sofort an den Arzt verwiesen werden.

### 13.1.3  Absolute Kontraindikationen für den Dix-Hallpike-Test (DHT)

Für den Dix-Hallpike-Test (DHT) mit Kopfrotation und Extension über die Bettkante finden sich zahlreiche absolute Kontraindikationen (7). Diese müssen zuvor sorgfältig abgeklärt werden (➤ Kap. 3.3.1). Zudem besteht die Gefahr eines falsch positiven Testresultats (➤ Kap. 13.4.2).

Absolute Kontraindikationen:

- Instabilität der HWS inklusive atlantoaxiale Subluxation
- Okzipitoatlantale Instabilität (rheumatoide Arthritis, Down-Syndrom)
- Prolaps des intervertebralen Diskus mit Radikulopathie
- Zervikale Myelopathie
- Arnold-Chiari-Malformation
- Vaskuläre Dissektionssyndrome
- Frühere Operationen der HWS
- Akutes Nackentrauma (kontraindiziert bei ungenügender Beweglichkeit der HWS)
- Synkope des Karotissinus
- Aplasieprozess des Dens

Daher sollte der DHT mit stabilisierter HWS und negativ gestelltem Kopfteil durchgeführt werden. Eine Alternative ist der Side-Lying-Test (8) oder der modifizierte Side-Lying-Test (➤ Kap. 3.3.1).

### 13.1.4  Neurologische Zeichen

Wichtige Beobachtungen während der Untersuchung, die eine schwerwiegende Pathologie vermuten lassen, müssen weiter geklärt werden, wie z. B.:

- Unklare Gangstörung/ataktischer Gang, Ataxie/Oszillation im Stand
- Rückenmarkszeichen (Rückenmarkskompressionssyndrom: bilaterale Symptome in den Armen und/oder Beinen mit Hypo- oder Hyperreflexie)
- Sprech- und/oder Schluckstörungen

Bei Verdacht auf eine zentrale Ursache müssen klinische neurologische Tests durchgeführt werden:

- Tests der Hirnerven
- Ataxie-Tests
  - FNT (➤ Kap. 1.3.10)
  - ICARS (➤ Kap. 1.3.13)
- Reflexe

## 13.2  Probleme, die weiterer Abklärung bedürfen

### 13.2.1  Schwindelattacken

Schwindelattacken, die unabhängig von bestimmten Bewegungen, Haltungen oder Aktivitäten auftreten, sollten weiter abgeklärt werden:

- Sind Blutdruckschwankungen oder Herzrhythmusstörungen bekannt?
- Bei entsprechendem Verdacht werden Pulsrhythmus und Blutdruck untersucht (➤ Kap. 9)

Der Patient wird an den behandelnden Arzt verwiesen.

### 13.2.2  Chronischer Dauerschwindel

Bei chronischem Dauerschwindel, der sich nicht durch Bewegungen oder Haltungen beeinflussen lässt, sollte Folgendes geklärt werden:

- Besteht der Schwindel seit einer neuen Medikation (z. B. neues Blutdruck- oder Herzmedikament)?
- Nahm der Dauerschwindel über die letzten Wochen und Monate zu?
- Bestehen Hinweise auf eine vaskuläre Minderversorgung oder beginnende Demenz?

Ist die Ursache eines konstanten oder unabhängigen Schwindels unklar, sollte der Arzt weitere Untersuchungen durchführen.

---

**Fallbeispiele**

Ein 81-jähriger Patient berichtet über morgendliche Benommenheit beim Aufwachen, die sich beim Aufsitzen verstärkt und nach zwei Stunden langsam vergeht. Nach einer Probebehandlung mit kreislaufanregender Gymnastik ist der Schwindel nach dem Aufsitzen deutlich geringer. Der Hausarzt reduziert daraufhin das Blutdruckmedikament auf die halbe Dosis. Von da an ist die morgendliche Benommenheit deutlich geringer.

Bei einem 68-jährigen Patienten wirkt sich die kreislaufanregende Probebehandlung positiv auf das Symptomverhalten nach dem Aufstehen morgens aus. Der Schwindel ist geringer. In der Anamnese zeigt sich, dass der Patient tagsüber wenig und abends absichtlich nichts mehr trinkt, damit er nachts nicht auf die Toilette muss.

### 13.2.3 Morgendlicher Schwindel

Kann der Schwindel morgens nicht eindeutig einer Symptomgruppe (z. B. HWS Gruppe A, oder vestibulär) zugeordnet werden, dann soll der Patient morgens nach dem Erwachen den Blutdruck messen und eine Probebehandlung durchführen (Gymnastik vor dem Aufstehen). Sind die Symptome geringer, liegt möglicherweise eine orthostatische Dysregulation vor. Ist es nur leicht besser und existiert der morgendliche Schwindel seit der Einnahme z. B. eines Blutdruckmedikaments, muss der Patient mit dem behandelnden Arzt Kontakt aufnehmen.

### 13.2.4 Unscharfes Sehen

Berichtet ein Patient über unscharfes Sehen, das nicht mit dem Schwindelereignis zusammenfällt, könnte es sich um ein rein optisches Problem handeln:
- Die letzte Kontrolle beim Augenarzt bzw. Anpassung der Brille liegt weit zurück.
- Okulomotorische Tests sind unauffällig.

Wird vermutet, dass es sich um ein rein optisches Problem handelt, sollte sich der Patient einer Kontrolle beim Augenarzt unterziehen.

### 13.2.5 Stark reduzierter Vibrationssinn

Patienten mit fehlendem oder stark reduziertem Vibrationssinn, der bisher noch nicht bekannt ist, sollten zur Abklärung der Ursache einen Arzt aufsuchen. Mögliche Ursachen können sein:
- Polyneuropathie (z. B. durch Diabetes mellitus, Vitamin-B$_{12}$-Mangel, Toxine, Medikamente, Alkohol etc.)
- Hinterstrangsymptomatik (Vitaminmangel, Tabes dorsalis, Kompressionen etc.)

Diese Patienten müssen zur weiteren Abklärung an den Arzt verwiesen werden.

Die Patienten können dennoch mit einer somatosensorische Stimulation behandelt werden ( ➤ Kap. 6). Es gibt jedoch Patienten mit stark reduziertem Vibrationssinn unklarer Ursache, die beispielsweise auf eine Fußsohlenbehandlung mit einer Symptomzunahme reagieren. Dann muss die Behandlung abgesetzt und der Patient zur weiteren Abklärung an den Hausarzt oder den Neurologen weiterverwiesen werden.

### 13.2.6 Zunahme des Schwindels

Nimmt der Schwindel im Laufe des Vormittags oder vor einer Mahlzeit zu, kann differenziert werden:
- Überforderung ( ➤ s. Kap. 10)
- Berichten Patienten anamnestisch über eine geringe Trinkmenge, sollen sie als Probebehandlung untertags die Trinkmenge erhöhen und dabei das Symptomverhalten beobachten.
- Bei Verdacht auf einen stoffwechselbedingten Schwindel sollen die Patienten als Probebehandlung eine Portion Zucker (z. B. eine Frucht) zu sich nehmen, wenn die Symptome zunehmen, und das Symptomverhalten beobachten. Nehmen die Symptome ab, sollten sie ihr Blutzuckerprofil bestimmen lassen.

## 13.3 Differenzierung

### 13.3.1 Zentral- und periphervestibulär

Folgende Differenzierungen (2) werden genannt:
- Positiver Kopfimpulstest ist eher peripher.
- Positiver Cover-Test ist wahrscheinlich mehr zentral.
- Unidirektionaler Nystagmus ist mehr peripher.
- Nicht unidirektionaler Nystagmus ist wahrscheinlich zentral.

### 13.3.2 BPLS, zervikale Instabilität und vertebrobasiläre Insuffizienz

Besteht neben dem Verdacht auf einen BPLS auch ein Verdacht auf eine zervikale Ursache, kann der DHT falsch positiv ausfallen. Der DHT mit Kopfrotation und Extension über die Bettkante testet gleichzeitig auch die HWS und die hintere Blutversorgung. Somit kann ein DHT bei zervikogener Instabilität oder vertebrobasilärer Insuffizienz falsch positiv ausfallen.
- Der DHT muss unbedingt mit manuell stabilisierter HWS bei negativ gestelltem Kopfteil durchgeführt werden. Als Alternative kann der Side-Lying-Test ( ➤ Kap. 3.3.1) angewendet werden.
- Das Symptomverhalten des BPLS unterscheidet sich von anderen Schwindelformen und beinhaltet eine Latenz von 2–4 Sekunden, Crescendo-Decrescendo-Charakter sowie eine Dauer von 30–60 Sekunden (Kap. 3). Kommt der Schwindel sofort und dauert länger an, handelt es sich eher um einen zervikalen Schwindel.
- Der DHT oder der Pagnini-McClure-Test wird mit der Frenzelbrille durchgeführt. Der typische Nystagmus muss beobachtbar sein.

### 13.3.3 Zervikogener Schwindel

Zur Differenzierung von zervikogenem Schwindel gegenüber anderen Ursachen liegen Differenzierungshilfen vor ( ➤ Tab. 13.2 und ➤ Tab. 13.3).

**Tab. 13.2** Hilfe zur Differenzialdiagnose (9)

| | Erkrankung der A. carotis | Vertebrobasiläre Insuffizienz | Hochzervikale Instabilität |
|---|---|---|---|
| Frühe Präsentation | • Nackenschmerzen im mittleren und oberen Bereich<br>• Schmerz rund ums Ohr und im Kieferbereich<br>• Kopfschmerzen (frontal/temporal/parietal)<br>• Akutes Auftreten von Schmerz, beschrieben „wie nie zuvor" | • Nackenschmerzen im mittleren und oberen Bereich<br>• Okzipitaler Kopfschmerz<br>• Akutes Auftreten von Schmerz, beschrieben „wie nie zuvor"<br>• Intermittierende Benommenheit/ Symptome je nach Stellung der HWS | • Nacken- und Kopfschmerzen<br>• Gefühl von Instabilität<br>• Zervikale Muskelüberaktivität<br>• Gefühl von: Kopf hält nicht/bricht ab<br>• Symptome verschlechtern sich, Zunahme von Schwindel bei Erschütterungen oder häufigem Kopfnicken |
| Späte Präsentation | • Vorübergehende Netzhautdysfunktion<br>• TIA<br>• CVI | • Vorübergehende Hirnstammsymptome: 5D + 3N<br>• Kraniale Nervendysfunktion<br>• Intermittierende Benommenheit/ Symptome je nach Stellung der HWS | • Bilaterale Hand- und Fußdysästhesien<br>• Gefühl von Kloß im Hals<br>• Metallischer Geschmack im Mund<br>• Arm- und Beinschwäche<br>• Bilaterale Koordinationsprobleme |

**Tab. 13.3** Hilfe zur Differenzialdiagnose (10, 11)

| | Zervikogener Schwindel | Lagerungsschwindel | Vertebrobasiläre Insuffizienz |
|---|---|---|---|
| Symptome | Schwindel, Benommenheit | Starker Drehschwindel | Langsam zunehmend Drehschwindel, Benommenheit, neurologische Symptome (5D + 3N) |
| Verstärkung | Kopfbewegung Alltagsaktivitäten wie Abliegen, Aufsitzen, Bücken | Re- und Inklination des Kopfes Lageveränderung (Sitz – Rückenlage) Drehen im Bett | Gehaltene Position |
| Zeit bis zum Auftreten | Sofort | Kurze Latenz: 2–4 Sekunden | Lange, verspätete Reaktion |
| Gehaltene Position | Schwindel ↓ | Schwindel ↓ (Dauer: 15–30 Sekunden) | Schwindel ↑ |
| Aktive und passive Bewegung der HWS | Schwindel ↑ Auffinden von Zeichen | Eher keine Zeichen der HWS | VBI-Provokationstest |
| Smooth-Pursuit-Neck-Torsion-Test | Positiv Evtl. Schwindel ↑ (v. a. bei WAD) | Negativ Kein Schwindel | Negativ Kein Schwindel |
| Dix-Hallpike-Test (mit stabiler HWS) | Kein Schwindel | Typischer Nystagmus und Symptom | Kein Schwindel |

## 13.4 Lernzielkontrolle

1. Ein Patient kommt mit akutem Schwindel ohne neurologische Zeichen in die Therapie. Welche Red Flags sind zu beachten?
2. Welches Testergebnis (HINTS) deutet auf ein zentrales Ereignis hin?
3. Welche absoluten Kontraindikationen für einen Dix-Hallpike-Test mit Kopfrotation und Extension gibt es?
4. Welche Beispiele/Fälle müssen zur weiteren Abklärungen an den Arzt überwiesen werden?

**Die Antworten finden Sie in** ➤ Kap. 16.

### LITERATUR

1. Straumann D. Schwindel – wie in der Praxis abklären? Ein Untersuchungsgang in 7 Schritten. Vortrag „Schwindel-Abklärung", Rheuma-Top, 23. August in Pfäffikon 2013.
2. Bronstein AM, Patel M, Arshad Q. A brief review of the clinical anatomy of the vestibular-ocular connections – how much do we know? Eye (Lond) 2014 Nov 21.
3. Newman-Toker DE, Kerber KA, Hsieh YH, Pula JH, Omron R, Saber Tehrani AS, Mantokoudis G, Hanley DF, Zee DS, Kattah JC. HINTS outperforms ABCD2 to screen for stroke in acute continuous vertigo and dizziness. Acad Emerg Med 2013 Oct; 20(10): 986–96.
4. Kattah JC, Talkad AV, Wang DZ, Hsieh YH, Newman-Toker DE. HINTS to diagnose stroke in the acute vestibular syndrome: three-step bedside oculomotor examination more sensitive than early MRI diffusion-weighted imaging. Stroke 2009 Nov; 40(11): 3.504–10.
5. Coman W. Dizziness related to ENT conditions. In: Grieve GP, ed. Grieve's Modern Manual Therapy of the Vertebral Column. Edinburgh: Churchill Livingstone 1986.
6. Kerry R, Taylor AJ, Mitchell J, McCarthy C, Brew J. Manual therapy and cervical arterial dysfunction, directions for the future: a clinical perspective. J Man Manip Ther 2008; 16(1): 39–48.
7. Humphriss RL, Baguley DM, Sparkes V, Peerman SE, Moffat DA. Contraindications to the Dix-Hallpike manoeuvre: a multidisciplinary review. Int J Audiol 2003 Apr; 42(3): 166–73.

13

8.  Cohen HS. Side-lying as an alternative to the Dix-Hallpike test of the posterior canal. Otol Neurotol2004 Mar; 25(2):130–4.

9.  Rushton A, Rivett D, Carlesso L, Flynn T, Hing W, Kerry R. International Framework for Examination of the Cervical Region for potential of Cervical Arterial Dysfunction prior to Orthopaedic Manual Therapy Intervention. International Federation of Orthopaedic Manipulative Physical Therapists IFOMP 2012.

10. Magarey ME, Rebbeck T, Coughlan B, Grimmer K, Rivett DA, Refshauge K. Pre-manipulative testing of the cervical spine review, revision and new clinical guidelines. Man Ther 2004 May; 9(2): 95–108.

11. Vidal P, Huijbregts P. Dizziness in orthopaedic physical therapy practice: History and physical examination. Journal of Manual & Manipulative Therapy 2005; 13(4): 221–50.

# 14 Krankheitsbilder

## 14.1 Einleitung

Ziel dieses Kapitels ist nicht die vollständige Darstellung aller mit Schwindel verbundenen Krankheitsbilder. Vielmehr soll es dem Therapeuten helfen, relevante Informationen zum Patienten korrekt einzuordnen und Unstimmigkeiten identifizieren zu können. Zur detaillierten Beschäftigung mit der Thematik sei auf die ausgezeichneten aktuellen Standardwerke verwiesen (1, 2). Auch die Leitlinien der Deutschen Gesellschaft für Neurologie zur Diagnostik und Therapie von Schwindel geben den derzeitigen Wissensstand wieder und werden regelmäßig aktualisiert (www.dgn.org/leitlinien).

Schwindel ist eines der häufigsten Präsentiersymptome in der Medizin überhaupt und damit von großer Relevanz für den Kliniker. Bei etwa einem Drittel aller Menschen tritt im Laufe des Lebens Dreh- oder Schwankschwindel auf. Dabei sind die Ursachen und Krankheitsverläufe sehr unterschiedlich. Zu Schwindel kann es im Rahmen einer einmaligen Episode kommen, die über Tage bis wenige Wochen anhält. Anschließend ist der Patient beschwerdefrei. Andere Schwindelformen sind anhaltend oder remittierend. Schwindel kann mit akutem schwerem Krankheitsgefühl verbunden sein, aber den Patienten auch nur wenig beeinträchtigen. Nicht alle Erkrankungen, die zu Schwindel führen, sind gleichermaßen bekannt, einige Schwindelformen haben in den letzten Jahren über Spezialambulanzen hinaus an Bekanntheitsgrad gewonnen (z. B. BPLS, ➤ Kap. 3). Hieraus leitet sich ab, dass die relativen Häufigkeiten, mit denen sich Patienten in unterschiedlichen Institutionen vorstellen, stark voneinander abweichen und sich über die Zeit verändern. Akute, einmalige Schwindelereignisse führen zum Besuch beim Hausarzt und in der Notaufnahme eines Krankenhauses, sie sind in überregionalen Schwindelambulanzen unterrepräsentiert. Umgekehrt ist der Anteil z. B. von Patienten mit somatoformem Schwindel in Spezialambulanzen typischerweise höher als in einer Notaufnahme.

Der Schwerpunkt dieses Kapitels liegt auf dem vestibulären Schwindel. Hier ist aus diagnostischen und therapeutischen Erwägungen eine Trennung zwischen zentral- und periphervestibulären Schwindelformen erforderlich. Insbesondere bei zentralvestibulärem Schwindel müssen frühzeitig Ursachen, wie z. B. Schlaganfälle, Multiple Sklerose oder intrakranielle Raumforderungen ausgeschlossen bzw. behandelt werden.

BPLS in seinen unterschiedlichen Ausprägungen ist ein Paradebeispiel dafür, dass mit physiotherapeutischen Methoden die mittlerweile gut untersuchten pathophysiologischen Ursachen des Schwindels erfolgreich behandelt werden können. Aus didaktischen Gründen wurde diese Schwindelform bereits in einem eigenen Kapitel abgehandelt (➤ Kap. 3).

Ebenfalls in diesem Kapitel dargestellt wird der phobische Schwankschwindel als wichtigster Vertreter von somatoformem Schwindel. Er ist eine häufige Ursache von Schwindel und tritt nicht selten in der Folge eines vestibulären Schwindels auf. Obwohl es positive Kriterien für die Diagnose phobischer Schwankschwindel gibt, sind vestibuläre Ursachen für den vom Patienten beschriebenen Schwindel auszuschließen.

Nur gestreift werden im Rahmen dieser Darstellung der zervikogene Schwindel, der Höhenschwindel, die Bewegungskrankheit und Schwindelformen mit internistischen Ursachen.

Abzugrenzen sind vom Patienten als „Schwindel" bezeichnete Beschwerden, die spezifischer zugeordnet werden können. Beispiele hierfür sind Übelkeit und Magenschmerzen im Rahmen einer Gastroenteritis oder Gangunsicherheit und Angst zu stürzen im Anschluss an eine Hüftoperation. Auch bei Kopfdruck oder Antriebsstörung wird häufig Schwindel als Hauptsymptom angegeben. In all diesen Fällen ist die Anamnese der Schlüssel zur Diagnosefindung.

## 14.2 Anamnese und Untersuchung

### 14.2.1 Anamnese

Trotz zunehmender technischer Möglichkeiten bei der Untersuchung von Schwindelpatienten haben Anamnese und körperliche Untersuchung die größte Bedeutung bei der Diagnosestellung. Insbesondere die Anamnese weist in vielen Fällen bereits den Weg. Dabei sind Informationen zum erstmaligen Auftreten des Schwindels, zum zeitlichen Verlauf und zur Art des Schwindels von Belang. Wichtig ist, die Antworten des Patienten richtig zu bewerten. Viele Patienten berichten von „Drehschwindel", wenn sie besonders heftigen Schwindel meinen. Oft bringt erst die Nachfrage, ob es sich „wie im Karussell dreht", Klarheit. Der Patient sollte aufgefordert werden, den Schwindel so genau wie möglich zu beschreiben. Ergibt sich aus dieser Darstellung des Patienten kein klares Bild, sollten ihm in einem zweiten Schritt Schwindelformen in verständlicher Weise aufgezählt werden (z. B. Schwankschwindel: „als ob der Boden wackelt"), aus denen der Patient die zutreffende Variante auswählt.

### Dauer

Auch die angegebene Dauer einer Drehschwindelattacke sollte hinterfragt werden. Selbst nur Sekunden anhaltende Drehschwindelattacken können von stundenlangem Unwohlsein begleitet sein. Fragt man nicht gezielt nach, wird vom Patienten häufig die Gesamtdauer des Unwohlseins als Länge der Drehschwindelattacke angegeben. Dies kann zu diagnostischen Fehleinschätzungen führen.

### Begleitsymptome

Ebenso müssen Begleitsymptome abgefragt werden. Hierbei sind die für den Patienten besonders belastenden Begleitsymptome wie Übelkeit, Erbrechen oder Gangunsicherheit in der Regel nur von untergeordneter Bedeutung. Sie sind unspezifisch und differenzieren nur unzureichend zwischen einzelnen Erkrankungen. Stattdessen sind Symptome zu erfragen, die auf eine zentrale Genese hinweisen oder helfen, zwischen unterschiedlichen periphervestibulären Störungen zu unterscheiden. Auch somatoforme Störungen oder internistische Schwindelursachen können auf diese Weise in den Fokus der differenzialdiagnostischen Erwägungen gelangen.

### Auslösende Situationen

Besondere Relevanz hat die Anamnese hinsichtlich auslösender Situationen. Berichtet der Patient über sekundenlang anhaltende Drehschwindelattacken, die jeweils beim Drehen im Bett auf die linke Seite auftreten, so ist ein BPLS des linken posterioren Bogengangs sehr wahrscheinlich (➤ Kap. 3.2.2).

## Vorerkrankungen

Auch Vorerkrankungen müssen im Anamnesegespräch Berücksichtigung finden. Bestehen z. B. bei einem Patienten ausgeprägte vaskuläre Risikofaktoren oder hat er bereits mehrere Schlaganfälle erlitten, so ist eine zentrale Schwindelgenese zu erwägen. Ebenso muss bei einem Patienten, der an Multipler Sklerose erkrankt ist, an einen akuten Schub mit Hirnstamm- oder Kleinhirnläsion gedacht werden.

## Medikamente

Eine Medikamentenanamnese sollte im Rahmen einer Schwindeleinordnung immer erfolgen, da viele Medikamente zu Schwindel führen können. Häufig handelt es sich nicht um eine Störung des vestibulären Systems, sondern lediglich um eine vom Patienten genannte Benommenheit, die in Zulassungsstudien in nicht unerheblichem Maß auch im Placeboarm gefunden wird. Für zahlreiche Substanzen lässt sich hingegen ein Einfluss auf das vestibuläre System nachweisen. Ebenso sollte nach früher eingenommenen Medikamenten gefragt werden, wenn sie langfristig Wirkung haben. So können z. B. Aminoglykoside (Antibiotika) mit Latenz zu einer dauerhaften Störung der Innenohrfunktion führen und auf diese Weise eine bilaterale Vestibulopathie verursachen.

## 14.2.2 Klinische Untersuchung

Die Anamnese dient dazu, eine Arbeitshypothese für die dem Schwindel zugrunde liegende Ursache zu finden. Mit der klinischen Untersuchung wird diese Hypothese bestätigt oder verworfen. Oberste Priorität hat die Differenzierung zwischen peripher- und zentralvestibulären Störungen. Es zeigt sich, dass die klinische Untersuchung mit einer höheren Treffsicherheit (etwa 90 %) als das frühe MRT periphere von zentralvestibulären Ursachen trennen kann (3). In vielen Fällen lässt sich mit ausreichender Sicherheit ohne Einsatz weiterer technischer Verfahren die Diagnose stellen und ein Behandlungskonzept entwickeln. Dazu ist es erforderlich, die Arbeitsebenen des vestibulären und okulomotorischen Systems gründlich zu untersuchen.

## Blick geradeaus

Beim Blick geradeaus wird beobachtet, ob der Kopf zu einer Seite geneigt ist. Außerdem wird mit Abdecktests untersucht, ob als zentrales Zeichen eine vertikale Divergenz vorliegt (ein Auge steht höher als das andere: Skew Deviation). Mit und ohne Frenzel-Brille, die eine visuelle Fixation erschwert, wird geprüft, ob ein Spontannystagmus besteht. Hierbei ist von Bedeutung, in welche Richtung der Nystagmus schlägt, ob er eine torsionelle Komponente aufweist und – hinweisend auf eine periphere Genese – durch Fixation unterdrückt werden kann.

## Blickhaltefunktion

Die Blickhaltefunktion ermöglicht es, die Augen in einer exzentrischen Position zu halten. Gelingt dies nicht, findet sich ein Blickrichtungsnystagmus. Die Augen driften nach zentral und werden mit einer schnellen Augenbewegung wieder in die exzentrische Position gebracht. Ein Blickrichtungsnystagmus weist auf eine zentrale Störung hin.

## Sakkaden

Sakkaden sind schnelle Augenbewegungen von einem Sehziel zum anderen. Verlangsamte oder dysmetrische Sakkaden (zu klein oder zu groß) weisen auf eine zentrale Störung hin.

## Langsame Blickfolge

Mit der langsamen Blickfolge werden kleine Sehziele verfolgt, die sich durch das Gesichtsfeld bewegen. Ist sie nicht ausreichend schnell, werden die Augen mit einer schnellen (sakkadischen) Korrekturbewegung wieder auf das Ziel hingeführt. Diese Korrektur muss mehrfach wiederholt werden, was zu dem Bild einer sakkadierten Blickfolge führt. Blickfolgebewegungen in Richtung eines bestehenden Nystagmus sind in der Regel sakkadiert. Ansonsten ist die sakkadierte Blickfolge ein zentrales Zeichen.

## Kopfimpulstest

Der Kopfimpulstest als Bedside-Untersuchung prüft den vestibulo-okulären Reflex (VOR), der die Blickstabilisierung bei schnellen Kopfbewegungen gewährleistet (➤ Kap. 5). Ist der VOR gestört, können die Augen während einer Kopfbewegung nicht auf dem Sehziel gehalten werden und müssen mit einer Korrektursakkade wieder auf das Objekt zurückgeführt werden. Diese Sakkade tritt meist mit so großer Latenz auf, dass sie vom Untersucher wahrgenommen werden kann. In Einzelfällen beginnt die Korrektursakkade noch während der Kopfbewegung und ist dann für den Untersucher nicht erkennbar. Hier hilft die Videookulografie (VOG).

## Kopfdrehung

Durch anhaltende Drehung des Kopfes zu einer Seite kann der Blutfluss in einer der beiden Vertebralarterien beeinträchtigt werden. Normalerweise spielt das keine Rolle, weil der Blutzustrom über die Gegenseite kompensiert wird. Bei anatomischen Varianten oder pathologischen Gefäßverengungen kann es aber bei diesem Test zu Nystagmus und Schwindel als Ausdruck einer Minderperfusion des Hirnstamms kommen (Okklusionssyndrom der Vertebralarterie). In diesem Fall muss der Test sofort abgebrochen werden, um Bewusstseinsstörungen zu vermeiden. Weitere bildgebende und doppler-/duplexsonografische Verfahren sind erforderlich.

## Fixationssuppression des VOR

Bewegen sich Sehziel und Kopf synchron, muss der VOR unterdrückt werden, damit die Augen das Ziel fixieren können. Hierfür sind ähnliche Mechanismen wie bei der langsamen Blickfolge erforderlich. Ist die Fixationssuppression des VOR gestört, weist dies ebenfalls auf eine zentrale Genese hin.

## Subjektive visuelle Vertikale

Die subjektive visuelle Vertikale weicht bei akuten einseitigen peripher- oder zentralvestibulären Störungen von der tatsächlichen Erdvertikalen ab. Sie kann als Bedside-Test mit dem sogenannten Eimervertikalentest untersucht werden, bei dem der Patient die offene Seite eines Eimers vor das Gesicht hält und die am Eimerboden angebrachte Markierung vertikal ausrichten soll (4).

## Hörvermögen

Das Hörvermögen sollte bei Schwindelpatienten immer untersucht werden. Hierbei muss geprüft werden, ob eine ein- oder beidseitige Hörminderung vorliegt. Wenn dies der Fall ist, sollte mit Stimmgabeltests zwischen einer Mittelohr- und Innenohrstörung unterschieden werden.

In Spezialfällen sollte zudem untersucht werden, ob es durch Beschallung mit Tönen unterschiedlicher Frequenzen oder durch plötzliche Druckänderungen beim Valsalva-Versuch oder mittels Politzer-Ballon zu Nystagmus und Schwindel kommt (Perilymphfistel, ➤ Kap. 14.3.6).

## Lagerungsproben

Lagerungsproben dienen dem Nachweis von typischem Lagerungsnystagmus im Rahmen eines gutartigen peripheren Lagerungsschwindels (➤ Kap. 3). Abgegrenzt werden muss zentraler Lagenystagmus.

## Stand und Gang

Stand und Gang werden unter Sichtbedingungen und mit geschlossenen Augen getestet. Es wird auf gerichtetes oder ungerichtetes Schwanken mit oder ohne Fallneigung geachtet.

### 14.2.3 Technische Zusatzuntersuchungen

Trotz gründlicher Anamnese und gewissenhafter klinischer Untersuchung lässt sich der Ort der Schädigung nicht in allen Fällen zweifelsfrei bestimmen. Hier können technische Verfahren die Diagnostik unterstützen. Technische Zusatzdiagnostik ist auch erforderlich, um die Art der Schädigung bei zentralem Schwindel herauszufinden, klinische Zeichen spielen hier nur eine untergeordnete Rolle.

## Messung der Augenbewegungen

Die Messung der Augenbewegung ergänzt die klinische Untersuchung. Sie ermöglicht quantitative Bestimmungen relevanter Parameter (z. B. Sakkadengeschwindigkeit und -amplitude, VOR-Gain, Reaktion auf kalorische Reizung) und hat eine bessere zeitliche Auflösung als das Auge des Untersuchers. Auf diese Weise lassen sich Auffälligkeiten im Kopfimpulstest nachweisen, die der klinischen Untersuchung entgehen. Änderungen im Krankheitsverlauf können dokumentiert werden.

In den letzten Jahren hat sich im klinischen Alltag die Videookulografie (VOG) als Standardmessverfahren etabliert. Nach Kalibrierung wird aus Videosignalen die Augenposition berechnet.

## Kalorische Prüfung

Siehe hierzu ➤ Kap. 5.3.4.

## Vestibuläre evozierte myogene Potenziale (VEMP)

Zunehmende Bedeutung für den klinischen Alltag erlangen die vestibulären evozierten myogenen Potenziale (VEMP), weil sie als Test für die Otolithenfunktion dienen. Die zervikalen VEMP (cVEMP) bilden vornehmlich die Funktion des Sacculus ab, die okulären VEMP (oVEMP) darüber hinaus die Utrikulusfunktion (5).

## Tonschwellenaudiometrie

Die Tonschwellenaudiometrie ergänzt die klinische Untersuchung des Hörvermögens. Sie erlaubt eine quantitative Bestimmung der Hörschwelle für unterschiedliche Frequenzen und damit die Unterscheidung zwischen Hoch- und Tieftonschwerhörigkeit.

## Zerebrale Bildgebung

Die große Verbreitung schnittbildgebender Verfahren wie Computertomografie (CT) und Kernspintomografie (MRT) hat die Diagnostik bei peripher- und zentralvestibulären Störungen erheblich vereinfacht. Schlaganfälle, Raumforderungen oder entzündliche Prozesse können oft direkt nachgewiesen werden. Die Aussagekraft der MRT ist vor allem im Bereich von Hirnstamm und Kleinhirn mit ihren unterschiedlichen Sequenzen erheblich höher als die der CT. Eine eingehende Anamnese und klinische Untersuchung sollte bildgebenden Verfahren grundsätzlich vorangestellt werden, um die benötigten Sequenzen planen zu können. In vielen Fällen kann auf die Bildgebung auch komplett verzichtet werden.

## Gefäßdarstellung

Häufige Ursache von zentralem Schwindel sind Ischämien (➤ Kap. 5). Entsprechend müssen im Rahmen der Diagnostik Gefäßveränderungen nachgewiesen werden, um die optimale Sekundärprophylaxe zu ermitteln. Dies geschieht doppler-/duplexsonografisch und mittels CT- oder MR-Angiografie. In ausgewählten Fällen stellt sich die Indikation zur kathetergestützten digitalen Subtraktionsangiografie (DSA).

Auch pathologische Gefäß-Nerv-Kontakte können im MRT mit MR-Angiografie dargestellt werden (Vestibularisparoxysmie).

## Ergänzende Untersuchungsverfahren

Je nach Fragestellung sind weitere technische Untersuchungsverfahren hinzuzuziehen. Die klinische Untersuchung von Stand und Gang kann durch eine quantitative Posturografie und Ganganalyse ergänzt werden. Ebenso gehören evozierte Potenziale, Labor- und Liquordiagnostik sowie Untersuchungen des kardiovaskulären Systems zum Repertoire der apparativen Diagnostik von peripher- oder zentralvestibulären Störungen.

# 14.3 Periphervestibulärer Schwindel

Unter dem Begriff periphervestibulärer Schwindel versteht man Erkrankungen, die das Gleichgewichtssystem im Innenohr (Labyrinth) oder den vestibulären Anteil des N. vestibulocochlearis betreffen und Schwindel verursachen.

## 14.3.1 Benigner paroxysmaler Lagerungsschwindel

Auf den BPLS wurde bereits detailliert in einem eigenen Abschnitt eingegangen (➤ Kap. 3), sodass an dieser Stelle auf eine erneute Darstellung verzichtet wird.

## 14.3.2 Neuritis vestibularis

### Symptomatik

Die Neuritis vestibularis ist gekennzeichnet durch plötzlich einsetzenden heftigen Drehschwindel mit Scheinbewegungen (Oszillopsien), Stand- und Gangunsicherheit, Übelkeit und Erbrechen. Durch Kopfbewegungen nehmen die Beschwerden zu, weshalb sich die Patienten hinlegen. In einigen Fällen ist der Beginn stotternd mit zunächst nur kurz anhaltenden Drehschwindelattacken. Die Symptome klingen auch ohne Therapie über Tage bis Wochen ab, sodass die Patienten wieder zunehmend mobil werden. Häufig kommt es allerdings zur Defektheilung mit sekundenlanger Drehschwindelauslösung sowie Oszillopsien bei raschen Kopfbewegungen zur betroffenen Seite. In diesem Zusammenhang treten Ohrsymptome wie Hörminderung, Ohrdruckgefühl oder Tinnitus nicht auf. Die Inzidenz der Neuritis vestibularis beträgt bis zu 15 pro 100 000, sie kommt in jedem Lebensalter vor (6), Rezidive sind selten (7, 8). Aufgrund des monophasischen Krankheitsverlaufs stellen sich viele Patienten mit einer Neuritis vestibularis nie in einer spezialisierten Schwindelambulanz vor. Deshalb ist davon auszugehen, dass die Inzidenz der Erkrankung auf Basis von Daten aus Spezialambulanzen unterschätzt wird.

### Pathogenese

Korrelat der Neuritis vestibularis ist ein akuter einseitiger Vestibularisausfall, der eine vestibuläre Tonusimbalance zwischen betroffener und gesunder Seite zur Folge hat. Analog zu anderen Hirnnervenausfällen geht man auch bei der Neuritis vestibularis von einer viralen Genese durch reaktivierte Herpes-Viren (HSV-1) aus (9). Die Entzündungsreaktion lässt sich teilweise bildgebend über hochauflösende kontrastmittelgestützte MRT-Sequenzen nachweisen (10).

**14**

Durch die Entzündung des N. vestibularis kommt es zur Schwellung und damit zur Eigenkompression im knöchernen Abschnitt. Hiervon ist insbesondere der obere Anteil des N. vestibularis betroffen, der einen längeren Weg durch den Knochen zurücklegen muss (11). Dies erklärt, warum klinisch vor allem die von der Pars superior innervierten Anteile des Labyrinths betroffen sind, nämlich horizontaler und anteriorer Bogengang sowie Teile der Otolithenorgane. Die Erholung der Gleichgewichtsfunktion nach einer Neuritis vestibularis ist in vielen Fällen nur unvollständig (12). Trotzdem kommt es unter statischen Bedingungen zu kompletter Beschwerdefreiheit, weil zentrale Kompensationsmechanismen der vestibulären Imbalance entgegenwirken. Vestibuläre Informationen von der betroffenen und der gesunden Seite sowie visuelle und sensorische Informationen werden zentral neu gewichtet, sodass ein angepasstes Gleichgewicht entsteht. Lediglich im hohen Frequenzbereich ist die Kompensation ungenügend, sodass der Gain des VOR zur betroffenen Seite vermindert bleiben kann.

## Diagnostik

Ziel der Diagnostik im Rahmen einer Neuritis vestibularis ist der Nachweis eines akuten einseitigen Vestibularisausfalls und der gleichzeitige Ausschluss zentraler Ursachen.

In der klinischen Untersuchung finden sich zur nicht betroffenen Seite ein rotierender, horizontal schlagender Spontannystagmus unter der Frenzel-Brille (Ausfallnystagmus) und jeweils zur betroffenen Seite ein pathologischer VOR im Kopfimpulstest sowie eine gerichtete Fallneigung und eine Kippung der subjektiven visuellen Vertikalen. Passend zum Spontannystagmus nimmt der Patient Drehschwindel und Oszillopsien wahr.

Klinische Zeichen, die auf eine zentrale Genese hinweisen, müssen ausgeschlossen werden (Pseudoneuritis). Hierzu zählen vor allem eine vertikale Divergenz, ein Blickrichtungsnystagmus in alle Richtungen und ein unauffälliger Kopfimpulstest. In all diesen Fällen muss die Diagnose einer Neuritis vestibularis infrage gestellt und an eine vertebrobasiläre Ischämie gedacht werden. Bei sehr lebhaftem Spontannystagmus und heftigem Erbrechen kann die klinische Untersuchung erheblich erschwert sein, sodass in Einzelfällen eine sichere Unterscheidung zwischen peripherer und zentraler Ursache des Schwindels unmöglich ist. In dieser Phase sind aufgrund des schweren Krankheitsgefühls mit Übelkeit und Erbrechen teilweise auch technische Zusatzuntersuchungen nur eingeschränkt möglich (VOG mit Kopfimpulstest und kalorischer Prüfung, cMRT) und selbst ein in der Frühphase unauffälliges cMRT schließt eine kleine infratentorielle frische Ischämie (Hirnstamm, Kleinhirn) nicht in allen Fällen aus. Bei den meisten Patienten lässt sich aber unter Berücksichtigung der genannten Zeichen mit ausreichender diagnostischer Sicherheit eine zentrale Genese ausschließen.

Die Differenzialdiagnostik umfasst neben den erwähnten zentralen Ursachen auch periphervestibuläre Störungen, die einen rotierenden Spontannystagmus verursachen können. Zu denken ist insbesondere an einen Morbus Menière, dessen einzelne Attacke aber normalerweise kürzer anhält und mit Ohrsymptomen vergesellschaftet ist. Schwierigkeiten bereiten kann die monosymptomatische Menière-Attacke in der Frühphase der Erkrankung. Ebenfalls abgegrenzt werden muss der Zoster oticus, der aufgrund der nachbarschaftlichen Beziehungen nicht nur den N. vestibularis betrifft, sondern häufig auch den N. acusticus und den N. facialis. Nach initial brennendem Schmerz im Ohr bilden sich typische Zoster-Effloreszenzen aus. Im weiteren Verlauf können Vestibularisausfall, Hörminderung und periphere Gesichtslähmung auf der betroffenen Seite auftreten (Ramsay-Hunt-Syndrom).

Berichten die Patienten in Zusammenhang mit dem Drehschwindel über begleitende Kopfschmerzen und Licht-/Lärmempfindlichkeit, muss man differenzialdiagnostisch an eine vestibuläre Migräne denken.

Wie bereits erwähnt führen im Anfangsstadium Kopfbewegungen bei einer Neuritis vestibularis zu einer Beschwerdezunahme. Deshalb kann es auch bei der Neuritis vestibularis bei den Lagerungsproben für den BPLS zu einer Zunahme des rotierenden Spontannystagmus kommen. Dies kann fälschlicherweise als Hinweis auf einen BPLS interpretiert werden. Wichtig ist deshalb, dass vor den Lagerungsproben immer der Spontannystagmus in Ruhe und unter Zuhilfenahme der Frenzel-Brille untersucht wird.

## Therapie

Aufgrund der Schwere des Drehschwindels verbunden mit Übelkeit und Erbrechen sowie Zunahme bei Kopfbewegungen zu Beginn einer Neuritis vestibularis stehen symptomatische Maßnahmen hier im Vordergrund. Der Patient soll ruhig gelagert werden und Antivertiginosa erhalten, z.B. Dimenhydrinat als Zäpfchen oder intravenös. Diese symptomatische Therapie ist nur während der ersten 3–4 Krankheitstage indiziert. Längere Immobilisierung oder Behandlung mit Antivertiginosa hemmen die zentrale Kompensation der vestibulären Imbalance und sollten deshalb unbedingt vermieden werden.

Unmittelbar nach Diagnosestellung wird eine antiödematöse und antiinflammatorische Therapie mit Glukokortikoiden eingeleitet. Dies geschieht aus denselben Erwägungen wie bei der peripheren Fazialisparese, wo die Eigenkompression durch Schwellung im Rahmen der postulierten Entzündungsreaktion möglichst frühzeitig eingedämmt werden soll. In doppelblinden, placebokontrollierten Studien konnten positive Effekte auf den Krankheitsverlauf gezeigt werden (13, 14), sodass eine Behandlung mit Methylprednisolon für etwa 10–14 Tage empfohlen wird (z.B. 1 mg/kg KG Methylprednisolon p. o. über 5 Tage, anschließend alle 2 Tage um 20 mg reduzieren).

Sobald Übelkeit und Erbrechen es zulassen, sollte ein an den Schweregrad angepasstes Schwindeltraining beginnen (15), in der Regel ist dies innerhalb der ersten 3 Tage möglich. Grundprinzip ist, dass zentrale Kompensationsmechanismen gefordert werden, ohne beim Patienten erneutes Erbrechen auszulösen. Dies setzt eine individuelle Therapieplanung durch den behandelnden Physiotherapeuten voraus. In der Initialphase sollten die Patienten aufgefordert werden, willkürlich mit den Augen hin- und herzuschauen. Im nächsten Schritt ist dies mit aktiven Kopfbewegungen zu verbinden. Schließlich sollten die Patienten zunehmend das Gleichgewichtssystem fordernde Stand- und Gangübungen durchführen.

> **MERKE**
>
> Bei der Neuritis vestibularis handelt es sich um einen akuten einseitigen Vestibularisausfall mit rotierendem Spontannystagmus zur Gegenseite und pathologischem Kopfimpulstest auf der betroffenen Seite. Die Patienten haben einen plötzlich einsetzenden heftigen Drehschwindel, Oszillopsien, Stand- und Gangunsicherheit, Übelkeit und Erbrechen. Die Beschwerden klingen über Tage bis wenige Wochen ab. Nach Ausschluss zentraler Ursachen erfolgt die Behandlung symptomatisch für wenige Tage mit Antivertiginosa sowie kausal für 10–14 Tage mit Glukokortikoiden. Zusätzlich wird Schwindeltraining durchgeführt.

## 14.3.3 Morbus Menière

### Symptomatik

Der Morbus Menière führt zu wiederkehrenden Attacken mit meist plötzlich einsetzendem heftigem Drehschwindel verbunden mit Ohrsymptomen (Ohrdruckgefühl, Tinnitus und Hörminderung) auf einem Ohr. Die Beschwerden halten 20 Minuten bis mehrere Stunden an, selten auch länger. Sie treten ohne Auslöser auf und können dazu führen, dass der Patient stürzt (Tumarkin-Otolithenkrise, vestibuläre Drop-Attacks). In einigen Fällen gehen dem Drehschwindel die Ohrsymptome voraus. In der Frühphase einer Menière-Krankheit können die Attacken auch monosymptomatisch sein, das heißt, die Drehschwindelattacken treten ohne Ohrsymptome auf oder umgekehrt.

Menière-Attacken sind wiederkehrend, wobei die Attackenfrequenz von Patient zu Patient und auch im Verlauf der Erkrankung sehr unterschiedlich ist (Tage bis Monate). In vielen Fällen kommt es zunächst zu einer Zunahme der Anfallshäufigkeit, später treten die Attacken wieder in zunehmend größeren Abständen auf. Bei den meisten Patienten kommt die Erkrankung nach einigen Jahren zum Stillstand. In etwa der Hälfte der Fälle greift der Morbus Menière auf das zunächst nicht betroffene Ohr über. Mit fortschreitender Erkrankung erholt sich die Funktion von Gehör und Gleichgewicht nach einer Attacke nicht mehr vollständig, sodass bei den meisten Patienten erhebliche Defizite zurückbleiben. Der Morbus Menière ist deshalb eine häufige Ursache von bilateraler Vestibulopathie ( > Kap. 14.3.4).

Die Erkrankung manifestiert sich üblicherweise im mittleren Lebensalter, die Lebenszeitprävalenz liegt bei etwa einem halben Prozent.

### Pathogenese

Ursache des Morbus Menière ist eine Resorptionsstörung von Endolymphe im Innenohr. Hieraus resultiert ein erhöhter Druck der Endolymphe, der sich in einem Endolymphhydrops äußert. Dieser Hydrops lässt sich mittlerweile kernspintomografisch bildgebend nachweisen. Kommt es aufgrund des erhöhten Drucks zu einem Leck in der Reissner-Membran, die normalerweise Endolymphe und Perilymphe voneinander trennt, tritt kaliumreiche Endolymphe in den Perilymphraum über und erregt dort den N. vestibularis. Diese Erregung ist nur von kurzer Dauer, anschließend wird die Aktivität des Nervs für längere Zeit unterdrückt.

Die genauen Ursachen für die Resorptionsstörung der Endolymphe sind bislang unklar, allerdings gibt es Hinweise darauf, dass Autoimmunerkrankungen, Virusinfektionen und genetische Faktoren eine Rolle spielen.

### Diagnostik

Der Pathogenese des Morbus Menière entsprechend findet sich zu Beginn einer Attacke ein Reiznystagmus, der horizontal-rotierend zum betroffenen Ohr schlägt. Dieser Reiznystagmus hält nur kurze Zeit an und entgeht häufig der klinischen Untersuchung. Im Verlauf der Attacke kommt es zur Nystagmusumkehr, die schnelle Phase schlägt nun zum nicht betroffenen Ohr (Ausfallnystagmus). Verbunden mit der vestibulären Fehlfunktion sind eine Fallneigung sowie Übelkeit, Erbrechen und sonstige vegetative Begleitsymptome.

Neben der Störung des vestibulären Systems sind für die Diagnosestellung eine Hörminderung sowie Tinnitus und Ohrdruck entscheidend. Wie bereits erwähnt kann es deshalb zu Beginn der Erkrankung schwierig sein, einen Morbus Menière zu diagnostizieren, wenn er monosymptomatisch ist. Hier kann die Abgrenzung zum Hörsturz, zur Neuritis vestibularis oder zur vestibulären Migräne Probleme bereiten.

Technische Zusatzuntersuchungen dienen dem Nachweis von Schwerhörigkeit und Störungen der Gleichgewichtsfunktion auch im symptomfreien Intervall und sollen das betroffene Ohr ermitteln. Mittels Tonschwellenaudiometrie lässt sich typischerweise eine Tieftonschwerhörigkeit nachweisen, die essenzielles Diagnosekriterium ist. Die kalorische Prüfung des vestibulären Systems sowie cVEMP und oVEMP unterstützen ebenfalls die Diagnosefindung.

**14**

Eher dem Ausschluss von Raumforderungen im Kleinhirnbrückenwinkel, pathologischen Gefäß-Nerv-Kontakten (Vestibularisparoxysmie), Perilymphfisteln und Ischämien als Ursache von wiederkehrenden Schwindelattacken dienen bildgebende Verfahren wie cMRT und CCT inkl. Gefäßdarstellung sowie Doppler-/Duplexsonografie der hirnversorgenden Gefäße.

## Therapie

### Attackenvermeidung

Ziel der Behandlung des Morbus Menière ist die Attackenvermeidung. Hierdurch bleiben dem Patienten unangenehme Drehschwindelepisoden erspart, außerdem können auf diese Weise residuale Defizite der Gleichgewichts- und Hörfunktion verhindert werden.

Es gibt eine Vielzahl von Therapieempfehlungen, deren Wirksamkeit bislang nicht belegt werden konnte. Viele Behandlungsverfahren sind sogar nachgewiesenermaßen unwirksam. So zeigt sich (für lange Zeit) propagierte Diuretika und salzfreie Diät eine fehlende Wirksamkeit (16). Andere Verfahren haben so schwere Nebenwirkungen, dass sie mittlerweile ebenfalls als obsolet gelten. Hierzu zählen insbesondere operative destruierende Maßnahmen (Sakkotomie, selektive Neurektomie), die dauerhaft massive Funktionseinschränkungen zur Folge haben.

Zur Anfallsprophylaxe werden auf Basis von Metaanalysen Betahistin-Behandlungen empfohlen (17). Die ausgezeichnete Verträglichkeit trägt trotz bislang fehlender placebokontrollierter doppelblinder Studien dazu bei, dass der Einsatz als Mittel der ersten Wahl gerechtfertigt ist. Betahistin ist ein $H_1$-Agonist und $H_3$-Antagonist, der die Mikrozirkulation im Innenohr dosisabhängig verbessert (18). Es wird angenommen, dass hierdurch die Resorption der Endolymphe gesteigert und damit das Missverhältnis aus Produktion und Resorption günstig beeinflusst werden. So entsteht der Endolymphhydrops gar nicht erst, der zum wiederholten Einreißen der Reissner-Membran führt. Die empfohlenen Dosierungen sind in den letzten Jahren immer wieder erhöht worden. Es zeigte sich in einer offenen Anwendungsbeobachtung eine Überlegenheit von 3-mal 48 mg Betahistin gegenüber niedrigeren Dosierungen (19).

Nur wenn das Therapieregime mit Betahistin nicht ausreichend wirksam ist und das betroffene Ohr eindeutig identifiziert werden kann, kommen medikamentös destruierende Verfahren in Betracht. Dies ist insbesondere angezeigt bei fortbestehenden vestibulären Drop-Attacks (Tumarkin-Otolithenkrisen) unter hoch dosierter Betahistin-Behandlung. Durch die Schädigung der vestibulären Haarzellen treten die Menière-Attacken nicht mehr oder mit reduzierter Intensität auf. Bewährt hat sich die transtympanale niedrig dosierte Instillation des ototoxischen Aminoglykosid-Antibiotikums

Gentamicin (20). Wichtig ist, dass der Abstand zwischen zwei Behandlungen mindestens mehrere Wochen beträgt, da es auch mit erheblicher Latenz nach der Behandlung noch zu Ototoxizität mit Innenohrschwerhörigkeit kommen kann. Gleichgewichts- und Hörfunktion müssen während der Therapie engmaschig überwacht werden. Trotz aller Vorsichtsmaßnahmen ist eine dauerhafte Hörminderung in etwa 20 % der Fälle nicht zu vermeiden (21). Aus diesem Grund sollte die Behandlung nur bei Versagen anderer Therapieverfahren zum Einsatz kommen. Schwierig gestaltet sich die Situation bei Patienten mit beidseitigem Morbus Menière. Hier sollte eine destruierende Therapie vermieden werden.

Eine deutlich geringere Wirksamkeit im Vergleich zu Gentamicin zeigen transtympanale Glukokortikoid-Instillationen mit Dexamethason (22), die wiederum Placebo überlegen sind (23). Hoch dosierte Betahistin-Einnahme p. o. und Glukokortikoid-Instillationen transtympanal weisen keine signifikanten Unterschiede in ihrer Wirksamkeit auf (24).

### Attackenbehandlung

Wie bereits beschrieben halten Menière-Attacken meist nur wenige Stunden an. Im Vordergrund steht die Kupierung von Drehschwindel, Übelkeit und Erbrechen. Diese werden symptomatisch mit Antivertiginosa behandelt, z. B. Dimenhydrinat.

### Vorbeugung einer phobischen Verarbeitung

Patienten mit wiederkehrenden Drehschwindelattacken haben ein hohes Risiko, den Schwindel phobisch zu verarbeiten. Aufgrund der fehlenden Vorhersehbarkeit, wann Drehschwindel auftritt, sind viele Patienten in ständiger Alarmbereitschaft, dass die nächste Attacke unmittelbar bevorsteht. Dies kann dazu führen, dass eine erhöhte Introspektion stattfindet und selbst normale Körperschwankungen als unangenehm empfunden werden. Der Patient fasst dies dann als Vorboten einer neuerlichen Menière-Attacke auf. Es kann sich ein phobischer Attackenschwankschwindel entwickeln, der den Patienten vielfach erheblich mehr beeinträchtigt als die Grunderkrankung. Zunehmendes Meideverhalten ist eine typische Folge dieser Störung, sodass es in diesem Rahmen häufig zu sozialem Rückzug kommt. Neben der eigentlichen Behandlung des Morbus Menière mit der Reduzierung von Drehschwindelattacken sollte der Patient deshalb frühzeitig über eine mögliche phobische Verarbeitung aufgeklärt werden ( ➤ Kap. 14.5).

> **MERKE**
> Beim Morbus Menière kommt es rezidivierend zu einem Endolymphhydrops und Leck der Reissner-Membran verbunden mit attackenweise auftretendem und Stunden anhaltendem Drehschwindel sowie einseitig Ohrdruck, Hörminderung und Tinnitus. Klinisch findet sich ein rotierender Spontannystagmus, der während der Attacke die Richtung ändert. Im Verlauf der Erkrankung kommt es

zu progredienten Einbußen der Gleichgewichts- und Hörfunktion. Daher steht im Vordergrund der Behandlung die Attackenvermeidung mit Betahistin. Die Attacken werden symptomatisch mit Antivertiginosa kupiert.

## 14.3.4 Bilaterale Vestibulopathie

### Symptomatik

Patienten mit bilateraler Vestibulopathie beschreiben einen bewegungsabhängigen chronischen Schwindel, verbunden mit Gangunsicherheit und Oszillopsien. In Ruhe sind die Patienten beschwerdefrei. Die Ausschaltung visueller oder propriozeptiver Informationen führt zu Beschwerdeverstärkung, deshalb nimmt die Gangunsicherheit in Dunkelheit oder bei unebenem Untergrund zu. Auch Visuseinschränkungen oder eine zusätzlich bestehende Polyneuropathie verstärken die Gangunsicherheit. In einigen Fällen kommt es im Krankheitsverlauf vorübergehend zu Drehschwindelepisoden. Die bilaterale Vestibulopathie kann mit Einschränkungen des Gehörs verbunden sein. In den letzten Jahren wurden zunehmend Patienten identifiziert, die neben der bilateralen Vestibulopathie eine zerebelläre Ataxie und Neuropathie aufweisen (CANVAS) (25). Die bilaterale Vestibulopathie betrifft überwiegend ältere Patienten.

### Pathogenese

Dem Krankheitsbild zugrunde liegt eine dauerhafte Funktionsstörung beider Vestibularorgane. Die Ätiologie ist uneinheitlich und in vielen Fällen lässt sich eine eindeutige Ursache des bilateralen Vestibularisausfalls nicht nachweisen (26). Häufigste erkennbare Ursache der bilateralen Vestibulopathie sind ototoxische Medikamente wie Aminoglykosid-Antibiotika (Gentamicin), Zytostatika und Schleifendiuretika ( > Kap. 14.6.2). An zweiter Stelle steht der Morbus Menière, der mit zunehmender Krankheitsdauer gehäuft bilateral auftritt und dauerhaft Schäden an Gleichgewichts- und Hörfunktion hinterlässt ( > Kap. 14.3.3). Daneben kann es im Rahmen autoimmunologischer Prozesse, die sich z. B. gegen Innenohrstrukturen richten, zu bilateraler Vestibulopathie kommen. Meningitiden und lokale Prozesse an der Hirnbasis können ebenfalls eine bilaterale Vestibulopathie hervorrufen. Die Kombination mit Kleinhirnataxie und peripherer Neuropathie (CANVAS) bei etwa einem Fünftel der Patienten, bei denen eine bilaterale Vestibulopathie besteht, macht es wahrscheinlich, dass Neurodegeneration ein relevanter ätiologischer Faktor ist. Da sich die Funktionseinbußen nicht immer symmetrisch einstellen, kann es im Krankheitsverlauf zu vorübergehender vestibulärer Tonusimbalance mit Dreschwindel und Spontannystagmus kommen.

### Diagnostik

Die klinische Untersuchung zeigt eine bilaterale Einschränkung der Vestibularisfunktion, die sich in vielen Fällen bereits als Bedside-Test in einem beidseits pathologischen Kopfimpulstest nachweisen lässt. Verdeckte Einstellsakkaden können dabei dem Untersucher entgehen, sodass bei scheinbar unauffälliger Untersuchung zusätzlich eine VOG mit Kopfimpulstest durchgeführt werden sollte. Zur Diagnostik gehört ebenfalls eine kalorische Prüfung. Es lassen sich Patienten identifizieren, bei denen selektiv der Hochfrequenzbereich des vestibulären Systems, der Niedrigfrequenzbereich oder das gesamte Frequenzspektrum betroffen sind. Deshalb sind sowohl die Durchführung des Kopfimpulstests (zur Beurteilung hoher Frequenzen) als auch der kalorischen Testung (niedrige Frequenzen) erforderlich.

Finden sich klinische Zeichen einer zerebellären Ataxie, ist eine zerebrale Bildgebung angezeigt, vorzugsweise eine cMRT. Mit dieser können auch bilaterale Akustikusneurinome als seltene Ursache nachgewiesen werden. Insbesondere jüngere Patienten, bei denen ein Morbus Menière oder eine toxische Ursache ausgeschlossen werden konnte, sollten auf Antikörper gegen Innenohrstrukturen untersucht werden.

### Therapie

In den meisten Fällen besteht zum Zeitpunkt der Diagnosestellung bereits ein irreversibler Schaden der Gleichgewichtsfunktion. Aus diesem Grund sollten vermeidbare Ursachen einer bilateralen Vestibulopathie noch vor dem Auftreten dauerhafter Schäden beseitigt werden. Dies gilt vor allem für die Verabreichung ototoxischer Substanzen wie Aminoglykosid-Antibiotika, Zytostatika und Schleifendiuretika. Auch die möglichst frühzeitige erfolgreiche Anfallsprophylaxe beim Morbus Menière trägt dazu bei, dass eine bilaterale Vestibulopathie vermieden werden kann.

Im Übrigen richtet sich die Behandlung nach der zugrunde liegenden Ursache. Bei Patienten mit nachgewiesener autoimmunologischer Genese der bilateralen Vestibulopathie ist eine Behandlung mit Glukokortikoiden sinnvoll, gelegentlich sind Therapieeskalationen erforderlich.

Unabhängig von der Ursache profitieren Patienten mit bilateraler Vestibulopathie von einer Gangschulung. Diese hilft, visuelle und propriozeptive Informationen beim Gehen besser einzusetzen. Erschwert wird dieses Konzept, wenn zusätzlich Sehstörungen vorliegen oder – wie z. B. beim CANVAS – sowohl die sensorische Information durch die begleitende Neuropathie als auch deren Verarbeitung durch die zusätzlich bestehende zerebelläre Ataxie eingeschränkt sind.

**MERKE**

Die bilaterale Vestibulopathie ist gekennzeichnet durch chronischen bewegungsabhängigen Schwindel mit Gangunsicherheit

**14**

und Oszillopsien, der in Dunkelheit zunimmt. Neben primär degenerativen Ursachen spielen ototoxische Medikamente und der Morbus Menière eine wichtige Rolle bei der Entstehung. Ziel sollte deshalb die kritische Verwendung ototoxischer Substanzen und die frühzeitige und wirksame Vermeidung von Menière-Attacken sein.

### 14.3.5 Vestibularisparoxysmie

#### Symptomatik

Patienten mit einer Vestibularisparoxysmie haben typischerweise Sekunden anhaltende Drehschwindelattacken, die mehrmals täglich auftreten können. Häufig lassen sie sich durch bestimmte Kopfbewegungen oder Kopfpositionen auslösen. Ohrgeräusch oder Hörminderung können eine Vestibularisparoxysmie begleiten.

#### Pathogenese

Ursache der Vestibularisparoxysmie ist – analog zur Trigeminusneuralgie oder dem Spasmus hemifacialis – ein mikrovaskuläres Kompressionssyndrom durch einen pathologischen Gefäß-Nerv-Kontakt, meist handelt es sich hierbei um die A. cerebelli inferior anterior (AICA), die sich um den N. vestibularis schlingt (27).

#### Diagnostik

Zur Diagnostik einer Vestibularisparoxysmie gehören die typische Anamnese, der im Intervall im Wesentlichen unauffällige klinische Befund (im Krankheitsverlauf können leichte Einbußen von Gleichgewichtsfunktion und Gehör auftreten) sowie eine in speziellen MRT-Sequenzen (CISS) nachweisbare Gefäßschlinge um den N. vestibulocochlearis. Derartige Gefäß-Nerv-Kontakte finden sich bei nahezu allen Patienten mit klinisch postulierter Vestibularisparoxysmie, allerdings ist die Spezifität gering. Eine Zunahme der Beschwerden unter Hyperventilation macht die Diagnose einer Vestibularisparoxysmie wahrscheinlicher, weil hierdurch die Irritabilität der Nervenzellmembran zunimmt.

#### Therapie

Entsprechend den Therapieempfehlungen für die Trigeminusneuralgie ist auch bei der Vestibularisparoxysmie zunächst ein Therapieversuch mit niedrig dosiertem Carbamazepin zu empfehlen. Hierdurch wird die Nervenzellmembran weniger anfällig für mechanische Irritationen. In einer kleinen Follow-up-Studie konnte die Wirksamkeit von Carbamazepin gezeigt werden (28). Placebokontrollierte dop-

pelblinde Studien existieren allerdings nicht. Die Indikation zur mikrovaskulären Dekompression im Rahmen einer offenen Operation sollte sehr zurückhaltend gestellt werden. Erstens finden sich viele klinisch asymptomatische Patienten mit bildgebend nachgewiesenem Gefäß-Nerv-Kontakt. Zweitens ist im Gegensatz zur Trigeminusneuralgie und zum Spasmus hemifacialis die betroffene Seite klinisch nicht immer mit ausreichender Sicherheit zu identifizieren. Die Indikationsstellung zur operativen mikrovaskulären Dekompression sollte deshalb spezialisierten Zentren vorbehalten sein.

**MERKE**

Ursache der Vestibularisparoxysmie ist ein meist kernspintomografisch nachweisbarer, pathologischer Gefäß-Nerv-Kontakt, der mehrfach täglich auftretende, Sekunden anhaltende Drehschwindelattacken verursacht. Therapeutisch wird Carbamazepin eingesetzt. Die Indikation zur operativen Dekompression sollte zurückhaltend gestellt werden.

### 14.3.6 Perilymphfistel

#### Symptomatik

Perilymphfisteln führen zu meist kurz andauernden wiederkehrenden Schwindelattacken, die durch Druckänderungen oder Beschallung mit Tönen bestimmter Frequenzen provoziert werden können. Der Schwindel kann sich in Form von Dreh- oder Schwankschwindel manifestieren und ist begleitet von Oszillopsien, Fallneigung sowie seltener auch Hörminderung. Manchmal treten die Beschwerden in der Folge einer HNO-Operation auf, in anderen Fällen gehen den Beschwerden exzessive Druckschwankungen voraus, sie können aber auch spontan auftreten. Bei einem Teil der Patienten klingen die Beschwerden über Wochen spontan ab.

#### Pathogenese

Ursache der Symptome ist eine unvollständige Abdichtung des Perilymphraums gegenüber dem Epiduralraum oder Mittelohr. Hierdurch kommt es bei plötzlichen Druckveränderungen intrakraniell oder im Mittelohr unmittelbar auch zu Änderungen des Drucks im Perilymphraum. Diese abrupte Druckänderung im Perilymphraum bewirkt – je nach Lokalisation der Fistel – eine direkte Erregung oder Hemmung von Sinneszellen in Labyrinth und/oder Cochlea. Intrakranielle Druckänderungen entstehen z. B. beim Pressen oder beim Heben schwerer Gegenstände. Druckänderungen im äußeren Gehörgang, z. B. durch Beschallung oder durch rasche Änderung des Atmosphärendrucks beim Starten oder Landen mit einem Flugzeug, werden über das Trommelfell ans Mittelohr weitergeleitet.

Perilymphfisteln können nach Operationen im HNO-Bereich auftreten. Massive Druckschwankungen durch Husten,

Pressen, Niesen, Heben oder Barotraumen können zu einem Einreißen bindegewebiger Strukturen führen, die den Perilymphraum gegenüber benachbarten Strukturen abgrenzen, und damit ebenfalls eine Perilymphfistel verursachen. In einigen Fällen entsteht wahrscheinlich aufgrund einer Bindegewebsschwäche oder bei chronischer Mittelohrentzündung bereits im Rahmen von Bagatelltraumen eine Perilymphfistel. Besonders häufig finden sich Fisteln zwischen anteriorem Bogengang und Epiduralraum.

## Diagnostik

Im Rahmen der Diagnostik wird versucht, Schwindelattacken durch Druckänderungen oder Beschallung zu provozieren. Hierzu wird untersucht, ob durch ein Valsalva-Manöver oder eine Druckänderung im Ohr unter Verwendung des Politzer-Ballons ein Nystagmus ausgelöst werden kann. In einigen Fällen lässt sich der Nystagmus durch Beschallung mit Tönen unterschiedlicher Frequenzen hervorrufen (Tullio-Phänomen). Die Schlagrichtung des Nystagmus hängt von der Lokalisation der Perilymphfistel ab.

Eine hochauflösende CT der Felsenbeinregion zum Nachweis von Knochenlücken sollte die Diagnostik ergänzen.

In Einzelfällen ist eine explorative Tympanoskopie sinnvoll, mit der Rupturen von Foramen ovale oder rotundum sowie eine Hypermobilität des Stapes nachgewiesen werden können.

Differenzialdiagnostisch müssen andere wiederkehrende Schwindelformen wie BPLS, Morbus Menière oder Vestibularisparoxysmie abgegrenzt werden.

## Therapie

Viele Perilymphfisteln heilen durch narbigen Verschluss der Fistel von selbst. Aus diesem Grund sollten Perilymphfisteln zunächst konservativ behandelt werden. Schwerpunkt ist hier das Vermeiden von Druckschwankungen, die z. B. durch Pressen oder Heben entstehen. Nur bei anhaltenden Beschwerden sind operative Verfahren indiziert, mit denen der Defekt gedeckt wird. Auch der Verschluss des betroffenen Bogengangs kann zu einer Beschwerdelinderung führen (29, 30).

**MERKE**

Perilymphfisteln führen aufgrund unvollständiger Abdichtung des Perilymphraums zu kurzen wiederkehrenden Schwindelattacken bei Druckänderungen oder Beschallung. Primär sollte ein konservativer Therapieversuch mit Vermeidung von Druckschwankungen erfolgen. Erst bei Versagen der konservativen Behandlung sind operative Verfahren indiziert.

## 14.3.7 Akustikusneurinom

### Symptomatik

Das Akustikusneurinom führt durch lokalen Druck im inneren Gehörgang meist schleichend zu einer einseitigen Hörminderung und Tinnitus. Erst später tritt Schwindel hinzu, der meist als Schwankschwindel imponiert und mit Gangunsicherheit verbunden ist. Im weiteren Verlauf kann es durch Druck auf den N. facialis zur peripheren Gesichtslähmung auf der betroffenen Seite kommen. Unbehandelt können im Spätstadium in Einzelfällen zentrale Zeichen auftreten, wenn der Tumor die Grenze des inneren Gehörgangs überschreitet und im Kleinhirnbrückenwinkel eine raumfordernde Wirkung entfaltet.

### Pathogenese

Das Akustikusneurinom ist ein langsam und verdrängend wachsender gutartiger Tumor, der im inneren Gehörgang vom vestibulären Anteil des N. vestibulocochlearis ausgeht. Durch das langsame Wachstum kann das entstehende periphervestibuläre Defizit zentral lange Zeit gut kompensiert werden, sodass der Patient in der Frühphase üblicherweise keinen Schwindel verspürt. Die oft als Erstes wahrgenommene Hörminderung hat zum Namen Akustikusneurinom geführt. Aufgrund der engen anatomischen Beziehungen zum N. facialis sowie zum Kleinhirn und Hirnstamm können auch diese Strukturen im Verlauf in Mitleidenschaft gezogen werden.

### Diagnostik

Die Diagnostik des Akustikusneurinoms umfasst sowohl funktionelle als auch anatomische Untersuchungen. Mittels Tonschwellenaudiogrammen, akustisch evozierten Potenzialen und kalorischer Prüfung werden die Hör- und die Gleichgewichtsfunktion bestimmt. Die kraniale MRT ist das Verfahren der Wahl zur Darstellung des Tumors.

Aufgrund des langsamen Wachstums finden sich nicht selten asymptomatische Akustikusneurinome als Zufallsbefund der kranialen MRT.

### Therapie

Ziel der Behandlung eines Akustikusneurinoms ist die Tumorentfernung unter Erhalt der Funktionen von N. vestibulocochlearis und N. facialis. Dies ist nicht in allen Fällen möglich. Als Therapieverfahren haben sich mikrochirurgische Techniken und stereotaktische Bestrahlungen etabliert.

Für asymptomatische Akustikusneurinome muss im Einzelfall entschieden werden, ob eine primäre Tumorentfernung angestrebt oder ein abwartendes Regime unter regelmäßigen Verlaufskontrollen angewendet werden soll.

> **MERKE**
>
> Akustikusneurinome sind gutartige Tumoren, die vom vestibulären Anteil des N. vestibulocochlearis ausgehend langsam und verdrängend wachsen. Sie führen zunächst zu Hörstörungen, erst im Verlauf zu Schwindel, Gesichtslähmung und bei großer Tumorausdehnung zu zentralen Symptomen. Ziel der Behandlung ist die schonende Entfernung des Tumors, in Einzelfällen ist ein abwartendes Vorgehen gerechtfertigt.

## 14.4 Zentralvestibulärer Schwindel

Störungen vestibulärer Strukturen im Zentralnervensystem können Schwindel verursachen. Diese Strukturen sind vornehmlich in Hirnstamm und Kleinhirn lokalisiert, finden sich aber in geringerem Umfang auch im Thalamus und in den Großhirnhemisphären. Im Hirnstamm und Kleinhirn erfolgt die Integration vestibulärer, visueller und somatosensorischer Informationen und ermöglicht auf diese Weise Blick- und Haltungsstabilität in Ruhe und bei Bewegung. Über aufsteigende Bahnen zum vestibulären Kortex in den Großhirnhemisphären wird die Wahrnehmung hinsichtlich der Lage im Raum gesteuert. Störungen an diesen zentralvestibulären Regelkreisen führen deshalb typischerweise nicht nur zu Schwindel, sondern auch zu Störungen der Okulomotorik, der Haltung und der Raumwahrnehmung.

### 14.4.1 Typische Zeichen

Große Bedeutung im klinischen Alltag hat die frühzeitige und sichere Trennung zwischen peripher- und zentralvestibulären Störungen. Dies ergibt sich aus den gänzlich unterschiedlichen Behandlungskonzepten. Ischämien als Ursache von Schwindel müssen frühzeitig diagnostiziert werden, um den Patienten Behandlungen wie Thrombolyse oder mechanische Rekanalisierungen nicht vorzuenthalten, die nur in den ersten Stunden wirksam sind.

Aufgrund enger nachbarschaftlicher Beziehungen insbesondere im Hirnstamm sind zentralvestibuläre Störungen häufig vergesellschaftet mit Zusatzsymptomen wie Lähmungen, Gefühlsstörungen, Schluck- und Sprechstörungen oder einer Zeigeataxie. Das Vorhandensein eines dieser Zeichen schließt einen periphervestibulären Schwindel weitgehend aus.

Eine zentrale Genese von akutem Schwindel mit Nystagmus ist auch dann anzunehmen, wenn folgende klinische Zeichen nachweisbar sind:

- Kopfimpulstest unauffällig
- Bilateraler Blickrichtungsnystagmus
- Vertikale Divergenz (Skew Deviation)

Diese wenigen klinischen Zeichen haben zusammengenommen eine höhere Aussagekraft in der Erkennung eines Schlaganfalls bei akutem Schwindel als die MRT (3).

Zusätzliche Zeichen, die für eine zentrale Ursache von Schwindel sprechen, sind rein vertikale – wie Downbeatnystagmus (➤ Kap. 15.2.2) und Upbeatnystagmus (➤ Kap. 15.2.3) – oder rein torsionelle Nystagmen.

### 14.4.2 Symptomatik in Abhängigkeit vom Läsionsort

An der Verarbeitung vestibulärer Informationen im Zentralnervensystem ist eine Vielzahl von Strukturen in Hirnstamm, Kleinhirn und Großhirn beteiligt. Dabei übernehmen einzelne Kerngebiete spezifische Aufgaben. Läsionen dieser Kerngebiete oder der Verbindungen zwischen ihnen führen häufig zu typischen Symptomen. In Kenntnis dieser Symptomkonstellationen lässt sich allein durch die klinische Untersuchung der Läsionsort oft mit hinlänglicher Sicherheit bestimmen.

#### Medulla oblongata

Das verlängerte Mark (Medulla oblongata) ist der unterste Abschnitt des Gehirns und stellt die Verbindung zum Rückenmark her. Hier sind die vestibulären Kerne lokalisiert, die wesentlichen Anteil am vestibulo-okulären Reflex (VOR) haben, der die Blickstabilisierung bei Kopfbewegungen gewährleistet. Eine häufige Ursache für Läsionen in dieser Region ist das Wallenberg-Syndrom durch einen Infarkt in der dorsolateralen Medulla oblongata. Neben zentralvestibulären Störungen mit Spontannystagmus zur Gegenseite und Ocular Tilt Reaction (OTR) zur Läsionsseite (Kopfneigung, Augenverrollung, vertikale Divergenz der Augen – das Auge auf der betroffenen Seite steht tiefer – und verkippte subjektive visuelle Vertikale) finden sich aufgrund ebenfalls betroffener, anatomisch benachbarter Strukturen auf der Seite des Infarkts eine Gefühlsstörung im Gesicht, ein Horner-Syndrom (Miosis, Ptosis und Enophthalmus), eine Gaumensegelparese und eine Hemiataxie. Auf der Gegenseite lässt sich eine dissoziierte Empfindungsstörung nachweisen (Temperatur- und Schmerzempfinden herabgesetzt, Berührungsempfinden unbeeinträchtigt).

Hirnstammläsionen im Eintrittsbereich des N. vestibulocochlearis können eine periphere Schädigung des N. vestibularis imitieren. Man spricht deshalb auch von einer Pseudoneuritis vestibularis. Es findet sich ein rotierender Spontannystagmus zur Gegenseite und der Kopfimpulstest kann auf der betroffenen Seite pathologisch sein. Allerdings zeigen sich bei genauer Untersuchung meist zusätzlich Hirnstammzeichen, die eine Unterscheidung ermöglichen.

Neben den vestibulären Kerngebieten ist in der Medulla oblongata der Ncl. praepositus hypoglossi lokalisiert, der für die Blickhaltefunktion horizontaler Augenbewegungen eine große Bedeutung hat. Schädigungen in diesem Bereich führen zu horizontalem Blickrichtungsnystagmus.

## Pons und pontomesencephaler Übergang

Die Brücke (Pons) befindet sich im mittleren Bereich des Hirnstamms und grenzt nach rostral an das Mesencephalon. In Pons und angrenzenden Abschnitten des Mesencephalons liegen die Kerngebiete der die Augenmuskeln ansteuernden Hirnnerven (N. oculomotorius, N. trochlearis und N. abducens) und wichtige Bahnen zwischen den einzelnen Kerngebieten, u. a. der Fasciculus longitudinalis medialis (MLF). Läsionen im Bereich des MLF führen zu einer internukleären Ophthalmoplegie (INO), konjugierte Augenbewegungen zur Gegenseite sind gestört, weil der Informationsfluss zwischen N. abducens (kontralateral) und N. oculomotorius (ipsilateral) eingeschränkt ist. Bei Blick zur Gegenseite kann das Auge auf der betroffenen Seite nicht oder nicht vollständig folgen. Gleichzeitig führen Läsionen im Pons und am pontomesencephalen Übergang oft zu einer OTR zur Gegenseite. Sowohl Upbeat- als auch Downbeatnystagmus kann bei mittelliniennahen Läsionen auftreten.

## Rostrales Mesencephalon

Das rostrale Mittelhirn (Mesencephalon) ist der oberste Abschnitt des Hirnstamms. Es verbindet über die Hirnschenkel Großhirn und Hirnstamm miteinander. Hier sind der Ncl. interstitialis Cajal (INC) und rostrale interstitielle Ncl. des MLF (riMLF) lokalisiert, die wichtige Funktionen bei der Generierung vertikaler und torsioneller Sakkaden haben. Außerdem liegt hier der neuronale Integrator für die vertikale Blickhaltefunktion. Schädigungen des rostralen Mesencephalons führen zu Störungen vertikaler und torsioneller Augenbewegungen und häufig zu einer OTR zur Gegenseite.

## Thalamus

Der Thalamus gehört zum Zwischenhirn und ist eine wichtige Umschaltstation von Informationen auf dem Weg zum Großhirn. Schädigungen in diesem Bereich können zu horizontalen und vertikalen Blickdeviationen sowie zu Verkippungen der subjektiven visuellen Vertikale führen. Die sonstigen klinischen Zeichen der OTR sind bei reinen Thalamusläsionen üblicherweise nicht nachweisbar.

## Zerebellum

Das Kleinhirn (Zerebellum) ist über die Kleinhirnstiele mit dem Hirnstamm verbunden und übt einen modulierenden Einfluss auf vestibuläre Regelkreise aus. Zum Vestibulozerebellum gehören Nodulus und Uvula, Flocculus und Paraflocculus sowie der dorsale Vermis mit dem benachbarten Ncl. fastigii. In geringerem Umfang sind auch die Kleinhirnhemisphären in diese vestibulären Regelkreise eingebunden. Läsionen vestibulärer Strukturen im Kleinhirn führen zu mannigfaltigen klinischen Symptomen, je nach dem Läsionsort treten u. a. sakkadierte Blickfolge, eingeschränkte VOR-Suppression, Blickrichtungsnystagmus, zu kleine oder zu große Sakkaden (hypo-/hypermetrisch), inadäquater VOR, Downbeatnystagmus oder Lageschwindel auf.

## 14.4.3 Pathogenese und Therapie

Während auf Basis der klinischen Untersuchung die räumliche Zuordnung der Läsion in vielen Fällen gelingt, ist die Ätiologie der Störung in der Regel nur mit Zusatzuntersuchungen festzustellen. Hinweise können der zeitliche Verlauf, Begleitsymptome und Risikofaktoren liefern. Häufigste Ursachen für zentralvestibuläre Störungen sind ischämische Infarkte sowie Blutungen, Multiple Sklerose, Raumforderungen (z. B. Metastasen), degenerative Erkrankungen, Schädel-Hirn-Verletzungen und paraneoplastische Syndrome. In Abhängigkeit der vermuteten Ursache sind zur Diagnosesicherung bildgebende Verfahren, Gefäßdarstellungen, Labor- und Liquordiagnostik, Tumorsuche und neurophysiologische Untersuchungen erforderlich.

Die kausale Therapie richtet sich nach der Ursache der Beschwerden. Sie reicht von Thrombusauflösung oder mechanischer Rekanalisierung beim ischämischen Schlaganfall über Kortisonstoßbehandlungen und immunmodulierende Therapien bei Multipler Sklerose oder paraneoplastischen Erkrankungen bis hin zu neurochirurgischen Verfahren bei Blutungen oder tumorösen Raumforderungen. Einzelheiten sind den einschlägigen Lehrbüchern der Neurologie zu entnehmen.

Anhaltende zentralvestibuläre Störungen sollten immer physiotherapeutisch behandelt werden, hier stehen vestibuläre Rehabilitation, Haltungskontrolle und Gangschulung im Vordergrund.

**MERKE**

Zentralvestibulärer Schwindel entsteht durch Störungen vestibulärer Strukturen im Gehirn. Ziel der Diagnostik bei akutem Schwindel muss die frühzeitige Abgrenzung gegenüber periphervestibulärem Schwindel sein. Dies gelingt meist allein mit der klinischen Untersuchung. Apparative Verfahren helfen bei der weiteren diagnostischen Einordnung. Die Therapie richtet sich nach der Diagnose.

**14**

### 14.4.4 Vestibuläre Migräne

#### Symptomatik

Die vestibuläre Migräne ist charakterisiert durch rezidivierende Schwindelattacken und meist okzipital betonte Kopfschmerzen. Die Kopfschmerzen können während des Schwindels oder kurze Zeit danach auftreten, in einigen Fällen überhaupt nicht. Verbunden mit einer vestibulären Migräneattacke sind in unterschiedlicher Ausprägung Hirnstammsymptome mit Stand- und Gangunsicherheit sowie Übelkeit, Erbrechen, Ruhebedürftigkeit, Licht- und Lärmempfindlichkeit zu finden. Auch Hörstörungen können sich im Rahmen einer vestibulären Migräne einstellen. Die Attacken halten meist Minuten bis wenige Stunden, in einigen Fällen aber auch über Tage an.

#### Pathogenese

Trotz jahrzehntelanger Forschungen existieren für die Migräne keine einheitlichen Erklärungsansätze. So ist nach wie vor unklar, was genau zur Entstehung einer Attacke führt. Klinisch sind Hormonschwankungen, Schlafentzug oder bestimmte Nahrungsmittel typische Auslöser von Migräneattacken. Auf welchem Weg diese eine Attacke triggern können, ist jedoch nicht geklärt. Diskutiert werden aufgrund bestimmter familiärer Formen von Migräne Kanalkrankheiten, weiterhin gibt es Hinweise auf eine Spreading Depression, bei der es zu einer sich ausbreitenden Funktionsstörung von grauer Substanz und zu lokalen Änderungen der Hirndurchblutung kommt.

#### Diagnostik

Die klinische Untersuchung während der Attacke einer vestibulären Migräne ist uneinheitlich. Es können sich sowohl zentral- als auch periphervestibuläre Zeichen zeigen. Häufig sind zentrale Lagenystagmen zu finden. Die Kombination aus rezidivierenden Schwindelattacken und typischen Migränesymptomen führt nach Ausschluss anderer Ursachen zur Diagnose vestibulärer Migräne.

Diagnostische Schwierigkeiten bei der Einordnung einer vestibulären Migräne bereitet die große Variabilität der Beschwerden. Vor allem bei den ersten Attacken ist aufgrund der begleitenden Hirnstammsymptome eine Ischämie als Ursache der Beschwerden klinisch häufig schwer zu trennen, insbesondere, wenn typische, mit Migräne assoziierte Symptome wie Kopfschmerzen, Licht- und Lärmempfindlichkeit oder eine positive Familienanamnese für Migräne fehlen. Andererseits können auch frische Infarkte in der hinteren Schädelgrube mit Kopfschmerzen einhergehen, sodass zu Beginn der Erkrankung bildgebende Diagnostik (vorzugsweise MRT) und Ultraschall der hirnversorgenden Gefäße erforderlich sind. Selbst hiermit lässt sich zuweilen im Akutstadium nicht sicher zwischen Hirnstamm-/Kleinhirnischämie und vestibulärer Migräneattacke unterscheiden, weil sich häufig Hirnstammischämien anfangs im MRT nicht nachweisen lassen.

Auch der Morbus Menière kann differenzialdiagnostisch schwierig abzugrenzen sein, vor allem dann, wenn die Attacken von Hörstörungen begleitet sind. Attackendauer und -frequenz sind bei beiden Erkrankungen vergleichbar. Manchmal lässt sich erst im Verlauf der Erkrankung oder auf Basis eines Therapieversuchs die Diagnose stellen.

#### Therapie

Die Therapie der vestibulären Migräne ähnelt weitgehend der Behandlung der klassischen Migräne. Die Migräneattacke wird zunächst mit einem Antiemetikum (z. B. Metoclopramid) behandelt, erst mit etwa 5–10 Minuten Latenz werden Analgetika (z. B. ASS, Paracetamol) oder Antiphlogistika (z. B. Ibuprofen) eingesetzt. Metoclopramid verbessert während der Migräneattacke die Magenmotilität und trägt so zur besseren Resorption der mit Latenz gegebenen Substanzen bei.

Bei Patienten mit schweren oder häufigen Migräneattacken sollte eine Migräneprophylaxe diskutiert werden. Wie auch bei der klassischen Migräne steht der Betablocker Metoprolol an erster Stelle. Mittlerweile hat sich auch Topiramat in der Migräneprophylaxe etabliert. Größere prospektive Studien, die die Wirksamkeit einzelner Medikamente auf die vestibuläre Migräne untersucht haben, fehlen allerdings bislang.

Patienten mit vestibulärer Migräne neigen zur phobischen Verarbeitung ihrer Schwindelattacken und sollten deshalb frühzeitig und konsequent behandelt werden ( ➤ Kap. 14.5).

> **MERKE**
> Die vestibuläre Migräne ist charakterisiert durch rezidivierende, Minuten bis Stunden anhaltende Schwindelattacken, verbunden mit Hirnstammsymptomen, Kopfschmerzen, Ruhebedürftigkeit, Übelkeit, Erbrechen, Licht- und Lärmempfindlichkeit. Die Symptome können sehr variabel auftreten und typische Begleiterscheinungen auch ganz fehlen. Zu Beginn der Erkrankung ist die Abgrenzung zu anderen Schwindelursachen oft schwierig. Die vestibuläre Migräne wird wie die klassische Migräne behandelt.

## 14.5 Phobischer Schwankschwindel

#### Symptomatik

Patienten mit phobischem Schwankschwindel berichten typischerweise über attackenartig auftretenden Schwankschwindel beim Stehen oder Gehen, der sich in bestimmten Situationen verstärkt. Hierzu zählen häufig große leere Plätze oder Menschenansammlungen in engen Kaufhäusern, Fahrstühlen oder öffentlichen Verkehrsmitteln, die im Krankheitsverlauf zunehmend gemieden werden. Zu Stürzen kommt es im Rahmen von phobischem Schwankschwindel üblicherweise nicht und das subjektiv wahrgenommene Schwanken lässt sich vom Untersucher auch nicht nachvollziehen. Bei vielen Patienten kommt es durch intensive körperliche Belastung zu einer Besserung der Beschwerden, auch geringe Mengen Alkohol führen bei einigen zu einer Linderung. Oft geht einem phobischen Schwankschwindel eine organische vestibuläre Störung voraus.

## Pathogenese

Ursache des phobischen Schwindels ist in vielen Fällen die phobische Verarbeitung eines als äußerst unangenehm empfundenen Schwindelereignisses und die damit verbundene Angst vor erneuten Schwindelepisoden. Patienten suchen nach vermeintlichen Vorboten für diese Schwindelattacken und nehmen zunehmend normale Körperschwankungen als unangenehm wahr. Dies führt zu weiterer Verstärkung ihrer ohnehin bestehenden Introspektion. Besonders prädisponiert sind Patienten mit zwanghafter Persönlichkeitsstruktur.

## Diagnostik

Der phobische Attackenschwankschwindel lässt sich auf Basis von typischer Anamnese und unauffälliger klinischer Untersuchung in der Regel problemlos diagnostizieren. Trotzdem sollte eine einmalige detaillierte apparative Untersuchung erfolgen. Patienten haben meist eine längere Odyssee bis zur Diagnosestellung hinter sich, sodass sie der Diagnose eher trauen, wenn sie nicht ausschließlich auf Anamnese und klinischer Untersuchung basiert. Umgekehrt sollte dem Patienten nach Abschluss der Diagnostik mitgeteilt werden, dass dieses Krankheitsbild gut bekannt ist und dass es sich nicht um eine Verlegenheitsdiagnose nach Ausschluss anderer Schwindelursachen handelt.

## Therapie

Die beste Behandlung des phobischen Schwankschwindels besteht in dessen Vermeidung. Dies lässt sich erreichen, wenn gefährdete Patienten unmittelbar nach einem akuten Schwindelereignis auf die bestehende Möglichkeit einer phobischen Verarbeitung und typische Symptome hingewiesen werden. Insbesondere sollten diese Patienten jegliche Vermeidungsstrategie unterlassen.

Hat sich ein phobischer Schwankschwindel bereits manifestiert, ist eine Stufentherapie sinnvoll. Den Patienten muss zunächst erklärt werden, dass es sich um ein über längere

Zeit eingeübtes Verhaltensmuster handelt, das nur langsam abtrainiert werden kann. Die Patienten sollten sich im Sinne eines verhaltenstherapeutischen Ansatzes gezielt Situationen aussetzen, die sie bislang gemieden haben. Sind sie dazu allein nicht in der Lage, kann dies im Rahmen einer Psychotherapie erfolgen. Flankierend können erschwerte Gleichgewichtsübungen das Vertrauen in die eigene Körperfunktion stärken. In einigen Fällen ist eine begleitende medikamentöse Behandlung erforderlich (z. B. mit einem selektiven Serotonin-Wiederaufnahmehemmer wie Citalopram). Unter diesem Therapieregime sind deutliche und anhaltende Verbesserungen zu erzielen (31).

> **MERKE**
>
> Phobischer Schwankschwindel entsteht oft als Folge phobischer Verarbeitung einer zurückliegenden organischen Schwindelerkrankung. Der phobische Schwankschwindel tritt meist attackenartig beim Stehen oder Gehen auf und reduziert sich bei intensiver körperlicher Belastung. Er ist mit ausgeprägter Vermeidungshaltung verbunden und führt oft zu sozialem Rückzug. Gefährdete Patienten sollten frühzeitig über die Möglichkeit einer phobischen Entwicklung aufgeklärt werden. Bereits betroffene Patienten erhalten eine Stufentherapie – bestehend aus Aufklärung, Verhaltenstherapie, Gleichgewichtstraining und flankierender medikamentöser Therapie.

## 14.6 Sonstige Schwindelformen

### 14.6.1 Zervikogener Schwindel

Die Existenz von zervikogenem Schwindel wird seit langer Zeit kontrovers diskutiert. Unbestritten ist, dass afferente Fasern aus Nackenmuskeln Einfluss auf vestibuläre Kerngebiete nehmen (32). Die Rolle dieser propriozeptiven Informationen ist vergleichsweise gering. Solange vestibuläre oder visuelle Informationen vorliegen, haben Zuflüsse aus dem Nacken eine untergeordnete Bedeutung. Bei Ausfall vestibulärer Afferenzen, z. B. im Rahmen eines Vestibularisausfalls, vergrößert sich der Einfluss propriozeptiver Zuflüsse auf das vestibuläre System (33). Außerdem kann ein HWS-Schleudertrauma zu einem verstärkten zerviko-okulären Reflex führen (34).

Das zeitgleiche Vorliegen von Nackenschmerzen und Schwindel belegt allerdings nicht, dass der Schwindel Folge von gestörten Muskelafferenzen aus dem Nacken ist, nicht einmal, wenn die Beschwerden nach einem Trauma aufgetreten oder degenerative Veränderungen an der HWS nachweisbar sind. Vielmehr muss auch in diesen Fällen gründlich nach anderen Ursachen für den Schwindel gesucht werden. Zu nennen sind hier z. B. Verletzungen an den Vertebralarterien (Dissektionen), die zu Ischämien im Hirnstamm und Kleinhirn führen können, die Okklusion einer Vertebralarterie bei Kopfdrehung sowie Perilymphfisteln oder traumatischer BPLS (35, 36). Außerdem können Nackenschmerzen Kopfschmerzen, Kopfdruck und unspezifischen Benommenheitsschwindel hervorrufen. Umgekehrt sind Nackenschmerzen typisch bei vestibulärem Schwindel, der durch Kopfbewegungen verstärkt wird. Patienten spannen automatisch die Nackenmuskulatur an, um Kopfbewegungen zu vermeiden. Dies führt in vielen Fällen sekundär zu Nackenschmerzen.

Konnten bei der Konstellation Nackenschmerzen oder HWS-Trauma und Schwindel spezifische Schwindelursachen ausgeschlossen werden, ist ein zervikogener Schwindel möglich. In diesen Fällen sollten physikalische Maßnahmen und symptomatische Schmerztherapie erfolgen ( ➤ Kap. 8).

### 14.6.2 Medikamentös bedingter Schwindel

Viele Medikamente verursachen Schwindel. Zu unterscheiden ist hierbei zwischen Medikamenten, die einen direkten Einfluss auf das vestibuläre System haben, und solchen, die indirekt zu Schwindel führen.

Von großer Bedeutung sind Medikamente, die eine irreversible toxische Wirkung entfalten. Hierzu zählen insbesondere Aminoglykosid-Antibiotika wie z. B. Gentamicin, daneben auch Zytostatika und Schleifendiuretika. Die Folge der Einnahme dieser Medikamente kann eine bilaterale Vestibulopathie ( ➤ Kap. 14.3.4) sein.

Zahlreiche Medikamente mit zentralnervöser Wirkung beeinflussen auch das vestibuläre System. Diese Substanzen verursachen dosisabhängig sakkadierte Blickfolge und Blickrichtungsnystagmus in alle Richtungen, verbunden mit Schwindel, sodass das Auftreten dieser Symptome eine Überdosierung nahelegt. Insbesondere Antikonvulsiva, Antidepressiva, Neuroleptika, Muskelrelaxanzien und Sedativa gehören in diese Gruppe (37). Nach Absetzen der Medikamente verschwinden die unerwünschten Wirkungen in Abhängigkeit von der Pharmakokinetik der verwendeten Substanz.

Eine Reihe von Medikamentengruppen verursacht Schwindel indirekt über seine Wirkung auf den Kreislauf. So können z. B. Antihypertensiva zu Schwindel in Orthostase führen.

Bei vielen Medikamenten ist bislang nicht bekannt, wie Schwindel ausgelöst wird. In einigen Fällen mag eine spezifische Ursache auch gar nicht vorliegen, da im Rahmen von Zulassungsstudien auch im Placeboarm regelmäßig Schwindel als Nebenwirkung angegeben wird. Letztlich wird nach genauer Medikamentenanamnese oft nur ein Auslassversuch weiterhelfen.

Neben Medikamenten können auch Genussmittel zu Schwindel führen. Bekanntestes Beispiel ist Alkohol, der sowohl peripher- als auch zentralvestibuläre Störungen hervorrufen kann. Bereits bei geringer Blutalkoholkonzentration gelangt Alkohol in die Endolymphe. Da das spezifische Gewicht von Alkohol geringer ist als das der Endolymphe,

kommt es zu lageabhängigem Nystagmus und Schwindel, der peripher-vestibulären Ursprungs ist. Gleichzeitig hat Alkohol eine direkte toxische Wirkung auf das Kleinhirn und führt darüber zu einem zentralen Schwindel (38).

### 14.6.3 Schwindel bei internistischen Erkrankungen

Im Rahmen vieler internistischer Erkrankungen kann Schwindelgefühl auftreten. Insbesondere kardiovaskuläre und metabolische Störungen lösen häufig Schwindel aus. Ursachen sind z. B. Blutdruckschwankungen, oft im Rahmen von orthostatischer Dysregulation, Herzrhythmusstörungen oder Exsikkose ( ➤ Kap. 9). Auch Leber- oder Nierenfunktionsstörungen führen über die Retention toxischer Substanzen zu Schwindel.

### 14.6.4 Multifaktoriell bedingter Schwindel

Insbesondere bei älteren Patienten, die über Schwindel klagen, finden sich in der Untersuchung häufig mehrere Gründe für die Beschwerden. Neben typischen vestibulären Schwindelursachen, wie z. B. einer bilateralen Vestibulopathie, können Sehstörungen, Störungen der Propriozeption oder Erkrankungen des Bewegungsapparats Stand- und Gangunsicherheit verursachen. Die Kombination aus mehreren Faktoren verstärkt das Schwindelgefühl und erschwert ansonsten mögliche Kompensationsmechanismen. So ist z. B. häufige Folge des Diabetes mellitus eine Polyneuropathie und damit verbunden eine eingeschränkte Informationsweiterleitung über die Bodenbeschaffenheit von den Füßen nach zentral ( ➤ Kap. 6). Gleichzeitig verursacht Diabetes mellitus Netzhautveränderungen, die das Sehen beeinträchtigen. Außerdem kann es bei schlecht eingestelltem Diabetes mellitus zu mikroangiopathischen Schäden im Gehirn kommen. Hierdurch werden zentrale Kompensationsmechanismen zusätzlich gehemmt.

Ziel sollte es sein, die zugrunde liegenden Ursachen zu erkennen und eine weitere Zunahme der Beschwerden zu unterbinden. Gleichzeitig ist eine Gangschulung hilfreich, um Stürze zu vermeiden.

### 14.6.5 Bewegungskrankheit

Die Bewegungskrankheit ist Folge von widersprüchlichen visuellen, vestibulären und somatosensorischen Informationen, die während passiven Transports auftreten. Dieser andauernde multisensorische Konflikt kann über Prodromi wie Unwohlsein, Kaltschweißigkeit, Blässe und Müdigkeit zu Konzentrationsstörungen, Apathie, Kopfschmerzen, Brechreiz und Erbrechen führen. Die Symptome lassen auch bei fortbestehender Reizung innerhalb weniger Tage nach. Grund hierfür sind zentrale Kompensationsmechanismen.

Lesen bei passivem Transport verstärkt den multisensorischen Konflikt und damit die Symptome einer Bewegungskrankheit, weil in diesem Fall das visuelle System suggeriert, dass der Kopf im Raum stabil steht. Vestibuläres System und somatosensorische Zuflüsse zeigen im Widerspruch dazu an, dass sich der Kopf bewegt.

Der Blick zum Horizont hingegen vermindert den multisensorischen Konflikt. Ebenso führt aktives Steuern eines Fahrzeugs zu geringerer Anfälligkeit für Bewegungskrankheit. Dies lässt sich durch einen geringeren Konflikt zwischen erwarteten und tatsächlichen sensorischen Informationen erklären.

Die medikamentöse Prävention umfasst Scopolamin als transdermales Pflaster oder Dimenhydrinat.

## 14.6.6 Höhenschwindel

Höhenschwindel ist ein physiologischer Schwindel mit Standunsicherheit, dem eine Destabilisierung der Körperhaltung zugrunde liegt. Ursache hierfür ist, dass vor einem Abgrund sichtbare Objekte in der Nähe fehlen und so die visuelle Korrektur von Körperschwankungen erschwert wird (Entfernungsschwindel). Die Ausprägung des physiologischen Höhenschwindels und die damit verbundene Angst sind individuell sehr unterschiedlich. Erst wenn Ausmaß von subjektivem Erleben und objektiver Sturzgefährdung auseinanderklaffen und dies zu panischer Angst führt sowie inadäquates Vermeidungsverhalten provoziert, spricht man von Akrophobie.

Physiologischer Höhenschwindel kann durch Training habituieren. Akrophobie wird mit verhaltenstherapeutischen Verfahren behandelt.

LITERATUR
1. Leigh RJ, Zee DS. The Neurology of Eye Movements. 5 ed. New York: Oxford University Press, 2015.
2. Brandt T, Dieterich M, Strupp M. Vertigo – Leitsymptom Schwindel. Heidelberg: Springer, 2013; 2. Auflage.
3. Kattah JC, Talkad AV, Wang DZ, Hsieh YH, Newman-Toker DE. HINTS to diagnose stroke in the acute vestibular syndrome: three-step bedside oculomotor examination more sensitive than early MRI diffusion-weighted imaging. Stroke 2009; 40(11): 3504–10.
4. Zwergal A, Rettinger N, Frenzel C, Dieterich M, Brandt T, Strupp M. A bucket of static vestibular function. Neurology 2009; 72(19): 1689.
5. Rosengren SM, Kingma H. New perspectives on vestibular evoked myogenic potentials. Curr Opin Neurol 2013; 26(1): 74–80.
6. Adamec I, Krbot Skorić M, Handžić J, Habek M. Incidence, seasonality and comorbidity in vestibular neuritis. Neurol Sci 2015; 36(1): 91–5.
7. Huppert D, Strupp M, Theil D, Glaser M, Brandt T. Low recurrence rate of vestibular neuritis: a long-term follow-up. Neurology 2006; 67(10): 1870–1.
8. Kim YH, Kim KS, Kim KJ, Choi H, Choi JS, Hwang IK. Recurrence of vertigo in patients with vestibular neuritis. Acta Otolaryngol. 2011; 131(11): 1172–7.
9. Arbusow V, Derfuss T, Held K, Himmelein S, Strupp M, Gurkov R, Brandt T, Theil D. Latency of herpes simplex virus type-1 in human geniculate and vestibular ganglia is associated with infiltration of CD8+ T cells. J Med Virol 2010; 82(11): 1917–20.
10. Karlberg ML, Annertz M, Magnusson M. Acute vestibular neuritis visualized by 3-T magnetic resonance imaging with high-dose gadolinium. Arch Otolaryngol Head Neck Surg 2004; 130(2): 229–32.
11. Gianoli G, Goebel J, Mowry S, Poomipannit P. Anatomic differences in the lateral vestibular nerve channels and their implications in vestibular neuritis. Otol Neurotol 2005; 26(3): 489–94.
12. Brandt T, Huppert T, Hüfner K, Zingler VC, Dieterich M, Strupp M. Long-term course and relapses of vestibular and balance disorders. Restor Neurol Neurosci 2010; 28(1): 69–82.
13. Strupp M, Zingler VC, Arbusow V, Niklas D, Maag KP, Dieterich M, Bense S, Theil D, Jahn K, Brandt T. Methylprednisolone, valacyclovir, or the combination for vestibular neuritis. N Engl J Med 2004; 351(4): 354–61.
14. Karlberg ML, Magnusson M. Treatment of acute vestibular neuronitis with glucocorticoids. Otol Neurotol 2011; 32(7): 1140–3.
15. McDonnell MN, Hillier SL. Vestibular rehabilitation for unilateral peripheral vestibular dysfunction. Cochrane Database Syst Rev 2015 (1:CD005397).
16. Strupp M, Cnyrim C, Brandt T. Vertigo and dizziness: Treatment of benign paroxysmal positioning vertigo, vestibular neuritis and Menière's disease. In: Candelise L, editor. Evidence-based Neurology – management of neurological disorders. Oxford: Blackwell Publishing, 2007 : 59–69.
17. James A, Thorp M. Menière's disease. Clin Evid 2005; 14: 659–65.
18. Ihler F, Bertlich M, Sharaf K, Strieth S, Strupp M, Canis M. Betahistine exerts a dose-dependent effect on cochlear stria vascularis blood flow in guinea pigs in vivo. PLoS One 2012; 7(6): e39086.
19. Strupp M, Huppert D, Frenzel C, Wagner J, Zingler V, Mansmann U, Brandt T. Long-term prophylactic treatment of attacks of vertigo in Menière's disease – comparison of a high with a low dosage of betahistine in an open trial. Acta Otolaryngol (Stockh) 2008; 128: 620–4.
20. Postema RJ, Kingma CM, Wit HP, Albers FW, Van Der Laan BF. Intratympanic gentamicin therapy for control of vertigo in unilateral Menière's disease: a prospective, double-blind, randomized, placebo-controlled trial. Acta Otolaryngol (Stockh) 2008; 128(8): 876–80.
21. Colletti V, Carner M, Colletti L. Auditory results after vestibular nerve section and intratympanic gentamicin for Menière's disease. Otol Neurotol 2007; 28: 145–51.
22. Casani AP, Piaggi P, Cerchiai N, Seccia V, Franceschini SS, Dallan I. Intratympanic treatment of intractable unilateral Menière disease: gentamicin or dexamethasone? A randomized controlled trial. Otolaryngol Head Neck Surg 2012; 146(3): 430.
23. Garduño-Anaya MA, Couthino De Toledo H, Hinojosa-González R, Pane-Pianese C, Ríos-Castañeda LC. Dexamethasone inner ear perfusion by intratympanic injection in unilateral Menière's disease: a two-year prospective, placebo-controlled, double-blind, randomized trial. Otolaryngol Head Neck Surg 2005; 133(2): 285–94.
24. Albu S, Chirtes F, Trombitas V, Nagy A, Marceanu L, Babighian G, Trabalzini F. Intratympanic dexamethasone versus high dosage of betahistine in the treatment of intractable unilateral Meniere disease. Am J Otolaryngol 2015; 36(2): 205–9.
25. Szmulewicz DJ, McLean CA, MacDougall HG, Roberts L, Storey E, Halmagyi GM. CANVAS an update: clinical presentation, investigation and management. J Vestib Res 2014; 24(5–6): 465–74.
26. Zingler VC, Cnyrim C, Jahn K, Weintz E, Fernbacher J, Frenzel C, Brandt T, Strupp M. Causative factors and epidemiology of bilateral vestibulopathy in 255 patients. Ann Neurol 2007; 61(6): 524–34.

14

27. Best C, Gawehn J, Krämer HH, Thömke F, Ibis T, Müller-Forell W, Dieterich M. MRI and neurophysiology in vestibular paroxysmia: contradiction and correlation. J Neurol Neurosurg Psychiatry 2013; 84(12): 1349–56.

28. Hüfner K, Barresi D, Glaser M, Linn J, Adrion C, Mansmann U, Brandt T, Strupp M. Vestibular paroxysmia: diagnostic features and medical treatment. Neurology 2008; 71(13): 1006–14.

29. Chien WW, Carey JP, Minor LB. Canal dehiscence. Curr Opin Neurol 2011; 24(1): 25–31.

30. Janky KL, Zuniga MG, Carey JP, Schubert M. Balance dysfunction and recovery after surgery for superior canal dehiscence syndrome. Arch Otolaryngol Head Neck Surg 2012; 138(8): 723–30.

31. Huppert D, Strupp M, Rettinger N, Hecht J, Brandt T. Phobic postural vertigo – a long-term follow-up (5 to 15 years) of 106 patients. J Neurol 2005; 252(5): 561–9.

32. Gdowski GT, Belton T, McCrea RA. The neurophysiological substrate for the cervico-ocular reflex in the squirrel monkey. Exp Brain Res 2001; 140(3): 253–64.

33. Schubert MC, Das V, Tusa RJ, Herdman SJ. Cervico-ocular reflex in normal subjects and patients with unilateral vestibular hypofunction. Otol Neurotol 2004; 25(1): 65–71.

34. Kelders WP, Kleinrensink GJ, van der Geest JN, Schipper IB, Feenstra L, De Zeeuw CI, Frens MA. The cervico-ocular reflex is increased in whiplash injury patients. J Neurotrauma 2005; 22(1): 133–7.

35. Yacovino DA, Hain TC. Clinical characteristics of cervicogenic-related dizziness and vertigo. Semin Neurol 2013; 33(3): 244–55.

36. Brandt T, Bronstein AM. Cervical vertigo. J Neurol Neurosurg Psychiatry 2001; 71(1): 8–12.

37. Cianfrone G, Pentangelo D, Cianfrone F, Mazzei F, Turchetta R, Orlando MP, Altissimi G. Pharmacological drugs inducing ototoxicity, vestibular symptoms and tinnitus: a reasoned and updated guide. Eur Rev Pharmacol Sci 2011; 15(6): 601–36.

38. Fetter M, Haslwanter T, Bork M, Dichgans J. New insights into positional alcohol nystagmus using three-dimensional eye-movement analysis. Ann Neurol 1999; 45(2): 216–23.

# 15 Nystagmus und sakkadische Intrusionen

## 15.1 Einleitung

Dieses Kapitel beschäftigt sich mit unterschiedlichen Nystagmusformen und unwillkürlichen schnellen Augenbewegungen, die in physiologische Augenbewegungen eingebettet sind (sakkadische Intrusionen), weil derartige pathologische, häufig wiederkehrende Augenbewegungen zu Scheinbewegungen der Umwelt (Oszillopsien) und Schwindel führen (1). Auch andere Augenbewegungsstörungen können Schwindel verursachen, z. B. aufgrund von Doppelbildern bei akuter Augenmuskelparese. Dennoch beschränkt sich diese Abhandlung auf die Beschreibung von typischen Nystagmusformen und sakkadischen Intrusionen sowie ihrer Ursachen. Zur detaillierten Darstellung von Augenbewegungsstörungen sei auf die Standardwerke verwiesen (2–4). Auch die Leitlinien der Deutschen Gesellschaft für Neurologie zu „Augenmotilitätsstörungen inkl. Nystagmus" geben den derzeitigen Wissensstand wieder und werden regelmäßig aktualisiert (www.dgn.org/leitlinien).

Nystagmus besteht meist aus abwechselnd langsamen und in entgegengesetzter Richtung schlagenden schnellen (sakkadischen) Augenbewegungen. Dieser wird Rucknystagmus genannt. Die Richtung des Nystagmus wird nach der schnellen Phase angegeben. Physiologische Formen des Rucknystagmus dienen der Blickstabilisierung, z. B. bei großflächigen Bewegungen im Gesichtsfeld: Optokinetischer Nystagmus, der durch einen vorbeifahrenden Zug ausgelöst wird (➤ Kap. 4). Die langsame Phase ist die eigentlich kompensatorische Augenbewegung, während die schnelle Phase das Auge wieder zurück in die Ausgangslage bringt.

Pathologische Formen des Rucknystagmus können sowohl peripheren als auch zentralen Ursprungs sein. Entscheidend für die Einordnung ist, ob der Nystagmus spontan oder nach Provokation auftritt, in welche Richtung er schlägt, ob beide Augen gleichmäßig von dem Nystagmus betroffen sind und welche Begleitsymptome bestehen. In der Regel sind mit pathologischem Rucknystagmus Schwindel, Oszillopsien und Gangunsicherheit verbunden.

Deutlich seltener als der Rucknystagmus ist pendelförmiger Nystagmus, der eine ähnliche Augenbewegungsgeschwindigkeit in beide Richtungen aufweist. Pendelnystagmus ist immer pathologisch und zentraler Genese.

Sakkadische Intrusionen sind unwillkürliche schnelle Augenbewegungen, die in physiologische Augenbewegungen eingebettet sind.

## 15.2 Spontannystagmus

Spontannystagmus findet sich in Ruhe beim Blick geradeaus. Er wird mit und ohne Frenzel-Brille untersucht, um den Einfluss von visueller Fixation auf den Nystagmus zu untersuchen. Nystagmus auf Basis periphervestibulärer Störungen lässt sich durch Fixation meist relativ gut unterdrücken, kann also bei der Untersuchung ohne Frenzel-Brille übersehen werden.

### 15.2.1 Rotierender horizontaler Nystagmus

Rotierender horizontaler Spontannystagmus ist ein typischer Befund bei periphervestibulären Störungen. In den meisten Fällen handelt es sich um einen **Ausfallnystagmus**: Das gesunde Labyrinth „schiebt" die Augen aufgrund der Tonusimbalance langsam zu der Seite des untererregbaren Labyrinths und die kompensatorische schnelle Phase schlägt zurück zu der nicht betroffenen Seite. Seltener findet sich ein **Reiznystagmus** mit umgekehrter Schlagrichtung (z.B. Morbus Menière, ➤ Kap. 14.3.3). Differenzialdiagnostisch kommen auch zentrale Ursachen in Betracht (Pseudoneuritis). Eine zentrale Genese ist wahrscheinlich, wenn der Kopfimpulstest unauffällig ist, eine vertikale Divergenz der Augen besteht oder der Spontannystagmus bei Blick nach außen die Richtung wechselt. Die Therapie richtet sich nach der zugrunde liegenden Ursache (➤ Kap. 14).

### 15.2.2 Downbeatnystagmus

Der Downbeatnystagmus ist ein beim Blick geradeaus nach unten schlagender Nystagmus. Er nimmt beim Blick zur Seite zu, meist auch beim Blick nach unten, seltener beim Blick nach oben. Durch Fixation wird er nicht gehemmt. Er ist immer zentraler Genese und häufigster zentral bedingter Nystagmus. Betroffen ist in der Mehrzahl der Fälle das Kleinhirn. Insbesondere Schädigungen des Flocculus durch zerebelläre Degeneration oder bei kraniozervikalen Übergangsanomalien (Arnold-Chiari-Malformation) können Downbeatnystagmus verursachen. Andere Ursachen sind Ischämien, Multiple Sklerose oder Tumoren. In vielen Fällen jedoch lässt sich der Grund für einen Downbeatnystagmus nicht erkennen.

Für verschiedene Medikamente konnte ein günstiger Einfluss auf den Downbeatnystagmus gezeigt werden. Hierzu zählen die Kaliumkanalblocker 4-Aminopyridin und 3,4-Diaminopyridin, die GABA-Agonisten Clonazepam und Baclofen sowie der Kalziumkanalblocker Gabapentin (5–8). Im Einzelfall ist nicht vorhersehbar, welcher Wirkstoff das beste Ergebnis erzielt, sodass häufig mehrere Substanzen ausprobiert werden sollten. Bei kraniozervikalen Übergangsanomalien hilft teilweise eine operative Dekompression.

### 15.2.3 Upbeatnystagmus

Upbeatnystagmus zeichnet sich durch einen beim Blick geradeaus nach oben schlagenden Nystagmus aus, der durch Fixation nicht unterdrückt wird. Zugrunde liegen ihm mittelliniennahe Läsionen im Hirnstamm. Er bildet sich meist auch ohne spezifische Therapie innerhalb von Wochen zurück. In den seltenen Fällen mit anhaltendem Upbeatnystagmus können 4-Aminopyridin, der Glutamat-Antagonist Memantin oder Baclofen eingesetzt werden (7, 9, 10).

### 15.2.4 Periodisch alternierender Nystagmus

Periodisch alternierender Nystagmus (PAN) ist ein horizontaler Nystagmus, der alle 70–150 Sekunden seine Richtung wechselt. Um den Richtungswechsel herum ist der PAN am geringsten ausgeprägt. Er kann der Untersuchung entgehen, wenn der Nystagmus nicht lange genug beobachtet wird. Eine kongenitale Form des PAN tritt kurz nach der Geburt auf. Hier finden sich meist keine strukturellen Auffälligkeiten im Gehirn. Bei den erworbenen Formen sind die Ursachen oft Kleinhirnläsionen von Nodulus oder Uvula, z.B. im Rahmen einer kraniozervikalen Übergangsanomalie. Therapeutisch ist Baclofen die erste Wahl (11).

### 15.2.5 Seesaw-Nystagmus

Der Seesaw-Nystagmus wird im Deutschen üblicherweise als Schaukelnystagmus bezeichnet. Charakteristisch ist, dass die beiden Augen sich abwechselnd und gegenläufig nach oben und unten bewegen. Diese Auf- und Abbewegung ist von einer gleichsinnigen rotierenden Bewegung beider Augen begleitet. Während ein Auge oben und innenrotiert steht, ist das andere Auge unten und außenrotiert, im zweiten Teil eines Zyklus kehrt sich die Bewegung um. Der Begriff Wippen-Nystagmus ist also eigentlich zutreffender. Der Seesaw-Nystagmus ist selten und tritt als Ruck- oder Pendelnystagmus auf. Läsionen am Übergang von Mittelhirn zu Zwischenhirn können ihn auslösen. Größere Studien existieren aufgrund des seltenen Krankheitsbildes nicht. Therapeutische Erfolge sind beschrieben worden für Clonazepam, Baclofen, Gabapentin und Memantin (6, 8, 10, 12, 13).

### 15.2.6 Kongenitaler Nystagmus

Kongenitaler Nystagmus tritt während der ersten Lebensmonate auf. Er ist horizontal gerichtet und kann in Form eines Pendel- oder Rucknystagmus in Erscheinung treten. Trotz der oft relativ raschen Augenbewegungen berichten die Patienten meist nicht von Oszillopsien, allerdings ist der Visus oft reduziert. Typischerweise ist der optokinetische Nystagmus gestört und schlägt in die falsche Richtung. In einer bestimmten Augenposition ist der kongenitale Nystagmus am geringsten ausgeprägt (Nullzone). Oft ist das nicht beim Blick geradeaus, sodass Patienten automatisch den Kopf leicht zur Gegenseite drehen, um während der Fixation in die Richtung der Nullzone zu schauen und auf diese Weise den Nystagmus zu reduzieren. Der genaue Grund für die Entstehung von kongenitalem Nystagmus ist unbekannt, zum Teil ist er mit Störungen des visuellen Systems vergesellschaftet. Häufig wird er vererbt. Die meisten Patienten sind subjektiv beschwerdefrei und benötigen keine Therapie. Visusverbesserungen durch Verringerung des Nystagmus nach Gabe von Baclofen, Memantin oder Gabapentin sind beschrieben worden (14, 15).

### 15.2.7 Erworbener Pendelnystagmus

Erworbener Pendelnystagmus ist ein sinusoidaler Nystagmus, der horizontale, vertikale, schräge oder elliptische Augenbewegungen hervorrufen kann. Häufigste Ursache des erworbenen Pendelnystagmus sind mittelliniennahe Kleinhirnläsionen im Rahmen einer Multiplen Sklerose. In diesem Fall wird er typischerweise durch Fixation verstärkt und deshalb oft als Fixationspendelnystagmus bezeichnet. Seine Frequenz beträgt 3–7 Hz. Häufig ist die Amplitude auf beiden Augen unterschiedlich und die Patienten geben Oszillopsien an. In der klinischen Untersuchung ergeben sich immer zusätzliche Kleinhirn- oder Hirnstammzeichen. Eine Umkehrung des optokinetischen Reflexes – wie beim kongenitalen Nystagmus – findet sich nicht.

Eine weitere Ursache sind Schlaganfälle, Blutungen oder Raumforderungen im Bereich der unteren Olive in der Medulla oblongata. Diese Form des erworbenen Pendelnystagmus ist typischerweise vergesellschaftet mit rhythmischen Bewegungen des weichen Gaumens (okulopalataler Myoklonus), die häufig synchron mit den Augenbewegungen erfolgen und eine Frequenz von 1–3 Hz aufweisen. Eine Verstärkung durch Fixation lässt sich meist nicht nachweisen.

Therapeutisch werden für beide Formen des erworbenen Pendelnystagmus Memantin und Gabapentin eingesetzt (8, 10, 16).

## 15.3 Sakkadische Intrusionen

### 15.3.1 Opsoklonus und Ocular Flutter

Unter Ocular Flutter versteht man Serien unwillkürlicher horizontaler Sakkaden, die die Augen hin und her bewegen. Die Sakkaden folgen ohne intersakkadisches Intervall aufeinander und führen zu Oszillopsien und Schwindel. Ocular Flutter tritt fast immer intermittierend auf, zwischen den einzelnen Serien sind die Augenbewegungen normal.

Beim Opsoklonus treten zusätzlich zu den horizontalen Sakkaden auch vertikale und torsionale Sakkaden auf. Opsoklonus kann sowohl intermittierend als auch permanent vorhanden sein. Am häufigsten treten Opsoklonus und Ocular Flutter als Paraneoplasie oder parainfektiös nach Virusinfektionen auf. Daneben kommen Intoxikationen oder metabolische Störungen als Ursache in Betracht.

In den meisten Fällen vergeht Ocular Flutter ohne spezifische Therapie über Wochen bis Monate von allein. Auch parainfektiöser Opsoklonus heilt in aller Regel folgenlos aus. Metabolisch oder toxisch bedingter Opsoklonus bildet sich zurück, wenn die Ursache behoben ist. Beim paraneoplastischen Opsoklonus sollte der Primärtumor behandelt werden. Da es sich vermutlich um eine immunvermittelte Störung handelt, wurden zusätzlich immunmodulierende Verfahren eingesetzt. Unter Glukokortikoiden, intravenösen Immunglobulinen und Immunadsorptionen konnten Besserungen erzielt werden (17–19).

## 15.4 Provokationsnystagmus

### 15.4.1 Lagerungsnystagmus

Der Lagerungsnystagmus im Rahmen eines gutartigen Lagerungsschwindels (BPLS) ist bereits ausführlich in einem eigenen Abschnitt beschrieben worden (➤ Kap. 3).

### 15.4.2 Zentraler Lagenystagmus

Ein zentraler Lagenystagmus muss immer von einem peripheren gutartigen Lagerungsnystagmus (BPLS) abgegrenzt werden. Typisch für den zentralen Lagenystagmus sind die fehlende Latenz zwischen Lagerung und Beginn des Nystagmus sowie das Andauern des Nystagmus, solange die Kopfposition nicht geändert wird. Es besteht also eine Lageabhängigkeit im Gegensatz zum BPLS, bei dem die Lagerungsbewegung den Nystagmus auslöst. Zentraler Lagenystagmus erschöpft sich auch bei wiederholter Testung nicht. Häufig verspüren die Patienten trotz ausgeprägtem Nystagmus nur vergleichsweise wenig Schwindel. Im Gegensatz zur ageotropen Variante des horizontalen BPLS, der sich ebenfalls durch fehlende Latenz und langes Andauern des Nystagmus sowie geringe Ermüdbarkeit auszeichnet (➤ Kap. 3), ist die Nystagmusrichtung beim zentralen Lagenystagmus variabel. Läsionen in Kleinhirn oder Medulla oblongata können einen zentralen Lagenystagmus verursachen.

### 15.4.3 Blickrichtungsnystagmus

Tritt beim Blick zur Seite oder nach oben bzw. unten ein nach außen gerichteter Nystagmus auf, spricht man von einem Blickrichtungsnystagmus. Das Auge kann aufgrund eines Blickhaltedefizits nicht in der eingenommenen exzentrischen Position gehalten werden, driftet nach innen und wird durch eine kompensatorische schnelle Augenbewegung wieder nach außen geführt. Blickrichtungsnystagmus in alle Richtungen ist häufig eine unerwünschte Wirkung von Arzneimitteln oder Alkohol, tritt aber auch bei Kleinhirnschädigungen auf. Blickrichtungsnystagmus mit rein horizontaler oder vertikaler Schlagrichtung zeigt eine zentralvestibuläre Störung an. Gleiches gilt für einen Blickrichtungsnystagmus, der in entgegengesetzter Richtung zu einem gleichzeitig bestehenden Spontannystagmus schlägt.

Kurzzeitiges Auftreten eines Nystagmus in Endstellung hat hingegen in der Regel keinen Krankheitswert (Endstellnystagmus).

### 15.4.4 Kopfschüttelnystagmus

Ein Kopfschüttelnystagmus kann durch etwa 10 Sekunden andauerndes rasches Kopfschütteln in horizontaler Ebene ausgelöst werden. Ursache ist ein asymmetrisches Aufladen des zentralen Geschwindigkeitsspeichers während des Kopfschüttelns (➤ Kap. 5). Nach Beendigung entlädt sich dieser Speicher dann ebenfalls asymmetrisch und führt zu Nystagmus. Bei periphervestibulären Läsionen schlägt der Nystagmus weg von der betroffenen Seite. Vertikaler Nystagmus nach horizontalem Kopfschütteln spricht für eine zugrunde liegende Kleinhirnläsion.

### 15.4.5 Konvergenz-Retraktions-Nystagmus

Der Konvergenz-Retraktions-Nystagmus ist gekennzeichnet durch eine ruckartige Vergenzbewegung und gleichzeitiges Zurückziehen beider Augen in die Augenhöhlen, wenn eine schnelle Augenbewegung nach oben erfolgen soll. Deshalb lässt sich bei betroffenen Patienten der Konvergenz-Retrak-

tions-Nystagmus durch vertikale optokinetische Reizung auslösen. Ursache sind Läsionen im dorsalen Mittelhirn. Der Konvergenz-Retraktions-Nystagmus ist in aller Regel mit anderen Mittelhirnzeichen vergesellschaftet.

LITERATUR
1. Büttner U, Fuhry L. Drug Therapy of Nystagmus and Saccadic Intrusions. In: Büttner U, ed. Vestibular Dysfunction and its Therapy. Basel: Karger, 1999: 195–227.
2. Leigh RJ, Zee DS. The Neurology of Eye Movements. 5 ed. New York: Oxford University Press, 2015.
3. Huber A, Kömpf D, eds. Klinische Neuroophthalmologie. Stuttgart: Thieme, 1998.
4. Thömke F. Augenbewegungsstörungen – Ein klinischer Leitfaden für Neurologen. Stuttgart: Thieme, 2008; 2. Auflage.
5. Strupp M, Schüler O, Krafczyk S, Jahn K, Schautzer F, Büttner U, Brandt T. Treatment of downbeat nystagmus with 3,4-diaminopyridine: a placebo-controlled study. Neurology 2003; 61(2): 165–70.
6. Currie JN, Matsuo V. The use of clonazepam in the treatment of nystagmus-induced oscillopsia. Ophthalmology 1986; 93(7): 924–32.
7. Dieterich M, Straube A, Brandt T, Paulus W, Büttner U. The effects of baclofen and cholinergic drugs on upbeat and downbeat nystagmus. J Neurol Neurosurg Psychiatry 1991; 54(7): 627–32.
8. Averbuch-Heller L, Tusa RJ, Fuhry L, Rottach KG, Ganser GL, Heide W, Büttner U, Leigh RJ. A double-blind controlled study of gabapentin and baclofen as treatment for acquired nystagmus. Ann Neurol 1997; 41(6): 818–25.
9. Glasauer S, Kalla R, Büttner U, Strupp M, Brandt T. 4-aminopyridine restores visual ocular motor function in upbeat nystagmus. J Neurol Neurosurg Psychiatry 2005; 76(3): 451.
10. Thurtell MJ, Joshi AC, Leone AC, Tomsak RL, Kosmorsky GS, Stahl JS, Leigh RJ. Crossover trial of gabapentin and memantine as treatment for acquired nystagmus. Ann Neurol 2010; 67(5): 676–80.
11. Halmagyi GM, Rudge P, Gresty MA, Leigh RJ, Zee DS. Treatment of periodic alternating nystagmus. Ann Neurol 1980; 8(6): 609–11.
12. Carlow TJ. Medical treatment of nystagmus and ocular motor disorders. Int Ophthalmol Clin 1986; 26(4): 251–64.
13. Cochin JP, Hannequin D, Do Marcolino C, Didier T, Augustin P. Intermittent sea-saw nystagmus successfully treated with clonazepam. Rev Neurol (Paris) 1995; 151(1): 60–2.
14. Yee RD, Baloh R, V H. Effect of baclofen on congenital nystagmus. In: Lennerstrand G, Zee DS, Keller EL, eds. Functional Basis of Ocular Motility Disorders. Oxford: Pergamon Press, 1982: 151–7.
15. McLean R, Proudlock F, Thomas S, Degg C, Gottlob I. Congenital nystagmus: randomized, controlled, double-masked trial of memantine/gabapentin. Ann Neurol 2007; 61(2): 130–8.
16. Starck M, Albrecht H, Pöllmann W, Dieterich M, Straube A. Acquired pendular nystagmus in multiple sclerosis: an examiner-blind cross-over treatment study of memantine and gabapentin. J Neurol 2010; 257(3): 322–7.
17. Herishanu Y, Apte R, Kuperman O. Immunological abnormalities in opsoclonus cerebellopathy. Neuroophthalmology 1985; 5(4): 271–5.
18. Pless M, Ronthal M. Treatment of opsoclonus-myoclonus with high-dose intravenous immunoglobulin. Neurology 1996; 46(2): 583–4.
19. Cher LM, Hochberg FH, Teruya J, Nitschke M, Valenzuela RF, Schmahmann JD, Herbert M, Rosas HD, Stowell C. Therapy for paraneoplastic neurologic syndromes in six patients with protein A column immunoadsorption. Cancer 1995; 75(7): 1678–83.

# 16 Antworten zu den Lernzielkontrollen

## Antworten zu Kapitel 1.6

1. Gleichgewicht bezeichnet die Fähigkeit, den Körperschwerpunkt über einer USTF in einer gegebenen sensorischen Umgebung zu kontrollieren (2).
2. Falsch
3. 1. Somatosensorisch
   2. Visuell
   3. Vestibulär
4. Die tiefen, gelenknahen, stabilisierenden Muskeln
5. Zweibeinstand, normale Spur     Sagittalebene
   Tandemstand     Frontalebene
   Einbeinstand     Frontalebene
6. Hüftstrategie
7. Hüft- und Rumpfmuskeln
8. Durch häufige Gleichgewichtsstörungen/Übungen kommt es zu einem Vorlehnen in die Richtung der Störung.
   Wiederholte Störungen ökonomisieren Muskelaktivitäten.
   Je nach Aufgabe/Instruktion entstehen unterschiedliche Muskelaktivitäten (z. B. der Wadenmuskulatur) vor der Bewegung/Aktivität.
   Vor einer Bewegung werden die tiefen stabilisierenden Muskeln aktiviert.
9. Ältere Menschen verwenden mehrere Schritte im Vergleich zu jüngeren Menschen. Im Alter sind besonders die Schutzschritte bei seitlichen Störungen verändert und reduziert.
10. Dynamic Gait Index (DGI) oder Functional Gait Assessments (FGA)
11. Falsch. Zahlreiche Studien zeigen, dass vestibuläre Rehabilitation das Gleichgewicht/die posturale Kontrolle verbessert.

## Antworten zu Kapitel 3.6

1. Richtig
2. Falsch
3. Drehen im Bett zur **erkrankten** Seite
   - Abliegen
   - Starke Kopf-Reklination, typisch beim Wäsche aufhängen
   - Starke Kopf-Inklination, typisch beim Schuhe binden

4. Latenz von 2–4 Sekunden, dann ein heftiger Drehschwindel mit Crescendo-Decrescendo-Charakter, Dauer 30–60 Sekunden
5. Dix-Hallpike-Test
6. Geotrop rotatorisch mit Upbeat-Komponente
7. Epley-Manöver und Semont-Manöver

## Antworten zu Kapitel 4.6

1. Peripheres extrafoveales Sehen
2. Vestibulo-okulärer Reflex (VOR)
3. Vestibulo-okulärer Reflex (VOR)
4. Falsch
5. Kopfimpulstest
6. Vorhersehbarkeit der Bewegung
   - Konstanz der Bewegung
   - Geschwindigkeit der Bewegung
   - Bewegungsende
   - Aufmerksamkeit, Wahrnehmung, Erwartung, Motivation
7. Abweichungen des Bildes im Sehzentrum (Fovea) führen zu einem Fehlersignal (Retinal Slip), das durch Kleinhirnfunktionen Korrekturbewegungen auslöst.
8. Bei einer Abnahme des VOR nimmt der COR zu und umgekehrt.

## Antworten zu Kapitel 5.6

1. Rechter superiorer Bogengang
2. Falsch
3. Vestibulo-okulärer Reflex (VOR)
4. Velocity Storage Integrator, Geschwindigkeitsspeicher
5. Kleinhirn/Zerebellum
6. Raumaufmerksamkeit, Raumorientierung, Kontrolle des VOR
7. Mit dem Kopfimpulstest
8. Falsch
9. Mechanismen:
   - Zelluläre Erholung
   - Adaptation
   - kontextspezifisch
   - Fehlersignal

- Mechanismen zur Substitution vestibulärer Funktionen
- Steigerung des zerviko-okulären Reflexes
- Sakkadische Modifikationen
- Zentrale Vorprogrammierung
- Visuelles Tracking
- Ersetzen durch visuelle und somatosensorische Cues
- Reduktion von Kopfbewegungen (ungeeignete Strategie)

## Antworten zu Kapitel 6.6

1. Langsam adaptierende Rezeptoren (Merkel und Ruffini)
2. Richtig
3. Aβ-Fasern
4. Falsch
5. Einfluss auf:
   - Sensorik
   - Gleichgewicht
   - Schwindel
   - Schwanken im Stehen
   - Kraft/Schnellkraft
6. Fußstrategie
7. Vibrationssinn, Monofilament, Berührung

## Antworten zu Kapitel 7.6

1. Zentrales Gesichtsfeld
2. Falsch
3. Aufmerksamkeit für das zentrale und periphere Sehen
4. Falsch
5. Optokinetik, Aufmerksamkeit für das periphere Blickfeld, Empfindlichkeit des peripheren Blickfelds, Raumaufmerksamkeit und -wahrnehmung, freie Augenbewegung
6. Sind vor allem Position 2 und 5 auffällig, wird mit geschlossenen Augen trainiert. Sind vor allem Positionen 3 und 6 besonders auffällig, kann mit offenen Augen, aber ohne Fixpunkte trainiert werden.
7. Somatosensorische Stimulation der Fußsohle

## Antworten zu Kapitel 8.6

1. Klinische Gruppen
   - Ursächlich: funktionelle Instabilität
   - Ursächlich: Rezeptoren der Muskeln und/oder Gelenke
   - Ursächlich: vaskulär oder neurovaskulär
   - Reaktiv: Vermeidungshaltung mit Hypertonus
2. Richtig
3. Ursachen:
   - Hirn- oder Hirnstammläsionen
   - Eingeschränkte Beweglichkeit der zervikalen Wirbelsäule mit Schmerzen

- Veränderte Propriozeption des Nackens
4. Zeichen und Symptome:
   - 5D: Dizziness, Doppelbilder, Dysarthrie, Dysphagie, Drop-Attack
   - 3N: Nausea, Numbness (Taubheit), Nystagmus
5. Joint Position Error (JPE)
6. Tests:
   - Smooth Pursuit Neck Torsion Test (SPNT)
   - Head Repositioning Accuracy (HRA)
   - Joint Position Error (JPE)
7. Behandlungsstrategien:
   - Modifikation von Problembewegungen durch Stabilisation der HWS
   - Mobilisation hypomobiler Segmente
   - Stabilisation hypermobiler Abschnitte durch Aktivierung tiefer Muskeln
   - Beseitigung auslösender Faktoren

## Antworten zu Kapitel 9.6

1. Posteriore Blutversorgung
2. Symptome:
   - Anhidrosis (Mangel an Schwitzen im Gesicht)
   - Ataxie
   - Ungeschicktheit und Unruhe
   - Doppelbilder
   - Schwindel
   - Drop-Attacks
   - Dysarthrie
   - Dysphagie
   - Taubheit im Gesicht
   - Hörstörungen
   - Heiserkeit
   - Hypotonie, Schwäche von Arm oder Bein
   - Verlust des Kurzzeitgedächtnisses
   - Unwohlsein
   - Übelkeit
   - Nystagmus
   - Blässe/Tremor
   - Papilläre Veränderungen
   - Perioral dysthesia
   - Fotophobie
   - Verschwommenheit
   - Erbrechen
3. Die Gefäße sind: A. vertebralis und A. cerebelli inferior anterior
4. Einflussfaktoren:
   - Nahrungsaufnahme
   - Hydrierungszustand
   - Hypertonie
   - Tageszeit
   - Umgebungstemperatur
   - Medikamenteneinnahme

- Dekonditionierung der aufrechten Position (z. B. nach mehrtägiger Liegezeit oder Immobilisation)
- Vorherige Lage und deren Dauer
- Alter
- Vorheriger Salzkonsum, Kaffee, Tee
- Emotionaler Zustand
5. Grenzwert: ≥ 20 mmHg systolisch, ≥ 10 mmHg diastolisch
6. Falsch
7. Schellong-Test

## Antworten zu Kapitel 10.6

1. Velocity Storage
2. Falsch
3. Richtig
4. Richtig
5. Erst wird besprochen, wann und wie oft die Pausen stattfinden sollen. Dann wird festgelegt, wie lange die Pausen etwa dauern sollen und wie die Pausen gestaltet werden, damit der Schwindel nachlässt.

## Antworten zu Kapitel 11.6

1. Bei höherem Angstscore nimmt das Schwanken im Stehen zu.
2. Falsch
3. Richtig
4. Veränderungen:
   - Kleinere Augenbewegungen (Sakkaden)
   - Blick ist vor allem in die Ferne gerichtet
   - Kleinere Kopfbewegungen
   - Verlangsamter Gang
5. Es sind vor allem die emotionalen/psychischen Folgen eines Sturzes:
   - Angst vor einem erneuten Sturz
   - Bewegen sich seit dem Sturz unsicher und halten sich überall
   - Vermeiden die Mobilität
6. Mit dem Falls Efficacy Scale – International (FES-I)
7. Das Üben des Transfers auf den Boden und wieder hoch

## Antworten zu Kapitel 12.6

1. Falsch
2. Die Fragen lauten:

- Zwei oder mehr Stürze in den letzten 12 Monaten?
- Akuter Sturz?
- Schwierigkeiten mit Gehen oder Gleichgewicht?
3. Entstehung und Geschichte der verschiedenen Symptome
4. Emotionale Beteiligung (psychische/psychiatrische Erkrankungen)
5. Empfindlichkeit verschiedener Funktionen nimmt zu (sensorische Empfindlichkeit, Gleichgewicht)
6. Falsch
7. Falsch

## Antworten zu Kapitel 13.5

1. Normaler Kopfimpulstest
   Skew Deviation
   Blickrichtungsnystagmus
2. Bei folgendem Befund:
   - Normaler Kopfimpulstest
   - Blickrichtungsnystagmus
   - Cover-Test: Skew Deviation
3. Absolute Kontraindikationen für den Dix-Hallpike-Text (DHT) mit Kopf in Rotation/Extension über die Bettkante:
   - Instabilität der HWS inklusive atlantoaxiale Subluxation
   - Okzipitoatlantale Instabilität (rheumatoide Arthritis, Down-Syndrom)
   - Prolaps des intervertebralen Diskus mit Radikulopathie
   - Zervikale Myelopathie
   - Arnold-Chiari-Malformation („cerebellar ectopia")
   - Vaskuläre Dissektionssyndrome
   - Frühere Operationen der HWS
   - Akutes Nackentrauma (kontraindiziert bei ungenügender Beweglichkeit der HWS)
   - Synkope des Karotissinus
   - Aplasieprozess des Dens
4. Beispiele/Fälle:
   - Noch nicht bekannte neurologische Zeichen
   - Schwindelattacken unabhängig von bestimmten Bewegungen/Haltungen und Hinweisen auf Blutdruck- oder Rhythmusstörungen
   - Noch nicht bekannter stark reduzierter oder abwesender Vibrationssinn, orthostatischer Schwindel
   - Hinweise auf Schwindel vor Mahlzeiten (Hypoglykämie)
   - Unscharfes Sehen, das nicht im Zusammenhang mit dem Schwindel steht (Augenarzt)

16

# Register